生殖医学
―最近の進歩―

● 著 ●

廣井正彦
山形大学名誉教授
山形県立保健医療大学名誉教授

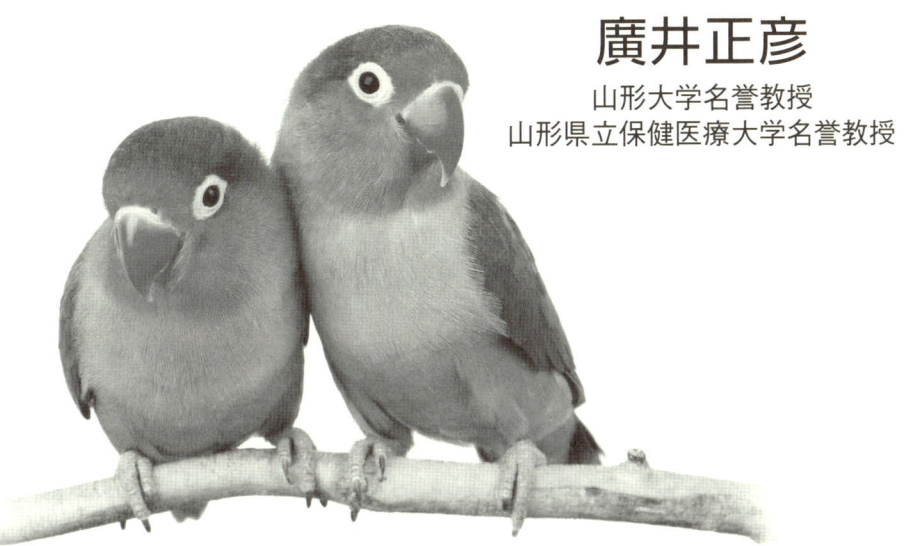

診断と治療社

推薦文

　生殖とは生命体がこの世に現れて以来，連綿と繰り返してきた生命の保持を目的とした極めて重要な行為である．ヒトは生殖により次世代を産生し，個体の死を超えて存在することを可能にしている．近年の生殖医学の進歩にはめざましいものがあり，生殖現象の解明のみならず，ヒトの生殖現象を操作する新しい技術も開発されている．分子生物学や先端生殖工学技術の飛躍的進歩に伴って生殖医学も革命を受けつつあるといっても過言ではない．このような生殖医学の発展は，実は発生生物学や生殖内分泌学の進歩に負うところが大きい．この生殖現象に深く関わる生殖医療は，新しい生命の誕生がある点で，すでに存在する生命を対象とする他の医療と根本的に異なった特性をもっている．21世紀に入り，ますます先端生殖工学技術は進歩をつづけている．とりわけ体細胞クローン技術や胚性幹細胞の再生医療への応用は，今後の生殖医療の展開にブレークスルーをもたらしてくれるかもしれない．少子化とも相まって，今後生殖補助医療によって誕生する子どもは増えるであろう．新しい医療技術を社会はどのように受け止め，家族としてどのように子どもを受け入れ，育てていくのか，改めて問題となってくるであろう．

　このような生殖医療の転換期ともいえる時代に，廣井正彦先生により『生殖医学―最近の進歩―』が上梓された．本書は2001年より診断と治療社『産科と婦人科』にシリーズとして連載された「生殖おもしろ話」をもとに編集されたものである．この企画は，廣井先生にしか語れない生殖医学の"おもしろさ"を若い産婦人科医に理解してもらうために，私の達っての願いから始まった．それが8年間，1回目の『分娩の時期timing』から最終回の『生殖医療と生命倫理』に到るまで，実に100回もの連載となった．先生の半世紀にも及ぶ産婦人科医療の実践や生殖医学の研究を通して得られた，若い医師や研究者へのメッセージが随所に込められており，まさに衣鉢を伝えるための入門書ともいえる．本書はこのような趣意で草されており，類書をみない．いずれの特集も時宜に叶った生殖医学のトピックスが取り上げられており，参考文献も最新のものが数多く引用されている．また，最近の進歩がわかりやすく解説されており，生殖医学を志す研修医や専門医にとって必読の書といえる．

2009年4月吉日
日本産科婦人科学会理事長
慶應義塾大学医学部産婦人科教授
吉村㤗典

序　文

　かつて，半世紀ほど前に生殖内分泌学について研究し始めた頃には，ヒトの生殖現象の詳細を知るためには，特に動物をモデルにするか，あるいはヒトの体内のホルモン動態を測定する方法として，ステロイドは化学的測定法(chemical assay)，蛋白ホルモンは生物学的測定法(bioassay)が中心であり，ましてや血中動態を測定して臨床に応用することは長年の人類の夢であった．それが放射免疫学的測定法(radioimmunoassay)や酵素免疫学的測定法(enzyme immunoassay)の確立により，少量のサンプルで測定可能になり，生殖の内分泌学は長足に進歩した．

　一方，不妊症の治療としては，子宮後屈の治療や卵管通水療法，卵管形成術，配偶者間または非配偶者間人工授精程度であり，特に卵管の障害や乏精子症にはお手上げの状態であった．それが近年の分子生物学(molecular biology)の進展に伴い，従来の内分泌学を補完する形で生殖現象をはじめとして生命の神秘にメスを入れることになり，新しい知識を提供することになった．

　さらに，体外受精にはじまる一連の生殖医療技術の進歩は，卵の凍結保存と未成熟卵の体外成熟やクローニングなど，生物学や畜産学の成功が直ちにヒトの臨床応用に結びつき，改めて生殖医療に対する生命倫理が問題視されるようになった．

　20世紀後半から21世紀にかけて，特に生殖医学領域の進歩は著しく，今日では新しい考え方や治療法などもインターネットを通じて見ることができる．しかし，日常の診療に忙しい産科婦人科の医師にとっては，これらの新しい知識を吸収する機会は必ずしも多くない．まして，新しく産科婦人科の研修に入った医師や，大学院などで研究を始める若い研究者には，教科書に習ったこと以外には，新しい知識に乏しいことも少なくない．

　そこで本書は若い医師・研究者に最近の生殖医学の進歩をわかりやすく解説し，さらに研究したいときの手助けとして，それぞれの項目の末尾に文献を記載した．

　以前に金原出版より『知っておきたい生殖医学の知識』(1989年)を出版したことがあったが，それから20年経過した．そこで，今回は2001年より雑誌『産科と婦人科』(診断と治療社)に連載された「生殖おもしろ話」をもとに編集したものである．本書の出版に際し以前の『産科と婦人科』の編集委員であり，小生に「おもしろ話」を書くように推挙して下され，また，単行本にするようにご援助下さいました慶應義塾大学・吉村泰典教授はじめ関係各位，診断と治療社編集部長・堀江康弘氏，『産科と婦人科』編集者・藤田麗子氏に深甚なる感謝を捧げるものである．

2009年4月14日
山形大学名誉教授
山形県立保健医療大学名誉教授
廣井正彦

生殖医学―最近の進歩―

Contents

推薦文　iii
序文　v
執筆者紹介　viii
索引　276

第1章　生殖現象の基礎

1. 卵胞の形成(folliculogenesis)　2
2. 卵・卵胞の相互調節作用　8
3. 排卵の分子調節機構　11
4. 黄体の形成と退縮のメカニズム　19
5. 子宮内膜の発育と血管新生　25
6. 月経周期の子宮内膜における局所の調節機構　31
7. 生殖現象におけるステロイド産生とStARの役割　38
8. 新しいホルモンと性機能の調節機構　43
9. 概日リズムの調節　50

第2章　生殖医療の進歩

1. 卵の凍結保存(oocyte freezing)　58
2. 未熟卵の体外成熟(in vitro maturation of immature oocytes)　63
3. 卵巣組織銀行(ovarian tissue banking)　68
4. クローニング(cloning)の動き　72
5. 卵細胞質移植(ooplasmic transfer)　78
6. 幹細胞(stem cell)とその応用　83
7. 生殖可能年齢と卵の提供（oocyte donation)　87
8. 生殖補助医療技術により出生した児の予後　90
9. 生殖医療を求めて外国旅行(reproductive tourism)　94
10. 生殖医療と生命倫理　101

第3章　排卵誘発と不妊

1. 早発性卵巣機能不全(premature ovarian failure)と排卵誘発　114
2. 多嚢胞性卵巣症候群(PCOS)とメタボリックシンドローム　124
3. 多嚢胞性卵巣症候群(PCOS)の排卵誘発　130

4　卵巣過剰刺激症候群(ovarian hyperstimulation syndrome)の予防と coasting 法　137
　　5　アロマターゼ阻害薬による排卵誘発　144
　　6　父親の高齢化(delayed fatherhood)による生殖能力の低下　153
　　7　排卵誘発剤の使用と卵巣がんの発生との関係　159

第4章　閉経

　　1　自然閉経(natural menopause)　164
　　2　閉経周辺期(perimenopause)　171
　　3　卵巣の老化(ovarian ageing)　178
　　4　卵巣の予備能力の消失(diminished ovarian reserve：DOR)　182
　　5　閉経後妊娠(postmenopausal pregnancy：PMP)　190
　　6　閉経後の心血管系疾患とエストラジオール　195
　　7　閉経期以後のホルモン補充療法のリスク　199

第5章　女性と性医学

　　1　性的機能とその障害(sexual functioning and dysfunction)　206
　　2　女性の性的機能測定と sexuality　213
　　3　アルコール摂取と human sexuality　217
　　4　においと human sexuality　219
　　5　女性のアンドロゲン不全症とアンドロゲン補充療法　221

第6章　興味深い生殖の現象

　　1　生殖の季節変動(seasonal variation)　230
　　2　疾患をもつ児の出生と季節特異性(seasonality)　233
　　3　男女の性比とその原因　238
　　4　成人にみる疾患の胎児起源(fatal origins of adult diseases)　244
　　5　初経の早発化と疾患との関係　250
　　6　母親の寿命と子どもの性別―男の子を生むと寿命が縮まる？―　256
　　7　祖母の仮説(grandmother hypothesis)　259
　　8　結婚状態と死亡率　263
　　9　ヒトの単為生殖(human parthenogenesis)　270

著者紹介

廣井正彦（ひろいまさひこ）

昭和34年新潟大学医学部卒業．昭和39年同大学大学院医学研究科修了．同大学助手，講師，助教授を経て，昭和49年山形大学教授．この間，ロサンゼルス・カリフォルニア大学(UCLA)2年間，南カリフォルニア大学(USC)に1年間それぞれ留学，生殖生物学・生物内分泌学を専攻した．平成12年山形大学退官(名誉教授)．平成12～18年まで山形県立保健医療大学副学長，学長を経て退職した(名誉教授)．現在，山形短期大学特任教授．

第1章

生殖現象の基礎

1 卵胞の形成（folliculogenesis）

　卵巣は十分に発達した卵を産生するとともに，性器内で受精・着床などの準備に必要なステロイドを分泌するという，2つの大きな作用を有している．これらの作用をする主な部位は卵胞で，各々の卵胞は1～数層の体細胞で囲まれて，高度に調和されたシステムのもとで運営されて子孫繁栄に役立っている．

　胎児の卵巣には卵のもとである原始細胞がすでに数百万個存在し，生後の生育が進むにつれて中枢および局所の諸因子の作用により発育卵胞へと発達する．多く存在していた原始卵胞のうち排卵に至る大卵胞（Graaf卵胞）まで生育するのはわずか0.1％以下で，大部分の卵胞は閉鎖卵胞に陥り，3カ月以上の経過を経て変性する[1]．

　卵胞の形成発育過程を知ることは生命の根元を知るうえでも重要であり，卵胞を構成している卵・顆粒膜細胞・莢膜細胞とこれらを取り巻く細胞外基質が関与し，相互の協調のもとに行われている[2)3)]．

■卵胞の発育段階

　卵胞の発育は原始生殖細胞（primordial germ cell）から発育した卵と，これを取り囲んだ細胞集団の中で始まっている（図1）[4]．

①原始卵胞（primordial follicle）

　卵は1層の扁平な顆粒膜細胞に覆われ，減数分裂の網状期（dictyate）の時期にて静止（arrest）の状態にある．

②一次卵胞（primary follicle）

　卵は1層の扁平・立方形・低い円柱状の混合した顆粒膜細胞に覆われている．

③二次卵胞（secondary follicle）

　卵は2～8層の顆粒膜細胞で覆われているが卵胞腔は存在していない．一次・二次卵胞を含み卵胞腔形成前（preantral）期といわれる．

④三次卵胞，胞状卵胞（tertiary follicle, antral follicle）

　卵胞腔を有するが大卵胞に至らない．

⑤大卵胞・Graaf卵胞

　卵胞腔内に十分な液体を蓄えた卵胞で排卵前卵胞（preovulatory follicle）ともいわれる[5]．

　卵胞の成熟過程をみるといろいろの段階を経ているが，特に局所のpositiveの因子として以下のものが考えられている[1]．

①卵起源

　成長分化因子（growth differentiation factor：GDF）-9

　骨形成タンパク（bone morphogenetic protein：BMP）-15，-6

②顆粒膜細胞起源

　アクチビン，インヒビン，抗ミュラー管ホルモン（anti-Müllerian hormone：AMH），BMP-2，-5，-6，

③莢膜細胞起源

　BMP-7

　BMP-4，形質転換成長因子（transforming growth factor：TGF）

④莢膜・顆粒膜細胞両者の起源

　TGF-βなどが指摘されている．特に莢膜・顆粒膜細胞の協調と下垂体より分泌されるFSH，LHはエストロゲンやプロゲステロンなどのステロイドは局所にも作用し，AMHはTGFに属し，インヒビンなどとともに卵胞の発育に対し，抑制的に作用している[1]．

■原始卵胞から一次卵胞へ

　原始卵胞は出生時すでに存在し，以後は増殖せず消退していくものと考えられてきたが[6]，最近では成熟期でも胚細胞ラインの幹細胞から原始卵胞は形成されるといわれている[7]．しかし，ここでは従来の考え方から検討したい．

　卵胞の発育段階によりその発育のメカニズムが

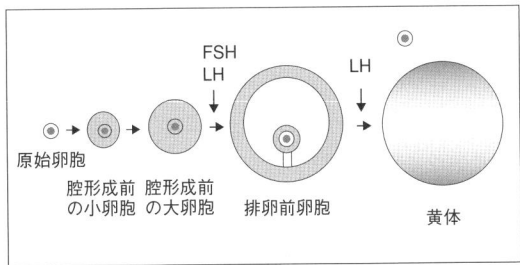

図1　卵胞の発育におけるゴナドトロピンの必要性

[4] Zeleznik AJ：The physiology of follicle selection：Reprod Biol Endocrinol **2**：31-37, 2004.]

異なる．特に休息期にある原始卵胞が目覚めて(reawaken)活動を開始する機転は複雑である[1]．

原始卵胞を囲んでいる莢膜細胞の前駆体である間葉細胞は，角化細胞成長因子(keratinocyte growth factor：KGF，または繊維芽細胞成長因子7〔fibroblast growth factor-7：FGF-7〕)を産生し，これが前顆粒膜/顆粒膜細胞に作用し幹細胞因子(kit ligand：KITL)の発現を上昇させる．これが前莢膜/莢膜細胞の増殖と卵の成長を増強する[8]．

TGFファミリーの他のメンバーであるFGF-2(basic FGF)は原始卵胞の段階から卵に発現し，原始卵胞から一次卵胞への移行を促進している．

原始卵胞から一次卵胞への移行には，FSHやLHなどのゴナドトロピンが直接関与していない．FSHレセプターまたはLHレセプターのノックアウトマウスでも原始卵胞から一次卵胞への移行が可能であることから，むしろ卵巣内の因子の協調によるものと思われる[9][10]．

図2は原始卵胞から一次卵胞への発育への細胞相互間の協調状態を示す模式図である．KITLはまず顆粒膜細胞より産生され，卵と莢膜細胞に作用する．白血病抑制因子(leukemia-inhibitory factor：LIF)は顆粒膜細胞より産生されて卵と顆粒膜に作用する．FGF-2は卵より分泌され顆粒膜，莢膜細胞に作用する．インスリンは内分泌因子として，卵に直接作用する．BMP-4は莢膜細胞と周辺の実質から分泌され，卵胞の生存因子として作用する．AMHは大部分は大きな卵胞より産生され，原始卵胞から一次卵胞への移行を抑制する[8]．

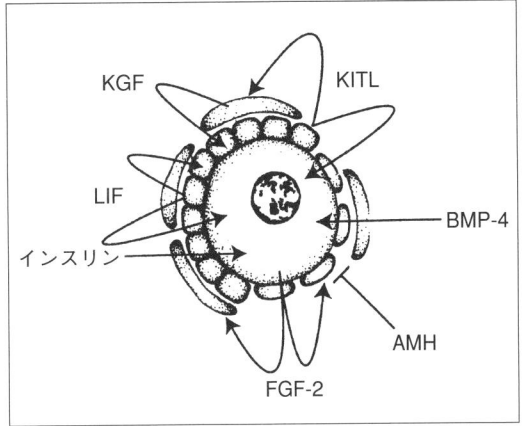

図2　原始細胞から一次卵胞への移行期の細胞間の相互作用の模式図

[8] Kezele P, et al.：Keratinocyte growth factor acts as a mesenchymal factor that promotes ovarian primordial to primary follicle transition. Biol Reprod **73**：967-973, 2005.]

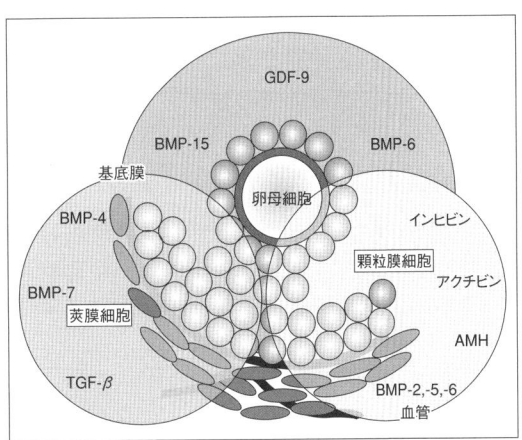

図3　卵胞を形成する種々の細胞(顆粒膜細胞，莢膜細胞，卵丘細胞および卵)の発育を調節する因子

[1] Knight PG, et al.：Focus on TGF-β；TGF-β superfamily members and ovarian follicular development. Reproduction **132**：191-206, 2006.]

■腔のある(antral)卵胞から選抜へ

腔の形成のある胞状卵胞(antral follicle)の段階を通して卵胞は顆粒膜細胞や莢膜細胞の持続的な増加と，莢膜への血管新生，さらに卵の増大に伴う卵胞の増大で卵胞腔内に液体を貯留する．

図3は卵胞を形成する種々の細胞の発育を調節する因子の模式図である[1]．

特にFSHはsmall antral期の卵胞の発育に関与し，顆粒膜細胞は分裂・増殖を続け，顆粒膜細胞層が6〜7層になった後に内莢膜層が強化され，

卵胞腔をさらに大きくする．原始卵胞から卵胞腔形成前期に至るまで150日以上の期間が必要だと考えられている．このことは月経周期で排卵した卵胞が少なくとも5回の月経周期の前に，すでに発育しはじめていたことになる[4]．

ヒト以外の霊長類を用いたオートラジオグラフィー（autoradiography）の研究で腔を形成する前（preantral）の前胞状卵胞はFSHレセプターをもっているがLHレセプターをもたないことより，胞状（antral）卵胞への移行にはFSHの関与が重視される[11]．

顆粒膜細胞が増殖し卵胞腔を形成しはじめると，卵胞の選抜（selection）が行われ，徐々に大卵胞である主席卵胞（dominant follicle）が形成されはじめる．

卵胞期中期から後期を通じて卵胞の選抜が行われる．この際の顆粒膜細胞はエストラジオールとインヒビンの上昇をもたらし，その結果として血中FSHの持続的低下すなわちネガティブ・フィードバックをきたす．このFSHの減少が次席卵胞以下，途中まで発育してきた胞状卵胞の発育を止めて閉鎖の方向に決定づける[4]．

また，FSHは排卵前の大卵胞での顆粒膜細胞でLHレセプターの形成を誘発する．この作用はアデニル酸シクラーゼを活性化する．LHは莢膜細胞に作用してアンドロゲン産生を増加するとともに顆粒膜細胞にも作用して卵の成熟を促す[4]．

図4は自然の月経周期における黄体—卵胞期移行の時期でのFSHの閾値と卵胞の動きの模式図である．卵胞期第1日目にFSH値が閾値に達すると次の卵胞の発育の初動が始まる[12]．

■two cells, two-gonadotropins theory
FSH，LHが卵胞の顆粒膜細胞と莢膜細胞への相互作用によりステロイドを合成している状況を説明する説である（図5）[12]．

FSHは初期の胞状卵胞の顆粒膜細胞を刺激するとともに，排卵前の顆粒膜細胞でLHレセプターの形成を誘発する．その結果アデニル酸シクラー

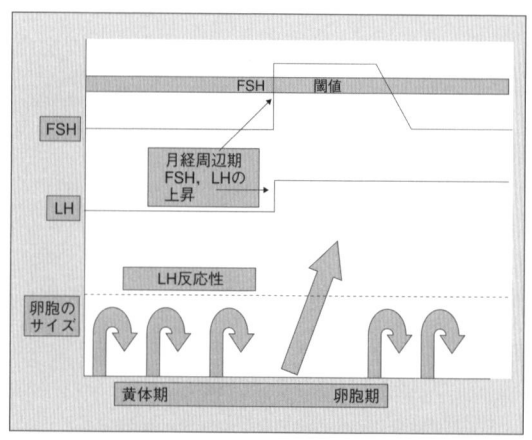

図4　発育細胞からの主席卵胞の選抜とFSHの閾値

［12］Vegetti W：FSH and folliculogenesis；from physiology to ovarian stimulation. Reprod BioMed Online **6**：684-694, 2006.

ゼを活性化し，cyclic AMPの産生を促す．

莢膜細胞に取り込まれたコレステロールはプロゲステロンから17-ヒドロキシプロゲステロン（hydroxy-progesterone）と17-ヒドロキシプレグネノロン（hydroxypregnenolone）を経てテストステロンを合成する．これが顆粒膜細胞でFSHの作用により，ジヒドロテストステロン（dihydrotestosterone）やエストラジオールを合成する[12)13]．

卵胞でのエストロゲン合成能力は卵胞腔形成前の段階の後期よりみられ，小さな腔形成の卵胞でもアロマターゼ活性の増加がみられ，卵胞が大きくなるにつれてアンドロゲンの芳香族化が進み，エストラジオールの合成が増加する．

■主席卵胞の形成
同じコホート内から大きな主席卵胞の形成が行われると，次席卵胞以下の卵胞はその発育を停止して閉鎖卵胞へと向かう．この調節のメカニズムは内分泌系因子と，卵巣内に存在する局所の因子の相互の作用で行われる．

内分泌系の調節としては視床下部・下垂体系よりFSHの分泌が減少しFSH依存性の次席卵胞以下の卵胞発育が抑制される．すでに成熟している大きな卵胞はLHレセプターが発現しており，LHの分泌により作用が活発化される．FSHの分泌の

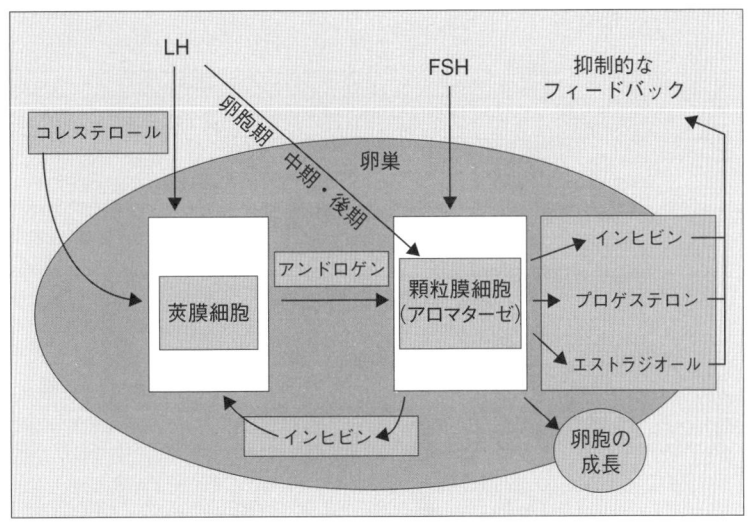

図5 卵巣における two-cells, two gonadotropins theory
[12] Vegetti W：FSH and folliculogenesis；from physiology to ovarian stimulation. Reprod BioMed Online **6**：684-694, 2006.]

減少にもかかわらず卵巣での莢膜は血管新生により血行が増加し，basic FGF により主席卵胞へと発達する．これに反して次席卵胞以下は，FSH の減少により顆粒膜細胞のアポトーシスが起こり閉鎖に陥る（図6）[2]．

一方，多くの発育卵胞から1個の主席細胞の選抜が行われるためには FSH の他に卵胞内相互の局所の役割も重要である．

①パラクリン調節：1つの細胞から産生される化学物質が局所へ拡散して他の細胞へと連絡をとる．

②オートクリン調節：細胞がある物質を産生し，この産生物質が自らの細胞の作用を調節する．

③ジャクスタクリン調節：細胞間の連絡は直接に細胞―細胞，または細胞―細胞基質（matrix）との接触により伝達して作用する[2]．

主席卵胞はエストラジオールの分泌を促進し，インスリン様成長因子-1（insulin-like growth factor-1：IGF-1）の増加によりステロイド産生を増加させ，IG 結合タンパク（IG binding protein：IGFBP）産生が減少する．この選抜の期間には次席卵胞は IGF-1 の減少により IGFBP の増加を示す．これらの反応の結果，主席卵胞は発育しつづけるが，次席卵胞以下は閉鎖卵胞に陥り死滅する[2]．

■卵巣過剰刺激と卵胞の動き……………………

リコンビナント FSH と LH を用いた卵胞の動きをみると，Sullivan ら[14]によると顆粒膜細胞が LH レセプターを獲得するのは月経周期の中期～後期の卵胞期間の間であるという．すなわちリコンビナント FSH で卵胞を発育させて直径約 14 mm までの腔形成卵胞期にし，その後何らかの治療を受けないと 48 時間以内に血中エストロゲンは低下した．しかし，FSH 投与中止後にリコンビナント LH を投与すると，血中エストロゲン値は上昇した．このことは FSH にて刺激された卵胞がこの時期に至り LH レセプターが発現して LH によるエストロゲン産生を促進したことを意味する．

この観察は Willis ら[15]によれば，いろいろの卵胞の顆粒膜細胞はステロイドを産生するが，特に卵胞が直径 10 mm 以上の成熟卵胞になるとエストロゲン産生を促進する．これは月経周期にすると，卵胞期中期以後にみられる現象でもある．

■排卵と黄体化……………………………………

卵胞形成の過程で，大卵胞が形成され，排卵による卵―卵丘複合体（oocyte-cumulus complex）の放出と，その後の黄体形成でもってその目的が達

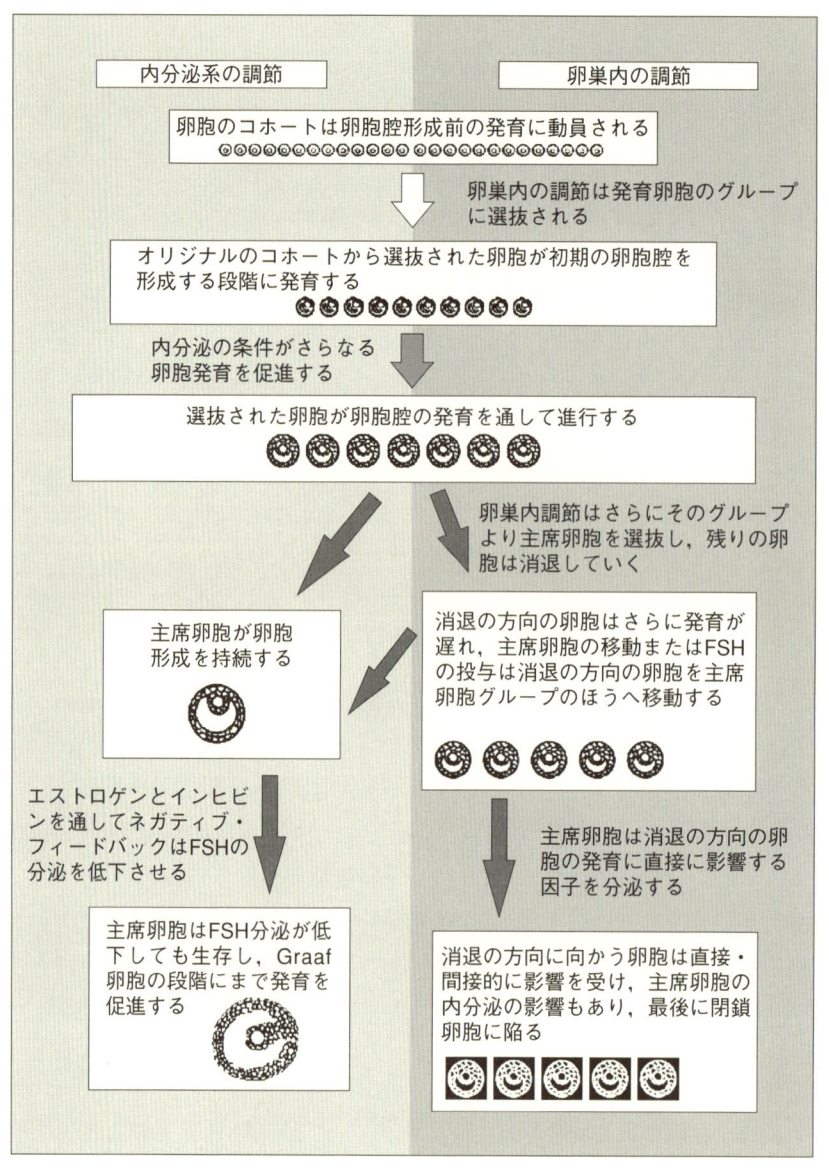

図6　卵胞発育の内分泌および卵巣内調節機構

[2] Baker SJ, et al.：The role of intraovarian interactions in the regulation of follicle dominance. Hum Reprod Update **5**：153-165, 1999.]

成される.

　黄体は主として大量のプロゲステロンを産生し，子宮内膜は妊娠の準備のための変化をするが，もし排卵した卵が受精し子宮内膜に着床しなければプロゲステロンを中心としたステロイドの産生は止まり，黄体は退縮して月経が発来する.

　TGF-βスーパーファミリーのメンバーが排卵過程に直接関与している明らかな証拠はないが，むしろTGF-βスーパーファミリーリガンドやレセプターが関係していると推察されている[1].

　黄体の形成にはTGF-βが関与している. TGF-βs は黄体内でインヒビン-アクチビン系を調整している. また，卵から出るBMP-6，BMP-15，GDF-9は黄体の活性を抑制する[16].

　これらの多くの因子は排卵後の残りの卵胞細胞に有利な影響を与えるものと思われる[1].

おわりに

　生殖細胞は胎生期を通して体細胞に囲まれて原始細胞を形成している．出生時には卵巣内に数百万個存在しているが，思春期には30～50万個に減少する[17]．

　これらの原始卵胞は今までのプールから離れて発育卵胞のプールに入る．これらの卵胞の大部分は閉鎖卵胞となり消失するが，思春期以後の下垂体—卵巣軸が活性化されて下垂体より分泌されるFSHにより救われ，1個の卵胞のみが選抜されて主席卵胞となり，さらにLHの影響を受けて排卵する[18]．

　この過程をくり返すうちに原始卵胞のプールは使いつくされ，やがて閉経に至る．

　この卵胞の発育と消退は女性と生殖の本体を知るうえでも重要である．この調節に関与する間脳・下垂体を中心とした内分泌や，卵巣卵胞の局所での各種の因子などが総合的に作用して円滑に運営されていること[19]は，まさに生命の神秘を物語るものであるといえる．

文献

1) Knight PG, et al：Focus on TGF-β；TGF-β superfamily members and ovarian follicular development. Reproduction **132**：191-206, 2006.
2) Baker SJ, et al：The role of intraovarian interactions in the regulation of follicle dominance. Hum Reprod Update **5**：153-165, 1999.
3) van den Hurk R, et al：Formation of mammalian oocytes and their growth, differentialion and maturation within ovarian follicles. Theriogenology **63**：1717-1751, 2005.
4) Zeleznik AJ：The physiology of follicle selection. Reprod Biol Endocrinol **2**：31-37, 2004.
5) Maciel GAR, et al：Stockpiling of transitional and classic primary follicles in the ovaries of women with polycystic ovary syndrome. J Clin Endocrinol Metab **89**：5321-5327, 2004.
6) Richardson SS, et al：Follicular depletion during the menopausal transition；evidence for accelerated loss and ultimate exhaustion. J Clin Endocrinol Metab **65**：1231-1237, 1987.
7) Johnson J, et al：Germline stem cells and follicular renewal in the postnatal mammalian ovary. Nature **428**：145-150, 2004.
8) Kezele P, et al：Kerationocyte growth factor acts as a mesenchymal factor that promotes ovarian primordial to primary follicle transition. Biol Reprod **73**：967-973, 2005.
9) Zhang FP, et al：Normal prenatal but arrested postnatal sexual development of luteinizing hormone receptor knockout(LuRKO)mice. Mol Endocrinol **15**：172-183, 2001.
10) Abel MH, et al：The effect of a null mutation in the follicle-stimulating hormone receptor gene on mouse reproduction. Endocrinology **141**：1795-1803, 2000.
11) Zeleznik AJ, et al：Gonadotropin-binding sites in the rhesus monkey ovary；role of the vasculature in the selective distribution of human chorionic gonadotropin to the preovulatory follicle. Endocrinology **109**：356-362, 1981.
12) Vegetti W：FSH and folliculogenesis；from physiology to ovarian stimulation. Reprod BioMed Online **6**：684-694, 2006.
13) Drummond AE：The role of steroids in follicular growth. Reprod Biol Endocrinol **4**：16-26, 2006.
14) Sullivan MW, et al：Ovarian responses in women to recombinant follicle stimulating hormone and luteinizing hormone；a role for LH in the final stages of follicular maturation. J Clin Endocrinol Metab **84**：228-232, 1999.
15) Willis DS, et al：Premature response to luteinizing hormone of granulosa cells from anovulatory women with polycystic ovary syndrome, relevant to mechanism of anovulation. J Clin Endocrinol Metab **83**：3984-3991, 1998.
16) Glister C, et al：Bone morphogetic protein(BMP)ligands and receptors in bovine ovarian follicle cells；actions of BMP-4, -6 and -7 on granulosa cells and differential modulation of Smad-1 phosphorylation by follistatin. Reproduction **127**：239-254, 2004.
17) Faddy MJ, et al：Accelerated disappearance of ovarian follicles in mid-life；implications for forecasting menopause. Hum Reprod **7**：1342-1346, 1992.
18) Mc Gee EA, et al：Initial and cyclic recruitment of ovarian follicles. Endocrine Reviews **21**：200-214, 2000.
19) Visser JA, et al：Anti-Müllerian hormone；a new markers for ovarian function. Reproduction **131**：1-9, 2006.

2 卵・卵胞の相互調節作用

　哺乳動物の卵巣にはほぼ一定量の原始卵胞があり，これが生殖期間の間に徐々に涸渇する．したがって，卵巣の老化はこのプールされた卵胞の消費によるものと考えられる．

　生後の一定量の卵胞は思春期以後，下垂体から分泌されるゴナドトロピンにより大卵胞まで発育するが，大部分は閉鎖卵胞に陥り消滅する．

　卵胞の発育は下垂体からのゴナドトロピンとともに卵胞内に存在する卵および卵胞壁細胞との相互作用により調節されている．

■**卵・卵胞との相互作用**

　すでに1935年，Pincus, Enzmannら[1]は発育卵胞から取り出した卵が in vitro の培養下でゴナドトロピンが存在しないにもかかわらず減数分裂を再開することを見出し，卵胞内に存在する細胞が卵の減数分裂を阻止する働きをしていることを見出した．その後，特に卵胞内に存在する顆粒膜細胞と卵との関連について，多くの研究が行われるようになった．1970年，ウサギの卵胞で卵・卵丘複合体を除去すると，卵胞が早期に黄体化することが判明し，卵の存在が黄体化を阻止すると考えられた[2]．しかし，Channingら[3]はブタの卵を顆粒膜と in vitro で培養すると，黄体化細胞ができてもプロゲステロンの産生がないことを見出し，卵が卵胞の発育に密接な関連を有していることが判明してきた．

　特に生殖補助医療技術の臨床応用が盛んになるにつれ，多くの臨床医の間で卵と卵胞の発育の相互作用についても多大な関心がもたれるようになってきた．卵と卵胞を形成している顆粒膜細胞を中心とした細胞間の調節ループ(oocyte-granulosa cell regulatory loop)が存在し，これらの変化が相互に連絡をとりながら調節していると考えられている(図1)[4]．

■**成熟促進因子**(maturation promoting factor：MPF)

　プロゲステロンは卵に直接注入しても卵の成熟に影響を与えないが，卵の外側に作用させると成熟を促進する．このことから，卵の表面近くに存在する卵丘細胞がホルモンのシグナルを受けて卵の成熟を促進すると考えられる．そこで，未熟な卵の細胞質内にプロゲステロンの刺激を受けた細胞質を注入すると，卵はホルモン投与を受けないにもかかわらず成熟する．この細胞質内の因子は"maturation promoting factor(成熟促進因子)"と名づけられた．この因子はプロゲステロン投与後6時間で出現し，卵核崩壊(GVBD)の前3時間に最高値に達し，受精後に減少する[5]．

　タンパク合成阻害剤を卵に注入すると，GVBDは抑制されるが，MPFをすでに注入しておくとタンパク合成阻害剤でもGVBDを阻止することはできない．このことはプロゲステロンにより卵の成熟の初動の新しいタンパクが合成されはじめているものとして注目されている．

■**細胞分裂抑制因子**(cytostatic factor：CSF)

　一方，GVBDを終えた卵からの細胞質を2細胞胚の分割球に注入すると，分割がストップした．しかし，GVBDの前の卵または受精卵からの細胞質をとり，2細胞胚に注入しても分割を抑制しえなかった．このことはGVBD後の卵細胞質内には分割球の分裂を抑制する因子が存在していることを物語るもので，細胞分裂抑制因子(cytostatic factor：CSF)と命名されている[5]．このCSFの活性はMⅠ後に出現し，徐々に増加し，卵が成熟時に最高値に達する．しかし，受精により急速に低下する．MPFと異なり分割した卵には再び出現することはない．

　近年，MPFやCSFの化学特性や分子生物学的

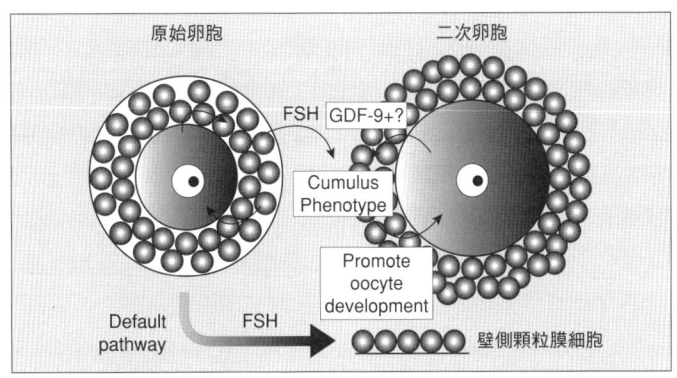

図1 原始卵胞から二次卵胞へ移行する時期の卵—壁側顆粒膜細胞間の調節ループとその作用

これらの相互作用はゴナドトロピンとその他の因子 GDF-9 により卵の発育が促進される．

[4] Epping JJ: Oocyte control of ovarian follicular development and function in mammals. Reprod 122: 829-838, 2001.

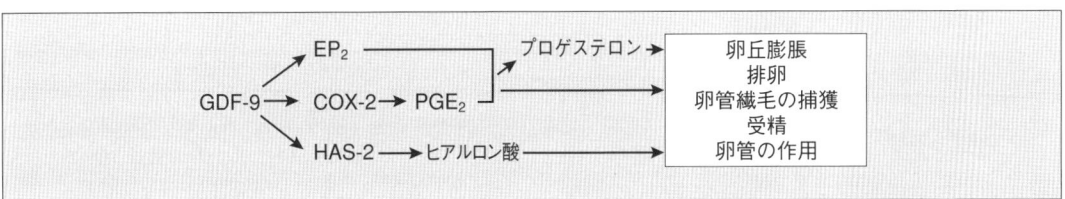

図2 顆粒膜細胞におけるプロスタグランジンとプロゲステロンの合成を調節する GDF-9 の作用

EP_2：プロスタグランジン E_2 レセプター，PGE_2：プロスタグランジン E_2，COX-2：シクロオキシゲナーゼ2，HAS-2：ヒアルロナン合成酵素2

[9] Elvin JA, et al: Growth differentiation factor-9 stimulates progesterone synthesis in granulosa cell via prostaglandin E_2/EP2 receptor pathway. Proc Nat Acad Sci **97**: 10288-10293, 2000.

研究も広く行われるようになっている．アフリカツメガエルの MPF は 32〜45KD のペプチドで，リン酸化のタンパクを有している．CSF は極度に不安定な物質のために詳細は判明していない[5]．

■ 成長分化因子9(growth differentiation factor-9：GDF-9)

原始卵胞から発育卵胞を経て大卵胞に至るまでの卵胞の発育に TGFβ スーパーファミリーや角化細胞成長因子(keratinocyte growth factor)，幹細胞因子(kit ligand, stem cell factor)などの多くの成長因子の関与が指摘されている．なかでも成長分化因子9(growth differentiation factor-9：GDF-9)は TGFβ スーパーファミリーに属し，卵より分泌されるものとして注目されている．特にヒトでは GDF-9 に類似する BMP-15 として通常知られている GDF-9β が明らかにされ，卵胞発育や妊孕性に重要な役割を果たしている[6]．マウスでは GDF-9 は原始卵胞の動員に関与して発育卵胞のプールを形成し，卵胞形成に必須のものであるとされている[7]．

また，遺伝子組換えによる GDF-9 欠損動物では原始卵胞は初期のまま卵胞発育が止まっていることも知られ[8]，Elvin ら[9]によれば**図2**のようにプロスタグランジンや各種酵素を介して卵胞や受精に重要な役割を果たしている．

■ 卵胞の発育のメカニズム

かつては卵胞の発育は間脳下垂体と卵巣とのフィードバックメカニズムを中心に論じられてき

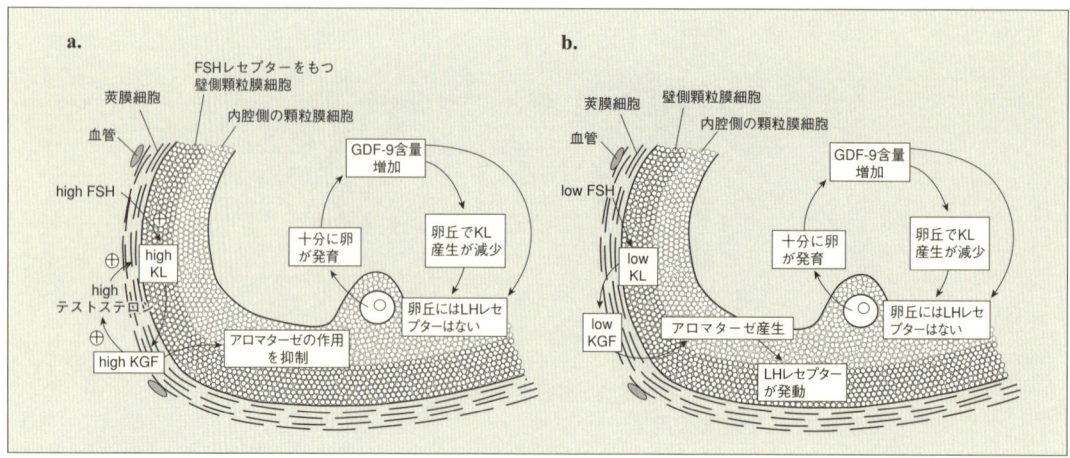

図3 卵胞の成熟に関するパラクリンとオートクリン調節機構
a. 卵胞期初期における小卵胞，b. 卵胞期末期における大卵胞
KGF：角化細胞成長因子，KL：KIT-KIT リガンド，GDF-9：成長分化因子9
[10] Driancourt M-A, et al：Roles of KIT and KIT LIGAND in ovarian function. Rev Reprod **5**：143-152, 2000.

たが，最近では卵胞と卵との間のパラクリン，オートクリンを中心とした調節機構が注目され，**図3**のように理解されるようになった．すなわち，原始卵胞から大卵胞に発育するまでには FSH の濃度の上昇につれて，KIT-KIT リガンドが高度に発現し KGF を高める．しかし，卵胞が発育すると FSH が低下し，KGF も低下し，アロマターゼの増加をきたして LH レセプターを誘導する．これらにつれて卵からも GDF-9 が分泌され，卵丘細胞における LH レセプターを調節する[10]．顆粒膜細胞と莢膜細胞，卵をはじめ，多くの因子が関与して卵胞成熟を調節しているメカニズムは生殖生物学で最も興味ある現象の一つである．

文　献

1) Pincus G, Enzmann EV：The comparative behavior of mammalian eggs in vivo and in vitro, 1 The activation of ovarian eggs. J Exp Med **62**：655-675, 1935.
2) El-Fouly MA, et al：Role of the ovum in follicular luteinization. Endocrinology **87**：288-293, 1970.
3) Channing CP, et al：Lack of an inhibitory influence of oocytes upon luteinization of porcine granulosa cells in culture. J Reprod Fertil **50**：103-105, 1977.
4) Epping JJ：Oocyte control of ovarian follicular development and function in mammals. Reprod **122**：829-838, 2001.
5) Masui Y：From oocyte maturation to the in vitro cell cycle：the history of discovery of maturation-promoting factor (MPF) and cytostatic factor (CSF). Differentiation **69**：1-17, 2001.
6) Hreinsson JG, et al：Growth differentiation factor-9 promotes the growth development, and survival of human ovarian follicles in organ culture. J Clin Endocrinol Metab **87**：316-321, 2002.
7) Hayashi M, et al：Recombinant growth differentiation factor-9 enhances growth and differntiation of cultured ovarian follicles. Endocrinology **140**：1236-1244, 1999.
8) Dong J, et al：Growth differentiation factor-9 is reguired during early ovarian folliculogenesis. Nature **383**：531-535, 1996.
9) Elvin JA, et al：Growth differentiation factor-9 stimulates progesterone synthesis in granulosa cell via prostaglandin E_2/EP2 receptor pathway. Proc Nat Acad Sci **97**：10288-10293, 2000.
10) Driancourt M-A, et al：Roles of KIT and KIT LIGAND in ovarian function. Rev Reprod **5**：143-152, 2000.

3 排卵の分子調節機構

　多くの哺乳動物では成熟するにつれて，卵胞内に存在する卵は減数分裂の前期I期で静止の状態になるが，ゴナドトロピンの刺激を受けると減数分裂が再開して分裂中期II期へと変化し，受精能力を十分有する状態に至り卵胞外へと排出される．このようにエストロゲンを多量に含む卵胞が破裂すると，高度に血管の新生に富んだ黄体が形成されて多量のプロゲステロンが産生されるようになり，将来の妊娠の成立に必要な変化へと移行する．この排卵をめぐる卵胞内の変化はまさに驚くべきものであり，生殖生理学上極めて興味ある現象である．

　排卵のメカニズムに関する研究は，ヒトを含めて多くの哺乳動物で行われているが，近年，分子生物学的手法が主としてラット・マウスなどの齧歯類で多く行われてきており，その全貌が明らかにされつつある．

■性周期に伴う卵巣表面上皮の変化

　排卵とは，卵巣の表面上皮（ovarian surface epithelium：OSE）の破裂により卵が卵胞外へ排出されることである．

　OSEは卵巣がんの90％がこの部より起こることが明らかになり，さらに卵胞破裂が起こる部位でもあることから注目されるようになった[1]．

　Gaytánら[2]はラットのOSEの性周期に伴う変化を図1のごとくまとめている．すなわち，卵胞の発育と黄体の発育時期はOSEが増殖する時期とし，その他は静止期と2期に分けている．第1発情周期では発育卵胞を覆っているOSE細胞は初期の卵胞発育時期と一致して増殖期に入る．これらの卵胞は新しい卵胞期の終わりに排卵するように運命づけられている．第2の発情周期には排卵部位でOSEが破裂して卵が排出される．その後新しく黄体が形成される間にOSEの増殖作用は活発化し，やがて発情周期は発情期から発情後期に移行する．この過程をくりかえすことになる．

■排卵のシグナルの伝達

　排卵前の卵胞内には液体の充満した卵胞腔が形

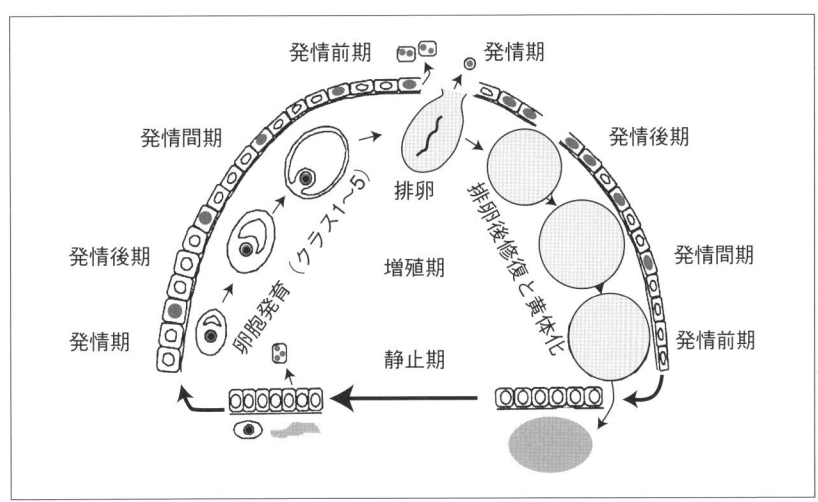

図1　卵巣表面上皮の性周期に伴う変化
[2] Gaytán M, et al：Cyclic changes of the ovarian surface epithelium in the rat. Reproduction 129：311-321, 2005.

成される．この卵胞が形成される過程で卵胞内の顆粒膜細胞が2層に分化し，卵胞の基底膜周辺に接近している壁側顆粒膜細胞(mural granulosa cells)と，直に卵に接する卵丘細胞(cumulus cells)に分かれる．

図2[3]はマウスの排卵シグナルの卵胞内への流れを示す．視床下部からのGnRHの放出を受けて下垂体前葉よりLGサージが卵胞内の卵丘卵複合体(cumulus oocyte complex：COC)に特に集中的に作用する．また，莢膜細胞や白血球に作用してインスリン様成長因子3(insulin-like growth factor-3：Insl-3)とインターロイキン1(interleukin-1：IL-1)の分泌を誘発する．

壁側顆粒膜細胞層ではamphiregulin(AREG)，epiregulin(EREG)やbetacellulin(BTC)などの上皮成長因子リガンド(epidermal growth factor-ligand：EGF-L)が産生されて卵丘細胞に排卵のシグナルを伝える．

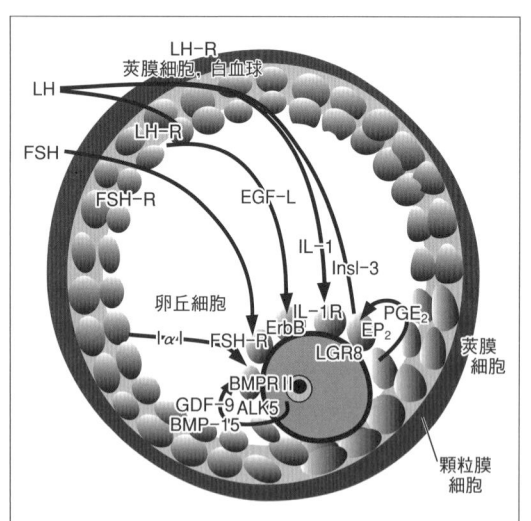

図2　排卵を仲介する卵胞内のシグナル伝達系
LH-R：黄体化ホルモンレセプター，FSH-R：卵胞刺激ホルモンレセプター，ErbB：上皮成長因子レセプターファミリー，ALK5：アクチビンレセプター様キナーゼ5，BMPRⅡ：骨形成タンパク質レセプターⅡ，Insl-3：インスリン様成長因子3，LGR8：Insl-3レセプター，IL-1R：インターロイキン1レセプター

[3] Russell D, et al：Molecular mechanisms of ovulation；co-ordination through the cumulus complex. Hum Reprod Update 13：289-312, 2007.

FSHは卵丘細胞や壁側顆粒膜細胞に発現するレセプターに直接作用する．

インターαトリプシンインヒビター(inter-α trypsin inhibitor：IαI)は循環系を通じてCOCに入る．COC内では卵からアクチビンレセプター様キナーゼ5(activin receptor-like kinase-5：ALK-5)/骨形成タンパク質レセプターⅡ(bone morphogenetic protein receptor Ⅱ：BMPR Ⅱ)を通して成長分化因子9(growth and differentiation factor-9：GDF-9)またはBMP-15が卵丘細胞にパラクリン効果で作用する．

プロスタグランジンE_2(PGE_2)はPGE_2レセプター(EP_2)を通してオートクリンの型で作用する．

排卵時のLHサージは卵丘細胞よりも壁側顆粒細胞に多くのレセプターが存在し，壁側顆粒膜細胞に強く作用してCOCへ二次的に作用すると考えられる．

なお，ヒトを中心とした卵および卵胞の発育には各種の因子が関与するが，その名称と略字は**表1**のとおりである．

■排卵と卵の成熟

DNAマイクロアレイ技術の開発により遺伝子機能の役割が系統的に研究することが可能になった．特にこの際注目されるのが，卵の成熟と卵胞破裂の調節因子である成長因子ファミリーのメンバーである．なかでもヒトや齧歯類において，AREGとEREGが顆粒膜細胞でゴナドトロピン刺激により増加することである．

Ben-Amiら[4]は哺乳動物での排卵の制御について**図3**のように解説している．

LHの刺激が顆粒膜細胞に存在するLHレセプター(LH-R)と結合し，アデニル酸シクラーゼ(adenylcyclase：AC)を活性化し，細胞内にcAMPを上昇させる．これがプロテインキナーゼ(protein kinase A：PKA)を刺激する．これがAREGとEREGの*de novo*での形成をもたらす．生物学的な活性を得るためにAREGとEREGは細胞膜に関連したADAMファミリーのメタロプロテアーゼ

表1 DNA マイクロアレイ法により見出されたヒト顆粒膜細胞における遺伝子の調節とその略字

遺伝子	略字
■up-regulated genes coding for growth factors in human granulosa cells	
amphiregulin (schwannoma-derived growth factor)	AREG
epiregulin	EREG
insulin-like growth factor 2 (somatomedin A)	IGF2
insulin-like growth factor 2 receptor	IGF2R
insulin-like growth factor-binding protein 4	IGFBP4
transforming growth factor-beta (TGF-β) type III receptor	TGFβIII R
vascular endothelial growth factor	VEGF
ryanodine receptor 3	RYR3
LH/choriogonadotropin receptor	LHCGR
transducer of ERbB2, 1	TOB1
PDGFA-associated protein 1	PDAP1
growth arrest and DNA-damage-inducible gamma	GADD45G
endothelial differentiation-related factor 1	EDF1
■down-regulated genes coding for growth factors in human granulosa cells	
transmembrane protein with ECF-like and two follistatin-like domains 1	TMEFF1
growth hormone receptor	GHR
connective tissue growth factor	CTGF
epidermal growth factor receptor phathway substrate 8	EPS8
latent TGF-β-binding protein 2	LTβP2
TGF-β1-induced transcript 1	TGFB 1I1
vasular endothelial growth factor C	VEGFC
growth factor receptor-bound protein 10	GRB10
LPS-induced tumour necrosis factor-alpha (TNF-α) factor	PIG7
insulin-like growth factor-binding protein 2 (36 kD)	IGFBP2
insulin receptor substrate 2	IRS2
a disintegrin and metalloproteinase domain 17 (TNF-α, converting enzyme)	ADAM17
a disintegrin and metalloproteinase domain 12 (meltrin alpha)	ADAM12
homo sapiens metalloproteinase with thrombospondin type 1 motif, 1	ADAMTS1

[4] Ben-Ami I, et al: Novel function of ovarian growth factors; combined studies by DNA microarray, biochemical and physiological approaches. Mol Hum Reprod 12: 413-419, 2006.

を分割し，AREG と EREG はそれぞれのレセプターに結合するが，パラクリンループにより隣接した卵丘細胞で EGF-R と Erb B4 を活性化する．これらが卵丘細胞の膨化と卵の成熟を引き起こす．これがオートクリンループを通り連絡しあい，卵の減数分裂の誘発効果を起こす．正常の顆粒膜細胞では LH の刺激後は ADAMTs と上皮成長因子レセプター経路基質 8 (epidermal growth factor receptor pathway substrate 8: EPS8) の減少を起こす．これらはオートクリンループを弱化させる．

Gill ら[5]はマウス卵を用いてステロイド特にアンドロゲンが減数分裂の再開に関与し，主席卵胞が十分なアンドロゲンの産生により減数分裂の抑制的なシグナルに打ち勝ち，卵の成熟と排卵を起こすことを初めて示した．

■排卵過程でのプロテアーゼの作用

排卵の際には卵胞壁と卵丘細胞の細胞外の細胞外基質 (extracellular matrix: ECM) の変化が重要である．特に COC 基質が膨化して細胞同士の結合

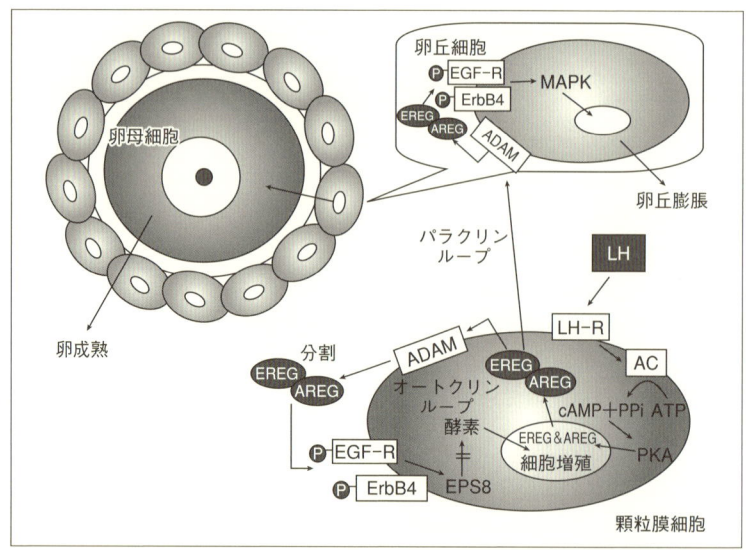

図3 amphiregulin（AREG）と epiregulin（EREG）の生合成に及ぼす LH の役割と卵胞における排卵の制御

［4］Ben-Ami I, et al：Novel function of ovarian growth factors；combined studies by DNA microarray, biochemical and physiological approaches. Mol Hum Reprod 12：413-419, 2006.

がルーズになり，卵胞壁の上皮細胞の表面は基底膜との接触もルーズとなりコラーゲンの減少と壁側顆粒膜細胞間も解離が進む．これらの主な役割をしているのがプロテアーゼである．Curry ら[6]によれば排卵の過程で，図4 のように LH が莢膜および壁側顆粒膜に作用して（ⓐ），これがシグナルとなってプロスタグランジン（PGs）とプロゲステロン（P_4）を分泌する（ⓑ）．これらが顆粒膜・卵丘・莢膜細胞に作用し（ⓒ），a disintegrin and metalloproteinase with thrombospondin-like motifs（ADAMTs，トロンボスポンジン様モチーフを有するディスインテグリンおよびメタロプロテアーゼ）（ⓓ），マトリックスメトロプロテアーゼ（matrix metalloproteinases：MMPs）とプラスミノーゲン活性化因子（plasminogen activator：PA）を分泌する（ⓔ）．同様にプラスミノーゲン活性化因子阻害因子（plasminogen activator inhibitor：PAI）と組織メタロプロテアーゼ阻害物質（tissue inhibitor of metalloproteinases：TIMPs）を誘導する（ⓕ）．ADAMTs は血管内皮成長因子関連ペプチド（endothelial growth factor related peptide：EGFp）を放出し，COC の基質を裂くように作用するとともに COC の膨化を促進す

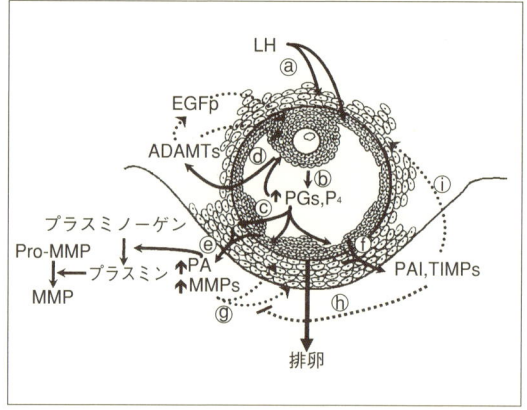

図4 排卵の過程におけるプロテアーゼの作用モデル

［6］Curry TE, et al：Impact of extracellular matrix remodeling on ovulation and the folliculo-luteal transition. Sem Reprod Med 24：228-241, 2006.

る．PA の刺激は MMPs を活性化してプラスミノーゲンからプラスミンを産生し，卵胞壁先端の ECM を退化させる（ⓖ）．PAI または TIMPs のような内分泌抑制因子は卵胞壁の先端でのプロテアーゼを調節するように作用する（ⓗ）．その一方，卵胞の基底を保護するように作用する（ⓘ）．このような作用により卵が卵胞より放出される．

したがって，たとえばインドメタシンでプロス

タグランジンによる一連の過程をブロックすると，卵胞先端の菲薄化も起こらず排卵も抑制される．

■内分泌・パラクリン刺激に対する卵丘の反応…

卵胞の発育において卵は減数分裂前期Iで静止し，受精が可能になるまで卵胞内にとどまっている．この卵の成熟には多くの因子が作用している[3]．

①FSH

排卵前の卵丘細胞と壁側顆粒膜細胞には豊富なFSHレセプターが存在し，アデニル酸シクラーゼを通してcAMP合成を活発化して細胞外調節キナーゼ（extracellular regulated kinase：ERK）を活性する．

②プロスタグランジン

卵丘細胞はEGFまたはFSHを通してCOX-2とプロスタグランジン酵素の誘発を通してプロスタグランジンを産生する．最も多く産生されるのがPGE_2で，PGE_2レセプターに作用してCOCの膨脹と卵丘の遺伝子発現を誘導する．

③上皮細胞成長因子様リガンド（epidermal growth factor-like ligands：EGF-L）

LHが壁側顆粒膜細胞を刺激してCOC遺伝子の発現に関与する．このリガンドがEGFレセプターチロシンキナーゼとERK活性を刺激する．

AREG, EREG, BTCはEGFレセプター（EGF-R）リガンドのファミリーメンバーで，卵の減数分裂再開と卵丘細胞の膨化を引き起こす．そのために卵巣におけるEGF因子は排卵誘発でのLHのパラクリンmediatorとして作用する[7][8]．

④アンドロゲン

卵丘細胞にはアンドロゲンレセプターが存在し，莢膜細胞により産生されるアンドロゲンの直接関連を受ける．

⑤インターロイキン1β（IL-1β）

排卵前の卵胞で内莢膜細胞内に存在している白血球がIL-1βを産生し，ERKを活性化して卵丘細胞の膨化に関与する．莢膜からのパラクリンシグナルが卵丘細胞に移行し，ヒアルロナン（hyaluronan：HA）の合成と卵丘細胞の膨化がIL-1βにより誘導される．

⑥細胞外基質（extracellular matrix）

COC基質は卵丘細胞内シグナル伝達に重要な役割をしている．HAレセプターはLHサージにより卵丘細胞に発現し多くの細胞内シグナルを伝達している．

■卵丘細胞の間質の組成……

LHサージにより誘発されたCOCのHA豊富な細胞外基質は，ヒアルロナン合成酵素2（hyaluronan synthase 2：HAS-2）とシクロオキシゲナーゼ2（cyclooxygenase 2：COX-2）によりHAやプロスタグランジン（PGE_2）の合成を調節している[9]．

EGFに関連した因子であるAREG, EREG, BTCの誘発を通して，卵丘細胞にはCOX-2の発現がみられ，これらの因子が卵丘細胞でEGFレセプターを結合してCOX-2メッセージを誘導する．この基質は炎症様の過程でみられるような成分より成り立っている．HA構成に追加していくつかのHA結合タンパク，たとえばプロテオグリカン・バーシカン（proteoglycan versican），血清から抽出された因子であるインターαトリプシンインヒビター（IαI），腫瘍壊死因子刺激遺伝子6（tumor necrosis factor stimulated gene-6：TSG-6）などが知られている．TSG-6はHAと結合するばかりでなくCOCの膨化の間にIαIと結合して基質の安定化に貢献している[10]．

図5はhCGを投与した16時間後に卵管から分離したCOCの光顕所見である[5]．LHシグナルによる一連の作用とCOCの形成と安定化にとって必要な基質の成分の動きを示している．IαI, TSG-6とバーシカンのすべては，各々の分子内に含まれている連結した分子を通してHAに結合することが知られているが，基質成分の実際は不明である．GDF-9はペントラキシン3（pentraxin 3：PTX 3）を誘導する卵から出る因子である．

■卵からの卵胞発育のメッセージ……

排卵前の卵胞では成熟した卵から卵丘細胞を経

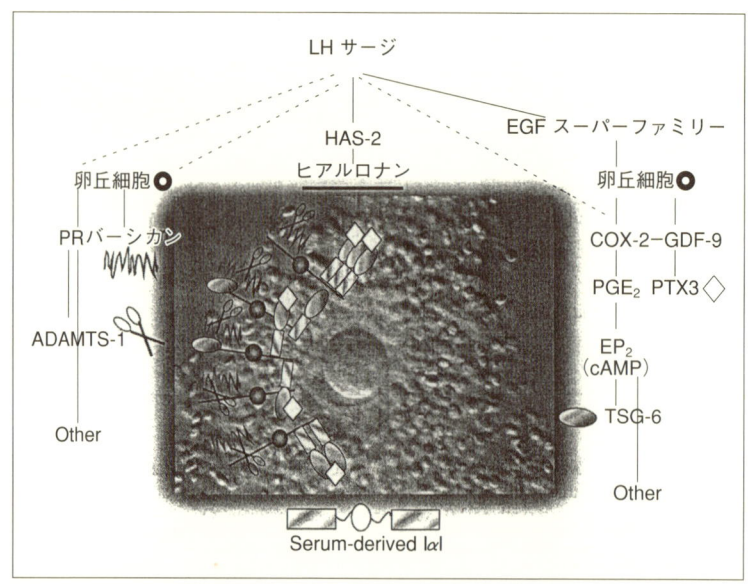

図5 hCG投与16時間後にマウス卵管より回収された卵丘―卵複合体
[10] Richards JS：Ovulation；new factors that prepare the oocyte for fertilization. Mol Cell Endocrinol **234**：75-79, 2005.]

て卵胞へのメッセージが送られて，卵と卵胞の発育が同調する．その因子には以下のものが考えられている[3]．

①cyclic AMP（cAMP）

卵胞発育の過程では卵丘細胞はFSHに反応してcAMPを合成し，gap junctionを通して卵へ移動させる．しかし，LHのサージを受けて卵のcAMPは減少し，これが卵の減数分裂を促進する．この減数分裂の再開と核と細胞質の同時の成熟を受けて，核膜の崩壊，減数分裂の束の形成と卵の半数の染色体が第1極体を押し出し，分裂中期Iを完成する．

②減数分裂活性ステロール（meiosis-activating sterol：MAS）

減数分裂中期Iを経て卵はMAS（4, 4-dimethyl-5a-cholest-8, 14, 24 triene-3β-01）の蓄積を含む．しかし，MASの作用については，議論のあるところである．

③パラクリン調節

ヒトの未熟卵は卵丘細胞なしでin vitroで成熟させると，成熟過程の調和が欠如する．一方，ヒトの胚を卵丘細胞と共培養すると，胚の質が向上して受精率も増加する．これらは卵と卵胞が卵丘細胞を介在してシグナルを交換し，発育を同調していることによる．

■**卵丘細胞から卵へのシグナル伝達**

排卵前の卵胞内の卵は，卵丘細胞として知られる数層の顆粒膜細胞に囲まれ，代謝の交換が行われている．

卵丘細胞から卵へのシグナル伝達は大きく分けると図6のように2経路が考えられる[3]．

まず，下垂体からのFSHの刺激は卵丘細胞に多量に存するFSHレセプターと結合し，AC, cAMPを産生しPKAを活性化する．この経路はEGF-LのAREG, BTC, EREGに作用しERK-Pを活性化する．これらのキナーゼの作用により，AP-1, ElkやcAMP応答配列タンパク質（cAMP response element-binding protein：CREB-P）などの一連の転写因子が活性化され，卵にcAMPの蓄積をはかる．

卵丘細胞では細胞外に存在するERKによりリン酸化を通じて不活性化され，卵丘細胞が膨化して卵から分離するまではgap junctionを通じて卵へcAMPが移動する．その結果，卵のcAMPは低下

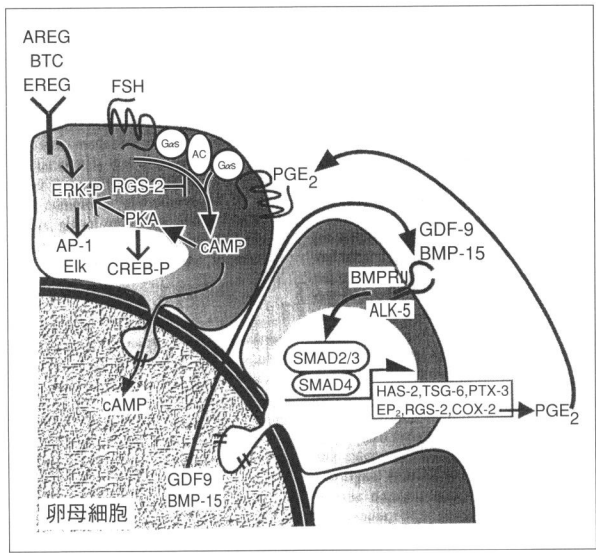

図6 排卵周辺期における卵丘細胞でのシグナル伝達
[3] Russell D, et al：Molecular mechanisms of ovulation ; co-ordination through the cumulus complex. Hum Reprod Update **13**：289-312, 2007.

する．

　他の経路では卵が分泌する GDF-9 や BMP-15 は SMAD 2/3 のリン酸化をきたして SMAD4 と imer を核内に形成する．したがって卵丘細胞はレセプターキナーゼが活性化する．

　これらの転写因子は排卵の FSH のサージにより卵丘の遺伝子の発現を促進する．

　卵丘細胞から卵へのシグナルの伝達経路はこの2つの経路に要約され，このメカニズムを通して誘導される遺伝子には HAS-2, TSG-6, PTX-3, COX-2, PGE_2 レセプター（EP_2），GPCR-2 regulator（RGS-2）などが含まれている．

　PGE_2 は FSH と同様なシグナル伝達経路を経て PGE_2 レセプターを活性化し，Gαs G タンパク質共役型レセプター（G-protein coupled receptor：GPCR）-2 のレギュレーター（RGS-2）は G タンパク質の活性をコントロールしている．

■卵胞壁の破壊

　卵胞壁は数層の障壁で包まれているが，排卵の際にはこれが破れて COC が卵管へ排出される．この障壁は顆粒膜層と内莢膜・外莢膜層から成っている．LH サージ後に卵胞の先端にある ECM 層は薄くなり内圧の上昇により張力の持続が困難になること[11]や，透過圧が亢進して卵腔内血管の流れが増加するなどにより卵胞が持続できなくなり卵胞壁先端が破裂する[12]．ヒトでは排卵時の hCG 投与後 36 時間で排卵する[13]．

　排卵の際の卵胞の破裂には以下の事項が明らかになっている[3]．

①莢膜と血管の再構築

　卵胞基底部の血管新生が急速に高まる．この過程は黄体の形成に必要であり，これは VEGF の発現を通して調節されている[14)15)]．

②各種プロテアーゼ酵素の活性化

　マトリックスプロテアーゼ（matrix proteinase）をはじめ各種のプロテアーゼ酵素が排卵周辺期に増加し，卵胞壁構成分である基質を崩壊させるように作用する[16)17)]．

③基底膜の崩壊

　卵胞の顆粒膜層を囲む基底膜は，ラミニン，Ⅳ型コラーゲン，フィブロネクチン，プロテオグリカンなどから成り立っているが，LH サージ後に急速にゼラチナーゼやプラスミノーゲン活性化因

子を含む酵素により基底膜が崩壊する[18)19)].

④白血球の関与

好中球とマクロファージが莢膜細胞層に集まり，サイトカインやNOなどフリーラジカル（free radical，遊離基）を放出し，炎症様の型となり組織を破壊する[20)21)].

⑤コラーゲンの分布とその破壊

ヒトの卵胞にはI型，III型コラーゲンは多く分布しているが，IV型コラーゲンは莢膜細胞から基底膜に分布し，それぞれポリペプチドチェーンの結合よりできている．これらの卵胞壁の破裂は物理的・化学的な作用により行われ，特に各種の酵素の総合作用として惹起されると考えられる[22)].

おわりに

排卵の刺激を受けると，排卵前の卵胞には莢膜・顆粒膜・卵丘および卵において一連の複雑な相互の現象が起こる．これらのすべての変化は生殖の再構築のための新たなプログラムの作動といえる．排卵の成功はその後の妊娠の成立にとっても重要な事象である．

卵は排卵の刺激を受けて減数分裂の再開にこぎつけるが，卵丘細胞から多くの情報を得て卵の妊孕性の十分可能な時期に放出する．この美しくも巧妙な協調関係はまた不思議な現象でもある．

しかし，内分泌がpoorであると，卵胞や卵へのシグナル伝達が最良でないこともあり，十分に潜在能力をもっていない卵を放出することになり，このような場合には受精が十分に行われにくい．

日常の診療に追われていると，排卵一つの現象についても深く考える余裕もないことが多いが，自然の妙をかみしめたいものである．

文 献

1) Auersperg N, et al：Ovarian surface epithelium；biology, endocrinology, and pathology. Endocrine Reviews 22：255-288, 2001.
2) Gaytán M, et al：Cyclic changes of the ovarian surface epithelium in the rat. Reproduction 129：311-321, 2005.
3) Russell D, et al：Molecular mechanisms of ovulation；co-ordination through the cumulus complex. Hum Reprod Update 13：289-312, 2007.
4) Ben-Ami I, et al：Novel function of ovarian growth factors；combined studies by DNA microarray, biochemical and physiological approaches. Mol Hum Reprod 12：413-419, 2006.
5) Gill A, et al：Androgens promote maturation and signaling in mouse oocytes independent of transcription, a release of inhibin model for mammalian oocyte meiosis. Mol Endocrinol 18：97-104, 2004.
6) Curry TE, et al：Impact of extracellular matrix remodeling on ovulation and the folliculo-luteal transition. Sem Reprod Med 24：228-241, 2006.
7) Askkenazi H, et al：Epidermal growth factor family members, endogenous mediators of the ovulatory response. Endocrinology 146：77-84, 2005.
8) Park JY, et al：EGF-free growth factors as mediators of LH action in the ovulatory follicle. Science 303：682-684, 2004.
9) Ochsner SA, et al：Decreased expression of tumor necrosis factor-α-stimulated gene 6 in cumulus cells of the cyclooxygenase-2 and EP2 null mice. Endocrinology 144：1008-1019, 2003.
10) Richards JS：Ovulation；new factors that prepare the oocyte for fertilization. Mol Cell Endocrinol 234：75-79, 2005.
11) Matousek M, et al：Changes in intrafollicular pressure in the rat ovary by nitric oxide and by alteration of systemic blood pressure. Eur J Obstet Gynecol Reprod Biol 98：46-52, 2001.
12) Zackrisson U, et al：Evidence for the involvement of blood flow-related mechanisms in the ovulatory process of the rat. Hum Reprod 15：264-272, 2000.
13) Andersen AG, et al：Time interval from human chorionic gonadotropin（hCG）injection to follicular rupture. Hum Reprod 10：3202-3205, 1995.
14) Hazzard TM, et al：Angiogenesis in ovarian folliclar and luteal development. Baill Best Pract Clin Obstet Gynaecol 14：883-900, 2000.
15) Gomez R, et al：Administration of moderate and high doses of gonadotropins to female rats increased ovarian vascular endothelial growth factor（vegf）and vegf receptor-2 expression that is associated to vascular hyperpermeability. Biol Reprod 68：2164-2171, 2003.
16) Jo M, et al：Regulation of matrix metallo-proteinase-19 messenger RNA expression in the rat ovary. Biol Reprod 71：1796-1806, 2004.
17) Ohnishi J, et al：Functions for proteinases in the ovulatory process. Biochim Biophys Acta 1751：95-109, 2005.
18) Rodgers RL, et al：Extracelluar matrix of the developing ovarian follicle. Reproduction 126：415-424, 2003.
19) Yang SH, et al：Tumor necrosis factor-［alpha］-induced matrix proteolytic enzyme production and basement membrane remodeling by human ovarian surface epithelial cells；molecular basis linking ovulation and cancer risk. Cancer Res 64：1534-1540, 2004.
20) Brannstrom M, et al：Leukocyte net works and ovulation. J Reprod Immunol 57：47-60, 2002.
21) Minge CE, et al：Troglitazone regulates peroxisome proliferator-activated receptors and inducible nitric oxide synthase in murine ovarian macrophages. Biol Reprod 74：153-160, 2006.
22) Lind AK, et al：Collagens in the human ovary and their changes in the perifollicular stroma during ovulation. Acta Obstet Gynecol 85：1476-1489, 2006.

4 黄体の形成と退縮のメカニズム

　卵巣はダイナミックの器官で，卵を作るとともにステロイドホルモンを分泌する．

　特に卵胞の顆粒膜細胞は排卵後には莢膜細胞とともに黄体を形成しステロイドを産生する．

　黄体は性周期の調節に関与し，その機能は主にプロゲステロンを1日40 mg以上合成するという驚くべき性質をもち，同時に妊娠の維持にも中心的な役割を果たしている[1]．

　しかし，排卵した卵が受精・着床しなかった場合には，黄体は退縮して新しい性周期が始まると白体となり消失する．その比較的短い寿命のなかにも妊孕性に不可欠な要素をもっている．

　黄体の形成と退縮については，卵胞の発育や排卵のメカニズムに比較して関心が低い傾向があった．しかし，近年にはこの方面の研究にも注目されるようになってきている．

■黄体の形成

　排卵前に放出されるLHサージが卵胞細胞に存在するLHレセプター(LH-R)と結合して急速に黄体化への過程が進行する．この過程はLHサージ後数時間以内に起こるとされている[2]．

　黄体化のなかで重要な変化は新しいホルモンを産生するための仕組みが変わることである．黄体にはFSH，LH，プロラクチン(prolactin：PRL)，エストロゲン，プロゲステロンなどのレセプターが存在してそれぞれの働きを調節している．

　FSH-Rは卵胞の分化が進み，LHサージにより黄体化が進むと減少するが，LH-Rはむしろ活性化される．黄体にはLH-Rが豊富に存在している．PRL-Rも黄体中に増加する．卵巣中にはエストロゲン(E)-Rも発現しているが，ERβは特に顆粒膜細胞層に多く，ERαは黄体にERβより10倍も多くみられている．プロゲステロン(progesterone：P)-Rは排卵前の細胞でLHにより急速に誘発される．このように黄体では各種のホルモンとレセプターにより作用が発現する．

■黄体における新しい腺の形成

　黄体の形成には細胞周期と莢膜細胞・顆粒膜細胞でのシグナルのみならず，内皮細胞，線維芽細胞と血管周囲細胞が関係しており，莢膜細胞の基底膜の崩壊による免疫細胞の侵入により組織が再構築された産物であるといえる．

　黄体細胞には大型の細胞と小型の細胞群の2種類があり，大型の黄体細胞は顆粒膜細胞起源であり，プロゲステロン産生能力は小型の黄体細胞よりも2～40倍多いといわれている．

　一方，小型の黄体細胞は莢膜細胞が分化したものと考えられているが，家畜動物ではこの考えは支持されているものの，齧歯類では明らかではない．

　大部分の種族の動物では卵胞が破裂して黄体が形成されるときには，大型と小型の黄体細胞が混合されて相互に密接な関係を保ちながら黄体が形成される．しかし，霊長類では例外で2つの細胞群は比較的に分裂したまま黄体が形成される．これらは顆粒膜黄体細胞と莢膜黄体細胞とよばれる．

　莢膜黄体細胞は黄体期間中肥大せず，顆粒膜黄体細胞は肥大化して黄体の役割に有意に貢献している．莢膜黄体細胞はアンドロゲン産生源であり，顆粒膜黄体細胞はエストロゲンの合成部位である．いわゆるtwo cells, two gonadotropin theoryのモデルとして説明されている[3]．

　排卵時のLHサージにより卵巣細胞が黄体細胞へと不可逆的なreprogrammingが起こるが，これは細胞周期の変化とサイクリン依存性キナーゼ(cyclin-dependent kinase：CDK)などの作用によるものと推定されている．さらに各種のレセプターを活性化するシグナルのネットワークが関与していると考えられている．

黄体は自立した器官でなく，その機能は下垂体や胎盤などの刺激ホルモンの相互作用により調節されているが，なかでも PRL または PRL-related protein とエストラジオールが最も重要な働きをしている．

■**黄体のステロイド産生**

黄体のステロイド産生については今日まで多くの報告があるが[4]〜[7]，Niswender[4]によればプロゲステロンの合成経路は**図1**のように考えられている．

①コレステロールの基質として低密度リポタンパク質（low density lipoprotein：LDL），②高密度リポタンパク質（high density lipoprotein：HDL），③コレステロールエステラーゼ（cholesterol esterase：EC）により蓄積されたコレステロールの加水分解による．

④遊離型のコレステロールは細胞骨格の基礎やステロール担体（sterol carrier）タンパクを含み，ミトコンドリアに移送される．そこでコレステロールは外側のミトコンドリア膜から内側のミトコンドリア膜へと移送される．この過程でステロイド産生急性調節タンパク質（steroidogenic acute regulatory protein：StAR），ベンゾジアゼピンレセプター（benzodiazepine receptor）末梢タイプとエンドゼピンを含むようにみえる．

⑤コレステロールはシトクロム P450 scc よりプレグネノロンへと変換される．ミトコンドリアの外側に移送され，3β-ヒドロキシステロイド脱水酵素（3β-HSD）Δ^5，Δ^4異性化酵素（isomerase）によりプロゲステロンに転換する．これは滑面小胞体（smooth endoplasmic reticulum）に存在する．プロゲステロンは黄体細胞から分泌される．

黄体細胞には大型・小型の2細胞が存在し，その作業仮説は**図2**のとおりである．

小型黄体細胞は LH レセプターに LH が結合し，プロテインキナーゼ A（PKA）second messenger の経路を活性化し，プロゲステロンの合成を刺激する．

大型の黄体細胞では LH が LH レセプターと結合しても細胞内 cAMP 濃度は増加しないが，プロゲステロンの合成は増加する．これには $PGF_{2\alpha}$ がそのレセプターと結合して PKC を活性化し，プロゲステロンの合成を抑制し，カルシウムの流入

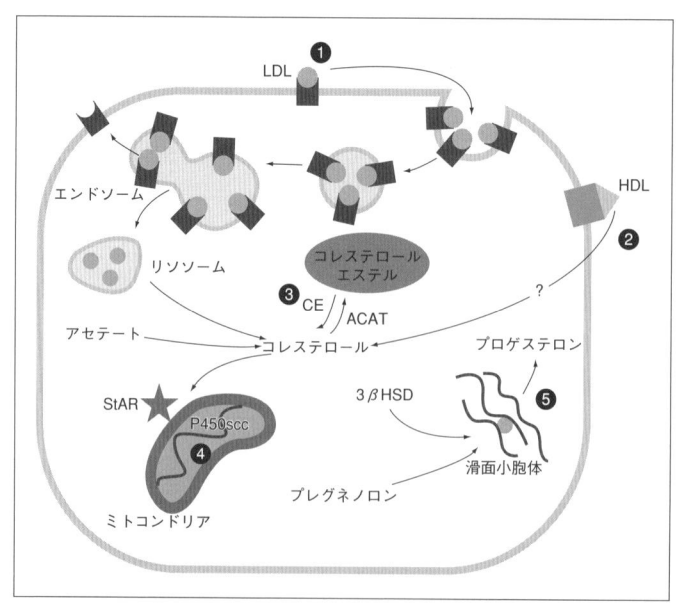

図1　一般の黄体細胞におけるプロゲステロン生合成の経路
ACAT：アシルコエンザイム A：コレステロールアシル基転移酵素

[4] Niswender GD：Molecular control of luteal secretion of progesterone. Reproduction **123**：333-339, 2002.

をきたして細胞の変性をもたらす[5)～7)]．

■**黄体の退縮**

　黄体は通常は性周期に従って形成・維持・消失を繰り返している．黄体の消失過程をみると，いわゆる機能的な消失としてプロゲステロンの分泌低下が先行し，その後は構造的な退縮がみられ，プログラム細胞死に至る．

　黄体の退縮に関して多くの報告をみるが，Stocco[1)]による退縮モデルは図3のとおりである．

　①$PGF_{2\alpha}$はPRL-Rの発現を抑制する．
　②PRLは$20\alpha HSD$の発現を抑制する．
　③$PGF_{2\alpha}$は$20\alpha HSD$遺伝子の転写活性を刺激する．
　④プロゲステロンの産生の減少を導く．
　⑤プロゲステロンの減少はFAS発現を抑制する．
　⑥PRLにより免疫細胞内で刺激されたFASLは黄体細胞でのFASレセプターと結合する．
　⑦これは開始因子であるカスパーゼ(caspase)8の活性を促進する．
　⑧実行役であるカスパーゼ3を活性化する．
　そこでI-CADを分裂しCADを放出，DNAの断片に細胞死に陥らす．そこでマクロファージなどの免疫細胞が侵入して細胞をクリーンにする．

　以上の黄体の発育と消退をみると，大型の黄体細胞はプロゲステロンを多量に分泌する．これは一部はPKAの活性によるもので，StARのリン酸化が促進される．

　一方，黄体の融解は子宮起源による$PGF_{2\alpha}$が黄体からのプロゲステロン分泌を減少する．しかし，$PGF_{2\alpha}$は黄体内でも産生され，これは黄体の融解にとって必要である．$PGF_{2\alpha}$は大型黄体細胞にあるレセプターと結合するとPKCを活性化し，オキシトシンの分泌を刺激する．これは小型黄体細胞でのステロイド産生を抑制する．$PGF_{2\alpha}$は大型黄体細胞でCOX-2を活性化する．ひとたび黄体細胞内でプロゲステロン濃度が減少すると，小型黄体細胞内でレセプターに結合しているオキシトシンは細胞内Caレベルを増加し，細胞死となる．大型黄体細胞から$PGF_{2\alpha}$の分泌が増加すると，Caチャンネルを活性化して細胞死となる[8)]．

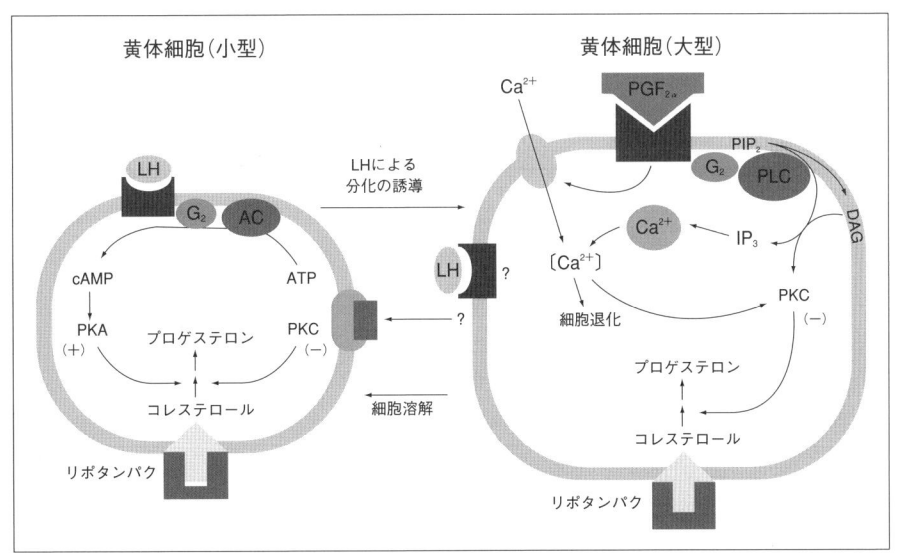

図2　黄体細胞の小(左側)と大(右側)におけるsecond messenger pathwayを含む作業モデル
AC：アデニル酸シクラーゼ，DAG：diacylglycerol；G protein causing stimulation of phospholipase C, Gs：G protein causing stimulation of adenylate cyclase, IP_3：イノシトール1,4,5-三リン酸，PIP_2：ホスファチジルイノシトール-4-リン酸キナーゼ，PLC：ホスホリパーゼC

[4)　Niswender GD：Molecular control of luteal secretion of progesterone. Reproduction **123**：333-339, 2002.]

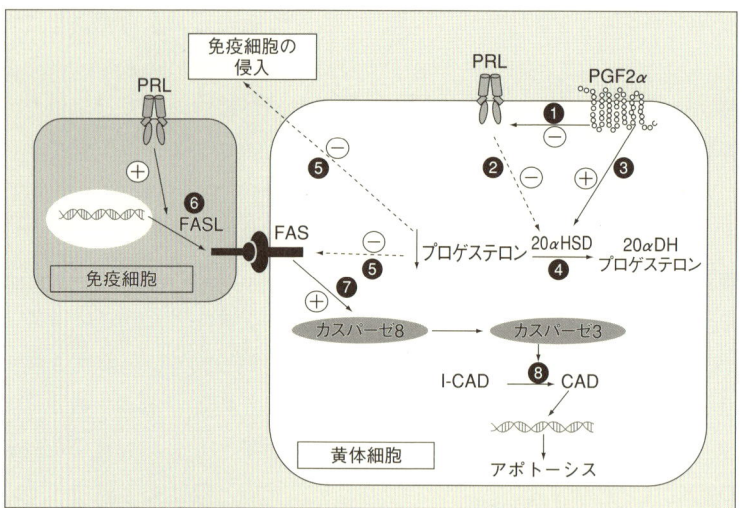

図3　黄体の消退の統合されたモデル

[1) Stocco C, et al：The molecular control of corpus luteum formation, function, and regression. Endocrin Rev 28：117-148, 2007.]

■細胞外基質の動き

　細胞外マトリックス(基質)は細胞の結合・分割・分化や物質の移送など多くの役割をもっている．黄体の形成や退縮にも重要な働きをしていると考えられる．特に生殖系でのダイナミックの変化には図4のようにマトリックスメタロプロテアーゼ(matrix metalloproteinase：MMP)システムにより調節されている[9]．

　MMPの一般的な作用モデルは，膜に結合する細胞内レセプターを通して作用し，細胞内シグナルのcascadeの働きを受けて特殊なMMP mRNAの合成を促進する．このMMPタンパクは潜在性またはpro-MMPの型で翻訳される．このMMPはmembrane type(膜タイプ)のMT-MMPとMMP-Ⅱのようにフューリン(furin)タンパク融解の経路を経て細胞内に活性化して分泌される．pro-MMPsの大部分は他のプロテアーゼにより細胞外に分泌される．MMPが活性化されると，細胞外基質(extracellular matrix：ECM)を分割して局所の変性を促す．代わりに活性化したMMPは組織メタロプロテアーゼ阻害物質(tissue inhibitor of metalloproteinase：TIMP)のようにMMPインヒビターにより結合されることができ，結果的にMMP活性は抑制される．

　最近，Irving-Rodgersら[10]はヒトの黄体外基質を電顕にて研究した．これによれば黄体はすべての発育段階でⅣ型コラーゲン α1 とラミニン α5，β2，γ1 が内皮下の基底板に存在し，Ⅳ型コラーゲン α1 とラミニン α2，α5，β2 は間質の基質に存在していた．ヒトの黄体の内皮下基底板は黄体の早期の発育時にラミニンⅡを多く含み，中期の黄体にはラミニン 8，9，10 を含んでいることが明らかとなった．これらの基質が黄体細胞の維持にどのように作用しているかは今後の課題である．

■マクロファージと血小板の作用

　マクロファージ(macrophage, 大食細胞)は免疫反応で重要な役割をしているが，女性の生殖器にも豊富に存在している．マクロファージは外来の抗原に対しその作用を低下させるとともに，基質の溶解，サイトカインやケモカイン，成長因子の産生と分泌をして組織の再構築を行う．

　卵巣でのマクロファージの作用は，Wuら[11]によると図5のとおりである．
　①細胞死した壊死細胞片を補食して移動する．
　②ペプチド抗原の存在に際しT細胞を活性化する．

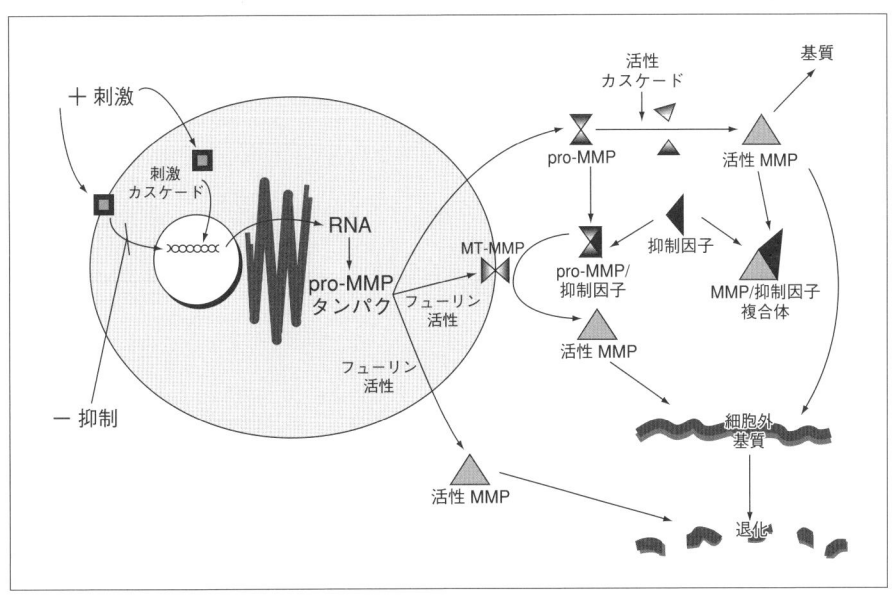

図4 マトリックスメタロプロテアーゼ(MMP)システムの黄体の調節機構
[9) Curry TE, et al：The matric metalloproteine system；changes, regulation, and impact through the ovarian and uterine reproductive cycle. Endocrine Rev **24**：428-465, 2003.]

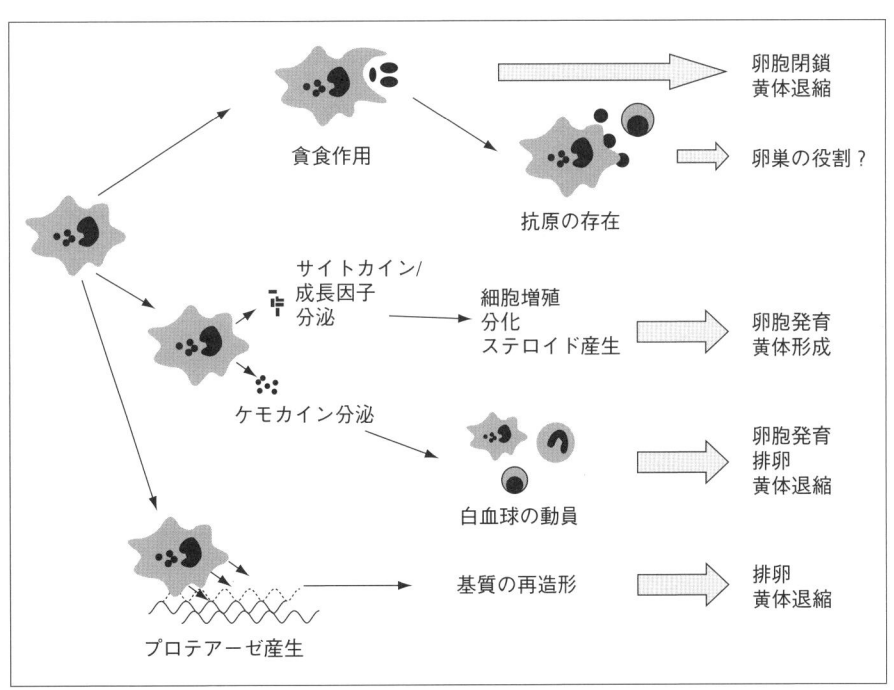

図5 卵巣機能に及ぼすマクロファージの影響
[11) Wu R, et al：Macrophage contributions to ovarian function. Hum Reprod Update **10**：119-133, 2004.]

③顆粒膜細胞と莢膜細胞の多くの機能を調節するものとして知られるサイトカインと成長因子を放出する．

④単球や好中球，T細胞などの活性化を促し卵巣からケモカイン分泌を行い循環系に出す．

⑤プロテアーゼの産生を促し基質の再構築を進

める．

　これらの作用によりマクロファージは組織特異の存在として局所のみに作用していると思われたが，卵巣機能へいろいろの型で作用している．

　最近，血小板が血管内皮細胞の移行を誘導する化学物質を含んでいるといわれている．Furukawaら[12]は免疫組織化学的研究にて黄体化した顆粒膜細胞の中の血管外にCD-41 positiveの血小板が局在していることを見出した．これらの血小板は細胞外基質と共存し，血小板が活性化されていることを示した．この所見は，血小板がヒトの黄体の再構築の過程で内皮細胞の移行を促す，顆粒膜細胞の黄体化へのレギュレーターであるという新しい概念を提唱している．血小板は直接に黄体化した顆粒膜細胞に接し，微小な血管のネットワークが確立するまで血管外液を回りプロゲステロンを循環系へ送る働きをしていると考えられている．

おわりに

　黄体は卵巣における排卵後に卵胞に形成される内分泌腺の一つであり，その機能の生存には時間が限定されている．

　一般には哺乳動物には性周期にみる黄体，妊娠中の黄体と授乳中の黄体の3種類あるが，齧歯類などでは偽妊娠時の黄体がある．

　黄体の形成，維持と消退はステロイド産生とともに生殖過程のなかで最も巧妙に調整されている出来事といえる．しかし，生存期間の終わりには卵巣から消失し，また新しい周期が始まる．

　新しい革新的な技術の発達で黄体の形成と消失のメカニズムが明らかになりつつあり，これらの事実の解明は卵や胚の成育と同様に生命の神秘性を知るうえで重要である．

文献

1) Stocco C, et al：The molecular control of corpus luteum formation, function, and regression. Endocrin Rev **28**：117-148, 2007.
2) Richards TS, et al：Ovulation；new dimensions and new regulators of inflammatory-like response. Ann Rev Physiol **64**：69-92, 2002.
3) Niswender GD, et al：Mechanisms controlling the function and life span of the corpus luterum. Physiol Rev **8**：1-29, 2000.
4) Niswender GD：Molecular control of luteal secretion of progesterone. Reproduction **123**：333-339, 2002.
5) Devoto L, et al：Control of human luteal steroidogenesis. Mol Cell Endocrinol **186**：137-141, 2002.
6) Christenson LK, et al：Cholesterol transport and steroidogenesis by the corpus luteum. Reprod Biol Endocrin **1**：1-9, 2003.
7) Chin EC, et al：Progesterone secretion by luteinizing human granulosa cells；a possible cAMP-dependent but PKA-independent mechanism involved in its regulation. J Endocrin **183**：51-60, 2004.
8) Niswender GD, et al：Judge, jury and executioner；the auto-regulation of luteal function. Soc Reprod Fertil Suppl **64**：191-206, 2007.
9) Curry TE, et al：The matric metalloproteine system；changes, regulation, and impact through the ovarian and uterine reproductive cycle. Endocrine Rev **24**：428-465, 2003.
10) Irving-Rodgers HF, et al：Extracellular matrix of the human cyclic corpus luteum. Mol Hum Reprod **12**：525-534, 2006.
11) Wu R, et al：Macrophage contributions to ovarian function. Hum Reprod Update **10**：119-133, 2004.
12) Furukawa K, et al：Platelets are novel regulators of neovascularization and luteinization during human copus luteum formation. Endocrinology **148**：3056-3064, 2007.

5 子宮内膜の発育と血管新生

　月経周期に伴って，子宮内膜では月経時に機能層が剥脱するが，これを基底層に内在する血管床が修復することにより新しい血管が生じて内膜を増殖する．増殖期にはラセン動脈が長く延びて分枝を形成し，内膜の機能層が急速に発育する．分泌期にはラセン動脈の発育は抑制され，動脈の収縮により組織が壊死に陥り，機能層は脱落して月経が始まる．

　このように成熟女性にみられる子宮内膜の周期的ダイナミックの変化は，子宮内膜にみる新しい血管新生により，栄養物と酸素を供給して内膜の再生を促している．

　血管新生(angiogenesis)は成人では創傷の治癒を除いて極めてまれで，病的には糖尿病性網膜炎，リウマチ関節炎，腫瘍にみられるが，生理的には子宮内膜と卵巣の2カ所にすぎない．特に子宮内膜にみられる血管新生は胚の着床・胎盤の形成などの生殖現象を維持するための重要な現象である．

■**子宮内膜と血流**

　体外受精・胚移植(IVF-ET)などについては卵巣の刺激方法や卵・胚の培養方法など多くの改良がなされてきているが，必ずしも着床率・妊娠率の向上に結びついていない．そこで子宮内膜での胚の受容性(receptivity)が注目されてきている．この受容性には子宮内膜の厚さや内膜のパターン，特に子宮内膜での血管の新生状況や毛細血管のネットワークの状況を知ることが内膜の評価をするうえで注目されてきている．

　子宮内膜への血管の供給は，子宮筋層-子宮内膜接合部(myometrial-endometrial junction)を通して基底動脈を形成し，子宮内膜の基底部を通りラセン動脈へとつながっている．

　したがって近年ドプラ法による着床の判定の研究が行われているが，これは子宮内膜の血流を直接に反映しているのではなく，むしろ子宮の大部分を占める筋層への血流を測定しているために，着床のタイミングを知るためには子宮内膜の局所の血流の状況を知ることが重要となってくる．

　子宮内膜の血流の測定について，Gannonら[1]はレーザードプラ技術を用いて子宮腔内より微小血流を測定し，Fraserら[2]はアイソトープをラベルしたXenon-133のクリアランスを用いて子宮腔内に注入して測定している．これらの測定法は実用的な方法ではなく，非侵襲的な方法として超音波による測定が注目されてきている．

　Goswamyら[3]は不妊症患者に子宮の血流が減少していると報告，Steerら[4]は胚移植時の子宮のpulsatility index(PI)が3.00以上は1例も妊娠しなかったと報告している．

　しかし，最近では3次元の超音波を用いて子宮内膜下層の血流を測定することが可能となってきた．Jinnoら[5]は子宮内膜組織の血流(endometrial tissue blood flow：ETBF)と子宮動脈の血流を測定し，さらに子宮内膜の血管内皮増殖因子(vascular endothelial growth factor：VEGF)を免疫組織化学的に測定し，ETBF，VEGFの高値の者に妊娠することを認めている．

　Wuら[6]も初回のIVF周期に3次元超音波で子宮内膜下血行指数(sub endometrial vascularization index)，血流指数(flow index)，子宮内膜容積(endometrial volume)を測定し，IVFの予後を知るものとしてvascular flow indexが>0.24をcut-offとすると，感度83.3%，特異性88.9%で陽性の予知率93.8%，陰性の予知率72.7%であったと報告している．

　しかし，最近Ngら[7]は子宮筋腫を除いた患者で，子宮内膜下層の血流を調べ，ゴナドトロピンによる刺激周期よりも自然周期のほうが高値を示したことより，この測定は必ずしも子宮内膜下の組織

の血流を反映していないと指摘している．したがって着床のための子宮内膜の状況を知るにはさらなる研究が必要である．

■**子宮内膜における血管新生の機序**

子宮内膜における周期的変化はまさに血管新生による発育と関係が深い（**図 1**）[8]．血管新生は4つの機序より成り立っている（**図 2**）[9]．

①新芽の形成（sprouting）：血管内皮細胞の活性化，移送が起こり，腔胞を形成し，毛細血管の補充をする．

②内管の形成（intussusception）：血管の形成と血管の分割が起こる．

③血管の伸長／拡張（elongation/widening）．

④循環中の血管内皮細胞前駆物質の取り込みが行われる（circulating EPC）．

Gargett ら[9]によれば，子宮を摘出した際の子宮内膜機能層の厚い切片を用い CD34 免疫染色により平均血管長を測定した．これによると早期増殖期 $76±8.4\,\mu m$，中期〜後期増殖期 $174.5±20.1\,\mu m$，早期〜中期分泌期 $118.6±9.4\,\mu m$，後期分泌期 $102.4±4.1\,\mu m$ で，中期〜後期増殖期に有意に増加していることを見出した．これらの所見は月経周期に伴う子宮内膜の増殖が主として血管の延長に

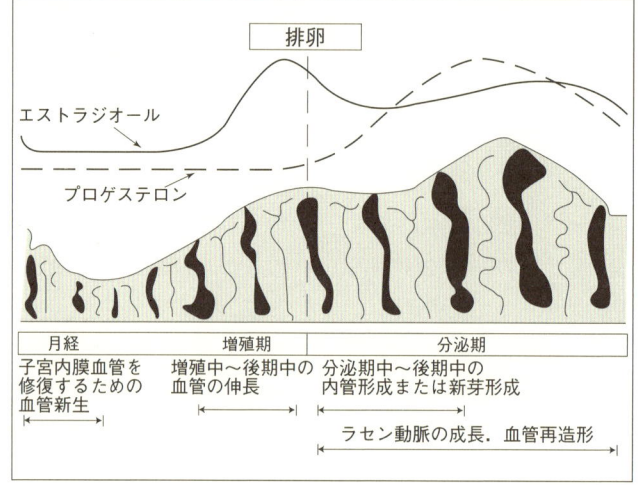

図1　正常月経周期における血中ホルモンの動きと子宮内膜の変化

[8] Girlin JE, et al：Recent advances in endometrial angiogenesis research. Angiogenesis **8**：89-99, 2005.］

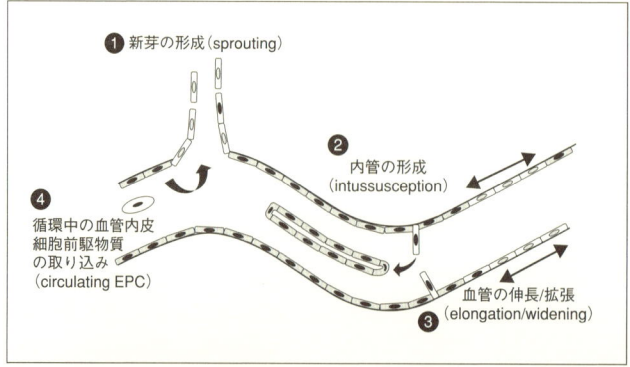

図2　血管新生の4つの過程

[9] Gargett C, et al：Mechanisms and regulation of endometrial angiogenesisi. Reprod Med Rev **10**：45-61, 2002.］

よることを物語っている．また，月経周期の各時期における血管の発育パターンは子宮内膜下層の微小血管叢におけるパターンと同様であった．

子宮内膜の発育には卵巣ホルモン，特にエストロゲンとプロゲステロンが重要な役割を果たしている．分泌期の終わりにこれらホルモンの消退に伴い子宮内膜機能層の剥離が起こると，その修復のためにエストロゲンが直接または各種のプロモーターを介して間接的に作用している．特にエストロゲンレセプター α (estrogen receptorα：ER-α)とER-β が免疫組織学的方法による測定で，子宮内膜の血管平滑筋細胞に存在していることが明らかになっており，この血管の伸長などに関与している[10)~12)]．

卵摘マウスにエストロゲンを投与すると，浮腫が起こり血管の密度が減少し，基質細胞の密度も減少するが，基質細胞に対する血管の密度は増加する．このことは基質の成分に対する血管が比較的増加することを意味している[13)]．

しかし，Ma ら[14)]は卵摘マウスにエストロゲンを投与し2日後に血管で占められていた基質部分がむしろ減少していることより，エストロゲンは子宮内膜の血管新生を抑制していると結論づけている．このようにステロイドの子宮内膜血管に対する作用は矛盾している結果が得られているが，さらなる研究が必要である．

周期的にエストロゲンやプロゲステロンの変動があるにもかかわらず，子宮内膜でのVEGFの発現と微小血管の密度についてほとんど変化がないとの in vivo による多くの研究がある．このことからステロイドは子宮内膜でのVEGFや血管新生を調節するうえで大きな役割はないと考えられていた．しかし，ヒト以外の霊長類で実験的にホルモン環境を変えてみると，図3のごとく卵摘をするとVEGFは減少するが，長期的にエストロゲンを投与すると正常値に回復する．したがって適当量のエストロゲンはVEGFの発現を可能にする．よってVEGFとそのレセプターは月経周期を通じて子宮内膜の血管構築を促進し，内膜の発育に関与している[15)]．

近年，Kayisli ら[16)]は卵巣ステロイドの子宮内膜血管新生への直接作用を知るために，ヒト子宮内膜血管内皮細胞(human endometrial endothelial cells：HEEC)を分離し，血管の形成過程を血管新生スコア(angiogenesis score)として数値化し，エ

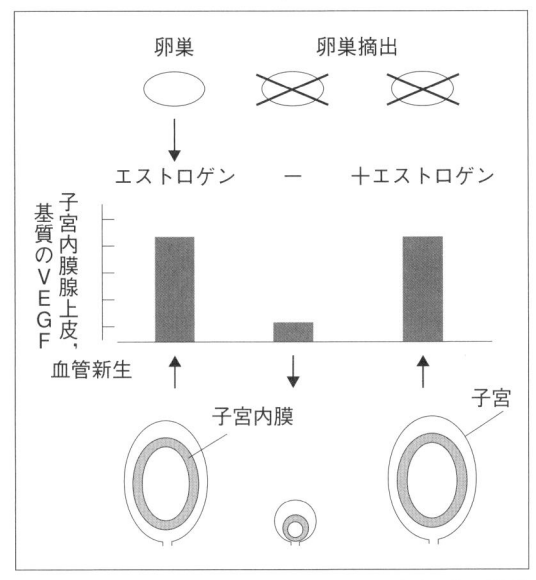

図3 卵巣エストロゲンの子宮内膜腺上皮(GE)，基質のVEGF，血管新生，発育に及ぼす影響

[15) Albrecht E, et al：Steroid hormone regulation of angiogenesis in the primate endometrium, Frontier Bioscience **8**：416-429, 2003.]

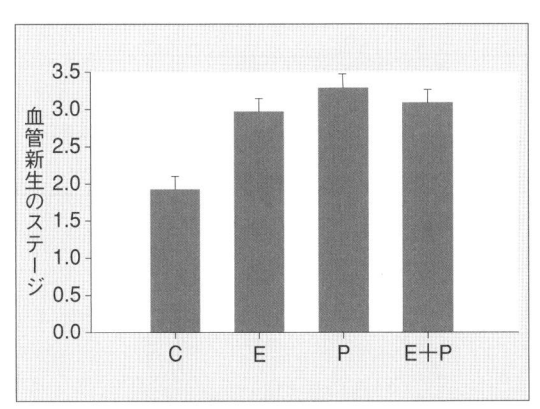

図4 ヒト子宮内膜血管内皮細胞(HEEC)を用いた in vitro による血管新生スコアとステロイドの影響
C：コントロール群，E：10^{-8} M，P：10^{-10} M，E+P：E10^{-8} M + P10^{-10} M

[16) Kayisli UA, et al：Regulation of angiogenic activity of human endometrial cells in culture by ovarian steroids. J Clin Endocrinol Metab **89**：5794-5802, 2004.]

ストロゲンやプロゲステロンを加えることにより有意に血管新生のパターンを認めたとしている(**図4**).

子宮内膜の血管新生に関するプロゲステロンの作用についての報告は少なく,プロゲステロンレセプターの存在を認めなかったが[12)16)],プロゲステロンは妊娠初期に認められるように子宮内膜を肥厚していることは事実であり,エストロゲンとプロゲステロンはそれぞれ別々の機序により内膜の肥厚に関与しているものと思われる[14)].

好中球がエストロゲンに誘発された内皮細胞の増殖にも関与している可能性も指摘されてきており,さらなる研究が必要である[8)17)].

■**子宮内膜における血管の成長・調節因子**………
子宮内膜の血管形成に関与している因子には**表1**のごとくプロモーターとインヒビターが知られている.なかでも VEGF は血管新生には必須な糖タンパクで今日まで多くの報告がある.

表1 子宮内膜における血管新生のプロモーターとインヒビターの種類

血管新生プロモーター	子宮内膜での出現	周期的変動
VEGF ファミリー		
VEGF A(5 isoforms)	Yes(isoforms 145 & 165)	分泌期にピーク
VEGF B	No	分泌期(NK 細胞)
VEGF C	Yes	
VEGF D	No	
VEGF E	No	
胎盤増殖因子(placenta growth factor)	Yes	分泌期(NK 細胞)
FGF ファミリー		
FGF-1/2	Yes	変化なし
アンジオゲニン	Yes	分泌期にピーク
PD-ECGF	Yes	分泌期後期/月経期
アドレノメデュリン	Yes	増殖期後期/分泌期
プロスタグランジン E_2	Yes	増殖期にピーク
TNFα	Yes	増殖期後期/分泌期
TGFα	Yes	
TGFβ	Yes	
EGF	Yes	分泌期にピーク
アンジオポエチン 1	Yes	
アンジオポエチン 2	Yes	分泌期にピーク
マトリックスメタロプロテアーゼ 　(types 1, 2, 3, 7, 9, 10, 11)	Yes	タイプにより変動
血管新生インヒビター	**子宮内膜での出現**	**周期的変動**
トロンボスポンジン-1	Yes	分泌期にピーク
その他のトロンボスポンジン様インヒビター		
METH-1	Yes	?
METH-2	No	
アンジオスタチン(16-kDa プロラクチン)	?	
エンドスタチン(20-kDa コラーゲン XVIII)	?	
2-メソキシエストラジオール(2-ME)	?	
可溶性 VEGFR-1(s-flt)	Yes	増殖期後期
TIMP-1, 2, 3	Yes	分泌期/月経期

EGF:上皮成長因子,FGF:線維芽細胞増殖因子,PD-ECGF:血小板由来内皮細胞増殖因子,TGF:形質転換増殖因子,TIMP:組織メタロプロテアーゼ阻害物質,TNF:腫瘍壊死因子,VEGF:血管内皮増殖因子
[9) Gargett C, et al:Mechanisms and regulation of endometrial angiogenesisi. Reprod Med Rev 10:45-61, 2002.]

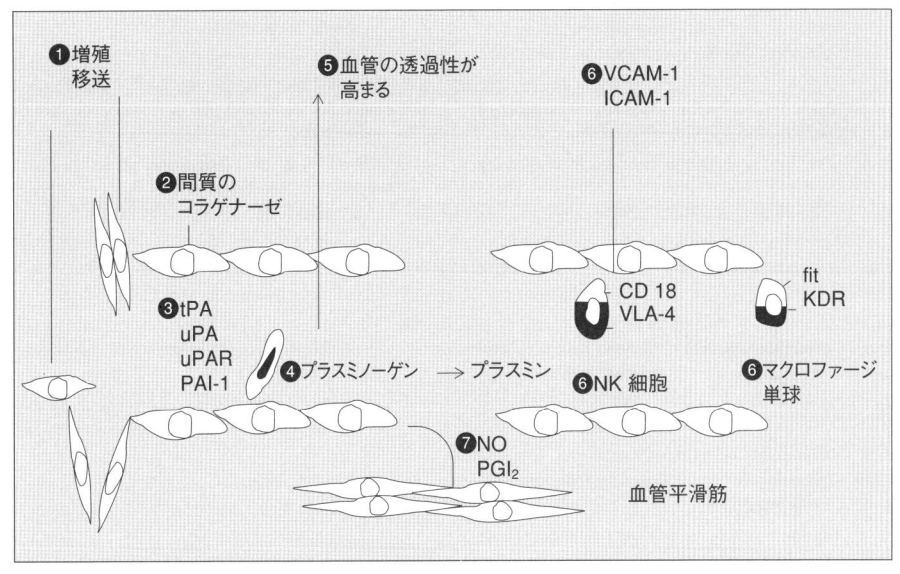

図5 血管内皮増殖因子(VEGF)の作用機序

[18] Smith SK：Angiogenesis, vascular endothelial growth factor and endometrium. Hum Reprod Update **4**：509-519, 1998.

VEGFの作用機序についてSmith[18]は図5のように説明している．

①VEGFは血管内皮細胞の増殖と移送を誘発する．

②これはVEGFにより血管内皮細胞に誘発された間質のコラゲナーゼの発現により加速された周囲の基質の崩壊を促す．

③VEGFはまたウロキナーゼ型プラスミノーゲン活性化因子レセプター(urokinase plasminogen activator receptor：uPAR)，プラスミノーゲン活性化因子インヒビター1(plasminogen activator inhibitor-1：PAI-1)とともにウロキナーゼプラスミノーゲン活性化因子(urokinase plasminogen activator：tPA, uPA)の合成を増加する．

④その結果プラスミノーゲンのタンパク分解作用によりプラスミンの放出を促す．

⑤血管の透過性が高まる．

⑥VEGFはCD18とVLA-4レセプターを通してNK(natural killer)細胞の癒合を促進するVCAM-1とICAM-1を発現して血管内皮細胞の癒合に関与する．

⑦VEGFは内皮細胞からの酸化窒素とプロスタサイクリンの放出により血管拡張を助長する．

その他血管の増殖には刺激促進作用のあるアンジオポエチン1(angiopoietin-1)と血管抑制作用のあるアンジオポエチン2とトロンボスポンジン1(thrombospondin-1)などの多くの因子の作用により，血管の発育・成熟のうえで協調して内膜の周期的調節をはかっている．

おわりに

成人女性にみられる子宮内膜の周期的変化は卵巣より分泌される性ホルモンにより支配されているが，局所的にみると，創傷の治癒過程と似て血管新生が主な役割を果たしてもとの位置に戻す作用をしている．この子宮内膜の発育状況とその機序を知ることは，IVFの際の着床を促進させて妊娠を成功させるうえで重要なテーマである．近年，ヒトの子宮内膜の血管新生に関する研究では，VEGFに焦点があたっているが，これらの研究を通してIVFの際の着床率の向上につながれば幸いだと思われる．

文献

1) Gannon BJ, et al：Endometrial perfusion across the normal human menstrual cycle assessed by laser Doppler fluxmetry. Hum Reprod **12**：132-139, 1977.

2) Fraser IS, et al：Endometrial blood flow measured by Xenon

133 clearance in women with normal menstrual cycles and dysfunctional uterine bleeding. Am J Obstet Gynecol **156**：158-166, 1987.
3) Goswamy RK, et al：Decreased uterine perfusion-- a cause of infertility. Hum Reprod **3**：955-959, 1988.
4) Steer CV, et al：The use of transvaginal color flow imaging after in vitro fertilization to identity optinum uterine conditions before embryo transfer. Fertil Steril **57**：372-376, 1992.
5) Jinno M, et al：Measurement of endometrial tissue blood flow, a novel way to assess uterine receptivity for implantation. Fertil Steril **76**：1168-1174, 2001.
6) Wu H-M, et al：Detection of the subendometrial vascularization flow index by three-dimensional ultrasound may be useful for predicting the pregnancy rate for patients undergoing in vitro fertilization-embryo transfer. Fertil Steril **79**：507-511, 2003.
7) Ng EHY, et al：Relationship between uterine blood flow and endometrial and subendometrial blood flows during stimulated and natural cycles. Fertil Steril **85**：721-727, 2006.
8) Girlin JE, et al：Recent advances in endometrial angiogenesis research. Angiogenesis **8**：89-99, 2005.
9) Gargett C, et al：Mechanisms and regulation of endometrial angiogenesis. Reprod Med Rev **10**：45-61, 2002.
10) Critchley HOD, et al：Estrogen receptorβ, but not estrogen receptorα, is present in the vascular endometrium of human and non-human primate endometrium. J Clin Endocrinol Metab **86**：1370-1378, 2001.
11) Leece G, et al：Presence of estrogen receptorβ in the human endometrium through the cycle ; expression in glandular stromal and vascular cells. J Clin Endocrinol Metab **86**：1379-1386, 2001.
12) Krikun G, et al：Endometrial endothelial cell steroid receptor expression and steroid effects on gene expression. J Clin Endocrinol Metab **90**：1812-1818, 2005.
13) Hayanto B, et al：Regulation of endometrial endothelial cell proliferation by estrogen and progesterone in the ovariectomised mouse. Reproduction **123**：107-113, 2002.
14) Ma W, et al：Adult tissue angiogenesis, evidence for negative regulation by estrogen in the uterus. Mol Endocrinol **15**：1983-1992, 2001.
15) Albrecht E, et al：Steroid hormone regulation of angiogenesis in the primate endometrium. Frontier Bioscience **8**：416-429, 2003.
16) Kayisli UA, et al：Regulation of angiogenic activity of human endometrial cells in culture by ovarian steroids. J Clin Endocrinol Metab **89**：5794-5802, 2004.
17) Ancelin M, et al：Vascular endothelial growth factor VEGF 189 induces human neutrophil chemotaxis in extravascular tissue via an autocrine amplification mechanism. Lab Invest **84**：502-512, 2004.
18) Smith SK：Angiogenesis, vascular endothelial growth factor and endometrium. Hum Reprod Update **4**：509-519, 1998.

6 月経周期の子宮内膜における局所の調節機構

　月経時にみる規則的な出血は，卵巣機能の周期的な変化を外部に示す表現として知られている．

　避妊法が容易に入手できず多くの子どもを生んでいた時代には，妊娠・授乳を繰り返して排卵が抑制されるため無月経期間が長期間にわたり，その当時の女性は月経から解放されていた．

　しかし，今日の先進国の女性は信頼できる避妊法もあり，社会進出とともに結婚年齢も遅く，初経発来が早くても出産回数が少ないために生涯での月経は 400 回程度にも及ぶと考えられている．

　そればかりか月経時にみる多量の出血は女性の QOL を障害し，年間に行われる子宮全摘の 70% が過多月経によるものであると指摘されている[1]．

　そこで古くて新しい問題として月経を取り上げ特にその局所の調節機序についてまとめてみた．

■子宮内膜の変化

　月経とは排卵した卵が受精・着床しなかった場合に，黄体の退縮に伴うプロゲステロンの消失によって子宮内膜が脱落することによる子宮出血をいう．この月経時にみられる子宮内膜の構造的な変化には，微小血管の収縮による内膜組織の崩壊と，白血球やサイトカインなどの免疫系の変化など複雑な相互関係がみられる[2]．この関連性を Jabbour ら[3]は図 1 のように示し，プロゲステロンの消退による血管の透過性，脆弱性による子宮内膜の崩壊が月経であるとしている．

　月経に関連して子宮内膜では，子宮内膜機能層が下層部にある基底層から月経時に剥離し，卵巣の卵胞期を通して再び増殖するという変化がみられる．月経周期の後半には卵巣黄体より主としてエストロゲンとプロゲステロンが分泌され，それぞれのレセプターが発現して反応するが，子宮内膜分泌期中期ではエストロゲンレセプター α がダウンレギュレーションを受けて主としてプロゲステロンにより調節を受ける．しかし，分泌期後期になるとプロゲステロンが低下し，これによって内膜は脱落する．

　特に子宮内膜の血管系は重要である．内膜の機能層の微小血管であるラセン血管は収縮して脱落する（図 2）[4]．子宮内膜の基底膜は IV 型コラーゲン，フィブロネクチン（fibrinonectin），グリコサミノグリカンよりなり，厚さ 50〜35 nm で黄体期に増加する．いろいろのマトリックスメタロプロテアーゼ（matrix metalloproteinases：MMPs）が存在し，ステロイドホルモン，特にプロゲステロンにより調節されている．

　ステロイドは特殊な核レセプターを経由して標的器官に作用する．核レセプターのスーパーファミリーにはプロゲステロンレセプター（progesterone receptor：PR），エストロゲンレセプター（estrogen receptor：ER），グルココルチコイドレセプター（glucocorticoid receptor：GR）とアンドロゲンレセプター（androgen receptor：AR）などがあるが，ヒトの PR には PRA と PRB の 2 つのアイソフォームがあり，ER にも ERα と ERβ があり，パラクリン，オートクリンの作用も加わって子宮内膜の発育・崩壊・脱落などに関与している[3]．

■月経の発来

　月経の発来に関する局所での詳細なメカニズムについては必ずしも解明されていない．このメカニズムについての最初の仮説は 1940 年 Markee[5]による赤毛ザルを用いた研究により提供されたものである．すなわち，子宮内膜組織をサルの前眼房に移植して観察すると，最初にラセン血管の収縮が起こり，その結果血流が低下し，組織の酸素欠乏を招来して壊死に陥り出血に至るという．しかし，女性での月経は単に虚血の損傷による受身的な反応に由来するのみでなく，組織の断裂という活発

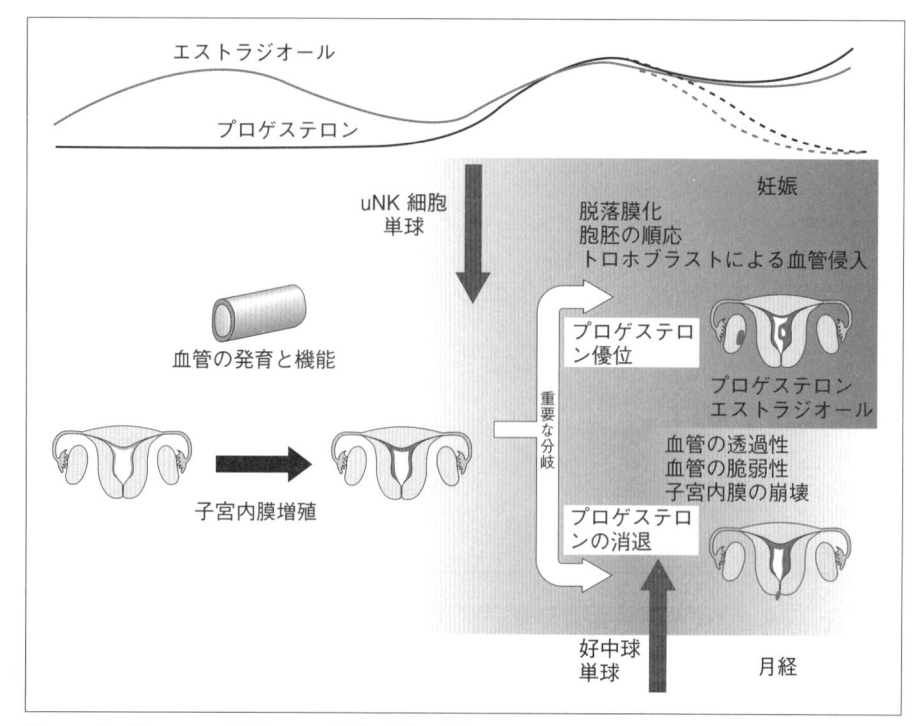

図1　プロゲステロン処理による子宮内膜の変化と月経発来の機序

[3] Jabbour HN, et al：Endocrine regulation of menstruation. Endocrine Rev **27**：17-46, 2006.

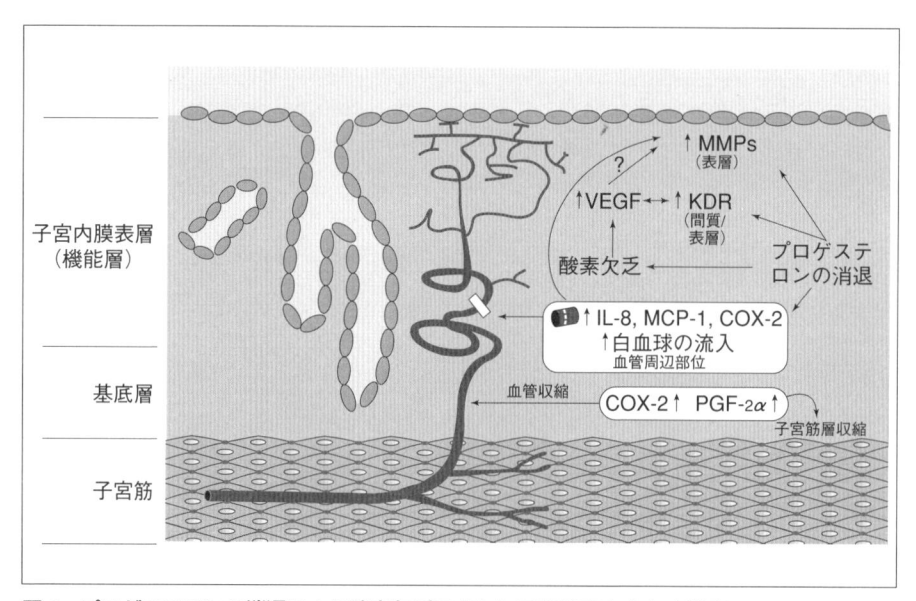

図2　プロゲステロンの消退による酸素欠乏をきたし月経発来をきたす機序

[4] Critchley HOD, et al：Regulation of human endometrial function；mechanism relevant to uterine bleeding. Reprod Biol Endocrin **4**(Suppl 1)：S5-S14, 2006.

な過程をも含む点で，Markeeの仮説のみでは説明しがたい点がある．

　最近の月経の発来についての考え方では，子宮内膜の組織の崩壊と再生への調和する過程により組織の退化を導くが，これは性ステロイドとプロスタノイド，サイトカインなどの複雑な相互作用

によるものとされている.

プロゲステロンの消退は主な炎症性メディエーターを刺激し，なかでも α-chemokine CXCL8（neutrophil chemotactic factor, IL-8）と β-chemokine CCL-2（monocyte chemotactic peptide-1, MCP-1）の生成を刺激し，さらにシクロオキシゲナーゼ2（cyclooxygenase-2：COX-2）の刺激を通してプロスタグランジンの合成を促進する.

低酸素状態ではプロスタグランジン $F_{2\alpha}$（$PGF_{2\alpha}$）の産生を促し，血管を収縮するとともに低酸素状態を増強し，低酸素誘導因子（hypoxia-inducible factor：HIF）-1α は核の転写因子で，低酸素の影響を仲介している[3]．

正常の酸素状態ではプロスタグランジン E_2（PGE_2）の産生を促し，血管を拡張するとともに，HIF-1α とタンパクを E-series prostanoid receptor-2（EP_2）を通して調節しており，このアップレギュレーションは上皮成長因子レセプター（epidermal growth factor receptor：EGFR）キナーゼ活性に依存して HIF-1α を発現する（図3）[6]．

また，プロゲステロンの消退は，プロスタグランジンを非活性化の代謝物へと変換する酵素である 15-水酸化プロスタグランジン脱水素酵素（15-hydroxyprostaglandin dehydrogenase：15-PGDH）の発現を抑制し，早期に PGE_2 と $PGF_{2\alpha}$ とともに IL-8 の上昇をもたらす（図4）[2]．

子宮筋と血管の収縮はプロゲステロンの消退の結果として $PGF_{2\alpha}$ の産生が増加した結果であると

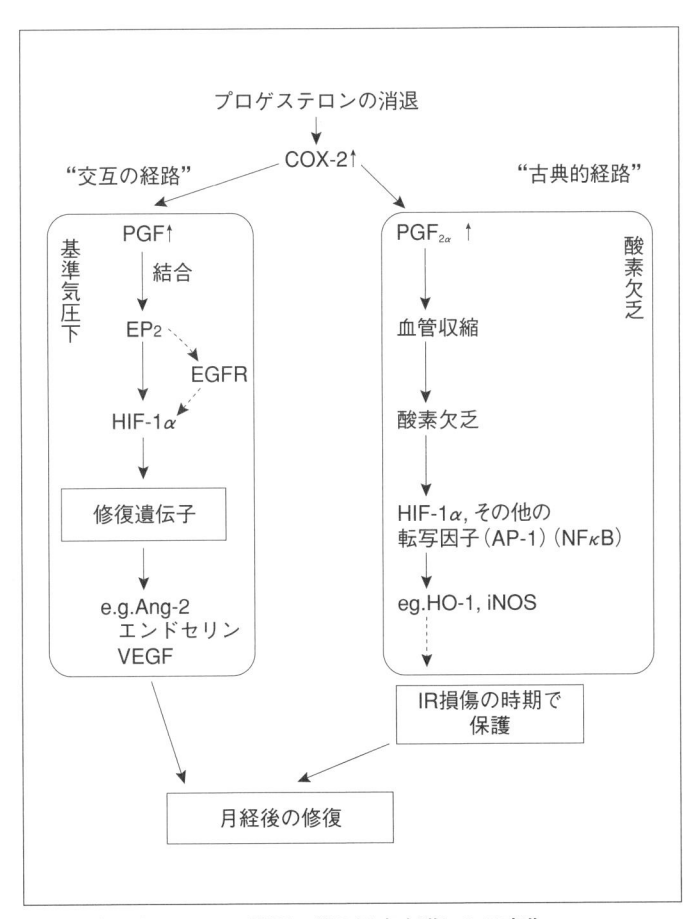

図3　プロゲステロンの消退に伴う子宮内膜にみる変化

[6] Critchley HOD, et al：Hypoxia-inducible factor-1α expression in human endometrium and its regulation by prostaglandin E-series prostanoid receptor 2（EP2）. Endocrinology **147**：744-753, 2006.]

長く受け入れられてきた．これと一致して子宮内膜のラセン血管の収縮が起き，子宮内膜表層部にある機能層が低酸素状態に陥り月経が発来すると考えられてきたが，議論のあるところである[7]．

血管原性の因子である血管内皮増殖因子(vascular endothelial growth factor：VEGF)は子宮内膜基質細胞での低酸素症により刺激されて局所に生ずるメディエーターであるが[8]，プロゲステロンの消退は VEGF type 2 receptor, kinase domain receptor(KDR)の子宮内膜基質での発現を up-regulate すると報告されている．VEGF-A，KDR，MMPs は月経前のプロゲステロン消退の時期に子宮内膜表層部に同時に発現しているので，VEGF—KDR—MMP の連携が月経発来との関与のうえで重要なファクターであると考えられている(図5)[3]．

■炎症性変化……………………………………

ヒトの子宮内膜での月経時や着床時にみられる生殖現象上の変化は，炎症にみられる特徴と同様であると最初に指摘したのは 1986 年 Finn[9]である．すなわち月経時や着床時にはプロスタグランジンやサイトカインの両者を子宮内膜に含み，さらに白血球の侵入を伴い，子宮内膜は浮腫状になる．

子宮内膜はプロゲステロン低下に伴う虚血から多くの因子が変化する．この中には，①サイトカイン，②MMP，③VEGF，④PG などがある．

特に月経周期に伴う子宮内膜の血流量の変化について，Doppler flowmetry，Xenon clearance 法などが行われてきたが，局所での変化は見出しえなかった[10]．

子宮内膜の粘膜は防御のメカニズムに関与している．特に子宮内膜はプロゲステロンのコントロール下にあり，またこれらのステロイドによるサイトカインのコントロールも重要である．特に子宮内膜の白血球にはプロゲステロンレセプターの発現はないことから，プロゲステロンは子宮内膜の細胞に作用することによりサイトカインを修飾している．

核因子κB(NFκB)経路はサイトカインの合成をコントロールするうえで重要で，ケモカイン，MMD や PG 合成酵素 COX の産生を修飾することができる．NFκB の活性は IκB の合成を刺激するか，サイトゾル(細胞基質)での NFκB を抑制する分子か，関連した遺伝子に認められる部位に NFκB

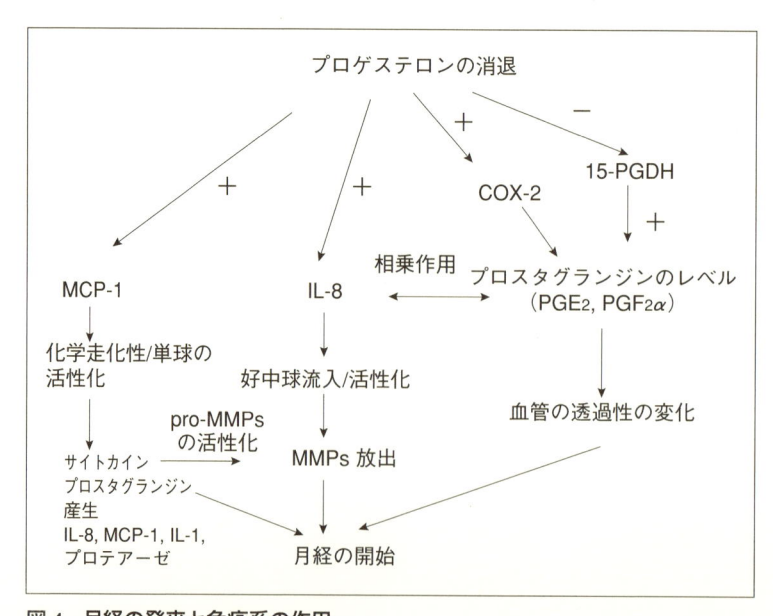

図4　月経の発来と免疫系の作用

[2] Critchley HOD, et al：Endocrinology of menstruation—a role for the immune system. Clin Endocrinol (Oxf) 55：701-710, 2001.]

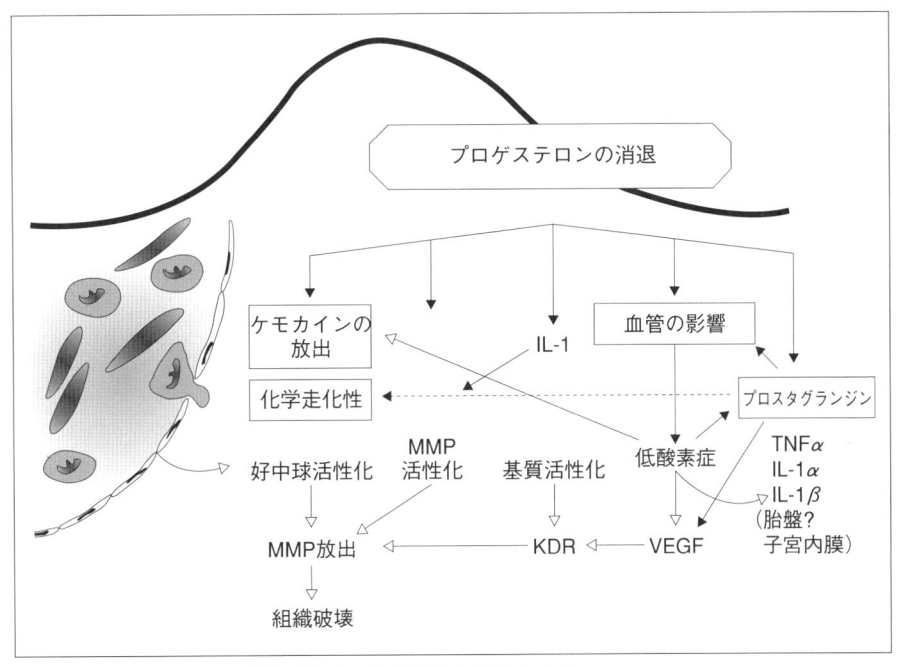

図5 プロゲステロンの消退が多くの代謝経路を活性化する
[3] Jabbour HN, et al：Endocrine regulation of menstruation. Endocrine Rev **27**：17-46, 2006.

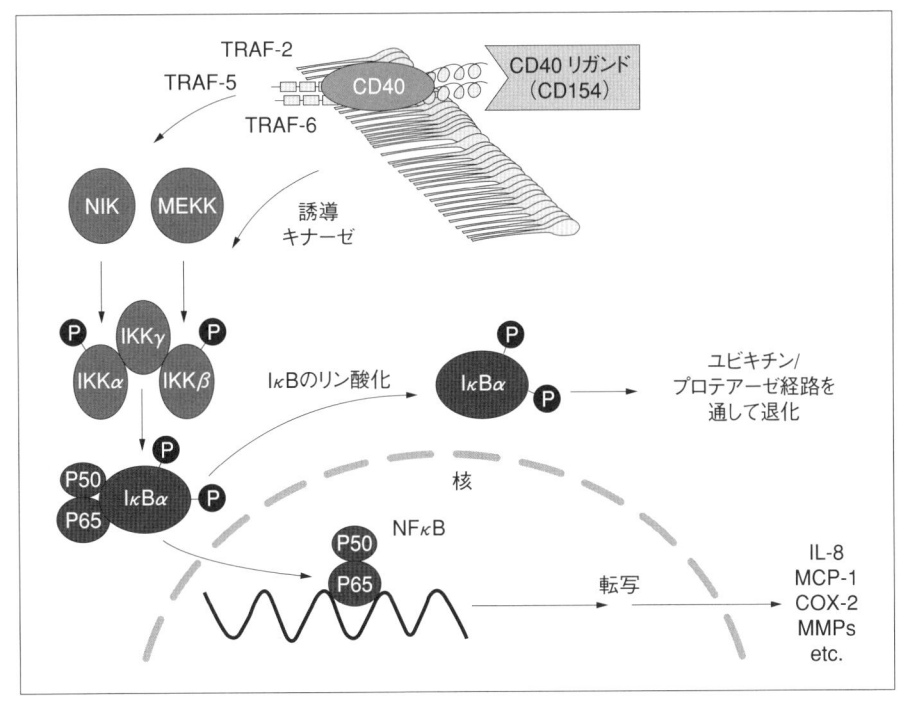

図6 ヒト子宮内膜に対するサイトカインの作用
IKK：IκB kinase，MEKK：mitogen-activated protein kinase Erk kinase，NIK：NFκB-inducing kinase，TRAF：tumour necrosis factor receptor-associated factor
[10] Kelly RW, et al：Cytokine control in human endometrium. Reproduction **121**：3-19, 2001.

| ケモカイン strongly expressed: | IL-8
HCC-4 | MIP-1β
HCC-4
Eotaxin | MIP-1β
HCC-4
HCC-1
6Ckine | 6Ckine
HCC-1
IL-8 |

MDC/MCP-3/FKN

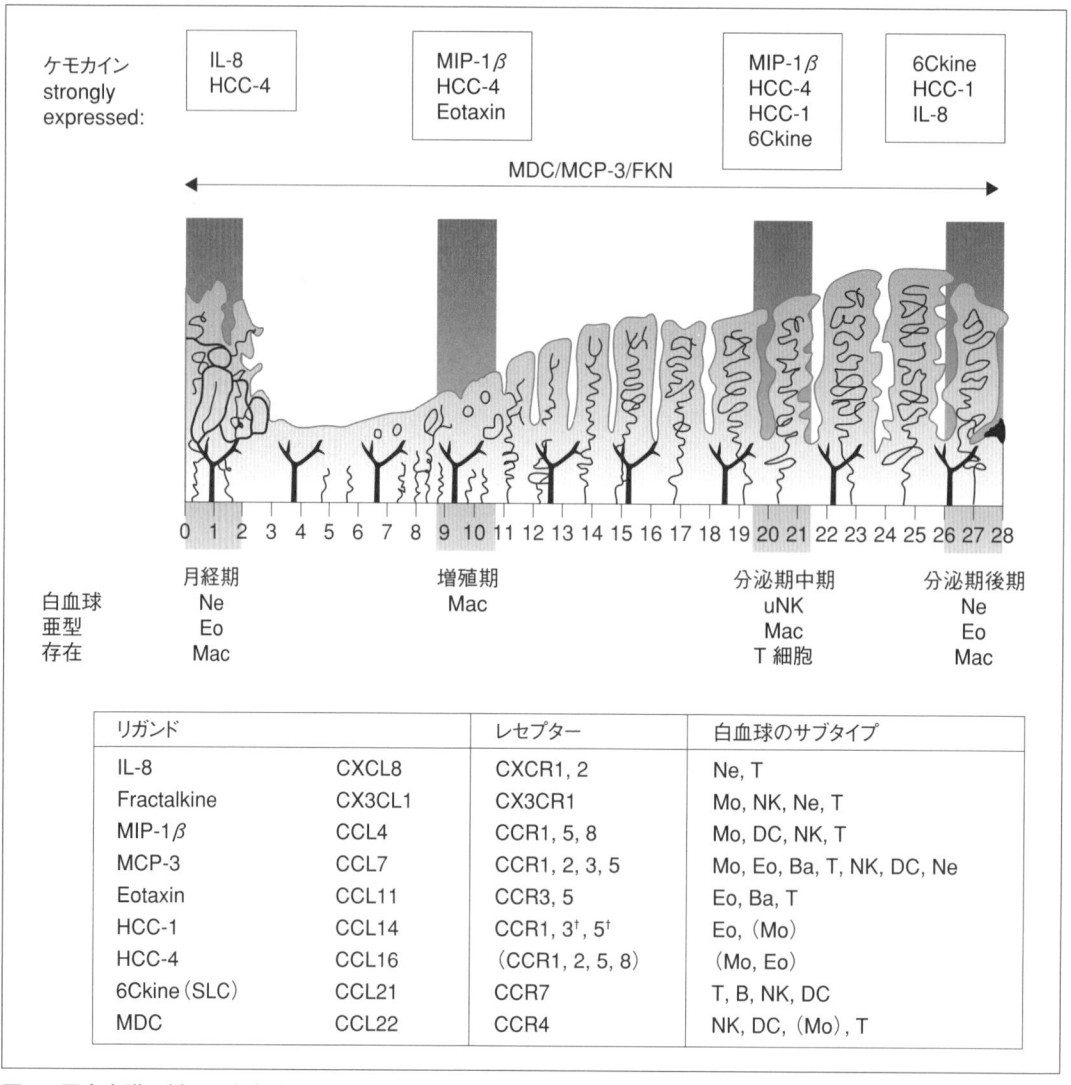

0 1 2 3 4 5 6 7 8 9 10 11 12 13 14 15 16 17 18 19 20 21 22 23 24 25 26 27 28

| 白血球亜型存在 | 月経期
Ne
Eo
Mac | 増殖期
Mac | 分泌期中期
uNK
Mac
T細胞 | 分泌期後期
Ne
Eo
Mac |

リガンド		レセプター	白血球のサブタイプ
IL-8	CXCL8	CXCR1, 2	Ne, T
Fractalkine	CX3CL1	CX3CR1	Mo, NK, Ne, T
MIP-1β	CCL4	CCR1, 5, 8	Mo, DC, NK, T
MCP-3	CCL7	CCR1, 2, 3, 5	Mo, Eo, Ba, T, NK, DC, Ne
Eotaxin	CCL11	CCR3, 5	Eo, Ba, T
HCC-1	CCL14	CCR1, 3†, 5†	Eo, (Mo)
HCC-4	CCL16	(CCR1, 2, 5, 8)	(Mo, Eo)
6Ckine (SLC)	CCL21	CCR7	T, B, NK, DC
MDC	CCL22	CCR4	NK, DC, (Mo), T

図7 子宮内膜に対する白血球の最高集積の時期のケモカインの発現のまとめ

[11] Jones R, et al：Identification of chemokines important for leukocyte recruitemt to the human endometrium at the times of embryo implantation and meustruation. J Clin Endocrinol Metab **89**：6155–6167, 2004.

で競合する核レセプターに結合したあとにプロゲステロンにより抑制されることができる．図6はサイトカインがNFκBとCD40にコントロールする模様を示している．CD40は子宮内膜・筋層の小血管周辺に発現し，サイトカインの転写に影響して作用する[10]．

子宮内膜は半分異種である胚を着床可能とする免疫学的にも特殊な環境をもっている[11]．マクロファージや子宮に特殊なuNK (uterine natural killer)細胞が多く存在し，着床や脱落膜形成に重要

な役割を演じている．この変化には好中球・好酸球やマクロファージの流入など炎症時にみられる変化と類似し，月経時にみる子宮内膜の崩壊・脱落とその修復の過程はさらに炎症の所見と類似している．

図7[11]は月経に伴う子宮内膜への白血球の浸潤と，これに強く関係するサイトカインの発現をまとめたものである．MDC, MCP-3, FKNはmRNAとタンパクレベルで月経周期のすべての期間に豊富に存在する．月経期にはIL-8とHCC-4 mRNA

は特に up-regulate されている．これらは IL-8 に対する血管周囲の細胞による発現と，HCC-4 に対する白血球の浸潤によるものと考えられている．
図 7 の下表はサイトカインレセプターの特殊性と各々のケモカインに対する白血球のサブタイプを示している．

おわりに

子宮はすべての哺乳動物での種族保存のために卵巣とともに重要な役割を担っている器官である．受精卵の子宮内膜への着床がなければ，ヒトや霊長類では子宮内膜は内分泌やパラクリンの変化により着床の準備は不要となり，内膜は脱落して出血とともに体外に排出され，成熟の場合には子宮内膜の再生が行われる．ヒトの場合は子宮出血をほぼ毎月にみることにより月経と称せられている．

従来より月経の発来は間脳視床下部よりの GnRH の放出に伴い，下垂体より LH, FSH の分泌に反応して卵巣よりのステロイドの作用により子宮出血が繰り返されると理解されてきた．しかし，エストロゲンやプロゲステロンの作用とともに局所の免疫機能との関連が注目され，月経は一つの炎症反応とみる傾向が出てきている．この解明が月経による大量出血や不正出血など病態を明らかにするとともにその対応が明らかにされるだろう．

文 献

1) Stirrat GM：Choice of treatment for menorrhagia. Lancet **353**：2175-2176, 1999.
2) Critchley HOD, et al：Endocrinology of menstruation—a role for the immune system. Clin Endocrinol(Oxf) **55**：701-710, 2001.
3) Jabbour HN, et al：Endocrine regulation of menstruation. Endocrine Rev **27**：17-46, 2006.
4) Critchley HOD, et al：Regulation of human endometrial function；mechanism relevant to uterine bleeding. Reprod Biol Endocrin **4**(Suppl 1)S5-S14, 2006.
5) Markee JE：Menstruation in intraocular endometrial transplants in the rhesus monkey. Contrib Embryol **177**：211-308, 1940.
6) Critchley HOD, et al：Hypoxia-inducible factor-1α expression in human endometrium and its regulation by prostaglandin E-series prostanoid receptor 2(EP$_2$). Endocrinology **147**：744-753, 2006.
7) Zhang J, et al：Expression of hypoxia-inducible factors in human endometrium and suppression of matrix metalloproteinases under hypoxic conditions do not support a major role for hypoxia in regulatory tissue breakdown at menstruation. Hum Reprod **17**：265-274, 2002.
8) Sharkey AM, et al：Vascular endothelial growth factor expression in human endometrium is regulated by hypoxia. J Clin Endocrinol Metab **85**：402-409, 2000.
9) Finn CA：Implantation, menstruation and inflammation. Biol Rev **61**：313-328, 1986.
10) Kelly RW, et al：Cytokine control in human endometrium. Reproduction **121**：3-19, 2001.
11) Jones R, et al：Identification of chemokines important for leukocyte recruitemt to the human endometrium at the times of embryo implantation and menstruation. J Clin Endocrinol Metab **89**：6155-6167, 2004.

7 生殖現象におけるステロイド産生とStARの役割

ステロイドホルモンは各種の動物で産生され，生命の維持や生殖現象のうえでも重要な役割を果たしている．特に副腎皮質より分泌されるグルココルチコイドやミネラルコルチコイドは糖質の代謝，ストレスに対する対応，塩分のバランスの維持などでも重要な役割をしている．

一方，性ステロイドのうちアンドロゲンは主として精巣で，また，エストロゲンやプロゲステロンは卵巣で分泌され，生殖機能の発現や維持のうえで重要な役割を果たしている．

これらのステロイドは上部の下垂体や胎盤などから分泌される tropic hormone（刺激ホルモン）の影響を受けて合成される．今日では cAMP second messenger のシステムや多くの成長因子や IL-1β，TNFα などのサイトカイン，インスリン，IGF-1，IGF 結合タンパクなど，多くの因子が tropic hormone などとともにステロイド産生を調整していると考えられている．

■ 慢性・急性刺激とステロイド産生

ステロイドの産生には慢性や急性な刺激に対する二つの方法で調節されている．慢性的な方法とは，ACTH に誘発された Cushing 病や，思春期の発来にみられるゴナドトロピンの慢性的な刺激により数時間から数週間に及ぶ反応まである．一方，急性的な反応として，ACTH を静脈内に注射すると血中コルチゾルが急速に上昇するように，数分内に反応が起こるものもある．

すべてのステロイドの合成の最初のステップはミトコンドリア内の酵素である P450scc（side chain cleavage enzyme）によりコレステロールからプレグネノロンへの変換によりはじまる．慢性的な刺激では P450scc 遺伝子の転写の誘発を通じて P450scc タンパクの増加を促進し，その結果，ステロイド産生能力を促進するように作用している[1]．しかし，急速な調整にはこれとは別な仕組みでステロイドの産生が行われていると考えられている．

■ ステロイド産生急性調節タンパク質（steroidogenic acute regulatory protein：StAR）

tropic hormone の刺激によりステロイド産生細胞ではステロイド産生が急速に起こることが Hechter ら[2]の ACTH の刺激により副腎でみられることで明らかにされた．その後 Stone ら[3]の研究により，ACTH の刺激でコレステロールの側鎖の分裂が起こり，P450scc 酵素や CSCC 系の酵素の単なる増加の結果，ステロイド産生が起こるのではなく，むしろ急激な調節系の変化が起こると考えられた．

ACTH の刺激により副腎の重量が増加する事実から，Koritz ら[4]は腺組織でタンパクが合成されるのが促進されると同時に，ステロイドが合成されることを認めた．これは刺激に反応してタンパクのセリン（serine）またはトレオニン（threonine）残基のリン酸化によりステロイド産生が起こることに由来する．

その後，急速なステロイド合成のうえで重要なタンパクはステロイド産生急性調節タンパク質（steroidogenic acute regulatory protein：StAR）とよばれ，Krueger ら[5]により 30kDa のリン酸化タンパク質（phosphoprotein）であり，ミトコンドリアが深く関与することが明らかにされた．さらに，Clark ら[6]により 1994 年に StAR の純化，クローン化に成功され，詳細が明らかになった．

ステロイド産生細胞でのコレステロールからステロイド合成には StAR の仲介により急速に行われることが明らかとなり，細胞内での動きが注目されるようになった．

特に近年，細胞内における変化について多くの報告をみるようになった．

■ステロイド産生の細胞内の動き

ステロイドの細胞内の産生はStocco[1]によれば以下のように考えられている．

tropic hormoneがステロイド産生細胞に作用すると，アデニル酸シクラーゼ(adenylate cyclase)が活性化され，細胞内にcAMPが増加し，PKAの活性化を促す．図1のようにこれが二つのステップで作用を活性化する．一つはcholesterol ester hydrolaseがリン酸化により活性化し，コレステロールエステルを遊離型のコレステロールに変化させる．これがミトコンドリア外膜への移動を容易ならしめる．他の機序はde novoタンパクの合成を介してコレステロールをミトコンドリアの内膜へ移動させる．ミトコンドリアではP450sccの作用によりコレステロールをプレグネノロンに変換する．

これをさらにミトコンドリア内の変化を中心にみると，図2のようにtropic hormoneにより刺激されると次のようになる[7]．

①37kDaのStARの前駆体が細胞内で急速に合成される．

②そこで，37kDaのStAR前駆体がミトコンドリアに作用してprocessingが始まる．この時点でStARのC-末端の部分がシークエンスし，コレステロールをミトコンドリア内膜に移行させる．StARのプロテアーゼ抵抗部分はmolton globuleを形成し，コレステロールの移送の役割をする．

③コレステロールが急速にプレグネノロンやプロゲステロンに変換し，ミトコンドリアから遊離する．

④前駆体の分割はマトリックスプロセッシングプロテアーゼによりStARの成熟した30kDaを形成する．

⑤30kDaのStARが集積する．

⑥移送されたStARはミトコンドリアの外膜と結合し，コレステロールの移送を中止する．

このように，ミトコンドリア内膜ではステロイ

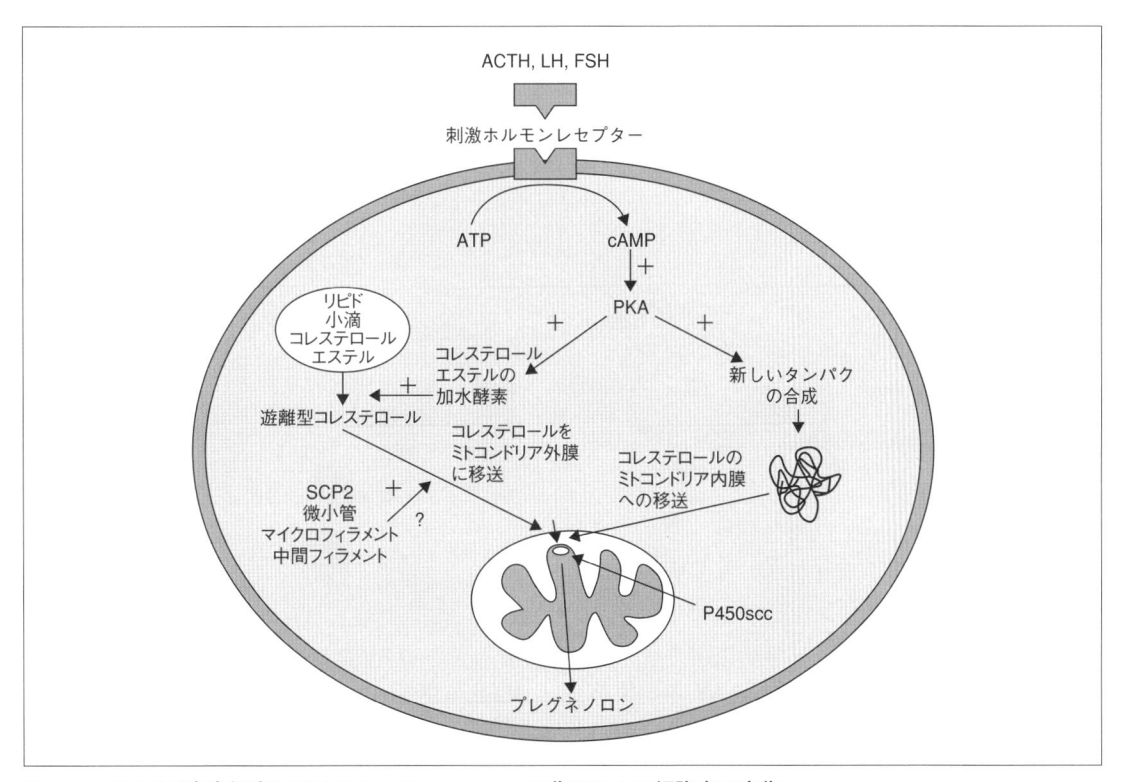

図1　ステロイド産生細胞におけるtrophic hormoneの作用による細胞内の変化

[1] Stocco DM, et al：Regulation of the acute production of steroids in steroidogenic cells. Endocr Rev 17：221-244, 1996.

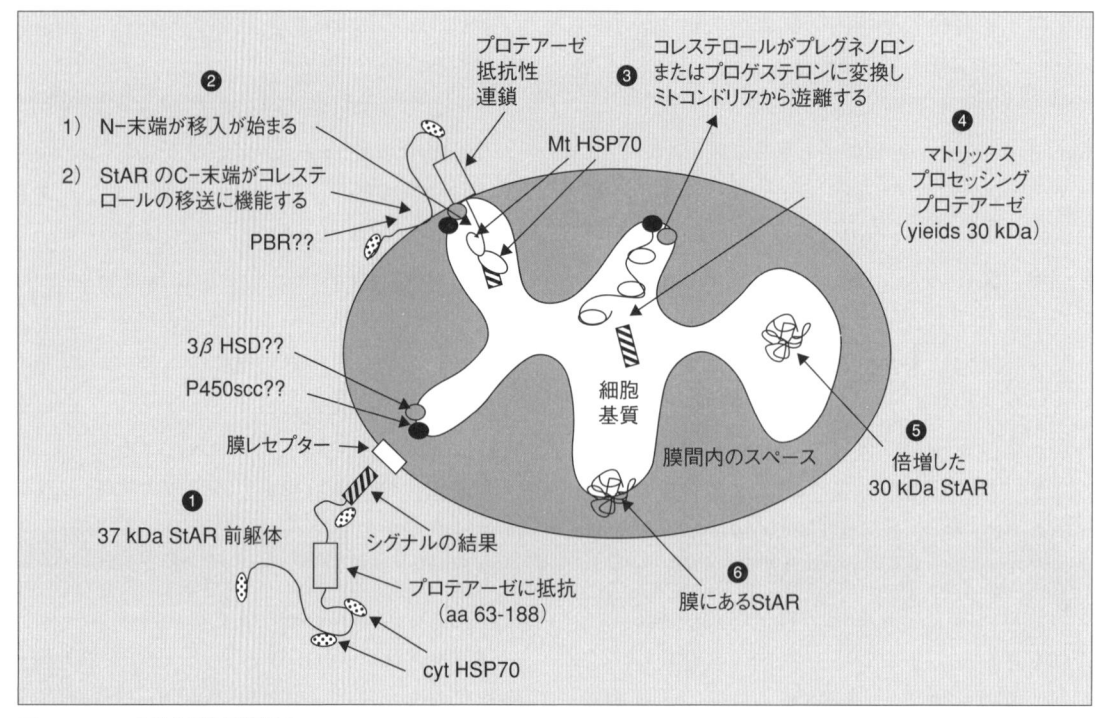

図2　StARの作用機序推定図

[7] Stocco DM : The role of the StAR protein in steroidogenesis : challenges for the future. J Endocrinol 16 : 247-253, 2000.

ド産生のうえで重要な P450scc と 3β-水酸化ステロイド脱水素酵素（3β-hydroxysteroid dehydrogenase）が豊富にあり，コレステロールからプロゲステロンが形成されることとなる．

■StAR と生殖との関係

　ヒトの黄体は下垂体よりの LH により支配され，主としてプロゲステロンを産生し，約 2 週間で黄体はその機能を消失する．この間に 1 日のプロゲステロン産生は 40 mg にも達し[8]，子宮内膜での着床の準備をしている．

　Devoto ら[8]によれば，StAR は排卵前の顆粒膜細胞には存在せず，黄体化につれて上昇し，黄体の初期と中期には多量に存在するが，末期には減少する．これは黄体内に存在する成長ホルモンやサイトカインが LH の作用を修飾して StAR の発現を抑制しているものと思われる．特に黄体末期での黄体中には StAR mRNA やタンパクが消失していることから，この分子が黄体の老化をきたし LH

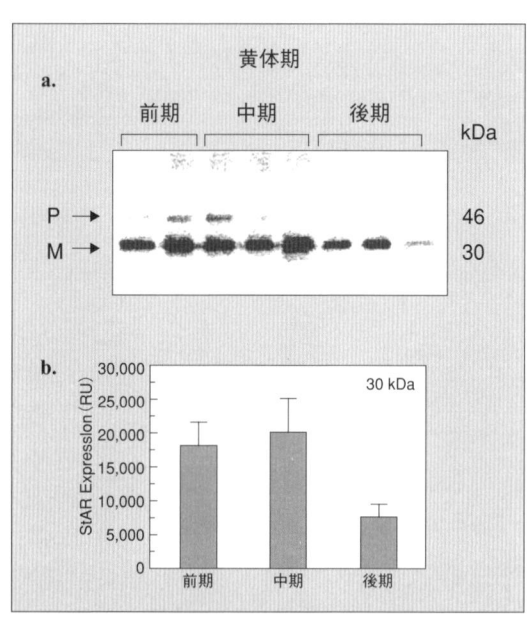

図3　ヒトの黄体期を通した黄体中にみられる 37kDa StAR と 30kDa mature タンパクの変化

[9] Devoto L, et al : Molecular regulation of progesterone secretion by the human corpus luteum throughout the menstrual cycle. J Reprod Immun 55 : 11-20, 2002.

に対する反応を低下させているように作用している可能性を示している(図3)[9]．

また，Devoto[10]は月経周期の黄体中期にGnRHアゴニストであるセトロレリックスを投与してLHレベルを下げたときのプロゲステロンを測定し，6時間以内に低下することを認めた．この時期にStAR 4.4 kbの転写物を見出さず，1.6 kbの転写物は24時間以内に50%減少，mature型の30kDaのStARは30%減少した(図4)．この事実より，黄体のプロゲステロン産生決定因子はStAR遺伝子の発現と一致した．しかし，LH供給を急激にストップするとStARレベルが減少する以前にプロゲステロンが減少することより，別の機構により調節されているものと推定される．

一方，多嚢胞性卵巣(PCO)は排卵障害による黄体形成障害として知られている．Kahsar-Millerら[11]はPCO患者を対照として健康女性の卵巣組織を採取し，StAR免疫組織化学的に検討した．これによれば，PCOでは免疫反応が強く出現したことより，PCOではアンドロゲン産生が過剰に行われていると結論している．

このようにステロイド産生とStARとの関係は臨床的にも重要視されてきている．

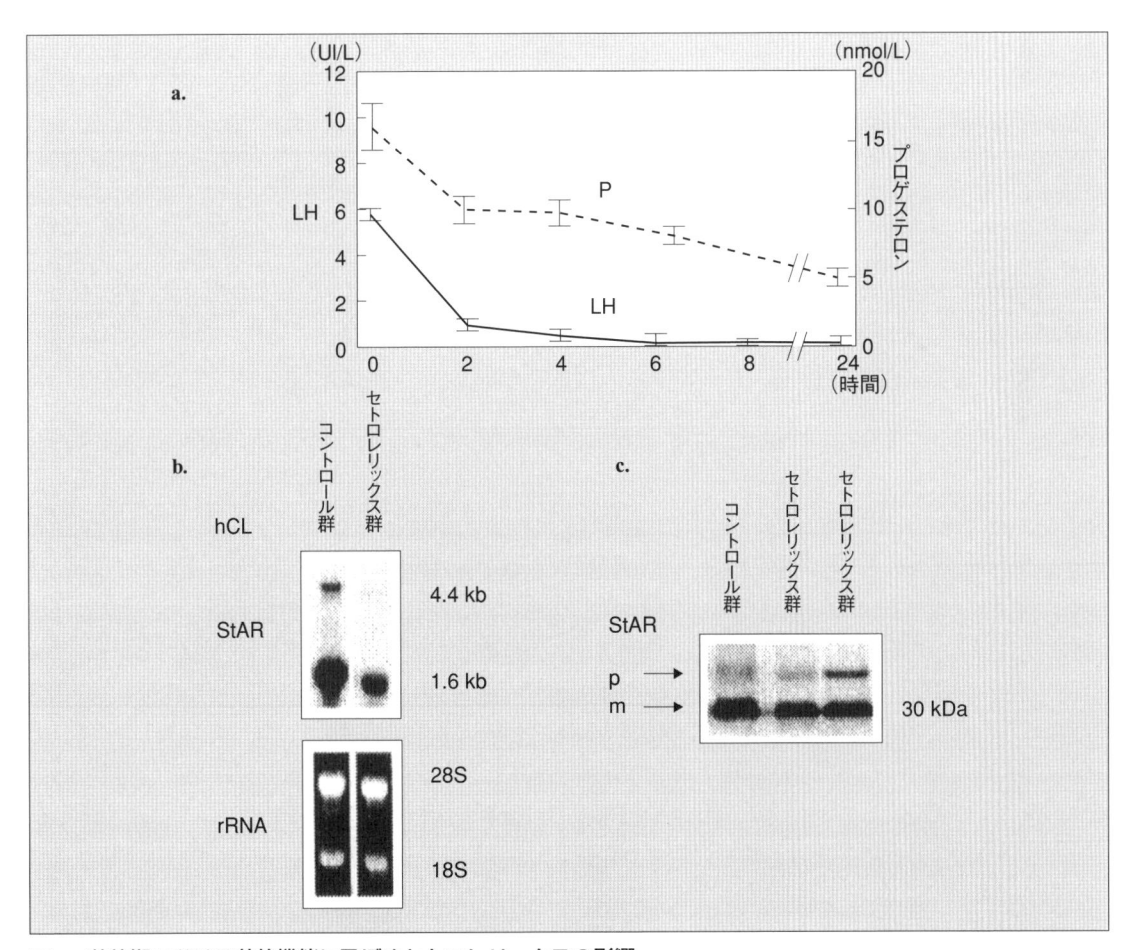

図4 黄体期における黄体機能に及ぼすセトロレリックスの影響
a. セトロレリックス投与女性の血中LHとプロゲステロン　b. セトロレリックス投与24時間後の黄体組織中のStAR mRNAのNorthern blot　c. セトロレリックス投与24時間後の黄体組織中のStARのWestern blot
m：30kDa StAR mature protein，p：37-kDa preprotein

[10] Devoto L et al：Expression of steroidogenic acute regulatory protein in the human corpus luteum throughout the luteal phase. J Clin Endocrinol Metab 86：5633-5639, 2001.]

文 献

1) Stocco DM, et al : Regulation of the acute production of steroids in steroidogenic cells. Endocr Rev **17** : 221-244, 1996.
2) Hechter O, et al : The nature and the biogenesis of the adrenal secretory product. Rec Horm Res **6** : 215-246, 1951.
3) Stone D, et al : Studies on ACTH action in perfused bovine adrenals : site of action of ACTH in corticosteroidogenesis. Arch Biochem Biophys **51** : 457-469, 1954.
4) Koritz SB, et al : Influence of adrenocorticortropic hormone on corticoid production and glycine 1-C^{14} incorporation into protein by rat adrenals. J Biol Chem **22** : 643-650, 1957.
5) Krueger RJ, et al : Acute adrenocorticotropic hormone stimulation of adrenal corticosteroidogenesis. J Biol Chem **258** : 10159-10167, 1983.
6) Clark BJ, et al : The purification, cloning, and expression of novel LH-induced mitochondrial protein in MA-10 mouse Leydig tumor cells : characterization of the steroidogenic acute regulatory protein(StAR). J Biol Chem **269** : 28314-28322, 1994.
7) Stocco DM : The role of the StAR protein in steroidogenesis : challenges for the future. J Endocrinol **16** : 247-253, 2000.
8) Devoto L, et al : Control of human luteal steroidogenesis. Mol Cell Endocrinol **186** : 137-141, 2002.
9) Devoto L, et al : Molecular regulation of progesterone secretion by the human corpus luteum throughout the menstrual cycle. J Reprod Immunol **55** : 11-20, 2002.
10) Devoto L, et al : Expression of steroidogenic acute regulatory protein in the human corpus luteum throughout the luteal phase. J Clin Endocrinol Metab **86** : 5633-5639, 2001.
11) Kahsar-Miller MD, et al : Steroidogenic acute regulatory protein(StAR)in the ovaries of healthy women and those with polycystic ovary syndrome. Am J Obstet Gynecol **185** : 1381-1387, 2001.

8 新しいホルモンと性機能の調節機構

　過体重(overweight)と肥満(obese)は健康被害の徴候として,特に糖尿病・心血管疾患・がん・消化器疾患・関節炎などの誘因となることが指摘され,その多くについて食生活や生活スタイルとの関連が注目されている.

　近年,肥満とその対策が流行病を追うごとく検討され,過去10年間で2倍にも肥満者が増加しているとされ[1],その対応が急務となってきている.

　一方,女性の肥満と性機能との関係については,すでに1934年SteinとLeventhal[2]による報告で肥満・多毛と不妊をもつ者がStein-Leventhal症候群として知られるようになった.

　1994年,Rich-Edwardsら[3]によるNurses' Health Studyは,排卵性不妊症はbody mass index値が上昇するにつれて増加することを報告している.しかし,その一方で脂肪にも性機能を円滑に維持している役割があることが判明した.

■肥満と性機能

　女性の妊孕性は卵巣と卵巣以外の原因の総合の結果と見ることができる.この中で肥満は神経内分泌機能に影響し,卵巣機能をコントロールしていると考えられている.

　特に妊孕性のある女性での脂肪組織の増加は,アンドロゲンやエストロゲンのcarrierタンパクである性ホルモン結合グロブリン(sex hormone-binding globulin:SHBG)の濃度に関係し,中心性肥満の女性はSHBGの濃度が低く,したがってSHBGに結合していないアンドロゲンの代謝に影響し,Gambineriら[4]によれば機能的アンドロゲン過剰症(functional hyperandrogenism)を導くことになる.

　また,エネルギー代謝を調節している因子はいろいろのレベルで性機能に関与しているが,このなかでインスリン,インスリン様成長因子(insulin-like growth factor)がよく知られている.特に脂肪組織の増減がインスリンの分泌にも影響し,性機能にも障害を与える.

　脂肪組織は脂肪に溶けるいろいろのステロイドホルモンを貯蔵し,プールの役割を果たしている.**表1**のようにむしろ血中よりも脂肪組織の中では濃縮して貯蔵されていることになる.脂肪組織には3β-水酸化ステロイド脱水素酵素(3β-hydroxysteroid dehydrogenase),17β-水酸化ステロイド脱水素酵素(17β-hydroxysteroid dehydrogenase)やアロマターゼのようなステロイド合成酵素も存在しており,必要に応じて相互に転換していると考えられる.したがってある程度の脂肪は生体の維持に重要な役割をしている[5].

表1 血中に対する脂肪組織のステロイドの比率

ステロイド	脂肪組織:血液比[a]
コルチゾル	0.4±0.7
デヒドロエピアンドロステロン	13.2±4.4
アンドロステンジオン	7.7±3.4
テストステロン	7.0±3.0
エストロゲン(エストロン+エストラジオール)	2.2±1.5
プロゲステロン	6.3±7.0
17β-水酸化ステロイド脱水素酵素	4.0±2.5

[a]Values are mean ± SEM.
[5] Pasquali R, et al:Obesity and reproductive disorders in women. Hum Reprod Update **9**:359-372, 2003.

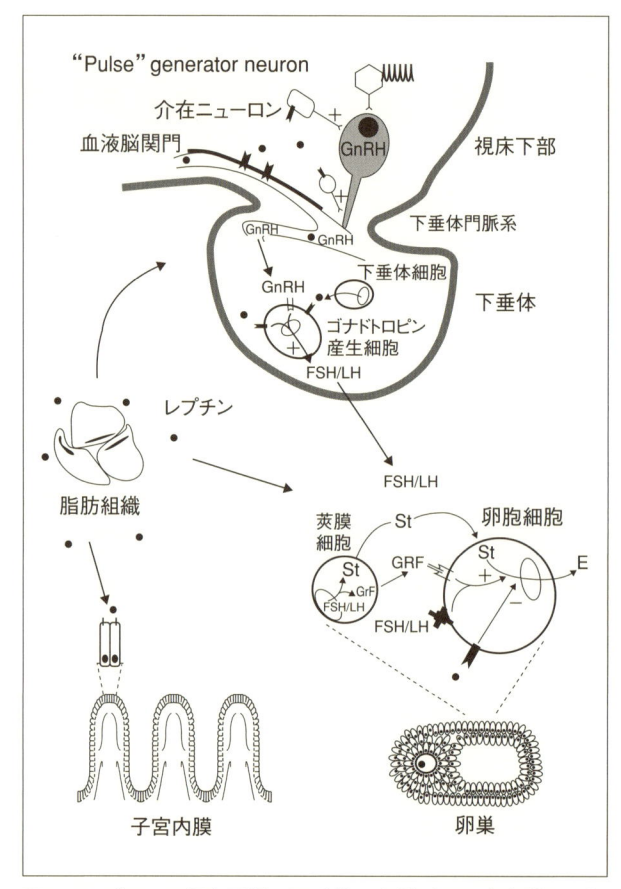

図1 レプチンの視床下部—下垂体—卵巣系と子宮内膜との相互作用模式図
St：ステロイド前駆体，GRF：成長因子，E：エストロゲン
[7] Moschos S, et al：Leptin and reproduction；a review. Fertil Steril **77**：433-444, 2002.]

　近年になり，食欲の調節やエネルギーの恒常性に対して重要な調節因子であるレプチン，グレリン，アディポネクチン，レジスチンとペプチドYY3-36などが発見され，その各々と性機能との関連が明らかにされてきている．

■ **レプチン**

　レプチン(leptin)はギリシャ語の"thin"という意味の"leptos"からきており，食事摂取・エネルギー消費・体重などに影響を及ぼすタンパクホルモンである．

　レプチンは1994年Zhangら[6]に肥満遺伝子(obesity〔*ob*〕gene)の位置的クローニングにより発見されたもので，当初は抗肥満ホルモンと考えられていた．その後146個のアミノ酸をもつ16kDaの非糖鎖形成ポリペプチド(non-glycosylated polypeptide)であることが判明した．レプチンは*ob*遺伝子の産生物で主に脂肪組織で産生されるが，低レベルでは視床下部・下垂体・性腺・胃上皮・骨格筋・乳腺・胎盤でも発現している．レプチンはインターロイキン(interleukin：IL)2や成長ホルモン(growth hormone：GH)を含むラセン型のサイトカインのファミリーに似た構造をもっている[7]．

　レプチンは視床下部にあるレプチンレセプター(*ob*-Rb)に結合し，ニューロペプチドY(neuropep-

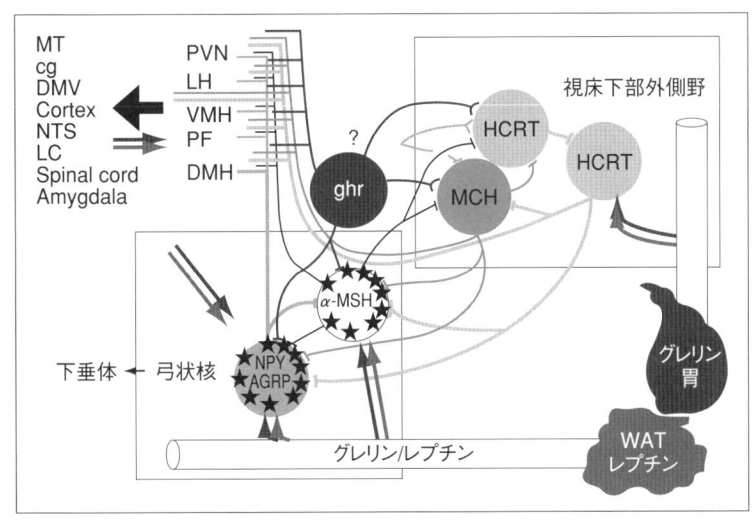

図2 グレリンの視床下部におけるペプチド作用システムへの相互作用模式図
[14] Horvath TL, et al : Minireview ; ghrelin and the regulation of energy balance—a hypothalamic perspective. Endocrinology 142 : 4163-4169, 2001.

tide Y：NPY），アグーチ関連タンパク質（agouti-regulated protein：AGRP）の活性を減じ，プロオピオメラノコルチン（pro-opiomelanocortin：POMC），コカイン・アンフェタミン調節転写ペプチド（cocaine-amphetamine regulated transcript peptide：CART）ニューロンの活性を増加させ，食欲と食物摂取を効果的に減じるように作用する[8]．

血中に循環しているレプチンは大部分はタンパクと結合しているが，太った人は free form で循環しており，生物活性を有している．このレプチンはレプチンレセプターと結合して視床下部の弓状核に移送される．したがって視床下部に存在する GnRH の分泌や下垂体よりの LH/FSH の拍動性分泌を調整する．またレプチンレセプター mRNA は顆粒膜細胞や莢膜細胞にも見出されており，卵巣への直接作用も考えられている（図1）[7]．

レプチンの生殖機能に関する報告は多く，それらをまとめると以下の通りである[9]．

①思春期の発育を初動する．
②視床下部より GnRH 拍動性分泌を促進する．
③下垂体より LH/FSH 分泌を刺激する．
④胚の発育を促進する．
⑤着床を促進して妊娠を促す．
⑥子宮内膜症を増大させる傾向がある．

■グレリン

グレリン（ghrelin）は"ghre"は"growth"を意味し，"relin"は"release"の意味からきている．

グレリンはすでに 1970 年代に Bowers ら[10]によりグレリン様活性をもった合成アゴニスト（GH-releasing peptides：GHRPs）と GH secretagogues（分泌促進物質，GHSs）を発見した．その後 1996 年 Smith ら[11)12]により ghrelin-GHS-receptor（GHS-R）のクローニングに成功した．1999 年には Kojima ら[13]によりラットの胃より GHS-R に対する内分泌活性のリガンドとしてアシル化 28 残基ペプチド（acylated 28 residue peptide）の同定へと進んだ．

グレリンは主に胃で産生され，少量は腸からも分泌されている．最近では視床下部・腎・胎盤からも分泌されていることも判明している．グレリンは食欲を促進させ，脂肪の利用を減じ，脂肪の沈着のもととなる．

グレリンの作用は図2のごとく飢えのシグナルで，胃から循環系に放出され，視床下部のニューロンに作用する．一方，レプチンは飽満のシグナルで脂肪組織（WAT）から循環系に放出されている．

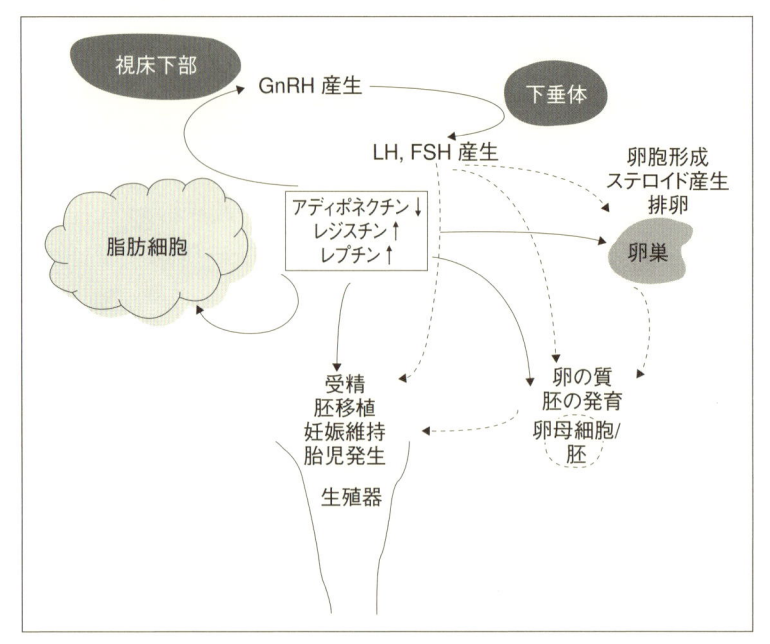

図3 アディポカインと女性の生殖との相互作用
〔17) Mitchell M, et al：Adipokines；implication for female fertility and obesity. Reproduction 130：583-597, 2005.〕

　一方，グレリンとレプチンは直接に視床下部と脳幹部を標的にしている．脳幹部は視床下部の遠心性回路の標的と理解され，脳幹から視床下部への回路も存在する．AGRP はニューロペプチド（neuropeptide Y：NPY）で産生され，POMC 誘導体 α-MSH の供給の制御作用をブロックする．AGRP/NPY と POMC 細胞の両者は GHS-R を通してグレリンの作用を認め，NPY ニューロンは視床下部側方からの入力を受けている．これは HCRT とメラニン凝集ホルモン（melanin concentrating hormone：MCH）の神経支配を受けている[14]．

　正常体型の人と比較すると，肥満体型の人は血中グレリン濃度は低い．特に肥満の PCOS 患者は肥満の対照例より血中グレリン値が低い．血中グレリンとアンドロステンジオン値とは negative の関連性があり，このことはグレリンとステロイド合成との関係を示すもので興味ある所見である[15]．

■アディポネクチン
　アディポネクチン（adiponectin）は 1995～1996 年にかけて 4 つのグループより独立に発見された．

Scherer ら[16]によりネズミの脂肪細胞の培養により記載され，その後脂肪組織より多量に産生されることが明らかになった．

　アディポネクチンは 244 個のアミノ酸よりなり，アディポネクチン遺伝子は染色体 3q27 に存在し，インスリンと強く抵抗し肥満に関与する．

　アディポネクチンの女性の性機能との関係について Mitchell ら[17]は図 3 のように図示している．すなわち①視床下部と下垂体などへの中枢への作用，②卵巣や生殖器などへの末梢への作用，③卵や胚への直接作用，④妊娠中への作用など，4 つのレベルで関与している．

　肥満に伴う脂肪組織の増加は，レプチンとレジスチンの産生を増加させ，アディポネクチンの産生を減少させる．アディポネクチンと上記の 4 つのレベルとでは強い相関があるが，図3 では直接的な影響は実線で，間接的な影響は点線で示してある．

■レジスチン
　レジスチン（resistin）は当初は FIZZ3 や adipo-

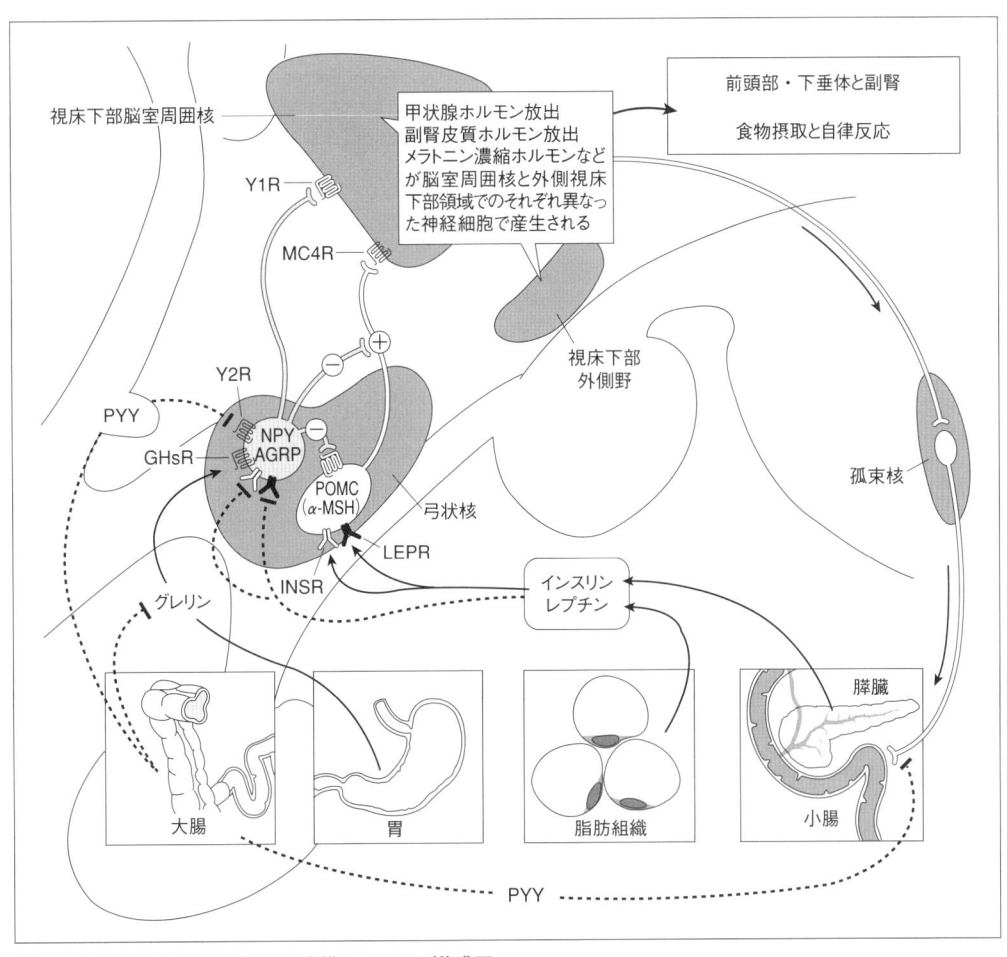

図4 食物摂取と体脂肪摂取を制御している模式図
――― 促進作用, ------- 抑制作用

[21) Korner J, et al：To eat or not to eat—how the gut talks to the brain. N Engl J Med **349**：926-928, 2003.]

cyte specific secretory factor（ADSF）として知られ，3つの研究グループにより発見された[17]．

レジスチン（resistin）の名称は resist＋in〔sulin〕からきており，インスリンに対する抵抗性を示している．この遺伝子は20個のアミノ酸シグナルのシークエンスをもった114個のアミノ酸をエンコードしており，94個のアミノ酸をもつポリペプチドとして分泌している．今日ではレジスチンはインスリンの感度と脂肪細胞の分化に調節的な影響をもっていると考えられている．

レジスチンはシスチン（cystin）豊富なタンパクのファミリーに属しており，ヒトでは腹壁の皮下や大網膜での脂肪組織にみられ，男性に比して女性に高度に認められている．特に PCOS 患者には月経周期順調な卵胞期女性に比して，血中レベルでは40％も高値であるという[18]．

■ PYY3-36

PYY3-36 は消化管より分泌されるポリペプチドで，1980年 Tatemoto ら[19]により同定された．しかし，最近になり Batterham ら[20]により食欲を調整する効果があることが判明して注目されるようになった．

PYY は食物の存在下で反応し，遠位小腸および結腸の内側に連なる内分泌 L 細胞より，食後に摂取されるカロリーに比例して分泌される．PYY は

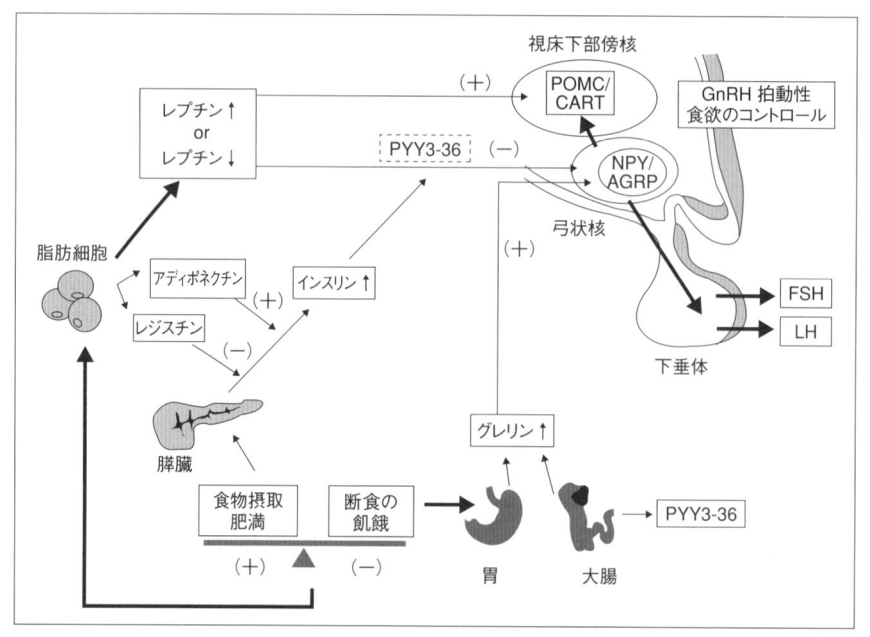

図5 視床下部の食欲調整のメカニズム
NPY：neuropeptide Y, AGRP：agouti-related peptide, CART：cocaine and amphetamine-regulated transcript peptide, POMC：pro-opiomelanocortin

[9) Budak E, et al：Interactions of hormones leptin, ghrelin, adiponectin, resistin, and PYY3-36 with the reproductive system. Fertil Steril **85**：1563-1581, 2006.]

消化管の運動性を阻害し，消化管から上行する迷走神経の求心性ニューロンを経由して視床下部の受容体に結合して食物摂取を減少させる．このペプチドはペプチンと同様に脳血液関門を通過し，特に視床下部の弓状核に作用し，満腹感覚を作り，食物摂取を抑制する（**図4**)[21]．

特にアディポネクチン，レジスチンやPYY3-36は新しく発見されたホルモンであり，これらの性機能への関与が注目されてきている．

おわりに

従来より女性の性機能の調節機構について視床下部・下垂体・卵巣系をもとにそれぞれの器官より分泌されるホルモンなどのフィードバック機序により調節されていると理解されてきた．

しかし，思春期の発来をみても肥満少女に早期に出現するし，極度の肥満者ややせている女性に月経不順や卵巣機能不全者が多いことは，日常の産科婦人科の診療時に観察するところである．

このようなことから，腸管や脂肪組織から分泌される新しいホルモンであるレプチン，グレリン，アディポネクチン，レジスチンやPYY3-36などのタンパクホルモンの性機能への関与がにわかに注目されてきた（**図5**)[9]．性機能の調節機構についても，エネルギーの恒常性を含めた新しい概念のもとに，従来の古典的な内分泌概念から離れて発展していかなければならないときにきているといえる．

文 献

1) Houseknecht KL, et al：The biology of leptin；a review. J Anim Sci **76**：1405-1420, 1998.
2) Stein IF, et al：Amenorrhea associated with bilateral polycystic ovaries. Am J Obstet Gynec **29**：181-191, 1934.
3) Rich-Edwards JA, et al：Adolescent body mass index and infertility caused by ovulatory dys-function. Am J Obstet Gynecol **71**：171-177, 1994.
4) Gambineri A, et al：Obsity and the polycystic ovary syndrome. Int J Obesity **26**：883-896, 2002.
5) Pasquali R, et al：Obesity and reproductive disorders in women. Hum Reprod Update **9**：359-372, 2003.
6) Zhang Y, et al：Positional cloning of the mouse obese gene

and its human homologue. Nature **372**：425-432, 1994.
7) Moschos S, et al：Leptin and reproduction；a review. Fertil Steril **77**：433-444, 2002.
8) Bjorbaek C, et al：Leptin signaling in the central nervous system and the periphery. Rec Prog Horm Res **59**：305-331, 2004.
9) Budak E, et al：Interactions of hormones leptin, ghrelin, adiponectin, resistin, and PYY3-36 with the reproductive system. Fertil Steril **85**：1563-1581, 2006.
10) Bowers CY, et al：Structure-activity relationship of a synthetic pentapeptide that specifically release growth hormone in vitro. Endocrinology **106**：663-667, 1980.
11) Smith RG, et al：Modulation of pulsatile GH release through a novel receptor in hypothalamus and pituitary gland. Rec Prog Horm Res **51**：261-286, 1996.
12) Smith RG, et al：Peptidomimetic regulation of growth secretion. Endocr Rev **18**：621-645, 1997.
13) Kojima M, et al：Ghrelin is a growth hormone releasing acylated peptide from stomach. Nature **402**：656-660, 1999.
14) Horvath TL, et al：Minireview；ghrelin and the regulation of energy balance—a hypothalamic perspective. Endocrinology **142**：4163-4169, 2001.
15) Pagotto U, et al：Plasma ghrelin, obesity, and the polycystic ovary syndrome；correlation with insulin resistance and androgen levels. J Clin Endocrin Metab **87**：5625-5629, 2002.
16) Scherer PE, et al：A novel serum protein similar to C1q, produced exclusively in adipocytes. J Biol Chem **270**：26746-26749, 1995.
17) Mitchell M, et al：Adipokines；implication for female fertility and obesity. Reproduction **130**：583-597, 2005.
18) Munir I, et al：Resistin stimulation of 17α-hydroxylase activity in ovarian theca cell in vitro；relevance to polycystic ovary syndrome. J Clin Endocrinol Metab **90**：4852-4857, 2005.
19) Tatemoto K, et al：Isolation of two novel candidate hormone using a chemical method for finding naturally occurring polypeptides. Nature **285**：417-418, 1980.
20) Batterham RL, et al：Gut hormone PYY(3-36) physiologically inhibit food intake. Nature **418**：650-654, 2002.
21) Korner J, et al：To eat or not to eat—how the gut talks to the brain. N Engl J Med **349**：926-928, 2003.

9 概日リズムの調節

　地球がほぼ24時間で太陽のまわりを自転していることから生じる昼と夜に，地球上のあらゆる生物，単細胞生物から哺乳動物までが環境に適応して生存し続けてきた．このように，ほぼ24時間に生じる生体内の変化は概日リズム(circadian rhythm)と称せられている．ここでいう circa は about, また，close to, dies は day のラテン語から，circadian という言葉が生まれたことになる．

　特に1日24時間の変化でみると，day(日中)/night(夜間)，light(明)/dark(暗)の変化が著しく，哺乳動物でみても昼間型や夜間型など，いろいろのタイプがあり，それぞれの概日リズムで適応していると考えられている．この一定の条件下で24時間に一致して起こる日内変動を調節しているのが，概日時計(circadian clock)，生体内時計(internal clock)，生物時計(biological clock)である．

■概日リズム……………………………………

　ほとんどの生物において昼間の明るい時間帯と夜間の暗い時間帯との間に，一定のリズムがあることが知られている．

　一般にヒトは昼間に活動し，夜間に休息をとる．午前8時頃にコルチゾルがピークを示し，午後2時頃には体温がもっとも高く，また，午前2時頃にメラトニンがピークを示すごとくである．

　夜行性動物，たとえばラットではコルチゾルが夕方にピークを示し，体温やメラトニンは夜間にピークを示すといわれている．

　このように，1日24時間での生体内の変化は，それぞれの環境の変化に対応して生体の維持をはかるものである．

　この時間を維持するシステム(time-keeping system)は，成熟した生物のみならず，発達中や胎生期の動物にも観察されており，その調節機構について注目されている．この問題につき，内外に数多くの文献が報告されているが，ここでは臨床医師としても理解しやすいようにまとめてみた．

■概日リズムの中枢……………………………

　すでに1972年，Mooreら[1]，Stephan[2]らによる動物実験で視床下部の系統的障害で概日リズムの消失や運動機能リズムの乱れが生じることから，特に視交叉上核(suprachiasmatic nucleus：SCN)に概日リズムの中枢が存在していることが明らかにされた．さらに，Decourseyら[3]によってSCN障害ハムスターに正常ハムスターのSCNを移植することにより再び活動リズムが戻ることが確認され，Ralphら[4]は20時間の運動機能の周期をもつハムスターに正常の24時間周期のハムスターのSCNを移植すると，24時間周期をもつなどの研究により，概日リズムの中枢がSCNにあることを明白な事実として証明した．

　この問題につき，臨床的にも重要な報告がある．すなわち，脳腫瘍によりSCNが破壊された人で概日リズムが消失した[5]，視床下部腫瘍で外科的に腫瘍を除去したが，睡眠/覚醒のパターンや体温リズムも変化した[6]，などの症例報告が相次いで報告された．これら動物実験と臨床症例の観察より，概日リズムの主たる部位はSCNに存在していると考えられる．

　SCNは視交叉の上部で第3脳室の両側に位置し，神経細胞は発振機能を有し，明/暗の代謝活性リズムやC-fosの発現など，概日リズムの形成に関与している．SCN神経細胞に内在している発振機能は in vivo や in vitro でも存在することが知られ，中枢時計(central clock)としての働きをしている．

　一方，心臓・肝臓・腎臓などの臓器や動脈など，全身に存在する末梢組織でも局所のリズムを調節する振動体として働いている．通常，末梢組織は

中枢時計と同調して作用しており，末梢時計(peripheral clock)といわれているが，時差ぼけや食事時刻の強制的な変更により，中枢時計と末梢時計がそれぞれ独立して働くことがあり，この際に体調の変調を訴えることもある．

■ SCN と概日リズムの形成

概日リズムを調節している主なペースメーカーは視床下部の SCN に存在する約 20,000 個の神経細胞であることが明らかになったが，どのような機序で概日リズムを形成しているかが問題である．

まず，明/暗の光のシグナルが網膜でとらえられると，網膜視床下部神経路(retinohypothalamic tract：RHT)を通り SCN に達する．これは図1のように主な作用部位は視床下部であるが，前脳・視床にも作用し，それぞれの発射部位を通して機能を発揮すると考えられている[7]．

■ 概日リズムを調節している遺伝子

概日リズムを調節しているものは多くの遺伝子が複雑な相互作用により行われている．これら時計遺伝子(clock gene)は，cyanobacteria などの単細胞生物や Neurospora (アカパンカビ)，Drosophila (ショウジョウバエ)やマウス・ラットなどの哺乳動物などをモデルにして研究されてきた．

特に Konopka と Benzer[8]により人工的に遺伝子変異を導入した多数のショウジョウバエから，概日リズムの変異体が見出され，概日リズムに関与する時計遺伝子の存在が推定され，1980 年代になり時計遺伝子 Period(Per)遺伝子が単離された．

哺乳動物でも同様に時計遺伝子が明らかにされ，1997 年に至りショウジョウバエの Per 遺伝子のホモログである Per 1 が単離され，その後，Per 2, Per 3, Bmal 1, Cry 1, Cry 2, casein kinase 1 epsilon (CK 1 ε)，Dec 1, Dec 2, Rev-Erb α などの存在が明らかとなった(表1)[9]．

■ 時計遺伝子とタンパク質

すでに哺乳動物には8個の時計遺伝子の存在が明らかになっているが，これらの遺伝子が転写/翻訳(transcription/translation)後にタンパク質を産生する．その各々は図2のとおりである[10]．

CLOCK(circadian locomotor output cycles kaput)
BMAL 1(brain and muscle aryl hydrocarbon receptor nuclear translocator〔ARNT〕-like protein 1)
PER 1(period 1)

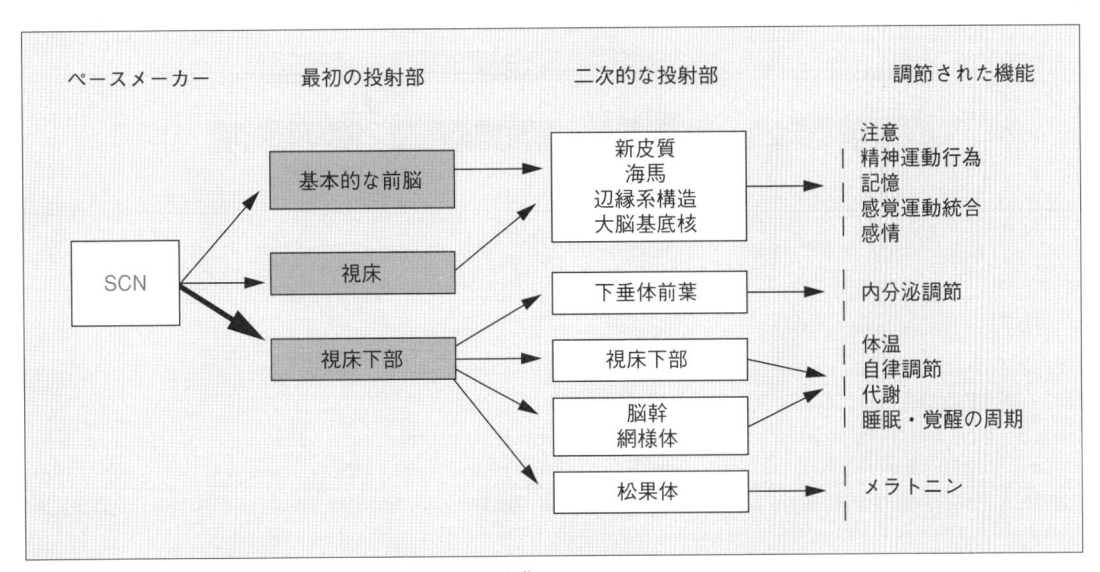

図1 SCN が身体の各部に作用して概日リズムを形成している

[7] Moore RY：Circadian rhythms, basic neurobiology and clinical applications. Annu Rev Med **48**：253-266, 1997

表1 哺乳動物にみる概日リズム遺伝子

遺伝子	特性
Period1(Per1) Period2(Per2)	突然変異は齧歯類やヒトのリズム性を変える（PER2 はヒトの睡眠障害で変わる，FASPS）．RNA とタンパクの周期．
Period3(Per3)	CRY と身体的な関係があり，PER タンパクのなかで B mal 1 はポジティブの調節器である．
Timeless(Tim)	周期的な機能は確立されていない．同型（ホモ）接合体のヌルは胚性致死である．ショウジョウバエの最も近い種族では timeout である．構成的に表現されている．身体的に CRY に関連している．in vitro で Per と Cry の転写のネガティブの調節作用をする．
Casein kinase 1ε(CK1ε)	突然変異は齧歯類のリズム性を変える．ハムスターは突然変異 tau により影響を受ける．プロテインキナーゼはショウジョウバエの dbt に影響する．身体的に関連し，PER をリン酸化する．PER の安定性や核の局在に影響する．
Circadian locomotor output cycles kaput(Clock)	突然変異は齧歯類のリズム性を変える．構成的に発現する．身体的には BMAL 1 と関係する．E-box と結合し Per と Cry の転写を促進する．
Bmal1/Mop3	突然変異は齧歯類のリズム性を変える．リズム的に発現する．ショウジョウバエの周期を変える．身体的には CLOCK と関連する．E-box と結合し Per と Cry の転写を促進する．
Cryptochrome1(Cry1) Cryptochrome2(Cry2)	突然変異は齧歯類のリズム性を変える．RNA 周期．身体的に関連し PER を安定化する．Per と Cry の転写をネガティブに調節する．

[9] Young MW, et al：Time zones；a comparative genetics of circadian clocks. Nature Reviews Genetics **2**：702-715, 2001］

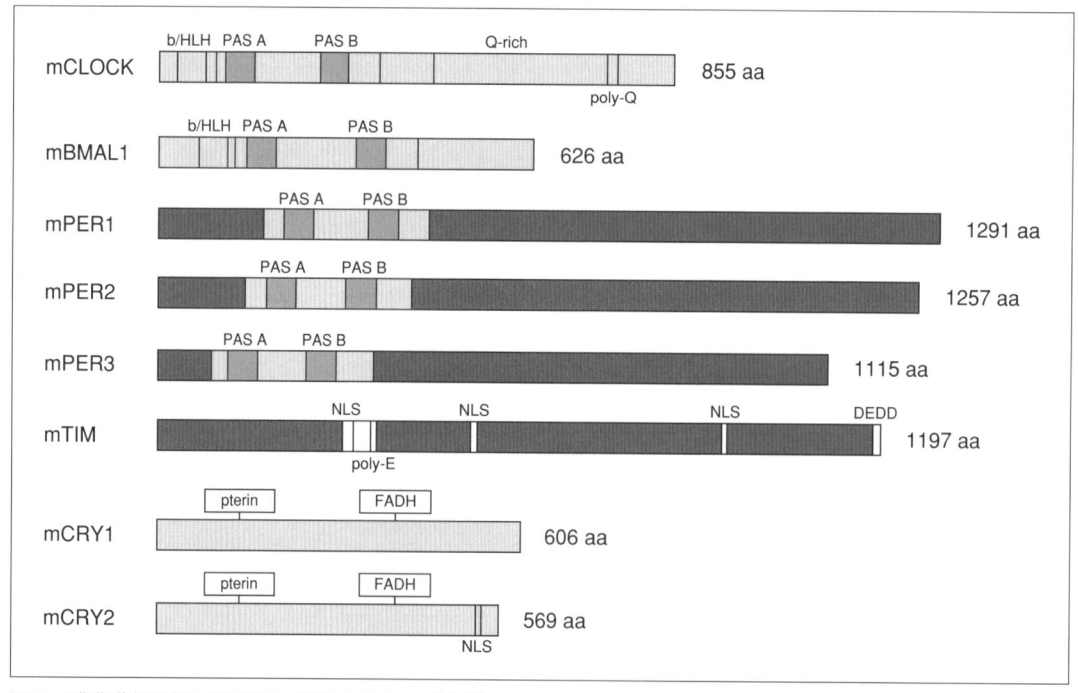

図2 哺乳動物の概日リズムに関与するタンパク質

b/HLH：basic helix-loop-helix, PAS：PER-ARNT-SIM, Q-rich：glutamine rich region, poly-Q：glutamine repeat region, NLS：nuclear localization signal, poly-E：glutamete repeat region, DEDD：conserved Asp-Glu-Asp-Asp sequence. Pterin and FADH-(flavin-adenine dinucleotide) are the two chromophores/cofactors that bind to CRY1 and CRY2 and are belived to be responsible for mediating possible effects of light on these proteins.

[10] King DP, et al：Molecular genetics of circadian rhythms in mammals. Annu Rev Neurosci **23**：713-742, 2000］

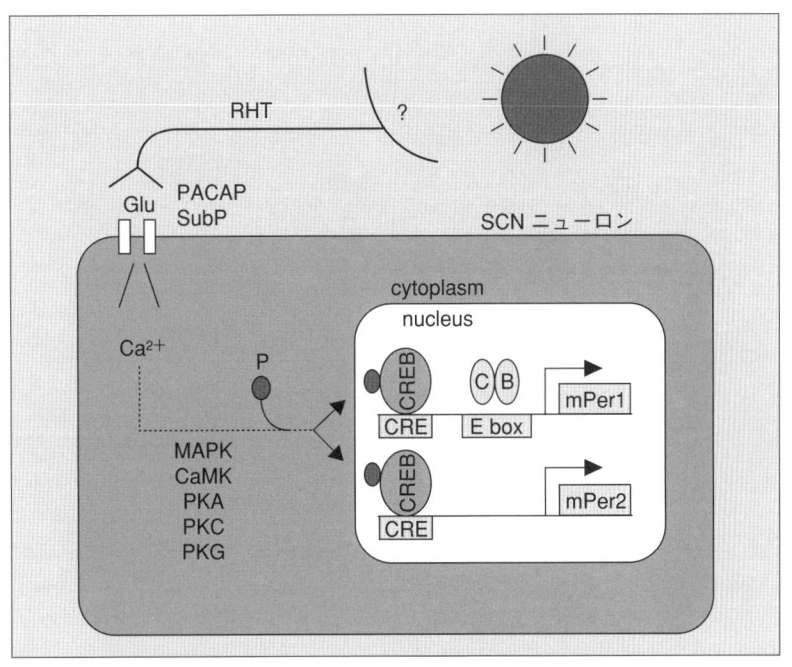

図3 光の刺激が SCN に存在する生体内時計を作動させる模式図
PACAP：pituitary adenylate cyclase activating peptide, CREB：cAMP response element-binding protein, CRE：cAMP response element, CaMK：calcium/calmodulin-dependent kinases, MAPK：MAP kinase, PKA：protein kinase A, PKC：protein kinase C, PKG：protein kinase G

[11] Reppert SM, et al：Molecular analysis of mammalian circadian rhythms. Annu Rev Physiol 63：647-676, 2001]

PER 2（period 2）
PER 3（period 3）
TIM（Timeless）
CRY 1（Cryptochrome 1）
CRY 2（Cryptochrome 2）

■SCN の動き

光の刺激が網膜の photoreceptor にとらえられると，網膜視床下部連絡路（retinohypothalamic tract：RHT）の末端よりグルタミン酸塩（glutamate：GLu）が放出され，SCN 神経細胞に達する．グルタミン酸塩は N-methyl-D-aspartate と non-N-methyl-D-aspartate receptor を介して Ca^{2+} 依存性のシグナル路を活性化するか，RHT より放出される substance P（Sub P）と下垂体アデニル酸シクラーゼ活性化ペプチド（pituitary adenylate cyclase activating peptide：PACAP）がグルタミン作用を修飾する．活性化されたキナーゼは cAMP 応答配列結合タンパク質（cAMP response element binding protein：CREB）をリン酸化し，これが遺伝子のプロモーター領域で Ca/CRE に直接に作用して mPer 1 と mPer 2 の転写を活性化する（図3）[11]．

■時計遺伝子・タンパクの相互作用

これらの時計遺伝子とタンパク質は，それぞれの相互作用により概日リズムを形成している．すなわち，時計遺伝子が転写・翻訳後に産生された時計タンパク質が，自分自身の転写制御を抑制する自己フィードバック・ループ（autofeedback loop）による発振分子機構を有して調整している．

発振の中心となる振動子は Per 1 と Per 2 の二つの遺伝子である．この遺伝子の転写は bHLH-PAS（basic helix-loop-helix-Period, Arnt, Single minded）タンパク質である CLOCK と BMAL 1 の

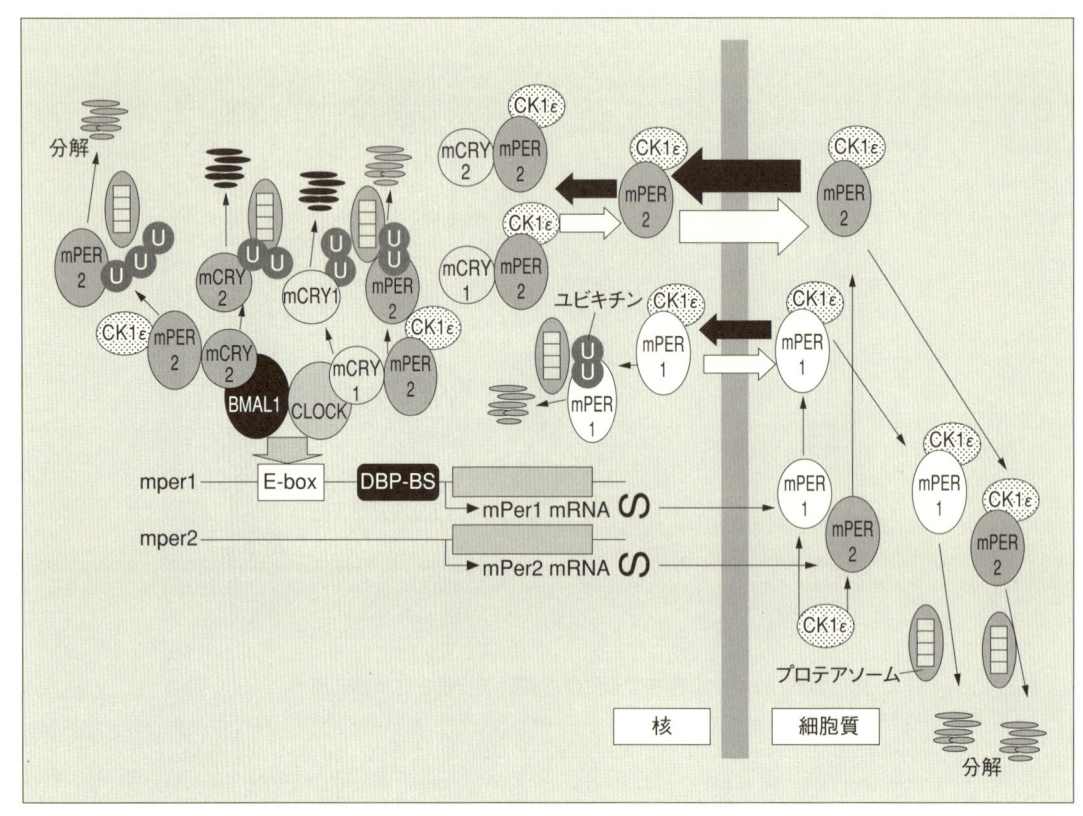

図4 哺乳動物における時計遺伝子発振のコア・ループ
[13] 岡村 均：サーカディアンリズム—分子リズムから個体リズムへの統合機構．実験医学 21：153-159，2003］

ヘテロ2量体がPer 1，Per 2のプロモーターのE-boxにポジティブ因子として結合して促進される．Per 1，Per 2の転写により産生されたPer 1 mRNA，Per 2 mRNAからPER 1タンパク質，PER 2タンパク質が形成され，細胞質から核に入り，CRYタンパクと結合し，ネガティブ因子となり，ポジティブ因子の転写を抑制する．これでループが閉じ，転写減少に続くPER 1，PER 2の減少に伴う抑制効果の減少により，Per 1，Per 2時計遺伝子の転写が再開される（**図4**）．

このポジティブ因子とネガティブ因子の転写制御モデルで24時間という長時間の周期を生み出す要因は転写制御のタイミングを延ばす遅延機構が存在することである．すなわち，細胞質に存在するCK1εによるPER 1，PER 2タンパク質の単量体のリン酸化と，これのユビキチン・プロテアソーム（ubiquitine proteasome）による分解がある．した

がって，転写のはじめの段階でRNAはでき，タンパク質はできても貯まらない状態が続く．しかし，Per 1，Per 2の転写は刻々に増大し，PER 1，PER 2タンパク質も多くできると，CK1εがタンパク質をリン酸化し，分解しきれない状態になる．分解されなかったPER 1，PER 2，PER 3は二量体を形成し，核内に移行する．さらに，核内から細胞外にPER 2は排出され，核内濃度が調節される．核内CRY 1，CRY 2は時間によりコントロールされ，核内に多量になるとPER 2と結合して安定したPER 2-CRY 1およびPER 2-CRY 2複合体を形成し，これがポジティブ因子に結合して引きはがし，Per 1，Per 2の転写を阻害する．これにより時計発振のフィードバック・ループが閉じると考えられている．このPER 2，CRY 1，CRY 2による制御を解除するのがユビキチン・プロテアソームによる分解である．この抑制因子の分解により転写

が再開される[12)～16)].

■ **ヒトにみる概日リズムの障害**

人類は太陽による日照時間のなかで生活してきた.そのなかで日中の覚醒時に仕事をし,夜間の睡眠時に休息をとる生活を営んできた.しかし,19世紀の終わりより電燈が手に入り,人工照明のもとで夜間も仕事するようになると,概日リズムの障害が問題となってきた.

今日までヒトにみる概日リズムの障害として以下の3つが知られている.

1. 睡眠相前進症候群(advanced sleep phase syndrome：ASPS)

早朝に覚醒し,夕刻に眠くなる.家族性の本症も報告され,遺伝子Per 2のS662Gの変異が原因であることがToh ら[17)]により明らかになった.

2. 睡眠相後退症候群(delayed sleep phase syndrome：DSPS)

明け方近くまで眠れず,翌日は昼頃まで起きられない.

3. 非24時間睡眠覚醒症候群(non-24-hour sleep-wake syndrome)

毎日数時間ずつ睡眠覚醒が遅くなるため,周期的に起きている時間と眠っている時間を繰り返す[18)].

おわりに

24時間という1日の時間のなかで生活していると,あたかも生物が概日リズムのなかで日常生活が営まれているのがあたりまえのこととして,何らの疑問をもたないようになってきている.しかし,夜行性動物や飛行機による海外旅行時に経験する時差症候群や,夜間に交代で勤務する者の経験する交代勤務性睡眠障害にみるように,24時間にみられる概日時計のリズムをもう一度考えてみる必要があろう.

地球の1日が24時間なのに,人間の本来もっている1日の単位は25時間らしい.このために人間の体内時計を24時間周期にリセットする必要があり,この調整が朝の光による刺激であると考えられている.

このように体内時計と概日リズムは不思議な,しかも興味ある課題である.

文献

1) Moore BY, et al：Loss of circadian adrenal corticosterone rhythm following suprachiasmatic nucleus lesions in the rat. Brain Res **42**：201-206, 1972.
2) Stephan FK, et al：Circadian rhythms in drinking behavior and locomotor activity of rats are eliminated by hypothalamic lesions. Proc Natl Acad Sci USA **69**：1583-1586, 1972.
3) Decoursey PJ, et al：Circadian rhythmicity after neural transplant to hamster third ventricle；specificity of suprachiasmatic nuclei. Brain Res **500**：263-275, 1989.
4) Ralph MR, et al：Transplanted suprachiasmatic nucleus determines circadian period. Science **247**：975-978, 1990.
5) Schwartz WJ, et al：A discrete lesion of ventral hypothalamus and optic chiasma that disturbed the daily temperature rhythm. J Neurol **233**：1-4, 1986.
6) Cohen RA, et al：Disruption of human circadian and cognitive regulation following a discrete hypothalamic lesion；a case study. Neurology **41**：726-729, 1991.
7) Moore RY：Circadian rhythms, basic neurobiology and clinical applications. Annu Rev Med **48**：253-266, 1997.
8) Konopka RJ, et al：Clock mutants of Drosophila melanogaster. Proc Natl Sci USA **68**：2112-2116, 1971.
9) Young MW, et al：Time zones；a comparative genetics of circadian clocks. Nature Reviews Genetics **2**：702-715, 2001.
10) King DP, et al：Molecular genetics of circadian rhythms in mammals. Annu Rev Neurosci **23**：713-742, 2000.
11) Reppert SM, et al：Molecular analysis of mammalian circadian rhythms. Annu Rev Physiol **63**：647-676, 2001.
12) Okamura H, et al：Molecular machinery of the circadian clock in mammals. Cell Tissue Res **309**：47-56, 2002.
13) 岡村　均：サーカディアンリズム—分子リズムから個体リズムへの統合機構.実験医学 **21**：153-159, 2003.
14) Sumova A, et al：Seasonal molecular timekeeping within the rat circadian clock. Physiol Res **53**：s167-176, 2004.
15) Hirota T, et al：Resetting mechanism of central and peripheral circadian clocks in mammals. Zool Science **21**：359-368, 2004.
16) Richter HG, et al：The circadian timing system；making sense of day/night gene expression. Biol Res **37**：11-28, 2004.
17) Toh KL, et al：An hPer 2 phosphorylation site mutation in familial advanced sleep syndrome. Science **291**：1040-1043, 2001.
18) 海老澤尚：バイオインフォマテイクスによる概日時計の分子機構の解説.現代医療 **36**：1129-1134, 2004.

第 2 章

生殖医療の進歩

1 卵の凍結保存（oocyte freezing）

生殖生物学の領域では先駆的な研究が多くあり，そのもとに医療への応用が図られてきた．卵の凍結保存（cryopreservation of oocyte, oocyte freezing）もまさにその範疇に入る．

1940年代にPolgeら[1]はグリセリン（glycerol：GLY）を用いて精子の保存法を発表した．

1950年代になり，GLYを用いて卵胞内の卵の保存が試みられたが，結果は思わしくなかった．

1970年代に入り，凍結保護剤としてジメチルスルホキシド（dimethyl sulphoxide：DMSO），エチレングリコール（ethylene glycol：EG），1, 2プロパンジオール（1, 2-propanediol：PROH）が用いられ，ヒトでは血小板，リンパ球，単球，胚，卵などが検討されるようになった．

1978年のヒトのIVF babyの成功の報告以来，1983年Trounson, Mohr[2]，1984年Zeilmaker[3]らによるヒトの凍結胚による妊娠・出産の成功例があり，興味の中心は未受精の卵凍結の困難から受精後の胚凍結へと移って行った．

■卵の凍結保存の意義

胚凍結はすでに臨床上も確立されているが，むしろ卵凍結への期待が高まっている．その理由として，以下のものが挙げられる．

①胚凍結はすでにはじまった生命に対する虐待であり，倫理的・宗教的な観点からは好ましくなく，望まない者もいる．

②体外受精などの際に多数の卵を採取した場合，必要な数だけの卵を受精させることによって，卵を有効に利用でき，多胎妊娠を阻止することができる．

③手術で卵巣を摘出する場合や，化学療法や放射線療法で卵巣機能を障害するおそれがある場合などの際，卵をあらかじめ保存しておくと将来の妊娠に対処できる．

④ある程度高齢になって結婚し，児を希望する際は，生物学的時計（biological clock）の組織である卵巣の老化に伴って，卵が老化・消失するのを避けるため，若いときの卵を保存をしておくことが可能になる．

■ヒト卵の凍結保存法と妊娠

ヒトの卵凍結保存後に最初に生児を得ることに成功したのは1986年Chen[4]である．この際の凍結保存方法は従来より行われてきたマウスの卵の凍結法と同様に，1.5 MのDMSOに15分間浸し，−36℃までゆっくりと冷却したあとに液体窒素に入れて保存した．融解法は急速法を用いた．この方法により，50個のヒト卵のうち38個が生存し，75％は受精した．胚は7人の女性の子宮内に移植し，2例が妊娠に成功した．1986年に双胎が，1988年に単胎が出生した[5]．

Van Uem[6]は28個の卵をDMSOを用いて凍結保存し，融解後7個が生存，2個が受精し，1例の妊娠・出生に成功している．

Diedrich[7]もDMSOを用いて283個を凍結保存し，融解後は27.4％の卵が生存し，そのうちの58％が受精して2例が妊娠に成功したが，胎児は分娩予定日までは生存しえなかった．

このように，ヒト卵の凍結保存にはDMSOが初期に多く用いられ検討されてきたが，成功率は低かった．

そこで，ヒト胚の凍結保護剤としてPROHが導入されてから，卵凍結にもDMSOからPROHへと注目が集まるようになった[8]．

さらに，PROHを用いたときに倍数体の出現率がDMSOより高率であり，PROHにショ糖（sucrose）を加えると成功率が高いことが判明してきた．

そこで，Gookら[9]はヒトの卵をPROHにて凍結して胞胚期まで正常に発育することを見出した．

Porcuら[10]はGookの方法を用いて健康な女児を出生することに成功した．すなわち，12個の卵の凍結保存後に4個が生存し，卵細胞質内精子注入法（ICSI）で2個が受精し，1個が分割した．4細胞期の胚を子宮内に移植し，羊水穿刺で46XX核型を示すことを確認し，出産に至ったものであった．

さらに，Chaら[11]は5.5 Mエチレングリコールと1.0 Mショ糖で処理した卵で7個すべてが生存し，6個が受精し分割，すべての胚6個を移植して1例の単胎分娩を報告している．

■卵凍結の困難な課題
1．細胞内氷晶形成

ヒトの卵は大きく，細胞内に多量の水分を含有しているため，低温化するにつれて細胞内水分が氷晶を形成し，容積が増大するために細胞が崩壊する．また，脱水をする際には胚に比して表面が小さく困難である．

このため，凍結保護剤として細胞膜を浸透するPROHが主として用いられ，ショ糖を加えることにより浸透圧を変化させて脱水を有効に作用させることが判明した．すなわち，Fabbriら[12]は凍結保存液中に0.1 M，0.2 M，0.3 Mのショ糖を加えると，卵の生存率は34％，60％，82％と，濃度を上げるにつれ向上することを明らかにした．

また，細胞内氷晶形成を避ける方法として，ガラス化がある．Chenら[13]はガラス化によりヒト卵の生存率を90％にまで上昇させることに成功した．しかし，卵の凍結融解後1時間インキュベートしたのち，ICSIを行い，分割卵まで達したが，胞胚の形成は障害された．これはガラス化用の液からの毒性によるものと考えられている．近年，Liebermannら[14]はEG＋DMSO＋ショ糖＋代用血清を用いてガラス化を行い，80％の卵の生存率を得ており，近い将来，ガラス化の改良により出生率の向上が期待できるであろう．

2．卵丘と放射冠の影響

卵の凍結に際し，卵丘（cumulus oophorus）や放射冠（corona radiata）は卵に保護的役割を与えるかは興味のある問題である．

Mandelbaumら[15]は，卵丘の存在は卵の生存に影響を与えなかったとし，Gookら[16]も卵丘などの塊を除去した卵の生存率69％に比し，卵丘や放射冠により囲まれた卵は48％と，むしろ有意に低下したと報告している．また，Fabbriら[12]は，354個は卵丘を部分的に除去し，364個は酵素により卵丘を完全に除去して凍結融解後に卵の生存率を比較したところ，両者間に差異はなかったことから，卵丘塊（cumulus mass）などは卵凍結の際に保護的な役割を果たしていないと思われる．

3．細胞膜の変化

卵の細胞膜は，胚のそれと根本的に異なっている．受精後は細胞内の遊離型カルシウムの一過性の上昇があり，細胞内はイオン強度と細胞膜のポテンシャルも変化し，重合したフィラメントのアクチン（actin）が増加して構造も変化してきている[16]．この変化は凍結保護剤の浸透を促進するために，胚では脱水作用を促進し，細胞内氷晶形成を減少させることができる．また，細胞膜の強度の増加は浸透圧に対する耐性を強固にすることができる．したがって，胚に用いる凍結保存のプロトコールを卵に用いることはできない[17]．

4．透明帯の硬化

Vincentら[18]によると，哺乳動物の卵を凍結すると，表層顆粒の早期放出により透明帯が硬化する．これは精子の侵入を妨げ，受精を障害する．しかし，近年ICSIが開発され利用されており，Kazemら[19]は凍結卵にICSIを用いることにより受精率を向上させることに成功している．

5．染色体と減数分裂の紡錘糸への障害

卵の凍結に際し，大きな問題は染色体と減数分裂の際にみられる紡錘糸への障害である．この点につき，Boisoら[20]はヒト卵を3群に分け，

①第1群（コントロール群）：in vitroでM II期まで成熟（67個）

②第2群：GV期で卵を凍結（38個）

③第3群：M II期で卵を凍結（37個）

PROHで凍結し，段階的に希釈融解した．生存

率は第2群66/90(73.3%),第3群82/147(55.7%)で,2群が高かった.免疫染色法により観察すると,染色体と紡錘糸の正常率は第1群でそれぞれ82.0%,71.6%に比し,第2群5.2%,5.2%,第3群18.8%,16.2%と,コントロール群に比して凍結の時期にかかわらず,染色体・紡錘糸に障害を与えると思われる(**表1,表2**).

おわりに

卵の凍結保存については問題点も多く,警告も出されていたが,臨床的なプログラムとして取り入れられているのは,イタリア,ドイツ,アメリカ,南アフリカと,アジアの一部に限られていた.2003年,Van der Elst[21]は今までヒト成熟卵の凍結保存による妊娠例を**表3**のようにまとめている.これによると,妊娠83例,出生50例,妊娠中63例といまだ少ない.

このような卵凍結保存の意義は重要ではあるが成功率も低く,生まれた児の長期予後も不明のため,Winston[22]は将来の子どもたちに取り返しのつかない健康上の危険があるとして,ヒト卵の凍結保存の臨床応用に対して警告を発している.われわれは,これらのことを十分考慮して施行しなければならない.

表1 卵凍結保存による染色体への障害

実験群	染色体正常	染色体軽度の異常	染色体異常
1.コントロール群 ($n=67$)	55(82.0)	5(7.4)	7(10.4)
2.GV期で卵を凍結 ($n=38$)	2(5.2)[a]	0(0)	36(94.7)[b]
3.MII期で卵を凍結 ($n=37$)	7(18.8)[a]	0(0)	30(8.1)[b]

( )内値はパーセント
[a] 第1群に比して第2・3群は優位差あり,$p<0.001$.
[b] 第1群に比して第2・3群は優位差あり,$p<0.001$.
GV=胚小胞,MII=染色体有糸分裂中期II

[20] Boiso I, et al:A confocal microscopy analysis of spindle and chromosome configurations of human oocytes cryopreserved at the germinal vesicle and metaphase II stage. Hum Reprod 17:1885-1891, 2002.

表2 卵凍結保存による減数分裂時の紡錘糸の障害

実験群	紡錘糸正常	紡錘糸軽度の異常	紡錘糸異常	紡錘糸欠損
1.コントロール群 ($n=67$)	48(71.6)	4(5.9)	3(4.4)	12(17.9)
2.GV期で卵を凍結 ($n=38$)	2(5.2)[a]	0(0)	7(18.4)	29(76.3)[b]
3.MII期で卵を凍結 ($n=37$)	6(16.2)[a]	1(2.7)	3(8.1)	27(72.9)[b]

( )内値はパーセント
[a] 第1群に比して第2・3群は優位差あり,$p<0.001$.
[b] 第1群に比して第2・3群は優位差あり,$p<0.001$.
GV=胚小胞,MII=染色体有糸分裂中期II

[20] Boiso I, et al:A confocal microscopy analysis of spindle and chromosome configurations of human oocytes cryopreserved at the germinal vesicle and metaphase II stage. Hum Reprod 17:1885-1891, 2002.

表3 成熟したヒト卵の凍結保存による臨床成績

文献	融解卵数	生存卵(%)	受精卵(%)	分割卵(%)	妊娠例数	生児出生
Chen, et al(1986；1988)	50	76	75	60	1 双胎 1 単胎	1 双胎児出生 1 単胎児出生
van Uem, et al(1997)	28	25	—	—	1 単胎	1 単胎児出生
Porcu, et al(1997, 1998)	709	56	63	90	9	4 単胎児出生 1 双胎児出生
Porcu, et al(1999)	1,502	54	57	91	16	7 単胎児出生 2 双胎児出生
Porcu, et al(2000)	—	59	64	—	3	1 出生
Borini, et al(1998)	129	51	51	94	3	2 出生 1 流産
Tucker, et al(1996)	81	25	65	100	3	予定日までもたず
Tucker, et al(1998a)	241	31	51	74	5	1 双胎児出生 1 双胎 at 37 weeks
Polak de Fried, et al(1998)	10	30	66	100	1 単胎	1 単胎児出生
Young, et al(1998)	9	89	100	62	1 品胎	流産
Winslow, et al(2001)	324	68	81	95	17	6 単胎児出生 3 双胎児出生 1 品胎出生
Cha, et al(1999)	7	100	100	100	1	1 単胎児出生
Kuleshova, et al(1999)	17	65	45	60	1	1 単胎児出生
Wurfel, et al(1999)	4	75	100	100	1 双胎	1 双胎児出生
Yoon, et al(2000)	90	63	68	89	3 単胎	2 単胎児出生 妊娠中 25 週
Chen, et al(2002)	8	100	57	100	1 双胎	妊娠中 9 週
Chia, et al(2002)	12	83	70	86	1 単胎	流産(triploid)
Quintans, et al(2002)	109	63	59	100	5 単胎 1 双胎	1 単胎児出生 1 単胎児出生
Marina and Marina(2003)	99	—	—	—	4 妊娠中	3 単胎児出生 1 双胎児出生
Boldt, et al(2003)	90	74	59	85	3 単胎 1 双胎	3 単胎児出生 1 双胎児出生

[21] Van der Elst J：Oocyte freezing：here to stay? Hum Reprod Update **9**：463-470, 2003.

　卵の凍結保存にはすでに 25 年の歴史があるが，ヒトの卵はデリケートな構造をもっており，胚の保存が確実になっている現在，臨床応用よりもさらに基礎的な研究が待たれているところである．

文　献

1) Polge C, et al：Revival of spermatozoa after vitrification and dehydration at low temperature. Nature **164**：666, 1949.
2) Trounson A, et al：Human pregnancy following cryopreservation, thawing and transfer an eight-cell embryo. Nature **305**：

707-709, 1983.
3) Zeilmaker GH, et al : Two pregnancies following transfer of intact frozen-thawed embryos. Fertil Steril **42** : 293-296, 1984.
4) Chen C : Pregnancy afrer human oocyte cryopreservation. Lancet **1** : 884-886, 1986.
5) Chen C : Pregnancy after human oocyte cryopreservation. Ann NY Acad Sci **541** : 541-549, 1988.
6) Van Uem JFHM, et al : Birth after cryopreservation of unfertilized oocytes. Lancet **1** : 752-753, 1987.
7) Diedrich K, et al : Successful in vitro fertilization of frozen-thawed rabbit and human oocyte. In Proceeding of the 5th World Congress IVF and ET, Seatle, pp562-570, 1987.
8) Al Hasani S, et al : Cryopreservation of human oocytes. Hum Reprod **2** : 695-700, 1987.
9) Gook DA, et al : Intracytoplasmic sperm injection and embryo development of human oocytes cryopreserved using 1, 2-propanediol. Hum Reprod **10** : 2637-2641, 1995.
10) Porcu E, et al : Birth of healthy female after intracytoplasmic sperm injection of cryopreserved human oocytes. Fertil Steil **68** : 724-726, 1997.
11) Cha KY, et al : Pregnancy and implantation from vitrified oocytes following in vitro fertilization(IVF)and in vitro culture. Fertil Steril **72**(suppl 1) : s2, 1999.
12) Fabbri R, et al : Human oocyte cryopreservation : a new perspectives regarding oocyte survival. Hum Reprod **16** : 411-416, 2001.
13) Chen SU, et al : Cryopreservation of mature human oocytes by vitrification with ethylene glycol in straws. Fertil Steril **74** : 804-808, 2000.
14) Liebermann J, et al : Cryoloop vitrification in assisted reproduction ; analysis of survival rates in＞1000 human oocytes after ultra-rapid cooling with polymer augmented cytoprotectants. Clin Exp Obstet Gynecol **30** : 125-129, 2003.
15) Mandelbaum J, et al : Cryopreservation of immature and mature hamster and human oocytes. J In Vitro Fertil Assist Reprod **541** : 550-561, 1988.
16) Gook D, et al : Cryopreservation of mouse and human oocyte using 1, 2 propanediol and configuration of the meiotic spindle. Hum Reprod **8** : 1101-1109, 1993.
17) Chen SU, et al : Effects of cryopreservation on meiotic spindles and its dynamics after thawing : clinical implications in oocyte freezing—a review article. Mol Cell Endocrinol **202** : 101-107, 2002.
18) Vincent C, et al : The hardening effect of dimethyl-sulphoxide on the mouse zona pellucida requires the presence of an oocyte and its associated with reduction on the number of cortical granules present. J Reprod Fertil **89** : 253-259, 1990.
19) Kazem R, et al : Cryopreservation of human oocytes and fertilization by two techniques : in vitro fertilization and intracytoplasmic sperm injection. Hum Reprod **10** : 2650-2654, 1995.
20) Boiso I, et al : A confocal microscopy analysis of spindle and chromosome configurations of human oocytes cryopreserved at the germinal vesicle and metaphase II stage. Hum Reprod **17** : 1885-1891, 2002.
21) Van der Elst J : Oocyte freezing : here to stay? Hum Reprod Update **9** : 463-470, 2003.
22) Winston R : A warning from Britain's leading fertility expert, why 'ice babies' could cause irreparable harm to future generations. Evening Standard(London), Oct 15, 2002.

2 未熟卵の体外成熟（*in vitro* maturation of immature oocytes）

1978年，Steptoeら[1]により初めて体外受精児の出生が報告されて以来，各種の生殖補助医療技術が開発され，多くの不妊症患者への治療に貢献してきた．

当初の体外受精・胚移植（IVF-ET）は自然の月経周期を利用してきたが，やがて多くの卵を得るために人工的に卵胞刺激ホルモン（ゴナドトロピン）剤を用いるようになってきた[2,3]．

また，はじめは比較的安価なクロミフェンが卵巣刺激剤として用いられたが，やがてやや高価なゴナドトロピン製剤が用いられ，早期のLH，FSHのサージを抑制するためにGnRHアゴニストまたはアンタゴニストがゴナドトロピン製剤とともに用いられるようになった．

ゴナドトロピン製剤を用いると卵巣過剰刺激症候群（OHSS）を起こし重篤な症状をきたすことがあり，その予防のために未熟卵を採取し，体外で培養して成熟させる未熟卵体外成熟法（*in vitro* maturation：IVM）が注目されるに至った．

■卵胞内における卵の成熟

マウスの卵のように卵成熟までの期間が短い場合には，*in vitro* での成熟は比較的に容易であるが，ヒトの卵の成熟には時間がかかり，年齢により極端に卵胞数も減少するのでIVMは容易ではない．

ヒトの卵は原始卵胞から卵胞の発育に6カ月かかるとされ，卵胞の成熟の最終段階でも選抜（selection）が行われ，通常は1個の主席（dominant）の卵胞が成熟し，このなかに存在する卵が排卵して受精能力を有し，他の卵胞は閉鎖に陥るとされている．この成熟卵胞では自らステロイドや成長因子を産生して卵の成熟のための微小環境を特殊化している．この卵胞発育の過程で卵は減数分裂をし，卵細胞質の発育，細胞小器官の産生と再分布，安定したRNAの産生など，一連の過程が行われている．

原始卵胞内の卵は直径わずか$30\mu m$と小さく，卵胞腔（antrum）形成の時期になると，直径$120\mu m$にも達し，容積は60倍も増加するようになる[4]．また，卵胞内での卵の成育には複雑な因子が関与している．

このように，卵胞内で行われる卵の成熟を体外で行う場合には，

①卵に障害を与えることなく小卵胞内より未熟卵を採取する．

②取り出した卵をできるだけ自然に近い微小環境を用意する．

③卵の成熟に必要な支援を培養系の中に入れる．

などの十分な条件を整える必要が生じてくる．

Hardy[4]によれば，**図1**のように成熟卵を得るためには，初期の小卵胞を含む卵巣組織を細片して培養するか，中等度の卵胞を分離して培養する方法があるが，長期間培養が必要なことや，それによる組織のアポトーシスや卵胞が閉鎖卵胞に陥るなどの問題があり，結局，小・中卵胞より卵を採取し，培養基にて成熟を促進する方法が最も多く用いられるようになった．

■帝切時の未熟卵の回収

最初にヒトの未熟卵からIVMで出生に成功したのは，1991年Chaら[5]によるもので，帝切の際に採取した未熟卵の提供によるものであった．そのため，当初は開腹による帝切時に直接卵巣より採取した卵が *in vitro* での成熟への潜在能力をどの程度有しているかが課題となった．その後，Hwangら[6]によって帝切時に得られた未熟卵のIVMによる妊娠成功率は低いことが明らかにされた．Hwuら[7]によれば，帝切時に得られた未熟卵のIVMはヒト卵管膨大部上皮細胞と共培養することにより胞胚期まで発育できると報告されている．

一般に，採卵のためにゴナドトロピン剤を投与

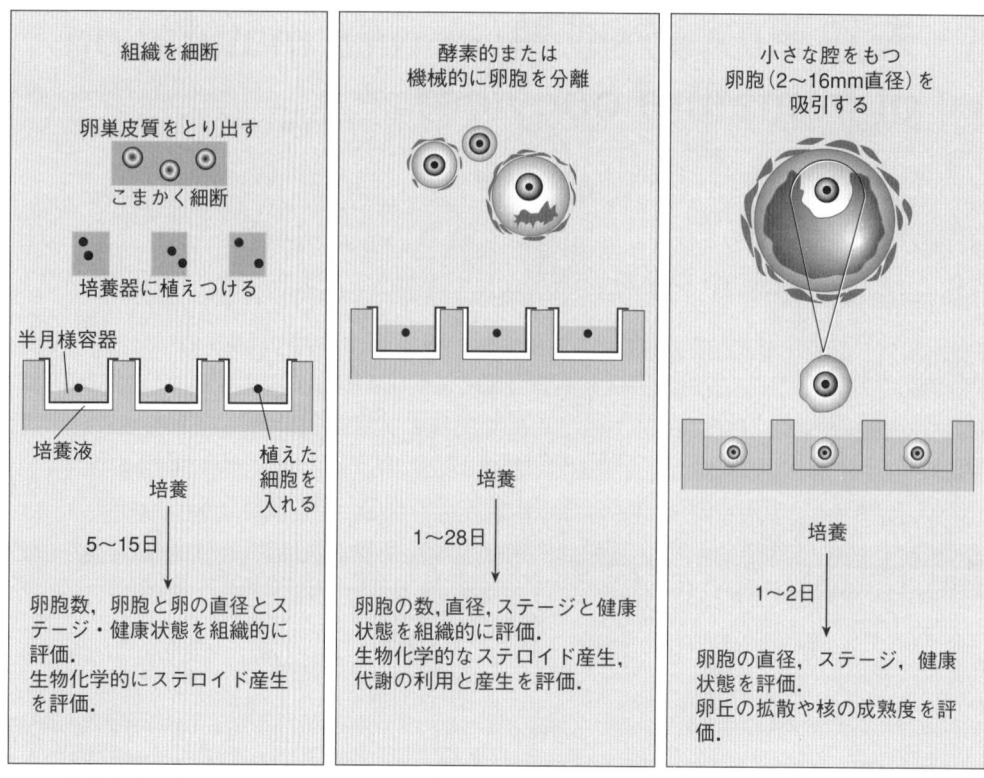

図1 卵巣組織，卵胞および卵の in vitro での培養による発育・成熟の方法
[4] Hardy K, et al：In vitro maturation of oocytes. Brit Med Bulletin 56：588-602, 2000.

することは副作用の危険を増大するおそれがある．これに比べ，帝切時の採卵は容易に安全に行うことができるために注目されている．

しかし，帝切時の小卵胞は妊娠という異常な内分泌状態の中であるために，卵の発育への潜在能力については今後の研究が期待される[8]．

通常の未熟卵の採取は，主に正常の月経周期か，ゴナドトロピン剤を用いた周期で行われるので，帝切時の採卵はむしろ特殊な場合の卵提供によるものが多い．

特に月経周期での採卵は，年齢・月経の順不順・病的状態の有無などにより影響を受ける．Cha ら[9]によれば，卵胞期から得られた未熟卵よりも，黄体期から得られた未熟卵のほうが in vitro で培養したときの成功率が高いと報告されているが，詳細は不明である．

■未熟卵の in vitro での発育に必要な培養

帝切時の未熟卵の採取は例外として，一般には不妊患者で超音波下ガイド下で経腟的に小卵胞からも卵を卵丘（cumulus-oocyte complexes：COCs）とともに採取することになる．これを IVF と同様に in vitro で培養して卵の成熟を促すために，血清やヒト血清アルブミンなどを補充して培養する[4]．

卵巣を刺激しない月経周期で回収した未熟卵が in vitro で成熟できるのは60％と比較的高率であるが，受精するのは40％以下，分割するのは20～25％である[4]．このような受精卵を子宮内に戻しても妊娠率は Wynn[10]によれば1～2％と，極端に低率であった．

しかし，Chian ら[11]は自然周期で採卵前に hCG を1回注射し，PCOS 患者20人中10人につき25周期 IVM を行い，ICSI により10回の臨床的妊娠を得ることに成功した．そして，この方法が臨床応用に勇気づけられることになった．

卵が卵丘細胞とともに培養されたときには，培養液中にエストラジオールを加える必要はない．培養液がゴナドトロピンとともに補充されているので，顆粒膜細胞と卵丘細胞からエストラジオールが分泌されているからである．培養液中のプロゲステロンは卵の成熟にむしろネガティブに作用していると考えられている．

卵胞液中には多くの成長因子（growth factor：GF）が含まれていることはよく知られている．これらのGFは，ゴナドトロピンに反応して顆粒膜細胞や卵丘細胞から分泌され，パラクリンやオートクリンの経路（pathway）で卵に作用している．裸化した卵に対しては，卵の成熟のために培養液中にGFの補充が必要である．したがって，IVMの際の培養液中には卵は顆粒膜細胞と卵丘細胞とともに入れて，タンパク源として患者の血液またはヒト血清アルブミンを加えることで十分である（図2）[12]．

■ PCOS と IVM

多嚢胞性卵巣症候群（PCOS）は生殖年齢の女性にみられ，最も多くの生殖機能の障害をきたす疾患である．無排卵とアンドロゲン過剰を示し，経腟超音波では比較的大きな卵胞が数珠状に多数みられるのが特徴である．クロミフェンによる排卵誘発には抵抗性があり，hMGまたはリコンビナントFSH（r-FSH）で排卵するが，OHSSを惹起する危険があるため，PCOSの場合の妊孕性を高めることは困難であった．

Trounson[13]ら（1994）は，PCOSの患者から未熟卵を採取し，IVMで成熟させIVFで胚を十分に発育させることに成功した．その後，Barnesら[14]はPCOS患者にIVM，ICSIとアシステッドハッチングを行い妊娠に成功した．しかしその後，PCOS患者に卵巣刺激することなく採取した未熟卵は，受精・分割するが胚の着床率が低いことがBarnesら[15]，Trounsonら[16]，Chaら[17]により相次いで報告された．

しかし，最近Chianら[1]はPCOS患者の未熟卵のIVMに際し，FSHまたはhCGをprimingした後に採卵すると，臨床的妊娠30～35%，着床率10～15%と上昇することを明らかにした．

一方，IVMによる未熟卵の妊娠成功率は，未熟卵の回収の数が多いほど高い[18]ことが判明している．さらに，ゴナドトロピンを用いないでPCOS患者から未熟卵を採取しIVMで妊娠することが可能となったことより，Gulekliら[19]はこのIVMが卵提供に代わるものとして利用される可能性を示唆している．

■ hCG priming

Chianら[20)21)]は，PCOSの女性より未熟卵を回収する前36時間に，hCGを10,000 IU primingすると，IVMの際に時間短縮が可能になるとともに成熟卵を得る率が向上すると報告している．

その後，Linら[22]もhCG priming後未熟卵を採取したPCOS女性よりIVMで36.4%の臨床的妊娠を得たことを報告している．

Gulekliら[19]は，40歳以下のPCOS女性にhCG 10,000 IUまたは20,000 IU投与し，36時間後に採卵しIVM，ICSIで調査した．hCG 10,000 IU群で180個の未熟卵，20,000 IU群で151個の未熟卵を

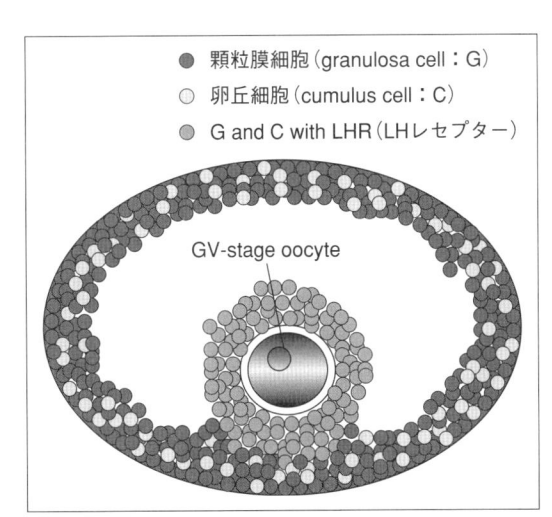

図2　多嚢胞性卵巣症候群（PCOS）患者の小卵胞（<8 mm 直径）の模式図

[12] Chian RC, et al：In vitro maturation of human oocytes. Reprod Bio Med Online **8**：148-166, 2004.

比較すると，卵の成熟率や胚の質には差異がなかったが，受精率は 20,000 IU 群ではむしろ低下したという．このことは hCG 投与量の増加の利点はないことを意味している．

hCG priming は比較的大きな細胞での卵の成熟を促進するようにみえるが，その機序は不明であり，さらなる研究が必要である．

■FSH または hCG priming

未熟卵の採卵前に FSH または hCG priming を行うことは採卵の条件をよくするものと考えられる．ただし，正常月経周期をもつ不妊患者に月経周期 3 日目より FSH 150 IU/日，3 日間投与して未熟卵を回収，IVM を行っても，卵の数，成熟率，受精率，着床率に変化はなかった[23)24)]．しかし，PCOS 女性の場合には FSH または hCG priming による未熟卵の採取を行うと，IVM で成熟が促進され，着床率も向上した[25)26)]．

Hardy ら[4)]は，IVM に関する 10 の報告より図 3 のようにまとめている．すなわち，PCOS の女性にゴナドトロピン刺激をしない自然周期で未熟卵を採取した群（卵 1,441 個），正常月経周期で卵巣刺激をしない場合の採卵群（卵 630 個），FSH priming 群（卵 363 個）で IVM を行い，卵の成熟率・受精率・分割率を比較したところ，3 つともに FSH priming 群に有意な向上がみられた．また，卵の成熟率は PCOS の女性のほうが正常月経周期の女性よりも高率であった．これらの事実は規則正しい月経周期の卵巣内卵と，PCOS の卵との間に FSH priming の作用が異なることを意味し，それぞれの卵のおかれている状況が異なっているために反応が異なっていると思われる．

■in vitro でのホルモンの付加

IVM の際の培養液中の FSH，LH または hCG の付加的投与が未熟卵の成熟や受精に及ぼす影響は興味ある問題である．

卵には FSH，LH のレセプターが存在しない[27)]と考えられていたため，in vitro の条件下では卵丘

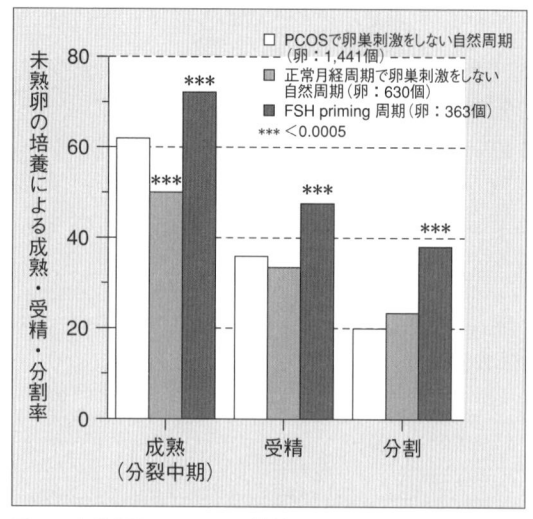

図3 未熟卵を in vitro で培養したときの成熟（減数分裂中期 II），受精，分割した頻度

[4) Hardy K, et al：In vitro maturation of oocytes. Brit Med Bulletin **56**：588-602, 2000.]

細胞を介して間接的に卵の成熟に関与すると考えらえていた．しかし，Patsoula ら[28)29)]はヒトの卵にも FSH，LH レセプターの mRNA が存在することを見出した．このことは，FSH，LH が直接卵の成熟や減数分裂の再開に関与していることを示して注目された．

さらに，Chian ら[30)]は FSH や LH の生理的な量を培養液に補充することで，顆粒膜や卵丘細胞からステロイド分泌を刺激することを認めており，ゴナドトロピンの付加はエストラジオールやプロゲステロンの分泌を促進することにより卵の成熟を促進する可能性を示している．

■おわりに

生殖補助医療技術が臨床の実際に応用されてくると，また，新しい技術が開発されてくる．IVM はまさにそのような結果生じてきたものである．

通常，卵は卵胞内で各種のコントロールを受けているが，卵成熟促進因子（maturation promoting factor：MPF）の支配を受け，さらに，細胞分裂抑制因子（cytostatic factor：CSF）の影響も受けて複雑な機構で成熟するものと思われる．このような未熟な卵を in vitro で成熟させようとするものは必ず

しも容易ではない．

しかし，体外受精が広く行われるようになり，未熟卵の採取も可能になってきてIVMが注目されるようになった．卵の成熟過程が必ずしも完全には理解されていないなか，臨床応用が先行している感がないこともないが，今後，採卵した卵を有効に使用したり，卵巣過剰刺激を避けたり，PCOSの治療のうえでもIVMの重要性は強調されてきている．

文 献

1) Steptoe PC, et al：Birth after re-implantation of a human embryo. Lancet **2**：366, 1978.
2) Lopata A, et al：In vitro fertilization of preovulatory oocytes and embryo transfer in infertile patients treated with clomiphene and human chorionic gonadotropin. Fertil Steril **30**：27-35, 1978.
3) Jones HW, et al：The program for in vitro fertilization at Norfolk. Fertil Steril **38**：14-21, 1982.
4) Hardy K, et al：In vitro maturation of oocytes. Brit Med Bulletin **56**：588-602, 2000.
5) Cha KY, et al：Pregnancy after in vitro fertilization of human follicular oocytes collected from non-stimulated cycles, their culture in vitro and their transfer in a donor oocyte program. Fertil Steril **55**：109-119, 1991.
6) Hwang JL, et al：Pregnancy after immature oocyte donation and intracytoplasmic sperm injection. Fertil Steril **68**：1139-1140, 1997.
7) Hwu YM, et al：Development of hatching blastocysts from immature human oocytes following in-vitro maturation and fertilization using co-culture system. Hum Reprod **13**：1916-1921, 1998.
8) Chian RC, et al：In vitro maturation of human oocytes. Reprod Bio Med Online **8**：148-166, 2004.
9) Cha KY, et al：In vitro fertilization using immature follicular oocytes harvested from ovarian tissue. In Behrman SJ, et al. (edited) Progress in Infertility, pp99-112, Little Brown Press, Boston, 1994.
10) Wynn P, et al：Pretreatment with follicle stimulating hormone promotes the numbers of human oocytes reaching metaphase II by in vitro maturation. Hum Reprod **13**：3132-3138, 1998.
11) Chian RC, et al：Priming with human chorionic gonadotropin before retrieval of immature oocytes in women with infertility due to the polycystic ovary sindrome. N Engl J Med **341**：1624-1626, 1999.
12) Chian RC, et al：In vitro maturation of human oocytes. Reprod Bio Med Online **8**：148-166, 2004.
13) Trounson A, et al：In vitro maturation and the fertilization and developmental competence of oocytes recovered from untreated polycystic ovarian patients. Fertil Steril **62**：353-362, 1994.
14) Barnes FL, et al：Blastocyst development and birth after in-vitro maturation of human primary oocytes, intracytoplasmatic sperm injection and assisted hatching. Hum Reprod **10**：3243-3247, 1995.
15) Barnes FL, et al：Production of embryos from in vitro matured primary human oocytes. Fertil Steril **65**：1151-1156, 1996.
16) Trounson A, et al：Oocyte maturation. Hum Reprod **13**(suppl 3)：52-62, 1998.
17) Cha KY, et al：Pregnancies and deliveries after in vitro maturation culture followed in vitro fertilization and embryo transfer without stimulation in women with polycystic ovary syndrome. Fertil Steril **73**：973-983, 2000.
18) Child TJ, et al：A comparison of in vitro maturation and in vitro fertilization for women with polycystic ovaries. Obstet Gynecol **100**：665-670, 2002.
19) Gulekli B, et al：Randomized, controlled trial of priming with 10,000 IU versus 20,000 IU of human chorionic gonadotropin in women with polycystic ovary syndrome who are undergoing in vitro maturation. Fertil Steril **82**：1458-1459, 2004.
20) Chian RC, et al：Pregnancies resulting from in vitro matured oocytes retrieved from patients with polycystic ovary syndrome after priming with human chorionic gonadotropin. Fertil Steril **72**：639-642, 1999.
21) Chian RC, et al：Prospective randomized study of human chorionic gonadotropin priming before immature oocyte retrieval from unstimulated women with polycystic ovarian syndrome. Hum Reprod **15**：165-170, 2000.
22) Lin YH, et al：Combination of FSH priming and hCG priming for in vitro maturation of human oocytes. Hum Reprod **18**：1632-1636, 2003.
23) Mikkelsen AL, et al：In vitro maturation of human oocytes from regulatory menstruating women may be successful without follicle stumulating hormone priming. Hum Reprod **14**：1847-1851, 1999.
24) Mikkelsen AL, et al：The interval between FSH priming and aspiration of immature human oocytes for in-vitro maturation：a prospective randomized study. Reprod Bio Med Online **6**：416-420, 2003.
25) Wynn P, et al：Pretreatment with follicle stimulating hormone promote the numbers of human oocytes reaching metaphaze II by in vitro maturation. Hum Reprod **13**：3132-3138, 1998.
26) Mikkelsen AL, et al：Benefit of FSH priming of women with PCOS to the in vitro maturation procedure and the outcome：a randomized prospective study. Reproduction **122**：587-592, 2001.
27) Dekel N, et al：Modulation of cell-to-cell communication in the cumulus-oocyte complex and regulation of oocyte maturation by LH. Dev Biol **86**：356-362, 1981.
28) Patsoula E, et al：Expression of mRNA for the LH and FSH receptors in mouse oocytes and preimplantation embryos. Reproduction **121**：455-461, 2001.
29) Patsoula E, et al：Messenger RNA expression for the follicle-stimulating hormone receptor and luteinizing hormone receptor in human oocyte and preimplantation-stage embryo. Fertil Steril **79**：1187-1193, 2003.
30) Chian RC, et al：Production of steroids from human cumulus cells treated with different concentrations of gonadotropins during culture in vitro. Fertil Steril **71**：61-66, 1999.

3 卵巣組織銀行（ovarian tissue banking）

　医学の進歩により，新しい治療法が確立されると飛びつくように急速に普及する．しかし，これには落とし穴があり，副作用が報告されるようになるとしぼんでしまう．このような現象は"pendulum effect"（振子効果）として観察されている．

　化学療法や放射線療法が確立され，かなりの腫瘍が完治や縮少に成功し，長期の生存者が出てくると，特に若い女性の場合は将来への妊孕性の問題が出てくる．

　すでに Chapman ら[1]によれば，Hodgkin リンパ腫の化学療法では 29 歳以下であれば 69％に，30 歳以上であれば 96％に卵巣機能の廃絶がみられるという．Chambers ら[2]によれば，子宮頸部への放射線療法では 300 cGy 以上で卵巣機能は完全に廃絶するという．

　このような卵巣機能の障害は妊孕性の障害のみでなく，更年期障害や骨粗鬆症の出現の恐れなどを含んでおり，これらの問題を解決するものとして卵巣組織銀行（ovarian tissue banking）の必要性が考えられる．

■卵巣組織銀行の必要性……………………………

　近年の強力な化学療法剤や放射線療法の出現は生存率を向上させたが，若年者の妊孕性を犠牲にしてきた．特に小児や若年者の治療にあたって妊孕性の保存は，QOL を考えたうえでも重要な課題であるといえる．

　従来より精子の保存は比較的行われてきており，精子銀行（sperm bank）として知られている．なかでも，卵細胞質内精子注入法（ICSI）を用いると，凍結保存された精子でもかなり確実に受精能を有している．一方，ICSI がルーチン化されてくると，胚の凍結保存も可能になってきている．しかし，未婚女性の場合の卵の凍結保存（oocyte cryopreservation）は理想的であるものの，解凍して ICSI を行ったとしても，妊娠・分娩への成功は Fabbri[3]によればわずか 2％にすぎない．

　そこで，卵巣皮質の banking に注目が集まるようになった．これは特に若い女性にとって

①卵を採取し保存する際に，ゴナドトロピンで卵巣を賦活して多数の卵を得る必要がない
②腹腔鏡下の手術で卵巣組織の採取が可能である
③月経周期のいかなる時期でも可能である

などの利点もあり，期待が大きい．

　また卵を採取する際には必要となる卵巣刺激のための時間的なロスをなくすことができる利点も無視できない．

■卵巣組織の採取・凍結・移植法……………………

　多くの場合，腹腔鏡下で卵巣皮質の一部を採取することは可能である．しかし，開腹して子宮などの根治手術をする際には，卵巣を摘出して組織を採取する．

　卵巣組織を凍結保存する際に最も重要なことは，凍結・融解などの操作により，組織が崩壊して原始卵胞が喪失するのを防ぐことである．

　通常は卵巣組織は皮質の部分を 1 cm^{3}以下の体積，たとえば直径 2 mm，6 mm，10 mm 以下の小細片にし，胚の凍結の際に用いるのと同様に，1.5 M ジメチルスルホキシド（dimethylsulphoxide：DMSO）または 1.5 M 1, 2 プロパンジオール（propanediol：PROH）と 0.1 M ショ糖（sucrose）混合液などの凍結保護剤を用いて，program-freezer を用いて凍結するか，ガラス化法（vitrification）を用いて－196℃の液体窒素で保存する[4]．

　卵巣組織の移植については今日まで多くの部位に移植が試みられているが，通常は観察の容易な部位に多数個を移植することが好まれる．上肢の内側，腹壁の皮下または筋肉のポケット内[5]，骨盤腹膜[6]などである．Oktay ら[4]は，腹腔鏡下で多

数の卵巣片を**図1**のように骨盤壁腹膜に縫合する術式を報告している．

■**卵巣組織凍結保存の最近の動き**

　がん患者における卵巣組織の自家移植で重要なのは，移植片にがんが転移していないことである．これは，がんの臓器，進行度，悪性度などにも関係するが[7]，多くの研究より Wilm 腫瘍，Hodgkin リンパ腫，骨肉腫，子宮頸がんなどでの卵巣への浸潤は極めてまれである[8]．しかし，白血病など，血液の全身性の疾患のときには卵巣への転移の可能性が強い．乳がん患者の 13〜38％ に卵巣への転移があることが知られており[9]，卵巣移植には注意が必要である．

　Hovatta ら[10]は 19〜44 歳の 19 人の女性で，卵巣摘出時や手術の際に卵巣の生検より得られた卵巣皮質の組織片直径 0.3〜2 mm を 1.5 M DMSO または 1.5 M PROH と 0.1 M ショ糖混合液による凍結保護剤を用いて，program-freezer により凍結保存した．24 時間〜5 週間保存後に融解し，組織学的に検査した．凍結前後には卵巣組織には壊死（necrosis）の所見はみられず，卵胞および卵にも特に異常がみられなかったことにより，ヒト卵巣組織の凍結保存は実用的にも可能であるとした．

　その後 Oktay ら[6]は，17 歳のときにすでに類皮嚢胞腫で右卵巣・卵管摘出術および左卵巣楔状切除術を受けた女性が，その後，視床下部性無月経となり，さらに強い疼痛のため，29 歳で残った卵巣の摘出を受けた．この際に卵巣皮質は 2 mm×2 個，10 mm×5 個を 1.5 M PROH で凍結保存し，6 カ月後に腹腔鏡下で左骨盤腹膜に縫合した．移植 15 週後にゴナドトロピンを投与，11 日目に主席卵胞が形成され，24 日目で卵胞は直径 17 mm となり，ゴナドトロピン投与量は 150 IU/日から 675 IU/日まで上昇し，血中エストラジオールは 93 pg/mL（341 pmol/L）（正常値は 69〜364 pg/mL，253〜1,336 pmol/L），この時点で hCG 10,000 IU を投与，血中プロゲステロンは 0.7 ng/mL（2.2 nmol/L）から 13 ng/mL（41.3 nmol/L）へと上昇し，超音波で黄体の存在を確認，ダグラス窩に free の液の存在を認め，子宮内膜も 9 mm と厚みを増し，hCG 注射後 16 日目で月経が発来した．さらに，6 カ月にもゴナドトロピン投与で反応し，卵胞が発育することを超音波検査で確認した．このことから，移植された卵巣片が長期間生存していることを証明した．これは，ヒトで排卵および長期生存させた最初の報告である．

　Callejo ら[5]は 46〜49 歳の更年期前の女性で子宮筋腫のため子宮全摘を受ける際に予防的に卵巣摘出を行った 4 人につき，以下の実験を行った．

　患者 1，2 は新鮮卵巣片 1 cm³ 以下を腕の内側に移植した．患者 3，4 は 1〜2 mm の細片を作成し，凍結保存後に下腹部の筋肉ポケットに移植した．この 4 人のうち患者 1，2，4 は移植 3〜4 カ月後にも移植卵巣からホルモンを分泌したが，FSH は高値を示した（**図2**）．

　また，近年 Oktay ら[11]は 30 歳の女性で乳がん IIb 期の化学療法による卵巣機能の廃絶を避けるため，腹腔鏡下で一方の卵巣を摘出した．この卵巣片を凍結保存し，化学療法も終了したが，患者は月経は閉止となり，血中の FSH 値も 117 IU/L と

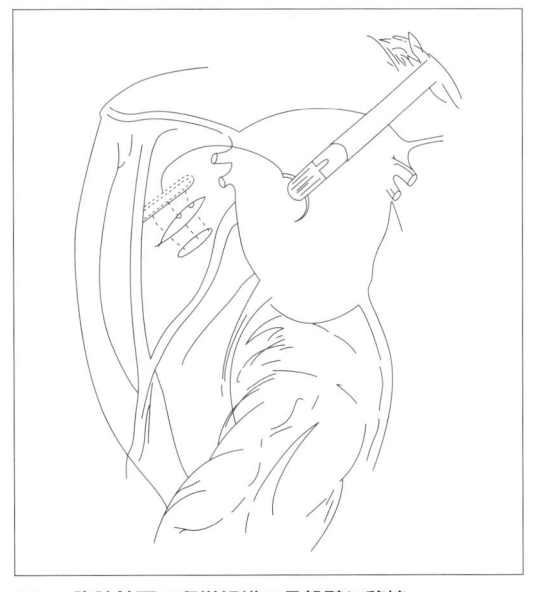

図1　腹腔鏡下で卵巣組織の骨盤壁に移植

［4］Oktay K, et al：A technique for laparoscopic transplantation of frozen-banked ovarian tissue. Fertil Steril 75：1212-1216, 2001.］

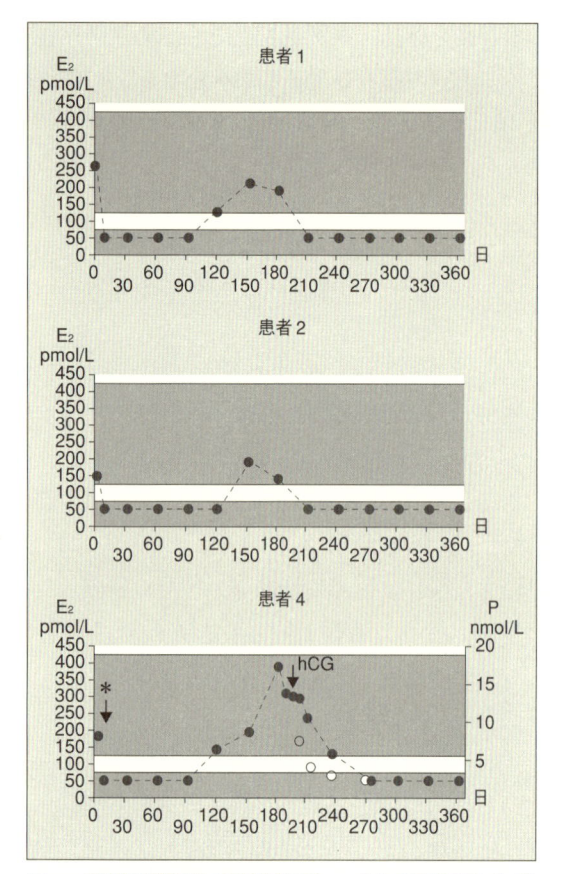

図2 新鮮卵巣組織の移植（患者1, 2）と凍結保存した卵巣組織を移植（患者4）した際の血中ステロイドの動き
● : E_2, ○ : プロゲステロン
*凍結保存後卵巣組織を移植，アミがけの領域は上方は正常値，下方は卵巣摘出時の値
[5] Callejo J, et al : Long-term ovarian function evaluation after autografting by implantation with fresh and frozen-thawed human ovarian tissue. J Clin Endocrinol Metab 86 : 4489-4494, 2001.]

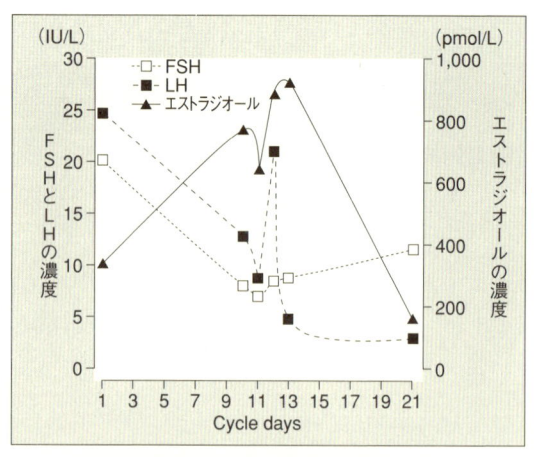

図3 卵巣組織移植後の卵巣機能の回復
[11] Oktay K, et al : Embryo development after heterotopic transplantation of cryopreserved ovarian tissue. Lancet 363 : 837-840, 2004.]

上昇した．卵巣凍結後6年してから腹壁の皮下に移植した．3カ月後，エストラジオール477 pmol/L，FSH 7～9 IU/L と正常値に戻り，超音波により卵胞の発育を認めた．この卵胞より20個の卵を採取し，8個の卵に体外受精を行い，1個の卵が4細胞胚まで発育した．このことは凍結保存移植卵巣片が十分な妊孕性を有することを示すもので，画期的な研究成果といえよう（図3）．

すでにLeeら[12]によりサルで新鮮卵巣片の移植により成熟卵を採取し，ICSIで受精に成功し，新生仔を出生することに成功しており，臨床への応用に期待が高まっている．

Oktayら[13]は悪性腫瘍などの際の妊孕性維持の方策として，図4のようにまとめている．すなわち，小児の場合には卵巣組織を凍結保存し，化学療法を遅らすことができる成人ならば，卵または胚の凍結保存を行った後に化学療法を行うことがよいとしている．

おわりに

やむをえず卵巣を摘出しなければならない場合や，化学療法や放射線療法により卵巣機能が障害される危険が予想される際には，とにかく妊孕性を希望する若年女性に対して卵巣組織の保存は期待される方法の一つである．

その場合，新しい治療法を行うときと同様に
①科学的根拠が認められているか
②患者・家族の要望が強いか
③倫理的な配慮がなされているか
④インフォームド・コンセントがとられているかなどを確認する必要がある．

この卵巣組織のbankingは倫理的・道徳的・法的にも多くの問題点を残しているが，今日では世界で広く受け入れられ，この技術により，ヒトのベビーの出生が待たれている．

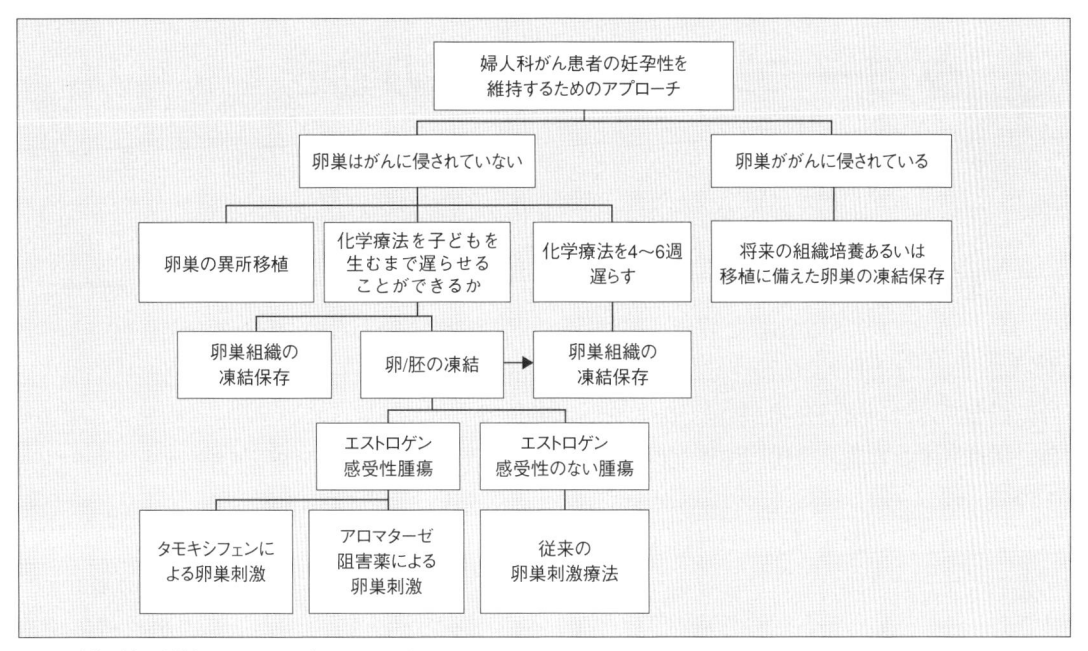

図4 妊孕性を維持するための個々のアプローチ
[13) Oktay K, et al：Ovarian tissue banking for cancer patients, fertility preservation, not just ovarian cryopreservation. Hum Reprod **19**：477-480, 2004.]

文　献

1) Chapman RM, et al：Cytotoxic-induced ovarian failure in women with Hodgkin's disease. I Hormone function. JAMA **242**：1877-1881, 1979.
2) Chambers SK, et al：Sequelae of lateral ovarian transposition in irradiated cervical patients. Int J Rad Oncol Biol Phys **20**：1305-1308, 1991.
3) Fabbri R, et al：Human oocyte cryopreservation：new perspectives regarding oocyte survival. Hum Reprod **16**：411-416, 2001.
4) Oktay K, et al：A technique for laparoscopic transplantation of frozen-banked ovarian tissue. Fertil Steril **75**：1212-1216, 2001.
5) Callejo J, et al：Long-term ovarian function evaluation after autografting by implantation with fresh and frozen-thawed human ovarian tissue. J Clin Endocrinol Metab **86**：4489-4494, 2001.
6) Oktay K, et al：Ovarian function after transplantation of frozen, banked autologous ovarian tissue. N Engl J Med **342**：1919, 2000.
7) Kim SS, et al：Ovarian tissue harvested from lymphoma patients to preserve fertility may be say for autotransplantation. Hum Reprod **16**：2056-2060, 2001.
8) Young RH, et al：Metastatic tumors of the ovary. In Kurman RJ (ed) Blaustein's Pathology of the Female Genital Tract. 4th edition, pp933-974, Springer-Verlag, New York, 1994.
9) Perrotin F, et al：Incidence, diagnosis and prognosis of ovarian metastasis in breast carcinoma. Gynecol Obstet Fertil **29**：308-315, 2001.
10) Hovatta O, et al：Cryopreservation of human ovarian tissue using dimethylsulphoxide and propanediol-sucrose as cryoprotectants. Hum Reprod **11**：1268-1272, 1996.
11) Oktay K, et al：Embryo development after heterotopic transplantation of cryopreserved ovarian tissue. Lancet **363**：837-840, 2004.
12) Lee DM, et al：Live birth after ovarian tissue transplant, fresh pieces of monkey ovary remain fully functional even when moved to a new site. Nature **428**：137-138, 2004.
13) Oktay K, et al：Ovarian tissue banking for cancer patients, fertility preservation, not just ovarian cryopreservation. Hum Reprod **19**：477-480, 2004.

4 クローニング(cloning)の動き

クローンヒツジのドリーの出生以来，カルト教団ラエリアンと関係があるとされる Richard Seed と不妊のエキスパートであるイタリアの Severino Antinori は，クローン人間を作ると宣言して注目された．このことは人間の復活を信じるグループと不妊に悩む者に強い関心を呼んだ．

一方，国連を中心に多くの国ではヒトのクローニング作成を厳しく禁じる処置を行っているが，2001年1月，イギリス議会はヒトの妊娠8週までの胎児のコピーを合法化した．これによりヒトの胚性幹細胞(embryonal stem cell)の作成が可能となり，神経や筋肉など身体の構成細胞を作ることのできる，いわゆる万能細胞を手に入れることになった．この8週までの胚を子宮に戻せばクローン人間となる．

このクローニングの研究は生命の神秘を解き明かしてきたが，人間への応用には生命倫理からも問題点が多い．そこで，現在までの研究の動きを中心にまとめてみた．

■クローニングとは……………………………

クローニング(cloning)という言葉はギリシア語の $\kappa\lambda\omega\nu$ からきて，性的関係がなく子孫を作る(asexual generation)という意味である．多くの植物ではつぎ木で可能であり，ヒドラ・イソギンチャク・ミミズ・プラナリアなどの生殖では，クローニングが自然の繁殖の方法であった．

しかし，1979年 Willadsen[1]による胚の分離(embryo splitting)によりヒツジに，また，1985年 Baker ら[2]によりウシにこの方法が導入され，胚を2つの部分に分けることによりコピーを作成することに成功した．一方，すでに Gurdon ら[3]は1962年にオタマジャクシの内皮細胞の核を，あらかじめ除核したカエルの卵に移植し，カエルのクローニングに成功している．

このように，コピーを作ることからスタートしたクローニングであるが，最近では再生医学との関係から，むしろ核移植(nuclear transplantation)が生殖を目的としないクローニングに用いられるようになってきている．

■クローニングのタイプ……………………………

クローニングは，次の3つの型に大別することができる．

1．胚細胞クローニング(embryonic cloning)

受精卵(胚)をとり出すか，体外受精などで胚を作成し，その割球を同種の除核した卵と電気的に融合させるか核移植をし，これをレシピエントの子宮に入れて着床発育させる．この技術は家畜動物やサルなどに利用されている(図1)[4]．

2．治療的クローニング(therapeutic cloning)

除核した卵にドナーの体細胞の核を移植し，胚まで発育させ，この胚より幹細胞(stem cell)を取り出す．この幹細胞は遺伝的にドナーと同一のために抗原性はなく，この幹細胞を移植しても十分に生着発育できるもので，臨床的にも期待されている．最近ではマウスで卵巣卵胞様の構造物を作ることに成功した[5]との報告や，雄の精子を作ることに成功した[6]との報告もあり，治療的クローニングの技術を用いて生殖系列の細胞を作り生殖を行うことも可能になると考えられる(図2)[7]．

3．生殖クローニング(reproductive cloning)

除核した卵に体細胞の核を移植し，これを受け入れ子宮に入れて仔または児を得ようとするものである．前述の治療的クローニングは幹細胞を得ようとするものだが，生殖クローニングは仔または児を得ようとするもので異なっている．しかし，治療的クローニングを得る目的で育てた胚を子宮内に注入することにより児を得ることが可能となり，十分な管理体制が必要となる(図3)[8]．

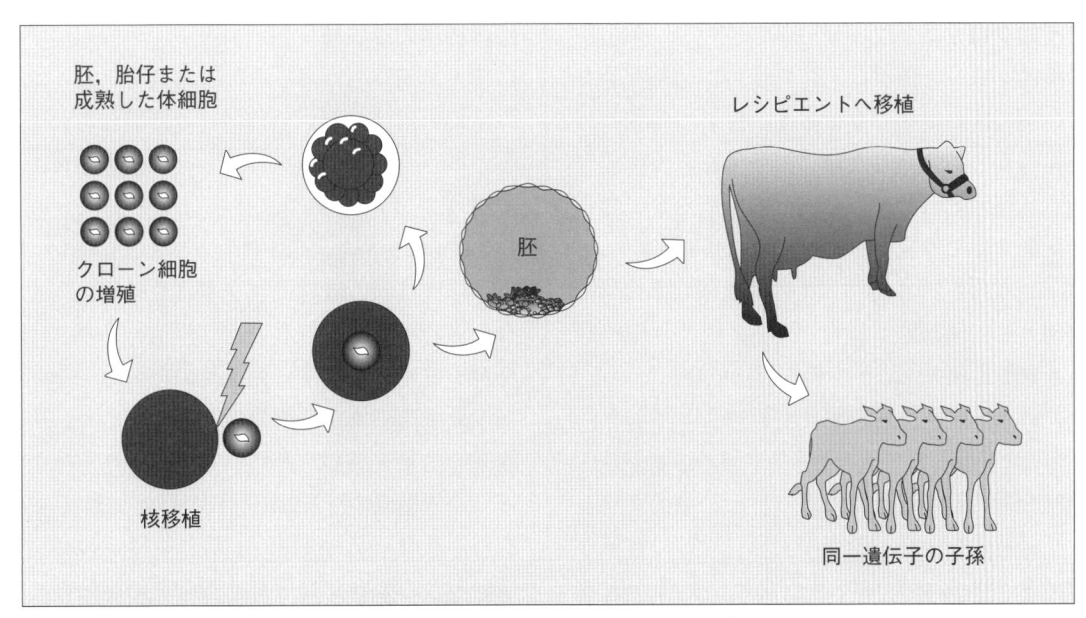

図1 牛の胚細胞・体細胞および胚細胞の再度利用などによるクローニング
[4] Traunson A, et al：Potential benefits of cell cloning for human medicine. Reprod Fertil Dev **10**：121-125, 1998.

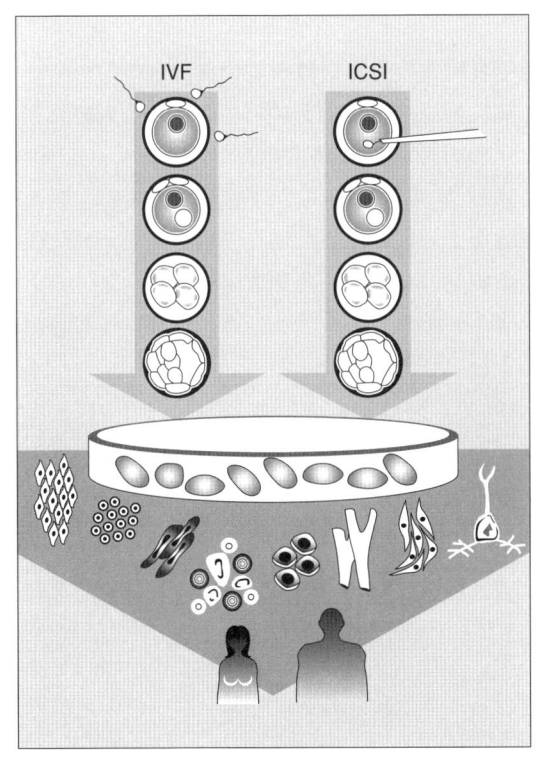

図2 胞胚期内細胞塊の幹細胞より得られた治療的クローニング
[7] Illmensee K：Cloning in reproductive medicine. J Assist Reprod Genetics **18**：451-467, 2001.

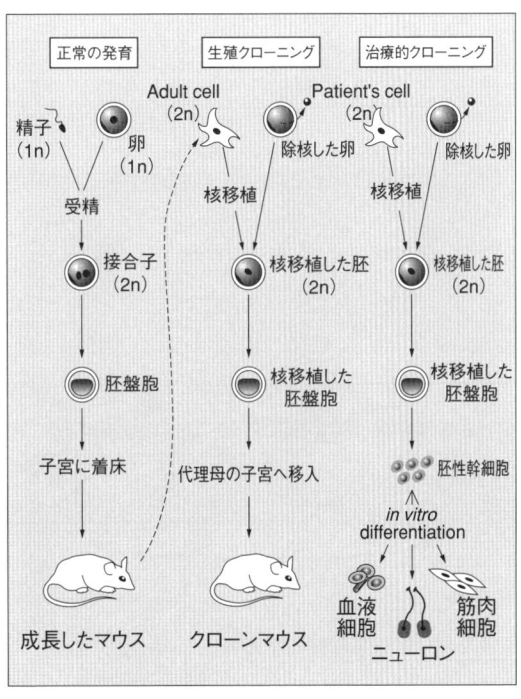

図3 胚の正常の発育と，生殖クローニングと治療的クローニングとの相異
[8] Fischbach GD, et al：Stem cells, science, policy, and ethics. J Clin Invest **14**：1364-1370, 2004.

■治療的クローニング

　治療的クローニングは，体外受精や顕微授精などで余剰の胚の提供を受けるか，患者の体細胞の核をあらかじめ除核した卵に核移植をして作成した胚より胚性幹細胞を取り出して用いるもので，決して個体まで作成するものではない（図4）[7]．

　Cibelliら[9]は2001年にヒトの卵丘細胞を核移植の細胞として卵細胞と融合させ，2個の4細胞期胚と6細胞期胚のクローンの作成に成功している．

　すでにサルの胚性幹細胞株が作成されており，これをモデルとしてヒトの治療的クローニングの研究戦略を考えるのは重要である[10]．治療的クローニングは特殊な疾患や器官の欠損に対して移植などで効果の発揮が期待できるため，期待が大きい[11]．特にヒトの胚性幹細胞の抽出や利用の拡大により生殖補助医療技術が新しい再生医学・移植医療に新たな道を開拓した意義は大きい．

■体細胞の核移植

　個人と同一のコピーを作る目的でクローニングの言葉を用いると，倫理的に受け入れられないことが多いため，生殖を目的とせず治療を目的とする場合にはクローニングの言葉を避け，核移植（nuclear transplantation）を用いることが多い．

　核移植は卵の成熟のさまざまな時期に核を移植した場合に卵細胞質との相互作用によりどこまで発育するかを研究するため用いられた．その後は高齢出産時の染色体の異常を防ぐためや，着床前診断の効果を高めるためにも応用されてきた．さらに，核移植の技術は細胞質の移植にも試みられ，また，減数分裂中期I，II期の紡錘系の移植にも用いられるようになった．細胞質の補助の技術は推定上の代謝異常の治療や卵の老化に基づく染色体の異数性の予防と妊孕性を高めることにも応用されている[12]．

■哺乳動物の生殖クローニング

　哺乳動物の生殖のクローニングの歴史をたどると，1980年代の初期までさかのぼる．

　1981年Illmenseeら[13]は成熟マウスの胞胚の内細胞塊より取り出した細胞の核を，すでに除核した卵細胞に移植し，発育に成功した．この発見は生殖のクローニングに対する賛否の議論を世界中に巻き起こした．

　1984年Mc Grathら[14]は着床前の胚の核を用いてマウスのクローニングの実験を行い，ネガティブの結果を得た．したがって，単純に核の移植をすることによる哺乳動物のクローニングは生物学的には不可能であると結論した．

　しかし，1986年Willadsen[15]が胚の核をあらかじめ除核したヒツジの卵に移植して仔の出生を認めたことより，家畜のクローニングへの応用に道が開かれた．続いて1987年Pratherら[16]によりウシ，1989年Pratherら[17]によりブタ，1991年Zang[18]によりヤギのクローニングの成功が報告された．

　その後クローニングの方法について改良をみたが，1997年Wilmutら[19]スコットランドの研究グ

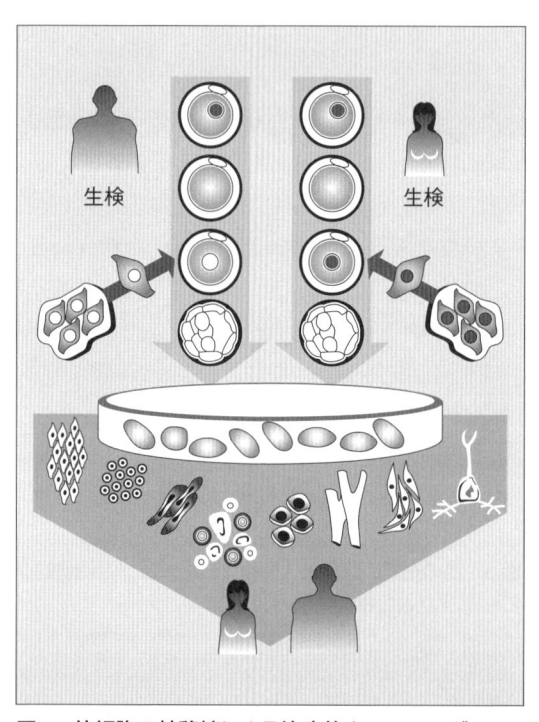

図4　体細胞の核移植による治療的クローニング

[7] Illmesee K：Cloning in reproductive medicine. J Assist Reprod Genetics 18：451-467, 2001.

ループが，成熟した雌ヒツジの乳房の細胞からクローンヒツジ"ドリー"を誕生させることに成功した．この成功により成熟した体細胞からのクローニングに興味が移った．

1998年Katoら[20]日本の研究グループは1頭のウシの体細胞からできた8頭の仔ウシの出生に成功した．ここでもっとも印象的なことは，ウシの子宮に移植された10個の胚のうち8頭の仔ウシが正常に生まれたことである．これらの8頭は卵管細胞から3頭，卵丘細胞から5頭が生まれた．

同じ1998年Wakayamaら[21]は成熟したマウスの卵丘細胞を核移植し，仔の出生に成功している．

その後の体細胞を用いたヒツジ，ウシ，マウスらのクローニングの結果，成熟した哺乳動物の体細胞は仔に発育する十分な能力を有することが明らかになり[7]，倫理面の問題がクローズアップしてきた．

■生殖クローニングの問題点
多くの哺乳動物での生殖クローニングの成功が報告され，ヒトへの応用が注目されるようになった．しかし，生殖クローニングは未解決の問題が大きい．

Illmensee[7]は生殖クローニングの危険因子として，次の7つを挙げている．
①染色体の数と構造の異常
②染色体テロメラーゼ領域異常，特にTTAGGGT-TAGGG反復の短縮化
③遺伝子活性の生後の変化
④遺伝子のメチル化の変化
⑤遺伝子の点変異
⑥胎児形成異常（large offspring syndrome：LOS），特に体細胞の培養条件が影響を与える
⑦出生前や後にみる先天異常仔の出現

これらのいまだ未解決の問題が多いために，ヒトの生殖を目的としたクローニングは厳につつしまなければならず，基礎的研究の積み重ねが重要となってくる．

■クローニング技術と製薬
哺乳動物の生物技術に関する基礎的な研究が急速に進み，特に特殊な制限酵素によるゲノムのDNAの遺伝子の切断や，適当なレトロウイルスのベクターを用いた分子クローニング，培養された哺乳動物細胞でクローン化されたヒト遺伝子の特殊の発現順列や機能的な統合などにより製薬業界においても革命的な変化が起こってきている．遺伝子工学における新しい分子技術により遺伝子組換え動物が畜産分野にも応用され，ヒトの遺伝子よりの産生物を生み出す動物の出現により，製薬業界の様相も変わってくる．

表1[7]はこれら遺伝子組換え家畜より産生されるタンパクと，それに適応する疾患の一覧である．ヒトのタンパクと同一のものがウシ，ブタ，ヒツジ，ヤギなどの家畜より産生され，医療の実際に用いられることになる．

■クローニングと生命倫理
クローニングの技術が哺乳動物に広く行われるようになると，ヒトへの応用が問題となってくる．この解決には政治・経済・法律・宗教・倫理などの問題をクリアしなければならないが，特に倫理上問題になる点は，
①ヒトの細胞や胚を培養し，そこからヒトを作ることは人間の尊厳のうえで許されるか
②治療を目的にクローニングを作製することは，ヒトの卵や胚を商業化の対象することにならないか
の2つである[22]．

古くからヨーロッパの文化のなかにはヒトは生きる権利があり，これは生まれる前にも適用されるとの考え方がある．これにはキリスト教を中心とした宗教の影響が大きく支配している．しかし，ヒトの尊厳のなかで受精卵（胚）や胎児と母親の尊厳との関係や，避妊法を用いることの是非などとともに，葛藤が生じてくる．

スウェーデンは避妊を用いる権利，中絶を行うことの権利は基本的な権利であり，したがって，

表1　製薬業界におけるクローニングの応用

遺伝子組換え家畜より産生されるタンパク	適応する疾患
α-l-antitrypsin	嚢胞性線維症，気腫
CFTR	イオン輸送，嚢胞性線維症
α-glucosidase	糖尿病
antithrombin III	塞栓症
collagen	関節リウマチ
hemoglobin	血液代用，サラセミア
factor VIII and IX	血液凝固，血友病
protein C	血液凝固
tPA	心臓発作，虚血
fibrinogen	結合組織，炎症
LDL-receptor	脂質異常症
dystrophin	Duchenne型筋ジストロフィー
lactoferrin	ベビーフード
casein	アレルギー
lactoglobulin	non-humanミルク
antibodies	がん治療
antigenes	免疫性障害
adenosindesaminase（ADA）	重複複合型免疫不全（SCID）
α-galactosidase	Fabry病
glucosylcerebrosidase	Gaucher病
α-iduronidase	Hurler病
β-hexosaminidase	Tay-Sachs病
HPRT	Lesch-Nyhan症候群
rec hGH	ホルモン療法
rec hFSH, hLH, hGnRH	リプロダクション補助

[7] Illmensee K：Cloning in reproductive medicine. J Assist Reprod Genetics 18：451-467, 2001.]

胚や胎児は母親から独立している権利ではなく，インフォームド・コンセントにより実験に用いることもできるとしている．

さらに，スウェーデンを含めたヨーロッパの国々では，体細胞核移植による胚を作成し，幹細胞をとり出す，いわゆる治療目的のクローニングは，危険よりも医学的利益が大きいとして容認する方向にきている．しかし，生殖のクローニングはほとんどが反対されている[22]．

一方，治療的クローニングが認められる方向になると，ヒトの胚や胎児が商業製品となることが現実の問題である．確かに今日，治療法の見つからない疾患の治療に胚性幹細胞の応用は魅力的であるが，たとえばParkinson病の1人の患者の治療に5～6個の胚が必要であるとされているが，その資源が発展途上国からの輸入でまかなわれたらどうなるか．一方の病人を助けるために多くの胚や胎児が犠牲になることにより，一方ではそれで利潤を追求する業者がいることが許せるのか[22]．

倫理的に考えれば，科学的技術的な進歩が広く人類に利益をもたらし，低料金で多くの人々に利用されるならばよしとしなければならない．しかし，治療的クローニングにはいまだ問題も多い．ましてや生殖クローニングに関しては禁止の方向に行くべきだろう．

アメリカの生殖医学会は2002年3～6月にアメリカ国内で活躍している会員5,400人にアンケートを送付し，1,291人より返事を回収した[23]．このなかで図5のように生殖クローニングには78％が反対であるが，わずかに13％は認めるべきだとしている．一方，2/3は体細胞の幹移植による胚性幹細胞の研究に胚を用いることを支持しており，大部分が政府による生殖補助技術の規制に抵抗を示している．しかし，治療的クローニングに対しても子宮内に移植することにより生殖クローニングへの可能性が出てきているだけに，研究者自らが規制するのにも限界があり，法的規制もやむをえないだろう．

文　献

1) Willadsen S：A method for culture of micro-manipulated sheep embryo and its use to produce monozygotic twins. Nature 277：298-300, 1979.
2) Baker RD, et al：Commercial splitting of bovine embryos. Theriogenology 23：2-12, 1985.
3) Gurdon JB：Developmental capacity of nuclei taken from intestinal epithelium cells of feeding tadpoles. J Embryo Experim Morph 10：622-640, 1962.
4) Traunson A, et al：Potential benefits of cell cloning for human medicine. Reprod Fertil Dev 10：121-125, 1998.
5) Hüner K, et al：Deviation of oocytes from mouse embryonic stem cells. Science 300：1251-1256, 2003.

4 クローニング(cloning)の動き

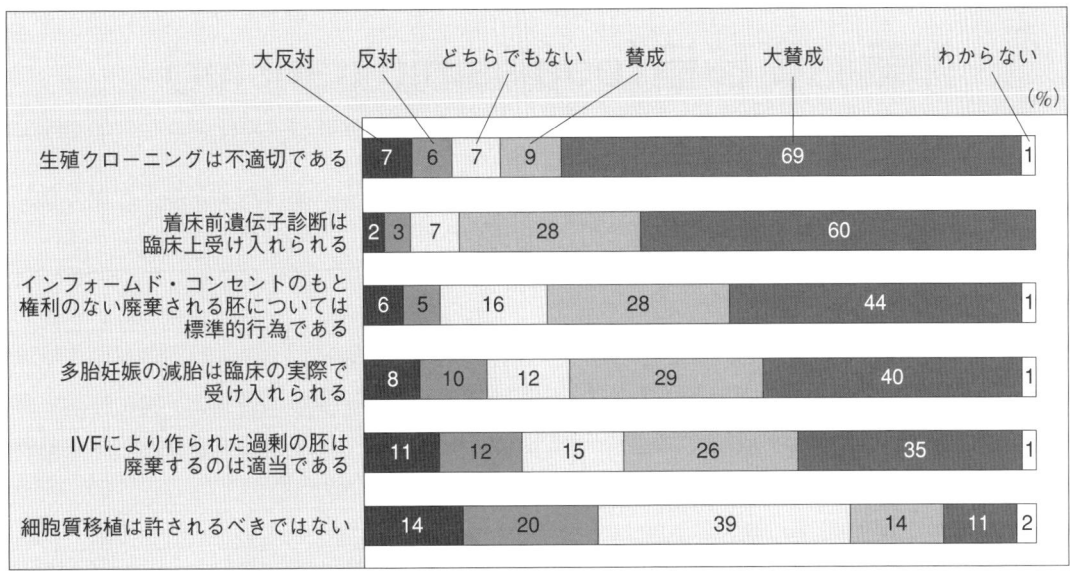

	大反対	反対	どちらでもない	賛成	大賛成	わからない
生殖クローニングは不適切である	7	6	7	9	69	1
着床前遺伝子診断は臨床上受け入れられる	2	3	7	28	60	
インフォームド・コンセントのもと権利のない廃棄される胚については標準的行為である	6	5	16	28	44	1
多胎妊娠の減胎は臨床の実際で受け入れられる	8	10	12	29	40	1
IVFにより作られた過剰の胚は廃棄するのは適当である	11	12	15	26	35	1
細胞質移植は許されるべきではない	14	20	39	14	11	2

図5 アメリカ国内の生殖医学会会員の新しい生殖医療に対する考え方
[23] Keye WR, et al：A survey of the practices and opinions of the domestic members of the American Society for Reproductive Medicine. Fertil Steril **82**：536-542, 2004.

6) Toyooka Y, et al：Embryonic stem cells can form germ cells in vitro. Proc Nat Acad Sci USA **100**：11457-11462, 2003.
7) Illmensee K：Cloning in reproductive medicine. J Assist Reprod Genetics **18**：451-467, 2001.
8) Fischbach GD, et al：Stem cells, science, policy, and ethics. J Clin Invest **14**：1364-1370, 2004.
9) Cibelli JB, et al：Somatic cell nuclear transfer in human；pronuclear and early embryonic development. J Regan M **2**：25-31, 2001.
10) Wolf DP, et al：Nuclear transfer in rhesus monkey；practical and basic implications. Biol Reprod **60**：199-204, 1999.
11) Edwards BE, et al：The human pluripotent stem cell；impart on medicine and society. Fertil Steril **74**：1-7, 2000.
12) Takeuchi T, et al：Implications of cloning technique for reproductive medicine. Reprod Bio Med Online **8**：509-515, 2004.
13) Illmensee K, et al：Nuclear transplantation in Mus musculus；Developmental potential of nuclei from preimplantation embryos. Cell **23**：9-18, 1981.
14) Mc Grath J, et al：Inability of mouse blastomere nuclei transferred to enucleated zygotes to support development in vitro. Science **226**：1317-1319, 1984.
15) Willadsen SM：Nuclear transplantation in sheep embryo. Nature **320**：63-65, 1986.
16) Prather RS, et al：Nuclear transplantation in the bovine embryo；assessment of donor nuclei and recipient oocytes. Biol Reprod **37**：859-866, 1987.
17) Prather RS, et al：Nuclear transplantation in early pig embryo. Biol Reprod **41**：414-418, 1989.
18) Zang Y, et al：Nuclear transplantation in goat embryo. Sci Agric Sin **24**：1-6, 1991.
19) Wilmut I, et al：Viable offspring derived from fetal and adult mammalian cells. Nature **385**：810-813, 1997.
20) Kato Y, et al：Eight calves cloned from somatic cells of a single adult. Science **282**：2095-2098, 1998.
21) Wakayama T, et al：Full term development of mice from enucleated oocytes injected with cumulus cell nuclei. Nature **394**：369-374, 1998.
22) Evers K：European perspectives on therapeutic cloning. N Engl J Med **346**：1579-1582, 2002.
23) Keye WR, et al：A survey of the practices and opinions of the domestic members of the American Society for Reproductive Medicine. Fertil Steril **82**：536-542, 2004.

5 卵細胞質移植(ooplasmic transfer)

不妊症の治療に多くの生殖補助医療技術が考案され，実際の臨床に応用されてきている．しかし，これらの技術を用いてもなお解決できない問題に卵の質や胚発育の poor の症例があった．

すでに 1982 年，Muggleton-Harris ら[1]はマウスの 2 細胞期で分裂が止まる，いわゆる"2-cell block"を克服するため，細胞質移植を行った．この方法はすでにヒト以外の哺乳動物で 20 年にわたり試みられてきた．

しかし，ヒトでの体外受精(IVF)においても胚の発育が poor のために妊娠しない際の対策として，1997 年 Cohen ら[2]により臨床に応用され，妊娠・出生に成功した症例の報告があり，注目されるようになった．

■ミトコンドリア

ミトコンドリア(mitochondria)は，1890 年 Altmann により最初に記載されたものであり[3]，真核細胞の細胞質の中で大きな部分を占めている細胞小器官であり，ヒトの着床前の胚の 23％を占めている[4]．

ミトコンドリアはアデノシン 2 リン酸(adenosine diphosphate)がアデノシン 3 リン酸(adenosine triphosphate：ATP)に変化して酸化的リン酸化に重要なある働きをしている[5]．

形態学的に精子からのミトコンドリアは卵細胞への侵入後ただちに，または胚の発達の初期の分割の間に破壊される．したがって，母親のミトコンドリア DNA(mt DNA)が優位になる[5]．

卵細胞内の ATP 活性の強弱が着床や胚の発育の障害の原因となると考えられている．

■着床と mt DNA

胚の子宮内膜への着床には，胚の中の mt DNA との関係が注目されている．

図 1 のように，mt DNA にエラーがあれば，ミトコンドリアは正常に働くことができず，ミトコンドリアの活性が低下して細胞内における ATP の産生を減少させる．これが細胞の分裂を抑え，着床率を減少させる．

また，ATP の減少のために，減数分裂時の紡錘糸の形成の異常をきたし，異数性の胚を形成し，着床の障害をきたす．

さらに，ミトコンドリアの活性の低下は細胞内の過酸化酸素を増大させ，これが卵の障害をきたして着床の障害となっている[5]．

このように，卵細胞内に存在する mt DNA が胚を形成し，さらに着床に至る一連の生殖過程に重要な働きをしている．繰り返し着床障害を起こす場合には，ドナーの卵から細胞質を移植することにより卵を活性化しようとする目的で，卵細胞質移植(ooplasmic transfer)または細胞質移植(cytoplasmic transfer)が考案された．

■細胞質移植

細胞質移植とは，通常の IVF を行っても着床障

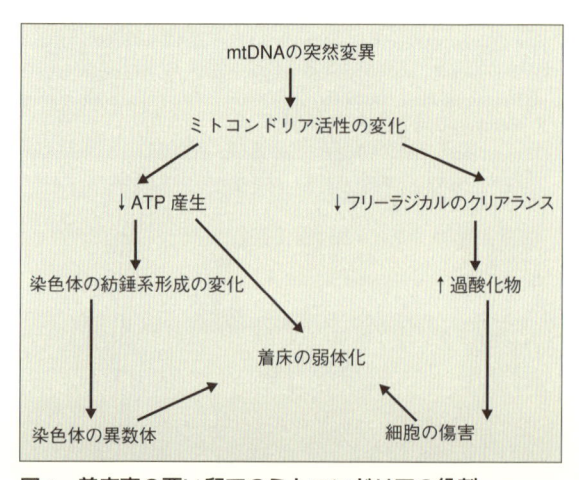

図 1 着床率の悪い卵でのミトコンドリアの役割

[5] Bartmann AK, et al：Why do older women have poor implantation rates? A possible role of the mitochondria. J Assist Reprod Genetics 21：79-83, 2004.]

害を繰り返して妊娠しない場合に，主として卵細胞質をドナーからもらい，レシピエントである患者の卵細胞質内に注入して卵を活性化するもので，大きく分けると次の2通りがある．

1．ドナーの卵と患者の卵とを電気的に融合させる方法（図2）[6]

　A：患者の卵を保持ピペット上に置く．
　B：器械的に透明帯を越えて切開する．
　C：極体を除去する．
　D・E：ドナーの卵で極体の反対側に切開を加える
　F：卵は膜のrelaxantを含む液で浸し，卵細胞質の一部を取り出す．
　G：取り出したドナーの卵細胞質を患者の卵透明帯の下に挿入し，電気的に融合する．
　H：精子を融合した卵細胞内に注入（ICSI）．
　（この方法はあまり用いられていない）

2．ドナーの卵細胞質を器械的にレシピエントの卵細胞質内に移植する方法（図3）[6]

　A：ICSI用の針にポリビニルピロリドン（polyvinylpyrrolidone：PVP）を満し，不動化した精子を吸引する．
　B：ドナーの卵の膜は2または4時の位置で破壊される．
　C：卵細胞質を吸引する．
　D：レシピエントの卵は極体を8時の位置において固体する．
　E：レシピエントの卵細胞質内にドナーの卵細胞質と精子を注入する．
　F：移植された卵は通常の方法で培養する．

　このような卵細胞質内にドナーの卵細胞質の一部を注入することは，ドナーから特にミトコンドリアDNAが移注されることになり，レシピエントの卵細胞が活性化されるものと考えられている（図4）[7]．

■卵細胞質移植による最初の成功例…………………

　卵細胞質移植による最初の妊娠・出産例の報告は，1997年Cohenら[2]によりなされた．

　症例は39歳．6.5年間の不妊．卵巣刺激法を変えたり，ヘルパー細胞（helper cell）で胚の共培養やアシステッドハッチング（assisted hatching），断片の除去（fragment removal）などを試みたが，胚の発育が悪く妊娠に至らず，病院内の承認を経て卵細胞質の移植にふみきった．

　ドナーは27歳の女性で，卵巣刺激を行い12個採卵し，すべて正常形態を示した．患者は卵巣刺激により20個採卵したが，すべてpoorだった．夫の精子を1個吸引し，ドナーの細胞質500 Mumを吸引した．ドナーのおのおのの卵より得られた

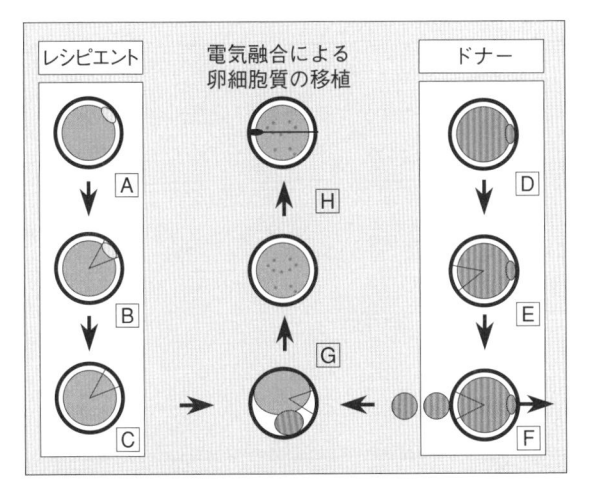

図2　ドナーの卵細胞質を電気融合によりレシピエントの卵細胞質へ移植

[6] Cohen J, et al：Ooplasmic transfer in mature human oocytes. Mol Hum Reprod **4**：269-280, 1998.]

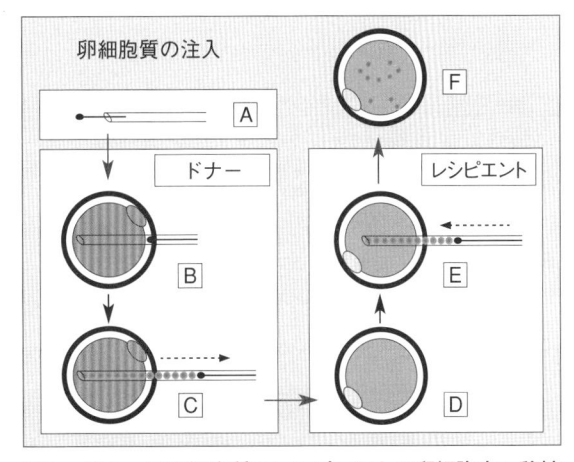

図3　ドナーの卵細胞質をレシピエントの卵細胞内へ移植

[6] Cohen J, et al：Ooplasmic transfer in mature human oocytes. Mol Hum Reprod **4**：269-280, 1998.]

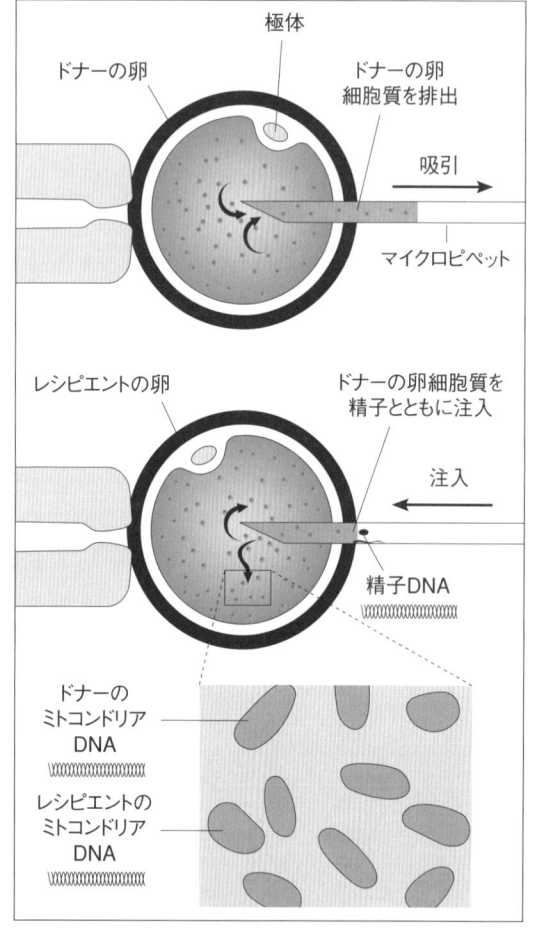

図4　卵細胞内へ細胞質の移植

ドナーの卵より細胞質を吸引し，精子とともにレシピエントの卵に移植する．その結果，卵細胞質内にはドナーとレシピエントからのミトコンドリアDNAが含まれることになる．

[7] Templeton A : Ooplasmic transfer—proceed with care. N Engl J Med **346** : 773-775, 2002.

卵細胞質を患者（レシピエント）の8個の卵に注入した．6個には対照として夫の精子のみを注入した．14個中8個は分割したが，分割した6個はすべて細胞質を注入した卵だった．4個を子宮内に注入し単胎妊娠を確認し，分娩予定日に4,356gの女児を分娩した．児には特に異常は認められなかった．

■卵細胞質移植の臨床成績

Cohenら[2]が卵細胞質をヒトに応用して成功して以来，IVFで胚の発育がpoorな例の対策として卵細胞の提供による移植が注目されるようになった．

2001年の時点でBaritt ら[8]は卵細胞質移植に関する臨床成績を表1のようにまとめている．妊娠例は合計23人で児は29人生まれている．

Cohenらのグループでは，33人に行った．3人は周期を同調して電気融合したが妊娠に至らなかった．しかし，ICSIと同様な方法により卵細胞質を移植した例では，13人が妊娠に成功し，1例は流産したが，16人の児が出生した．

また，Levronら[9]は6人，Lanzendorfら[10]は2人，Huangら[11]は5人の出生に成功している．

■卵細胞質移植によるドナー mt DNA のレシピエントへの移行

ドナーの卵細胞質をレシピエントの卵細胞質内に移植して受精・着床した場合には，生まれた児には外的から異物であるドナーのmt DNAがどのぐらい移行し，障害を起こさないがどうかが問題である．マウスを用いた研究では，Laipis[12]は5〜80%，Jenuthら[13]は0〜30%，Meirellesら[14]は16〜100%と報告している．

理論的に考えれば，細胞質移植・顕微鏡下の授精による出生は，レシピエントである患者の卵の染色体DNAとmt DNA，精子のDNAと，さらにドナーの卵のmt DNAを有する児が生まれることになるが，通常，ドナーのmt DNAの存在が問題となる．St Johnら[15]は表2のように各報告をまとめている．すなわち，ドナー mt DNA は胚で6/13，胎盤2/4，臍帯血2/4，1歳児血液で2/4と，かなり多くにみられるが，先天異常児1/15と，必ずしも頻度が多くなく，これが原因で障害を起こすとは断定できない．

■卵細胞質移植による児の異常

卵細胞質移植という生殖の極めて初期の段階で人為的な操作を加えることにより，出生した児に異常が生じる可能性が心配される．

Barrittら[16]〜[18]によれば，2例の染色体異常が報

表1　卵細胞質移植と妊娠

レシピエントへの卵細胞質移植のタイプ	施行回数	妊娠成功回数	分娩した児の数	文献
電気融合による同調した新鮮卵	3	0	0	Cohen, et al(1998)
注入による同調した新鮮卵(USA)	30	13*	16	Cohen, et al(1997, 1998) Brenner, et al(2000) Barritt, et al(2000, 2001)
注入による同調した新鮮卵(イスラエル)	15	5	6	Levron, J et al(pers. commun.)
注入による同調した凍結卵	4	1	2	Lanzendorf, et al(1999)
注入による同調しない3-DN期の接合子	9	4	5	Huang, et al(1999)

*1例は流産に終わった．

[8] Barritt JA, et al：Epigenetic and experimental modifications in early mammalian development；Part II. Cytoplasmic transfer in assisted reproduction. Hum Reprod Update 7：428-435, 2001.

表2　卵細胞質移植によりできたヒトの胚および児における mt DNA 移行の頻度

分析した組織	ドナーの mt DNA の頻度	ドナーの mt DNA の頻度（％）	頻度	報告者
胚	6/13			Brenner, 2000
羊膜	1/4			Brenner, 2000
胎盤	2/4	～50		Brenner, 2000
胎児臍帯血	2/4	10		Brenner, 2000
1歳児の血液サンプル	2/15	30		Barritt, 2001b
妊娠した結果流産した頻度			2/15	Barritt, 2001a
児の先天異常			1/15*	Barritt, 2001a

*広汎性発達障害．

[15] St John J, et al：The potential risks of abnormal transmission of mt DNA through assisted reproductive technologies. Reprod Bio Med Online 8：34-44, 2003.

告されている．第1例は単胎妊娠で45XOで妊娠初期に自然流産をした．第2例は双胎妊娠で妊娠15週で1児の発育異常のため羊水分析した結果45XOを判明し，この双胎は人工的に流産した．

生後18カ月の児が広汎性発達障害(pervasive developmental disorder)と診断された．これは250人の児に1例の割合にみられる障害で，必ずしもまれではない．

まだ細胞質移植により出生した症例が必ずしも多くなく，この操作による障害など判明しにくいが，安全性にも問題があるため，どの施設でも行うには慎重に観察の結果をみて判断すべきである．

■細胞質移植の問題点と将来

特に卵細胞質の患者の卵細胞内への移植の臨床応用が進みはじめた現在，この生殖医療技術について十分に考察してみる必要がある．問題となる点を挙げると，以下のとおりである．

①ヒトの卵の成熟と活性化における細胞質の役割が必ずしも判明していない．

②卵細胞質には卵の機能と胚の発育を調節するに必要な成分が含まれていると考えられるが，いまだ多くの因子は見出されていない．

③ドナーの mt DNA がレシピエントである患者より生まれた児に存在することは，異物と認識さ

れ将来に障害をもたらさないか.

④卵の細胞質が bad でドナーの細胞質が good である客観的な証明法がない．したがって，細胞質移植で妊娠したときに正当に評価できない．

⑤児への安全性や効果について疑問もあり，児の発育など含めて慎重に経過を見守るべきで，いたずらに利用施設を拡大すべきでない．

文 献

1) Muggleton-Harris A, et al：Cytoplasmic control of preimplantation development in vitro in the mouse. Nature **299**：460-462, 1982.
2) Cohen J, et al：Birth of infant after transfer of anucleate donor oocyte cytoplasm into recipient eggs. Lancet **350**：186-187, 1997.
3) Graff C, et al：Mitochondrial medicine—recent advances. J Intern Med **246**：11-23, 1999.
4) McGinnis KT, et al：Simultaneous evaluation of morphology, mitochondrial mass, mitochondrial function and genetic complement in the preimplantation embryo. Fertil Steril **76**：S240, 2001.
5) Bartmann AK, et al：Why do older women have poor implantation rates? A possible role of the mitochondria. J Assist Reprod Genetics **21**：79-83, 2004.
6) Cohen J, et al：Ooplasmic transfer in mature human oocytes. Mol Hum Reprod **4**：269-280, 1998.
7) Templeton A：Ooplasmic transfer—proceed with care. N Engl J Med **346**：773-775, 2002.
8) Barritt JA, et al：Epigenetic and experimental modifications in early mammalian development；Part II. Cytoplasmic transfer in assisted reproduction. Hum Reprod Update **7**：428-435, 2001.
9) Levron J, et al：Barritt（文献 8）より引用
10) Lanzendorf S, et al：Pregnancy following transfer of ooplasm from cryopreserved-thaw donor oocytes into recipient oocytes. Fertil Steril **71**：575-577, 1999.
11) Huang CC, et al：Birth after injection of sperm and cytoplasm of tripronucleate zygotes into metaphase II oocytes in patients with repeated implantation failure after assisted fertilization procedure. Fertil Steril **71**：702-706, 1999.
12) Laipis PJ：Construction of heteroplasmic mice containing two mitochondrial DNA genotypes by micromanipulation of single-cell embryo. Methods in Enzymology **264**：345-357, 1996.
13) Jenuth JP, et al：Random genetic drift in the female germline explains the rapid segregation of mammalian mitochondrial DNA. Nature Genetic **14**：146-151, 1996.
14) Meirelles FV, et al：Mitochondrial genotype segregation in a mouse heteroplasmic lineage produced by embryonic karyoplast transplantation. Genetics **145**：445-451, 1997.
15) St John J, et al：The potential risks of abnormal transmission of mt DNA through assisted reproductive technologies. Reprod Bio Med Online **8**：34-44, 2003.
16) Barritt JA, et al：Spontaneous and artificial changes in human ooplasmic mitochondria. Hum Reprod **15**(suppl 2)：207-217, 2000.
17) Barritt JA, et al：Rebuttal；interooplasmic transfers in humans. Reprod Bio Med Online **3**：47-48, 2001.
18) Barritt JA, et al：Mitochondria in human offspring derivered from ooplasmic transplantation. Hum Reprod **16**：513-516, 2001.

6 幹細胞(stem cell)とその応用

　科学的な問題が科学者のみならず政治家や一般の大衆まで巻き込んで論議の対象になることはまれであるが，幹細胞(stem cell)の医療に関する問題は，まさにそのようなテーマである．特に身体の遺伝性疾患や変性疾患，梗塞部の治療などにも有力な治療法として期待が高まってきているからである．

　このように，近年には細胞・組織工学に基づいた身体部分の補充(tissue engineering replacement body part)や再生医学(regenerative medicine)に関心がもたれるようになった．

　なかでも，胚性幹細胞(embryonic stem cell)は成熟した生物を作りあげる能力をもつとされ，1998年ウィスコンシン大学の科学者[1]がヒトの胞胚より作成した胚性幹細胞は "prolonged undifferentiated proliferation"(長期間未分化の増殖)に成功し，この分野での研究とその臨床応用への関心が高まってきた．

■幹細胞とは

　幹細胞とは，ほぼ無限に再生産する能力をもち，身体の他の部分にあるような形態的な特徴をもたず，一つの特殊な細胞型に分化する能力を有する細胞である．これらの機能を有する細胞は胚の発育段階で多く存在するが，成人の多くの組織のなかにも見出すことができる[2]．

　幹細胞はその細胞の機能的特性から，自己を新しくする能力や，親の細胞と同一の娘細胞を産生する能力を有している．幹細胞は高いテロメラーゼ活性により，高い増殖性の能力を有している[3]．

■幹細胞の種類

　多能性を有する幹細胞は，次の3種類に大きく分けることができる．

1．胚性幹細胞(embryonal stem cell)

　着床前の胞胚期の胚の内細胞塊(inner cell mass)からとり出される．この細胞には将来，内胚葉・中胚葉・外胚葉に分化し，身体のあらゆる細胞に分化することができるなど，幅広いスペクトルをもっている[4]．

2．臍帯血幹細胞(umbilical cord blood stem cell)

　臍帯血は造血に関する幹細胞が豊富に存在することがわかり，血液の悪性疾患や貧血の治療などに用いられる[5]．

3．体細胞の幹細胞(somatic stem cell)

　体細胞にある幹細胞は胚性幹細胞と異なり，骨髄の幹細胞のように造血という分化の狭い範囲のスペクトルしか有していない．また，精巣における精原細胞の幹細胞は精子のみを産生する限定された細胞を産生する能力しか有していないものもある[6]．しかし，近年は体細胞を用いた幹細胞の作成にも注目が集まっている．

■胚性幹細胞

　胞胚期胚の内細胞塊より胎児が形成されるために，この細胞より身体すべての細胞型を作ることのできる分化の幅広いスペクトルをもっていると考えられる．

　ヒトの胚性幹細胞の細胞系は，体外受精を行った夫婦から余分の胞胚期胚より，1998年にThomsonら[1]や2000年にはReubinoffら[7]により，初めて確立された．この細胞系はヒトの組織や器官の分化発育に関する重要な研究をもたらした．これはヒト胚性幹細胞を in vitro で未分化のまま保存し，一定の条件下で発育増殖分化させて臨床へ応用しようとするものである．

　ヒトの胚性幹細胞をそのまま応用すると拒絶反応を起こすことから，除核された卵細胞へレシピエントの核を移植するか，幹細胞にレシピエントの核を移植して増殖してから応用することが考えられる．しかし，技術的や倫理的にも問題が残っている．

■臍帯血幹細胞

　幹細胞の移植が多く行われるようになると，幹細胞のドナー不足が問題となり，幹細胞の材源が必要となる．

　早い時期の研究では，臍帯血中には造血幹細胞の量が多く含まれていることが判明した．1988年，Gluckmanら[8]がFanconi型の貧血をもった小児に臍帯血の移植を行い，成功してから，いろいろな症例に用いられるようになった．最近，重症な移植片対宿主（graft-versus host）の疾患の症例の報告をみるようになったが，骨髄移植と比較できる結果が出るようになった[9]．

　多くの臍帯血のサンプルの中には少量の母体血の混入があり，このまま移植されると，移植片対宿主病（graft-versus host disease）になることがあり，注意を要する．

■成人の身体の幹細胞

　成人にみられる幹細胞は，生涯にわたり組織の再生に責任ある未分化の細胞になることはまれであるとされてきた．しかし，近年では皮膚・骨髄・乳腺・子宮内膜・脳・腸管・心・肺・脂肪・歯肉などにも確認されるようになった．しかし，体細胞による幹細胞は胚性幹細胞と異なり，ゆっくりとした周期をもち，周囲の組織の環境に反応して変化する特徴をもっている[6]．

　今日まで多く用いられてきたのは骨髄性の幹細胞で，造血作用に利用されてきている．骨髄性幹細胞を心筋梗塞患者に用いて改善されたとの報告はない[10]．

　ヒトの子宮内膜は，月経や妊娠・分娩，人工妊娠中絶，ホルモン補充療法などで著明に再生を認める器官である．すでに1991年Padykula[11]は子宮内膜の驚くべき再生能力より，幹細胞を多く有していると指摘している．近年，子宮内膜の幹細胞が着床期の胚の内膜への受容性を高めるとして注目されている（図1）[6]．

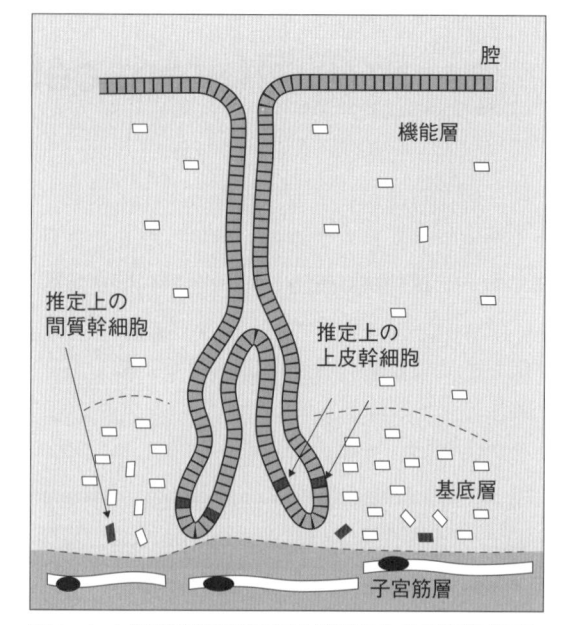

図1　ヒト子宮内膜の基底層と機能層との相関模式図と推定上の内膜上皮と体細胞の幹細胞
[6] Gargett CE：Stem cells in gynaecology. Aust New Zealand J Obstet Gynaecol 44：380-386, 2004.]

■臍帯血銀行

　臍帯血が造血性幹細胞を豊富に有していることから，臍帯血銀行（umbilical cord blood banking）が注目されるようになった．これは目的により二つに分けることができる[9]．

1．伝統的な血液銀行と同じ原理で保存

　多くの人から臍帯血を収集し，ドナーとマッチしたレシピエントに提供されるものである．

　ニューヨークの血液センターで集めた13,000の臍帯血の中で希望のあった85％はマッチして提供されたという[5]．現在ではこの銀行はデュッセルドルフ，ミラノ，パリ，マドリッドなどにもできて，一定の規準でHLA typingも行い，国際的にも登録されるようになった[9]．

2．自己の臍帯血を保存する個人銀行

　将来起こるかもしれない自己の疾患のために保存するもので，これを使用する可能性は1/1,000〜1/200,000の確率とされる[5]．

　従来より行われてきた公共のための銀行（public banking）と異なり，個人のための銀行（private banking)の可能性が強く，Smithら[12]によれば，最初の集積と準備でUS＄1,500，貯蔵に年間US＄100とされている．

臍帯血の収集と保管には，所有権者である新生児からの了承を得ることができないため，新生児の両親，特に母親の十分な理解と承諾が必要である[13]．従来より臍帯血は捨てられる運命にあったので，それにもかかわらず収集することには感情的や宗教的にも疑問をもつ者もいるため，倫理上の配慮が必要である（表1）．

Surbekら[14]によると，人種的宗教的背景にもかかわらず臍帯血のbankingと幹細胞移植の目的には90％以上が受け入れるとしている．

■臨床への応用
幹細胞に関する研究が急速に進み，その臨床への応用が期待されるようになってきた．しかし，その前に動物などを用いた実験などにより解決しなければならない問題も多い．特に胚性幹細胞はその万能性から動物実験によって以下のことが明らかにされている[6]．

①ドパミン作動性ニューロンがParkinson病モデルラットに移植して機能を発揮した．

②脊椎に移植したら，神経軸索をのばし適当な筋肉とともにシナプスを形成した．

③ミエリン（myelin）欠損マウスに移植した結果，ミエリンを有する神経軸索が形成された．

また，ヒトでの研究では以下の通りである．

①脳卒中患者11人の大脳基底核部に胎児性がんより出された幹細胞を移植し，18カ月後にがんになった者はおらず，6人に脳卒中の障害は改善された[15]．

②心筋梗塞の部位に筋芽細胞を注入し，血管新生，心筋細胞のアポトーシスの減少，コラーゲンの形成を促進して梗塞の拡大を防ぐとともに，新しい心筋細胞の増殖を招く（図2）[10]．

③進行乳がん患者に化学療法を行う際に，臍帯血幹細胞を移植して効果的だった[16][17]．

④血液疾患に対する骨髄幹細胞や臍帯血幹細胞の有効性が明らかになっている．

今後は体細胞から得られた幹細胞をどのように利用するか，胚性幹細胞を広汎な臓器への移植による補修や改善，in vitroまたはin vivoでの器官形成などにより，従来行われてきた死体や生体からの臓器移植にとってかわる新しい移植医療が可能になるかもしれない（図3）[18]．

■産婦人科と幹細胞―まとめ
以上述べてきたように，幹細胞研究は長足に進歩してきている．なかでも胚性幹細胞や臍帯血幹細胞はその中核をなすものであり，産婦人科医師が臨床応用の際に何らかの形で関与することになる．したがって，産婦人科医師は絶えず関心をもつとともに，医学の他の分野や生物学の研究分野の人々と共同して新しい治療法の確立に先端的な役割を果たす必要があろう．

表1 臍帯血収集によるbankingについてのFIGOのガイドライン（Cairo, March 1998.）

1．白血病のような病気の際，移植に用いる造血幹細胞の豊富にある源は臍帯血であるとの発見により，この源から血液を組織的に集め，必要になるまで臍帯血バンクで保存することが導き出された．
2．いくつかの国では正期産の子どもの臍帯血を集め貯蔵し，用いる過程が商業化されてきている．
3．臍帯血を集め貯蔵するために出産前から母親にインフォームド・コンセントを与える必要が倫理的にある．
4．承諾を得るときに母親が受け取る情報は，胎盤にある血液はもはや赤ちゃんには必要がなく，この廃棄される血液が他の人の生命を救う助けになるということである．この情報だけは不完全であり，インフォームド・コンセントを可能にすることはできない．
5．経腟分娩後に臍帯血を早期にクランプし，正常に循環している血液量を新生児から奪うことに似ており，これが血行動態の乱れの原因となる．
6．インフォームド・コンセントのために，臍帯血の早期のクランプに有害な影響は明らかにされなければならず，臍帯血の集積は早期のクランプを含まないということを母親に保障しなければならない．
7．まとめると，臍帯からの血液の集積の貯蔵の許可を得るために赤ちゃんの出生後20〜30秒より以前にクランプしないことを示さなければならない．

［13］Schenker J, et al：FIGO committee report, FIGO committee for the ethical aspect of human reproduction and women's health. Int J Gynecol Obstet **64**：317-322, 1999.］

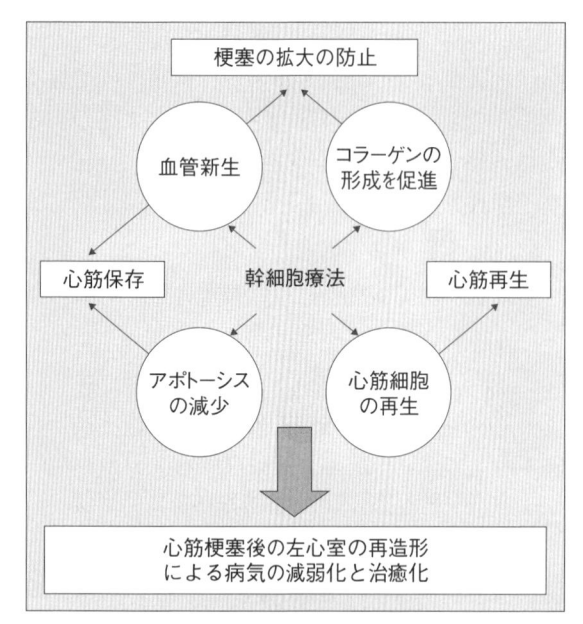

図2 幹細胞を用いた心筋梗塞の治療効果

[10] Forrester JS：Stem cell repair of infarcted myocardium；an overview for clinicians. Circulation **108**：1139-1145, 2003.

　近年にみる生殖の技術革新の波は製薬業界にも大きな影響を及ぼし，近い将来医療界にも新しい治療法が確立される可能性が出てきており，その日を期待し，見守りたい．

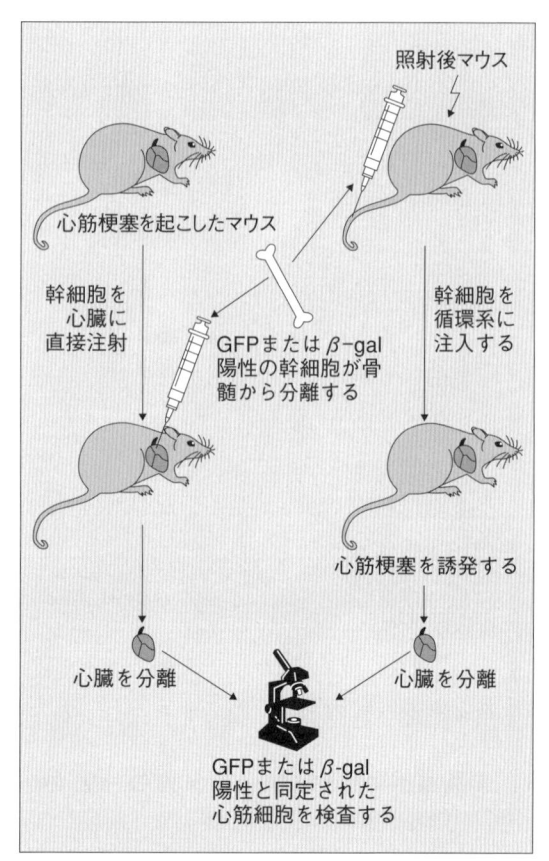

図3 成熟動物の骨髄からとり出した幹細胞が心筋の能力を高める

[18] Mathur A, et al：Stem cells and repair of the heart. Lancet **364**：183-192, 2004.

文　献

1) Thomson JA, et al：Embryonic stem cell line derived from human blastocysts. Science **282**：1145-1147, 1998.
2) Weissman IL：Stem cells；scientific, medical, and political issues. N Engl J Med **346**：1576-1579, 2002.
3) Fuchs E, et al：Stem cells, a new lease on life. Cell **100**：143-155, 2000.
4) Donovan PJ, et al：The end of the beginning for pluripotent stem cells. Nature **414**：92-97, 2001.
5) Rygaard K, et al：Stem cells for obstetricians and gynecologists. Acta Obstet Gynaecol Scand **81**：383-388, 2002.
6) Gargett CE：Stem cells in gynaecology. Aust New Zealand J Obstet Gynaecol **44**：380-386, 2004.
7) Reubinoff BE, et al：Embryonic stem cell line from human blastocusts；somatic differentiation in vitro. Nat Biotechnol **18**：399-404, 2000.
8) Gluckman E, et al：Hematopoietic reconstitution in a patient with Fanconi's anemia by means of umbilical cord blood from an HLA-identical sibling. N Engl J Med **321**：1174-1175, 1989.
9) Surbek DV, et al：Fetal cells from cord blood as stem cell source；current status and possible implications in gynaecologic oncology. Eur J Gynaecol Oncol **22**：6-12, 2001.
10) Forrester JS：Stem cell repair of infarcted myocardium；an overview for clinicians. Circulation **108**：1139-1145, 2003.
11) Padykula HA：Regeneration of the primate uterus, the role of stem cells. Ann NY Acad Sci **622**：47-56, 1991.
12) Smith FO, et al：Umbilical cord blood collection, banking, and transplantation；current status and issues relarant to perinatal caregivers. Birth **27**：127-135, 2000.
13) Schenker J, et al：FIGO committee report, FIGO committee for the ethical aspect of human reproduction and women's health. Int J Gynecol Obstet **64**：317-322, 1999.
14) Surbek D, et al：Attitudes of pregnant women to umbilical cord blood donation for transplantation. Schweiz Med Wschr **128**：689-695, 1998.
15) Kondziolka D, et al：Transplantation of cultured human neuronal cells for patients with stroke. Neurology **55**：565-569, 2000.
16) Ueno N, et al：Allogeneic peripheral blood progenitor cell transplantation for poor-risk patients with metastatic breast cancer. J Clin Oncol **16**：986-993, 1998.
17) Cooper BW, et al：Occult tumor contamination of hematopoietie stem cell products does not affect clinical outcome of autologous transplantation in patients with metastatie breast cancer. J Clin Oncol **16**：3509-3517, 1998.
18) Mathur A, et al：Stem cells and repair of the heart. Lancet **364**：183-192, 2004.

7 生殖可能年齢と卵の提供(oocyte donation)

人間は何歳まで子どもを産むことができるか．いわば生殖可能の年齢について，93歳で出産した症例や，72歳で自然流産をした例の記録や，62歳で分娩時に死亡した碑文などが記載されているが，その真偽のほどははっきりしない[1]．

一方，加齢に伴う生殖機能が停止する意味で閉経があることが知られ，日本人女性ではほぼ50歳であるとされている．特に近年では寿命の延長が報告され，先進国では過去150年の間に寿命が40年も延長したにもかかわらず，閉経年齢は2～3年しか延長していない．このことは生殖寿命は容易に環境の影響を受けていないことを物語っている[2]．

閉経は卵巣における卵胞のプールの減少により起こるとされ，生殖機能は年齢が経つにつれて低下する．Menken[3]によれば，20～24歳で結婚したときの不妊症は6%に比して，40～44歳の場合は64%であると指摘しているとおりである．

■ 高齢出産はリスクか……………………………

高齢出産も，時代によりその考え方が変化してきている．18～19世紀では，母親にとってハイリスクであると考えられてきたが，その後は胎児や新生児にとってもハイリスクであるとの考え方に変化がみられるようになった．しかし，以前には科学的根拠よりも，高齢の妊婦に対し軽蔑な感が背景にあった．高齢の妊婦につける名称として，成熟後，産科的に高齢な，更年期の，閉経直前の，老齢の，白髪の，危険な，などの形容詞が前につくことが多かった．

しかし，高学歴化と女性の社会進出は結婚年齢を引き上げ，さらに新しい生殖医療技術の開発と臨床応用により，従来不可能と考えられてきた不妊症患者の妊娠が可能となり，再度，高齢妊娠・出産のリスクについて実態調査が必要とされている．Kirzら[4]は1981～1983年に35歳以上で出産した1,023例と，20～25歳で出産した5,343例について，妊娠中の合併症，分娩時の障害，新生児の状況などを初産・経産別に検討し，若年齢群と比較して高年齢者群に悪影響はみられなかったとしている．Spellacyら[5]は，1982～1984年，周産期ネットワークからコンピュータ化されたデータより，分娩時の年齢が40歳以上の511例を，この時期の20～30歳の分娩26,759例と比較した．一般には高齢になるにつれ経産回数も増加し，体重も増加した．このような場合には高血圧，糖尿病，前置胎盤などが増加した．しかし，高齢出産の場合でも経産回数の少ないものや，体重の増加が少ないときには，母体や児にも大きな影響はなく，母子ともに良好なことが多かったと報告している．

このことは女性の高学歴化や社会の進出などで出産年齢が高齢化してきている今日，興味ある事実を提供しているといえよう．

■ 提供された卵による妊娠………………………

年齢が高齢化するにつれて妊孕性が低下する．特に40歳以上の女性の場合には体外受精胚移植(IVF-ET)でも妊娠がしにくいことが知られている[6]．ましてや，閉経以後の妊娠は従来考えられなかった．しかし，ステロイドホルモンの投与により子宮内膜の着床準備状態を作成することは可能であり，若い女性から卵の提供を受けることにより出産は可能になってきた(図1)[7]．

1984年，Lutjenら[8]は25歳の早発閉経の女性に提供された卵を用いてIVF-ETを行い，世界で初めて妊娠に成功した．その後，Antinoriら[9]は26～60歳でFSH高値，E_2低値の女性82人に提供された卵を用いて，32人に臨床的妊娠，21例に満期での出産に成功している．

Pantosら[10]も，40歳以上の閉経女性に提供された卵を用いて検討し，40～43歳，44～47歳，48

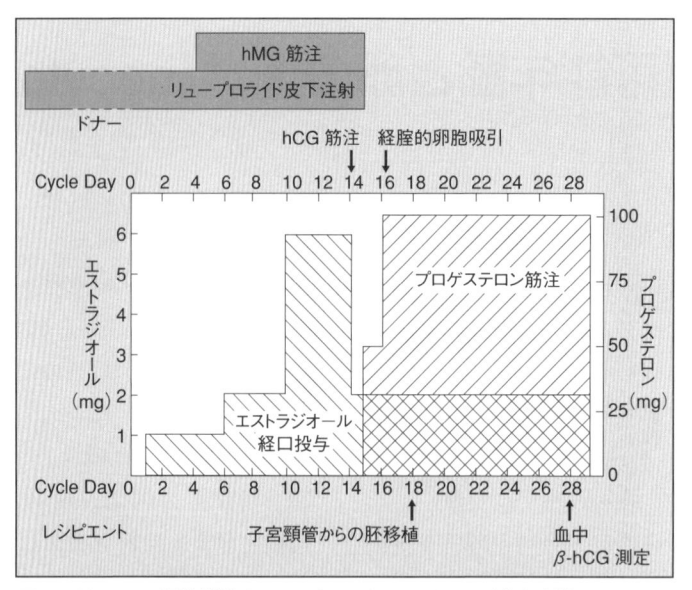

図1 ドナーの卵巣刺激とレシピエントのホルモン補充方法

〔7〕Sauer MV, et al.：Reversing the natural decline in human fertility. JAMA 268：1275-1279, 1992.〕

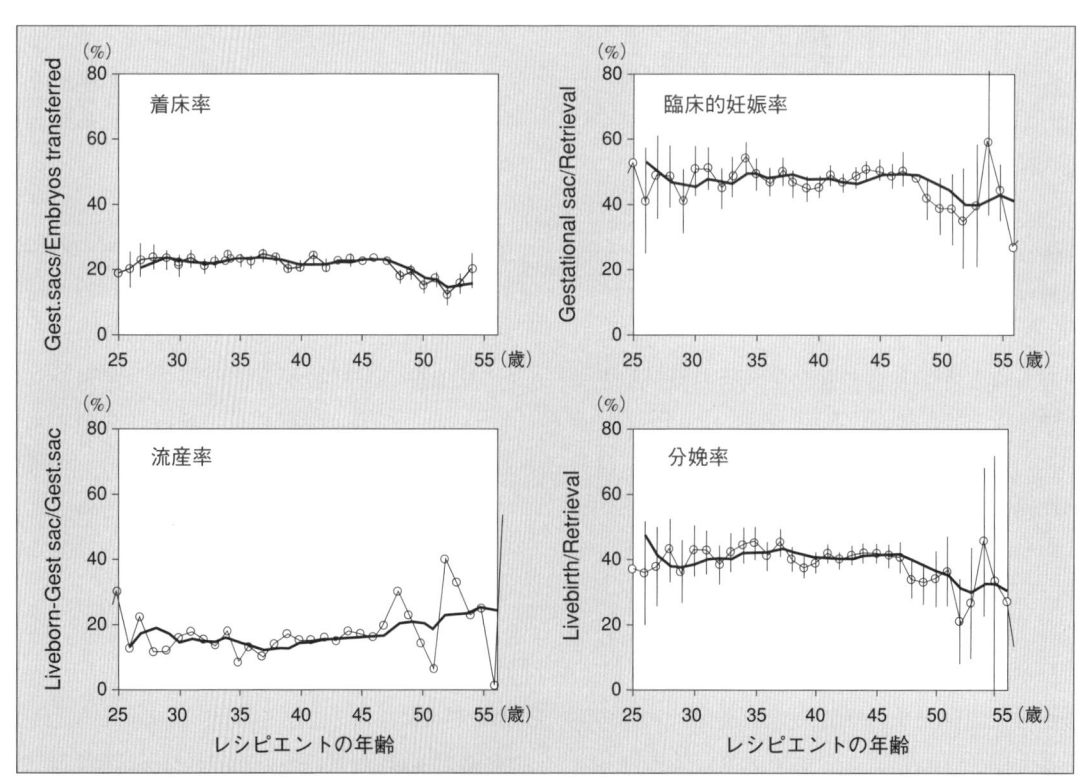

図2 年齢別にみた提供卵による新鮮胚移植時の成功率（平均値±SEM）

〔11〕Toner JP, et al.：Clinical outcomes among recipients of donated eggs：an analysis of the U. S. national experience 1996-1998. Fertil Steril 78：1038-1045, 2002.〕

表1 50歳以上の女性で提供卵によるIVFを行った際の妊娠率と児の予後

a．妊娠率

	No.	臨床的妊娠数(%)	分娩数(%)
新鮮卵移植	89	38(42.7)	31(34.8)
凍結卵移植	32	17(53.1)	14(43.8)
合計	121	55(45.5)	45(37.2)

b．新生児の予後

予後	患者数	妊娠週数, 平均(SD)[範囲] 週	出生時体重 平均(SD)[範囲] g
単胎	31	38.4(2.1)[30.6〜41.6]	3,039(703)[1,108〜4,233]
双胎	12	35.8(2.8)[30.0〜40.0]*	2,254(581)[1,222〜3,070]*
品胎	2	32.2[31.3〜33.0]*	1,913[1,165〜2,500]*

*$p<0.001$ 単胎児と比較して

[13] Paulson RJ, et al.: Pregancy in the six decade of life, obstetrical outcomes in women of advanced reproductive age. JAMA **268**: 2320-2323, 2002.

歳以上の3群に分けて分析したが，ETに対する妊娠率は30.6％，着床率は9.7％と3群間に大きな差はなかったと報告している．

Tonerら[11]によれば，アメリカでは1996〜1998年の間に提供された卵による胚移植周期は17,339周期あり，25歳〜40歳代後半までの間には妊娠率に大きな差はなかったと報告され（図2），今や卵の提供による妊娠は不妊症の治療法の一つとなりつつある．

また，Sauerら[12]は45〜59歳の閉経後の女性162人に提供卵を用い，74人の出産に成功した．この際の臨床的妊娠率は40.6％，出産率34.9％であった．妊娠中および産褥中でも母体や新生児に死亡例はなく，高齢でも妊娠は大きな障害を与えなかったとしている．Paulsonら[13]も50〜53歳の閉経後の女性77人に提供卵を用い，45例の生存児を出生させた．このように，50歳以上でも若年齢者とほぼ同様に妊娠出産することができることから，ただ単に年齢をもとに妊娠希望者を除外する必要はないと強調している（表1）．

文献

1) 廣井正彦(監訳)：産科と婦人科の好奇記録(Fergusson MA, et al.: Records and Curiosities in Obstetrics and Gynecology, Cassell, 1982), 西村書店, 1983.
2) 高橋迪雄：生殖寿命. 産と婦 **70**：115-119, 2003.
3) Menken J, et al.: Age and infertility. Science **233**: 1389-1394, 1986.
4) Kirz D, et al.: Advanced maternal age, the mature gravida. Am J Obstet Gynecol **152**: 7-12, 1985.
5) Spellacy WN, et al.: Pregnancy after 40 years of age. Obstet Gynecol **68**: 452-454, 1986.
6) Practice Committee of the American Society for Reproductive Medicine: Aging and infertility in women, a committee opinion. Fertil Steril **78**: 215-219, 2002.
7) Sauer MV, et al.: Reversing the natural decline in human fertility. JAMA **268**: 1275-1279, 1992.
8) Lutjen P, et al.: The establishment and maintenance of pregnancy using in vitro fertilization and embryo donation in a patient with primary ovarian failure. Nature **307**: 174, 1984.
9) Antinori S, et al.: Oocyte donation in menopausal women. Hum Reprod **8**: 1487-1490, 1993.
10) Pantos K, et al.: Oocyte donation in menopausal women aged over 40 years. Hum Reprod **8**: 488-491, 1993.
11) Toner JP, et al.: Clinical outcomes among recipients of donated eggs: an analysis of the U.S. national experience 1996-1998. Fertil Steril **78**: 1038-1045, 2002.
12) Sauer MV, et al.: Oocyte donation to women of advanced reproductive age: pregnancy results and obstetrical outcomes in patients 45 years and old. Hum Reprod **11**: 2540-2543, 1996.
13) Paulson RJ, et al.: Pregancy in the six decade of life, obstetrical outcomes in women of advanced reproductive age. JAMA **268**: 2320-2323, 2002.

8 生殖補助医療技術により出生した児の予後

　1978年，Louise Brownが世界で初めての体外受精(IVF)児として出生以来[1]，生殖に対する補助的な医療技術(ART)が改良され，臨床に応用されてきた．なかでも1992年に導入された卵細胞質内精子注入法(ICSI)が広く用いられ[2]，通常のIVFに比較し，精子に問題のある場合に主として用いられるようになると，児への障害が大きな関心事となってきた．すなわち，通常のIVFは卵とともに培養液中に5～10万個の精子を入れて培養し，精子が自分自身の力で卵透明帯を通過し卵細胞膜に到達するのに比し，ICSIは強制的に1個の精子をわずかな培養液とともに卵細胞質に注入するため，機械的・化学的な障害が児になんらかの危険を及ぼす恐れがあると考えられるからである．また，精子の運動性がなくても受精する可能性があるので，遺伝子上の障害のある精子を受精させる危険性が内在していることにもよる．

　そこで，ARTの問題点について整理してみたい．

■不妊の悩み

　第2次世界大戦後の世界人口の爆発的な増加は人類の将来に危惧の念を抱かせてきている．しかし，不妊で児を熱望している夫婦は少なくない．そればかりか人口の増加の多い発展途上国でも不妊の問題は深刻である．

　Dyerらによれば[3]，不妊患者は焼けるような痛み，深い悲しみ，絶望などで自殺を考える者もあったという．

　「もし子どもを生めないならこの世で生きていけない」「夫は子どもを生める女性を求めるでしょう」「家族の関係が悪化する」「子どもができないなら実家に帰れ」「なぜ結婚したのか」…多くの不妊患者は言葉や感情的な非難や虐待を受けているが，なかには夫から身体的な虐待を受けた女性もいる．

　これらの解決法としてARTがあらわれ，今日ではこれら新しい技術の応用が不妊症治療の中心をなしている現況であるといっても過言ではない．

■児の先天異常

　IVFは広く世界中で行われてきているが，生理的な状態での妊娠でないため，その安全性に対する懸念があった．なかでも生まれてくる児の先天異常の発生が最も注目されてきた．

　スウェーデンのIVF児と一般に生まれた児の比較で，Berghら[4]は先天異常児の出生率は，対照1.39%に比し，IVF児5.4%，相対的危険率1.39(CI 1.25～1.54)で，特に無頭蓋児12.9(3.5～33.0)と神経管欠損が最も多く，次いで食道閉塞3.9(1.4～8.5)と多かったとしている．Ericsonら[5]も同様にスウェーデンのデータより，IVFによる先天異常児出現の相対危険率は1.47で，対照より3倍以上の危険が多いのは神経管欠損，消化器閉塞，腹壁破裂であると報告している．

　オランダのIVFを比較したデータより，Westergaardら[6]は，IVFで4.8%，対照4.6%とIVFによる先天異常の発症率には有意差がないとしている．

　先天異常のうち，特にICSIによる危険性が増大すると指摘されている[7]．しかし，Van steirteghem[8]によれば，ICSIや通常のIVFにより生まれた子どもの先天異常の危険性について十分研究されておらず，比較的過少評価されているという．

　そこで，Hansenら[9]は西オーストラリアで1993～1997年間に三つの機関で出生したICSI 301児と通常のIVF 837児を，自然妊娠により出生した児4,000例と比較し，図1のように生後週・月数が経たのちに発見される大先天異常はあるが，特にICSIでは自然妊娠時の1.8倍(95% CI 1.1～2.9)，通常のIVFで2.2倍(CI 1.7～3.0)と増加する．Wennerholmら[10]もICSI児1,139例をスウェーデンの登録データと比較し，大・小先天異

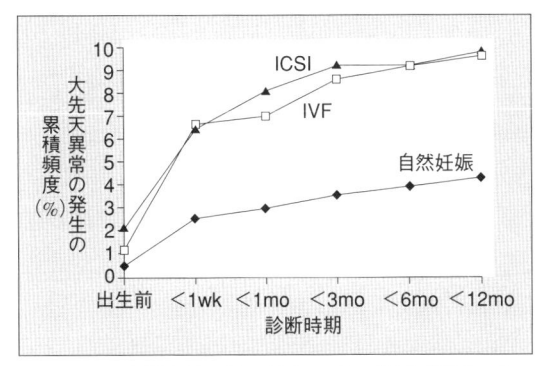

図1 卵細胞質内精子注入法（ICSI）と体外受精（IVF）による単胎児の診断時期による大先天異常の発見の累積頻度

[9] Hansen M, et al：The risk of major birth defects after intacytoplasmic sperm injection and in vitro fertilization. N Engl J Med **346**：725-730, 2002.

常を合わせて1.75倍（95% CI 1.19～2.58）多いと報告している．

このように，先天異常の増加はARTの最大の欠点であるといえる．

■児の発達障害

外表上の先天異常がなくても，生後の発育における知能などの発達障害の有無についても大きな関心事である．

一般には多産妊婦の場合，早産・低体重出生児

の可能性が高く，その結果として神経学的な発達障害をみるため，ただちにART，特にICSIによると結論づけることは困難である．

Bowenら[11]は，通常のIVF児84例，ICSI児89例と自然妊娠児80例の生後1年目をBaylerの乳児発達尺度で調査し，ICSI 95.9±SD 10.7，IVF 101.8±8.5，自然妊娠102.5±7.6とICSI児は有意に低く，この尺度85点以下の発達障害児はICSIで15例（17%），IVF 2例（2%），自然妊娠1例（1%）とICSIで障害児が有意に高率にみられたという．

Strömbergら[12]も生後18カ月以後に単胎IVF児5,680例とマッチした対照11,360例につき，双胎でIVF 2,060例，対照4,120例につき，神経学的に検査した．通常の神経学的検査で，脳性麻痺はIVFで7倍，発育障害は4倍も多くみられた．しかし，双胎児だけでみると，IVF児に特に多くはみられなかったと報告している（**表1**）．

しかし，Sutcliffeら[13]は生後1～2歳の単胎ICSI児208例と，マッチした対照221例につき神経発達スコアで比較し，ICSIで98.08±SD 10.93に対し，対照98.69±9.99と，両者間に有意差はなかったとしている．

したがって，児の精神神経学的な発達については，ARTの場合には周産期の状態，特に在胎期間

表1 IVF児とコントロール群の自然に生まれた児との間の健康への障害の比較

診断名	全体			単胎児			双胎児		
	IVF	コントロール	オッズ比（95% CI）*	IVF	コントロール	オッズ比（95% CI）*	IVF	コントロール	オッズ比（95% CI）*
脳性麻痺	31	17	3.7(2.0-6.6)	12	15	2.8(1.3-5.8)	15	28	0.9(0.4-1.8)
発育遅延の疑い	22	11	4.0(1.9-8.3)	6	10	2.0(0.7-5.4)	14	13	1.3(0.6-3.0)
先天異常	15	18	1.7(0.8-3.3)	11	18	2.2(1.0-4.6)	3	16	0.3(0.1-1.4)
精神遅滞	7	18	0.8(0.3-1.9)	3	17	0.8(0.2-2.6)	4	6	1.5(0.3-6.5)
染色体異常	9	15	1.2(0.5-2.7)	5	15	1.1(0.4-3.1)	2	6	0.8(0.2-4.0)
行動障害	3	10	0.6(0.2-2.2)	1	10	0.4(0.1-3.0)	2	2	0.9(0.1-6.9)
その他の診断	14	30	..	6	12	..	6	12	..
合計	101	119	..	44	97	..	46	83	..
障害のない子ども	5,579	11,241	..	3,183	10,955	..	2,014	4,037	..

*性別，出生児の年齢，出生場所などを調整した

[12] Strömberg B, et al：Neurological sequelae in children born after in-vitro fertilization：a population-based study. Lancet **359**：461-465, 2002.

が短く，出生時の体重も低いこともあり，さらに不妊の原因も種々あり，もう少し長期的な予後観察をして結論を出す必要があろう．

■低体重児の出生

早産では胎児の在胎期間が短いため出生児の体重は低く，多かれ少なかれ発育障害をきたし，なかには死亡することもある．特にART児は母胎側の要因によることも少なくない．さらに，ARTでは多胎の頻度が多いことが低体重児の出生と関連する．

しかし，単胎児のみで比較すると，ARTにより生まれた児は，自然妊娠児より低体重児が多いという[6)14)]．

Schieveら[15)]は1996～1997年にアメリカでARTにより生まれた児42,463例と1999年に生まれた3,389,098例の児と比較した．37週以後の単胎児のみで比較すると，低体重児の出生はARTでは自然妊娠に比較して2.6倍(95% CI 2.4～2.7)高率であったと報告している(表2)．

したがって，当然ながら未熟児網膜症の出現率もART児，特にIVF児に多いことより，Wattsら[16)]はゴナドトロピン刺激によるものではないと結論づけている．

■児の長期予後，特に発がん

ART児の長期予後，特に発がんの危険性については不明のことが多い．多くのARTの際にはhMGやFSH製剤の投与を受けており，母体では一過性の高ゴナドトロピン状態になっており，これが児に何らかの危険性を及ぼしていないかという点である．

Doyleら[17)]はイギリスで，Berghら[4)]はスウェーデンで，Bruinsmaら[18)]はオーストラリアで，Lerner-

表2 ARTにより妊娠した児の満期低体重と早期低体重の割合

変数	合計数	観察した症例数	期待値の数†	標準的なリスク率(95%CI)
満期低体重				
すべての子ども	18,182	1,180	455.2	2.6(2.4-2.7)
単胎妊娠例	16,530	1,059	413.1	2.6(2.4-2.8)
ドナーの卵を用い男性因子の不妊症の診断はない	1,390	80	42.4	1.9(1.5-2.3)
男性因子による不妊症の診断あり	2,730	190	66.5	2.9(2.5-3.3)
妊娠継続の治療を受けた	180	8	4.7	1.7(0.5-2.9)
早期低体重				
すべての子ども	18,182	1,206	859.6	1.4(1.3-1.5)
単胎妊娠例	16,530	1,011	780.3	1.3(1.2-1.4)
ドナーの卵を用い男性因子の不妊症の診断はない	1,390	110	75.7	1.5(1.2-1.7)
男性因子による不妊症の診断あり	2,730	131	126.1	1.0(0.9-1.2)
妊娠継続の治療を受けた	180	8	8.5	0.9(0.3-1.6)

満期産：37週以後の出生
早産：37週以前の出生
†期待値は1997年アメリカの出生データに基づく

[15) Schieve LA, et al：Low and very low-birth weight infants conceived with use of assisted reproductive technology. N Engl J Med 346：731-737, 2002.]

Geva ら[19]はイタリアで，それぞれ小児の腫瘍統計やケースコントロール研究で ART 児にがんが増加する傾向は認めていない．

Klip ら[20]は ART によって生まれた児 9,484 例と自然妊娠により生まれた児 7,532 例の人口をベースとしたコホート研究を行い，ART 児に小児期のがんの増加はなかったと結論づけている．また，Schartzbaum[21]は白血病と診断された 629 人の子どもを調べても，妊孕薬による危険は認められなかったとしている．したがって，ART と児の発がんとの関係はなさそうである．

文献

1) Steptoe PC, et al：Birth after the re-implantation of a human embryo. Lancet **2**：366, 1978.
2) Palermo G, et al：Pregnancies after intra-cytoplasmic injection of single spermatozoon into an oocyte. Lancet **340**：17-18, 1992.
3) Dyer SJ：'Man leave me as I cannot have children'：women's experiences with involuntary child lessness. Hum Reprod **17**：1663-1668, 2002.
4) Bergh T, et al：Deliveries and children born after in vitro fertilization in Sweden 1982-95；a retrospective cohort study. Lancet **354**：1579-1585, 1999.
5) Ericson A, et al：Congenital malformations in infants born after IVF：a population-based study. Hum Reprod **16**：504-509, 2001.
6) Westergaard HB, et al：Danish national in vitro fertilization registry 1994 and 1995；a control study of births, malformations and cytogenetic findings. Hum Reprod **14**：1896-1902, 1999.
7) Hawkins MM, et al：Male infertility and increased risk of diseases in future generation. Lancet **354**：1906-1907, 1999.
8) Van Steirteghem A：Outcome of assisted reproductive technology. N Engl J Med **338**：194-195, 1998.
9) Hansen M, et al：The risk of major birth defects after intacytoplasmic sperm injection and in vitro fertilization. N Engl J Med **346**：725-730, 2002.
10) Wennerholm U-B, et al：Incidence of congenital malformations in children born after ICSI. Hum Reprod **15**：944-948, 2000.
11) Bowen JR, et al：Medical and developmental outcome at 1 year for children conceived by intracytoplasmic sperm injection. Lancet **351**：1529-1534, 1998.
12) Strömberg B, et al：Neurological sequelae in children born after in-vitro fertilization：a population-based study. Lancet **359**：461-465, 2002.
13) Sutcliffe AG, et al：Outcome in the second year of life after in-vitro fertilization by intracytoplasmic sperm injection：a UK case control study. Lancet **357**：2080-2084, 2001.
14) Dhont M, et al：Perinatal outcome of pregancies after assisted reproduction：a case-control study. Am J Obstet Gynecol **181**：688-695, 1999.
15) Schieve LA, et al：Low and very low-birth weight infants conceived with use of assisted reproductive technology. N Engl J Med **346**：731-737, 2002.
16) Watts P, et al：In vitro fertilization and stage 3 retinopathy of prematurity. Eye **14**：330-333, 2000.
17) Doyle P, et al：Cancer incidence in children conceived with assisted reproductive technology. Lancet **352**：452-453, 1998.
18) Bruinsma F, et al：Incidence of cancer in children born after in vitro fertilization. Hum Reprod **15**：604-607, 2000.
19) Lerner-Geva L, et al：The risk for cancer among children of women who underwent in-vitro fertilization. Cancer **88**：2845-2847, 2000.
20) Klip H, et al：Risk of cancer in the offspring of women who underwent ovarian stimulation for IVF. Hum Reprod **16**：2451-2458, 2001.
21) Schartzbaum JA：Incidence of the mother's perinatal drug consumption on risk of neuroblastoma in the child. Am J Epidemiol **135**：1358-1367, 1992.

9 生殖医療を求めて外国旅行（reproductive tourism）

多くの国では，宗教的・歴史的な背景から配偶子や胚の売買を通して商品化することを法律で厳しく禁じている傾向にある．しかし国によっては規制がゆるかったり，新しい治療法として容認しているところもあり，そのような治療を求めて外国へ旅行する者もいる．

なかでも59歳のイギリスの女性がイタリアで他人の卵をもらい妊娠したとの報告は，メディアにのり世界中に伝播した．それ以来，イギリスのカップルがイタリアで着床前診断（PGD）をしたとか，男女の性判別を行ったとの報告，また夫の減少した精子でもベルギーで妊娠したり，同性愛者がアメリカで代理母を見出したなど，技術的には自国でできるが法的に禁じられているために，生殖医療の可能な外国に出かける例が多くなった[1]．

このような生殖医療により自分たちの子孫を生みたいと熱望するカップルが外国へ移動することが注目されるようになった[2]．

■生殖のための外国旅行

1991年 Knoppers ら[3]は，自国のみで不妊の治療を行うだけでなく，市民は生殖のための治療を選択する権利があるとし，自国で許可されていない技術を求めて国境を越えて他の国へ行くことを"procreative tourism"（生殖のための外国旅行）と称した．

一般には，自らの国の研究診療機関で治療を受けるだけでなく，自らが欲する治療を進んだ他の国へ移動して受けることを"medical tourism"（医療のための旅行）といい，がんや心臓病などの治療のために外国へ行く例もある．この場合は治療に高度な技術を要し，自国ではかなり困難であるものを指す．しかし，生殖医療の場合には自国で技術的には可能であっても法律的に許可されていないものを求めて外国へ行く例が多く，これを"procreative or reproductive tourism"という．

以前はアメリカで州ごとに人工妊娠中絶の法律が異なっていたため，他の州へ移動して中絶を受ける例がよく知られていた．今日では，生殖のための外国旅行の多くは卵の提供（donation）を受けるためであり，次いで代理母の依頼のためである．

医療サービスを外国で求めるための旅行を tourism というと誤解されやすい．一般には tourism は主に recreation（休息・保養）のための旅行を意味することが多く，旅行の動機が観光でなく妊孕性という治療を求めての旅行者（fertility tourist）であっても，これを法律で取り締まることはできない．

■外国旅行（tourism）の理由

ART を求めて外国へ移動するのは，ヨーロッパ諸国の間だけではなく，アメリカやオーストラリア，アジアにもみられるようになった．

1999年のベルギーの生殖補助技術の登録によると，IVF 治療のために外国から来た患者が30%も増加した．約2,700個の卵が他国から来た患者に用いられ，卵の提供を求めて来る患者の60%は外国人であるという[4]．

2000年 Baetens[5]の報告によれば，ベルギーでの大きな医療センターでは，卵のレシピエント（受領者）の半数は他国から来た者であるという．

このように自国で許可されていなかったり，成績が外国のほうがよい場合には，外国旅行が生じる．これらの主な原因を列挙すると以下のとおりである[1]．

①その治療法が道徳的・倫理的・宗教的などの理由で自国では法律的に禁じられており実行できない．

②特殊な領域の専門家がいなかったり，分析用の器械が不足して容易に行えない．たとえば着床前遺伝子診断や男女の生み分けなど．

③自国では施設が少なく待機者が多いために，長期間待つ必要にせまられたり，自国での費用があまりにも高額であり外国のほうが安価である．

これらの理由で生殖医療を求めて外国旅行へと出かけるが，その具体例は以下のとおりである．

①ドイツでは卵の提供やIVFの際の精子の提供を禁じている．

②フランスではレズビアンや独身女性のARTはできない．

③フランスでは卵・精子の提供の際に匿名は受け入れることができない．

④フランスでは卵の受領者は「生殖年齢」までと限定され，閉経後はできない．

⑤ドイツ・フランスでは着床前遺伝子診断は制限がある．

しかし，生殖のための外国旅行に対し以下の問題がある．

①経済的に恵まれている者のみが外国で希望する治療を受けられるという不平等性．

②外国では先進医療が受けられるのに，技術的に困難でない医療を自国で禁じるという矛盾．

③せっかく外国旅行をするのに費用を使って治療を受けなければならない苦悩．

表1 ヨーロッパ諸国で精子・卵および胚のdonationの許可された国名

精子の提供	卵の提供[a]	胚の提供[a]
イスラエル	イスラエル	ウクライナ
イタリア	イタリア	英国
ウクライナ	ウクライナ	ギリシャ
英国	英国	スペイン
オーストリア	オランダ	フィンランド
オランダ	ギリシャ	ベルギー
キプロス	スペイン	ロシア
ギリシャ	チェコ	
グルジア	フィンランド	
クロアチア	フランス	
スペイン	ベルギー	
スロバキア	ロシア	
スロベニア		
チェコ		
デンマーク		
ノルウェー		
ハンガリー		
フィンランド		
フランス		
ベラルーシ		
ベルギー		
ポーランド		
ロシア		

[a]国により卵または胚の提供は法律により禁じられている．

[6] Schenker JG：Assisted reproduction practice in Europe；legal and ethical aspects. Hum Reprod Update **3**：173-184, 1997.］

■卵の提供(egg donation)

過去30年来に行われてきたARTでは，*in vitro*で胚を作成することができるようになったが，成熟卵が採取できなかったり，IVFでも妊娠できず若い女性の卵の提供を希望する者が増加してきている．

しかし，遺伝材料としての卵の提供については国により異なってくる．すでに1997年Schenkerら[6]はヨーロッパ39カ国の不妊センターに質問紙を送付し，96カ所から回答を得たが，この時点で9カ国はARTを行っていなかった．特に精子・卵および胚の提供を法的に許可されて行っている国は表1のごとく，精子の提供は多くの国で許可されているが，卵および胚の提供については禁止されている国が多い．また，これらのARTを行っている施設数も国により異なり，人口100万人あたりの施設数は図1のように，イスラエル，アイスランドは多いが，ロシア，ウクライナ，ポーランドは少ない．

卵の提供は精子の場合と異なり，成熟卵を多数得る目的で通常は性腺刺激ホルモンを投与して卵胞を賦活し，経腟的に卵を回収するという侵襲が加わるために，卵の提供者(ドナー)には十分なインフォームド・コンセントのもとで行われる必要がある．

Baetensら[5]は2000年のベルギーのブリュッセル自由大学生殖医療センターに卵の提供を希望して受診した患者の国別を表2のようにまとめている．合計144組のカップルが来院し，そのうちの45.8％はベルギー人であるが，全体の1/3はドイツ，フ

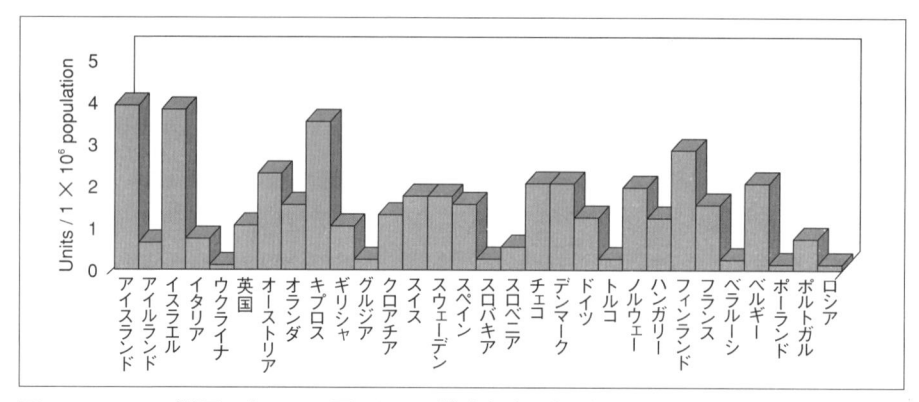

図1 ヨーロッパ諸国で人口100万あたりの補助生殖医療を行っている施設数

[6] Schenker JG：Assisted reproduction practice in Europe；legal and ethical aspects. Hum Reprod Update 3：173-184, 1997.

表2 ベルギーの病院に提供された卵を求めて来たカップルの国別頻度

国籍	カップルの数	全体的な%
ベルギー	66	45.8
ドイツ	17	11.8
フランス	15	10.4
ニュージーランド	12	8.3
ヨーロッパ諸国	8	5.6
ヨーロッパ諸国以外	11	7.7
国際カップル	15	10.4
合計	144	100

[5] Baetens P, et al：Counselling couples and donors for oocyte donation；the decision to use either known or anonymous oocytes. Hum Reprod 15：476-484, 2000.

ランス，オランダなどの近隣諸国からであった．卵の提供を希望する主な理由は，早発卵巣機能不全36.1％が最も多く，次いでIVFで反復妊娠に失敗した者28.5％，高齢者13.2％，すでに卵巣摘出された者9％，遺伝上の問題がある者7.6％の順であった．

このように卵の提供の場合には身体的，心理的にも侵襲があるために，ドナーに対して何らかの謝金を支払わなければならない．Murray[7]はドナーとは無償で自発的に寄贈することであり，有償で売ることはドナーではなくvender（売り手）であるという．

また，Steinbock[8]によれば，卵の提供は卵の受領者がドナーの児を出産するという，いわば代理母の型になりかねず，卵のドナーはその後の児が生まれたかは通常はまったく知らないことが多いが，このことは卵のドナーが本来あるべき生物学的な母親としての育児を放棄することと同じであり，したがって卵の提供は倫理的にも問題がないわけではないことを指摘している．

しかし，卵の提供を希望する者も多く，その対応に高額の資金を提供する者も少なくない．最近，Spar[9]はNew England Journal of Madicineに24歳のAnna Behrensの例を紹介している．彼女は2005年秋に大学の雑誌で「背が高く運動選手の卵を求む」との広告を見て応募した．医学的検査の結果，異常なく，8個の健康な卵を提供し，＄20,000プラス医学検査料をもらった．これに勇気を得て，2006年2月に再び他のカップルに卵を提供して＄22,000をもらった．この例を紹介し，卵の提供について改めて議論して新しい政策を作成する必要性を強調している．

高額で卵の提供を求めて外国へ行くことについて，Heng[10]は不妊専門の医師は自国の法律は当然尊敬しなければならないが，自国で禁じている方法を国境を越えて他国に患者を紹介して送るべきではなく，もし，自国の法律が時代遅れであるならば，その法律を修正する努力をすべきであるとしている．このことは倫理的には理解するものの不妊患者にとっては切実な問題であり，自国での法改正を待っていられないという焦りもある．

■卵の分配・共有（egg sharing）

卵の提供に商業ペースが介入し卵の売買が行われるようになると，その反省に立って本来の愛他主義に戻り，

①親戚や友人間で匿名でなく，むしろ名前を明らかにして無償で卵を提供する．

②IVFなどで多数の卵が採取された時，自分で用いられる3個の卵以外は希望者に無償で与える．

という卵の分配・共有をする sharing の動きが出てくる．

卵の sharing の利点として，

①卵のドナーとなる人が少ないなかに，IVFの際の余剰の卵を分け与えるもので，低所得者にも容易にこのサービスを受けることができる．

②卵を与える女性も患者として治療を受ける身分であり，健康な女性に性腺刺激ホルモンを投与して採卵するというリスクがない

などが考えられる．

しかし，卵の sharing にも問題がある．

①卵の sharing に対する承諾者はドナーだけでよいか．

②この治療により生まれた児は，将来自らの遺伝子上の母親を知ることについて注意が払われているか．

③卵の sharing の際にはドナーに対しての多少の謝礼として，イギリスでは卵の提供の際に1個につき£15（ポンド）とされているが，それと同額でよいか[11]．

Ahuja ら[12]は不妊患者750人に質問紙を送付し，217人より回答を得た．このうち107人はすでに卵の提供を受けた経験があったが，卵の sharing は子どものいないカップルを助けることで IVF の機会に行うことは重要であると肯定していた．

また，Ahuja ら[13]は卵の sharing プログラムに参加したドナー274人に質問紙を送付し，114人（42%）から回答を得た．このうち79人（69%）は妊娠に失敗し，残りの35人（31%）は妊娠に成功した．特に卵の sharing プログラムについてきくと図2のように，

a．このプログラムに参加できたことに幸福であったと答えた者が大部分（89%）であった．

b．不妊カップルを援助することが参加の主な理由であった．

c．不安については自分の知らない児のことであるが，感情よりむしろ倫理的のほうが強い．

d．このプログラムに68%が満足している．

といった結果がみられた．

Blyth[14]はいろいろの理由で発展してきた卵の sharing について以下の利点があるとしている．

①ドナーの卵を減少させることができる．

②ドナーは健康人に処置をし，この卵は自分自身のためではないことにより健康被害を受けることがあるが，卵の sharing にはそれがない．

③イギリスでは卵の sharing は公的資金を用意された施設で行われている．

④低料金のために低所得者も利用可能である．

■卵提供の値段

卵の提供について従来より多くの国では補償金を支払うことは不法であるとしてきた．しかし，希望者が増加し，ドナーが少ないなかで，しかもドナーに身体的心理的負担をかけることを考えれば，何らかの補償金を払うのはやむを得ないとしている．

1993年，アメリカ不妊学会[15]は卵の提供に対してガイドラインを発表し，ドナーへの補償金は過剰にしてはならないとしている．また1994年，アメリカ生殖医学会[16]の倫理委員会で ART について第三者からの卵の提供を認めるが，卵巣刺激や採卵に伴うリスクに十分な注意が必要であるとし，事実上，卵の提供を認めている．

アメリカのニュージャージー州リビングストンにある聖バーナバス医療センターで，従来は1回の卵の提供に $2,500 の謝金を支払うとしていたのに対し，2倍の $5,000 となったことに，Sauer[17]はショックを受けたと述べている．すなわち，卵の代償は $2,500 で十分であり，$5,000 は理屈に合わない．男性の精子の提供時には通常 $50〜

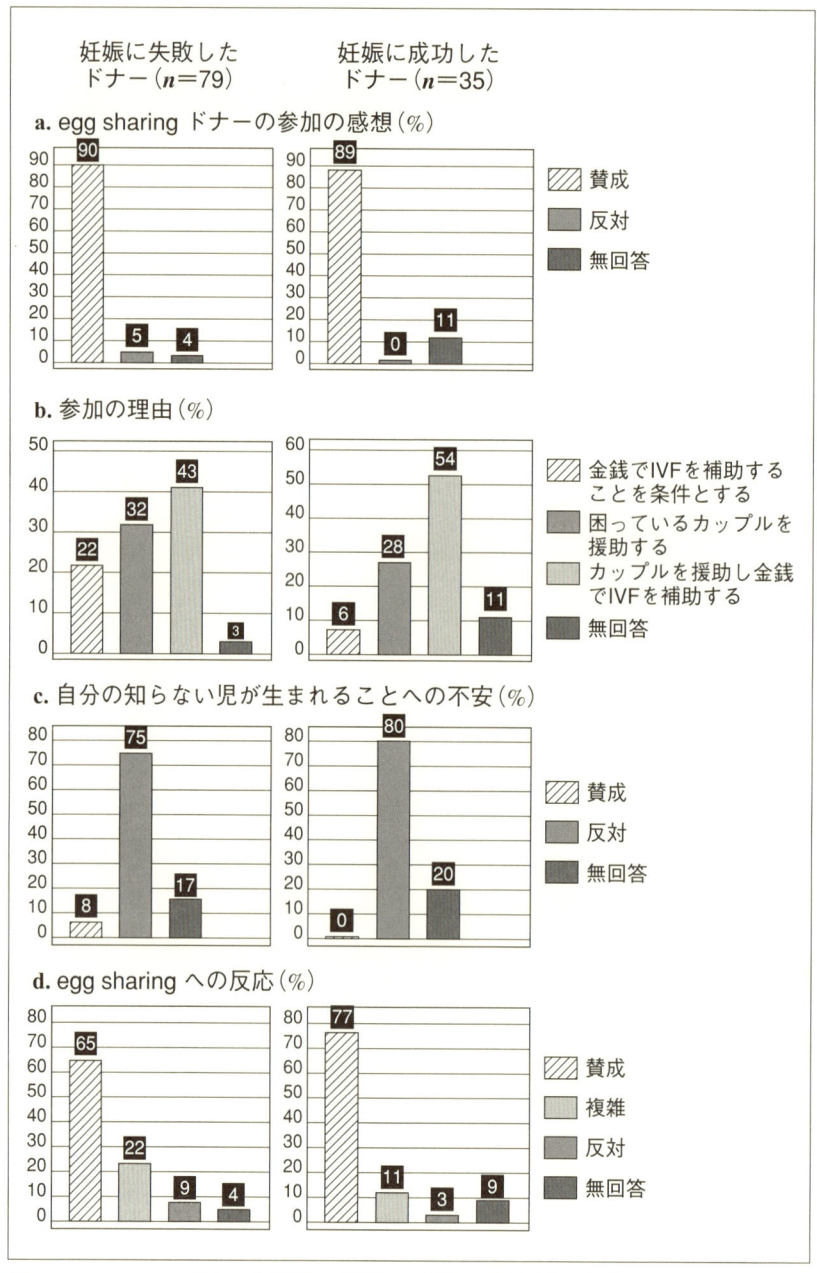

図2 egg sharing ドナーの参加の感想(a), 参加の理由(b), 自分の知らない児が生まれることへの不安(c), egg sharing への反応(d)

[13] Ahuja KK, et al : An assessment of the motives and morals of egg share donors ; policy of 'payments' to egg donors requires a fair review. Hum Reprod 13 : 2671-2678, 1998.

$75 であるが[18]精液採取は5～10分で可能であり,この比率でいくと,もし採卵に1時間を要すれば$300～$450となるとしている.特に補償金額を高額にすると,若い女性の関与を増長するおそれが出てくることを危惧している.

しかし,2000年にアメリカ生殖医学会の倫理委員会[19]は卵のドナーに対し謝礼は公明正大で補償金は基本額は$5,000以上が正当で,合計でも$10,000以上が適当であると報告している.

最近のマスコミは卵のドナーへの補償金につい

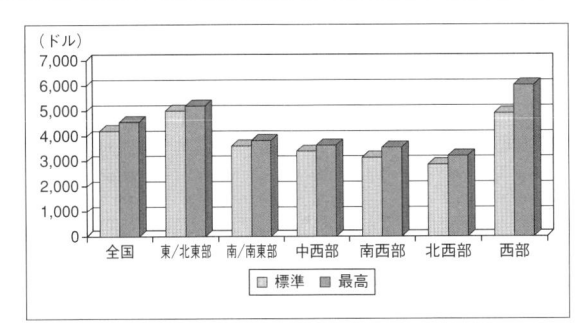

図3 アメリカの各地域における卵提供者への補償金額
[22) Covington SN, et al：What is happening to the price of eggs? Fertil Steril 87：1001-1004, 2007.]

て論じ，ヒトの卵を「金の卵（golden egg）」[20]とし，また"egg donor business booms on campus"[21]とも報じ，さらに「ドナーに選抜された者に＄25,000，＄50,000を支給する」との報告も出るくらいである．

Covingtonら[22]は卵のドナーへの補償金についての実態を知るために，アメリカ補助生殖技術学会のメンバー394人について調査し，207人（53%, 207/394）が反応し，そのうち191人（92%, 191/207）が卵の提供のプログラムをもっていた．補償金額は地理的にも異なり，東部／北東部地域で＄5,018，西部地域で＄4,890，北西部＄2,900で平均＄4,200となり，東部／北東部が最も高額であった（図3）．

このように卵の提供は無償とすべきか，卵を商品の一つとして販売するのか議論のあるところであるが，だんだん後者のほうに向かって落ち着くようになってきている．

■**最近の動き**

かつてはヨーロッパを中心に生殖医療を求めて外国旅行が行われてきたが，ARTの技術が全国的に普及してきて様相も変わってきた．Cohen[23]による最近の特に変わった動きは以下の通りである．

イタリアは2004年，ARTについて法的規制を強めた．ARTの利用は異性間の結婚している成人男女で，生殖期間内に限定された．したがって，独身者，閉経後の女性，同性愛者は禁じられた．IVFの際，最大限3個の卵のみが受精させることができ，胚の質や母親の年齢とは無関係にすべての胚は子宮腔内に戻さなければならない，胚の凍結保存や胚の提供は許可されない，などと厳しくなった．

ベルギーは2003年，IVFによる胚の研究は治療の目的と医学知識の増加のためならば，すべてのタイプのARTは受け入れられるとした．しかし，医学的な理由がなく優生学的に性の選抜をすることは禁じられている．一般的にいえば，法律は社会での倫理の多様性を受け入れて，研究における自由の重要性を認めている．

ギリシャでは2005年に法律が制定され，既婚のカップルの他にも，未婚であるか独身であるかは問わず，異性同士ならば同棲中のカップルにもARTの利用を承認している．しかし，同性愛者は除外されている．精子・卵・胚の提供，代理母，着床前遺伝子診断（PGD）は許可されているが，精子・卵・胚の提供は匿名でなければならない．

ヨーロッパの中ではARTに対する多様性が認められ，まったく法律が同じところはない．

2005年11月，ヨーロッパ生物倫理協議会運営委員会はこれらの加盟国へ補助生殖医療の実態を調査した．これによると，ベルギー，フィンランド，ラトビア，ルクセンブルグ，オランダ，セルビア，イギリスを除きその他のすべての国でARTは異性間のカップルに限られ，同性愛者には禁じられている．代理母はベルギー，デンマーク，エストニア，ギリシャ，オランダ，イギリスでは特別な条件下で許可されている．卵の提供はチェコ，デンマーク，フィンランドでは可能で，ベルギーは匿名でない人の提供は可能である．匿名での提供はギリシャ，オランダ，スペイン，イギリスで可能で，特にイギリスではIVFの際の卵のsharingも受け入れている．

したがって生殖医療のための外国旅行の例として，以下のようなケースが考えられる．

①イタリア→配偶子の提供を求めてイギリスへ．
②ドイツ・スペイン→配偶子の提供を求めてベルギーへ．

③フランス→卵の提供を求めてベルギーやスペインへ．

④北ヨーロッパの国では 2003 年以後 3 国とも精子・卵の提供が許可され，移動は少なかった．

⑤胚の提供や代理母は禁止している国が多く，生殖を求めた移動がまだ続くと考えられる．

おわりに

交通機関が発達し，新しい生殖の医療もマスコミに乗り世界中に広がってくると，自分の国でできない医療を外国に求める傾向が出てくる．特に生殖医療の領域で著しいことから procreative または reproductive tourism との言葉が生まれてきた．

世界が一つであり，倫理・宗教・道徳などの多様性が叫ばれる今日，これらの考えの異なった人々が同居している国家では，自分の求める生殖医療が自国で禁じられているかできない場合には，他国に求める，いわば外部委託（out-sourcing）するとの考えに基づく．幸いに各国ごとに法的規制が異なることは全体を考えた時に利益となる．これは社会や医療の安全弁の働きとなると考えられる．

しかし，自国での医療行為ができずに外国へ行く場合には過剰の出費もあり，健康上に障害が生じたときの対応など，多くの問題が残されている．

文献

1) Pennings G：Reproductive tourism as moral pluralism in motion. J Med Ethic **28**：337-341, 2002.
2) Dolanska M, et al：Patient perceptions of assisted conception service. In Creating the Child, edited by Evans D, pp291-301, Martius Nijhoff Publ, 1996.
3) Knoppers BM, et al：Recent advances in medically assisted conception；legal, ethical and social issues. Am J Law Med **17**：329-361, 1991.
4) College of Physicians Reproductive Medicine and Belgian Register for Assisted Procreation. Verlag 1998-1999, Brussels, 2001.
5) Baetens P, et al：Counselling couples and donors for oocyte donation；the decision to use either known or anonymous oocytes. Hum Reprod **15**：476-484, 2000.
6) Schenker JG：Assisted reproduction practice in Europe；legal and ethical aspects. Hum Reprod Update **3**：173-184, 1997.
7) Murray TH：New reproductive technologies and the family. In New Ways of Making Babies, edited by Cohen CB. pp51-69, Indiana Univ Press, Indianapolis, 1996.
8) Steinbock B：Payment for egg donation and surrogacy. Mount Sinai J Med **71**：255-265, 2004.
9) Spar D：The egg trade—making sense of the market for human oocytes. N Engl J Med **356**：1289-1291, 2007.
10) Heng BC：Should fertility specialist refer local patients abroad for shared or commercialized oocyte donations? Fertil Steril **87**：6-7, 2007.
11) Johnson MH：Should egg donors be paid? the culture of unpaid and voluntary egg donation should be strengthend. Brit Med J **314**：1401-1402, 1997.
12) Ahuja KK, et al：Egg sharing and egg donation：attitudes of British egg donors and recipients. Hum Reprod **12**：2845-2852, 1997.
13) Ahuja KK, et al：An assessment of the motives and morals of egg share donors；policy of 'payments' to egg donors requires a fair review. Hum Reprod **13**：2671-2678, 1998.
14) Blyth E：Subsidized IVF；the development of 'egg sharing' in the United Kingdom. Hum Reprod **17**：3254-3259, 2002.
15) The American Fertility Society：Guideline for oocyte donation. Fertil Steril **59**：5S-7S, 1993.
16) The Ethical Committee of the American Fertility Society：Ethical considerations of assisted reproductive technologies, donor oocytes in in vitro fertilization. Fertil Steril **62**：47S-49S, 1994.
17) Sauer MV：Indecent proposal；$5,000 is not "reasonable compensation" for oocyte donors. Fertil Steril **71**：7-9, 1999.
18) Bergh PA：Indecent proposal；$5,000 is not "reasonable compensation" for oocyte donors—a reply. Fertil Steril **71**：9-10, 1999.
19) American Society of Reproductive Medicine Ethics Committee：Financial incentives in recruitment of oocyte donors. Fertil Steril **74**：216-220, 2000.
20) Hempel C：Golden eggs. Boston Globe, June 25, 2006.
21) Hopkins J：Egg-donor business booms on campus, USA Today, March 15, 2006.
22) Covington SN, et al：What is happening to the price of eggs? Fertil Steril **87**：1001-1004, 2007.
23) Cohen J：Procreative tourism and reproductive freedom. Reprod Biomed Online **13**：145-146, 2006.

10 生殖医療と生命倫理

医療の倫理的な行為については，少なくとも BC 2000 年までさかのぼることができる．Hammurabi 法典や Hebrew の記録によれば，すでに医師の法的・道徳的な基準や責任感について記載があることからも推察される．

しかし，医師と患者との間の医療行為について守らなければならない倫理・道徳的な基本は，科学的な医学の父とされるヒポクラテス(Hippocrates)に由来される．彼は BC 470～460 年の間にギリシャのコス島に生まれ，BC 380～360 年の間に死亡したとされる．彼の功績は，以前には医療は神聖の僧侶が中心で行われていたが，むしろ自然の観察と科学的分析が重要であるとして，このなかで道徳の規定や医学の奉仕と宗教の重要性を指摘したことである．『ヒポクラテスの誓い』(The Hippocratic oath)のなかで「私は能力と判断の限り患者に利益と思う養生法をとり，悪くて有害を知る方法は決してとらない．純粋と神聖をもってわが生涯を貫き，わが術を行う」と述べており，今日では最も古い医学の規範となっている．彼は観察を分類し，迷信と戦い，病気は神の罰によるものではなく，生体機能の障害により自然に起こるものであるとし，系統的に病気の状況を記述することの重要性を指摘した[1,2]．

その後，医師と患者の医療行為はヒポクラテスの原則に基づき倫理的な考えで行わなければならず，人間の権利であるとされてきた[3]．

20 世紀に入り最も大きな医学の進歩の一つに，生殖補助医療技術(ART)の導入とその発展がある．これにより今まで人類が経験したことのない倫理・道徳・宗教・法律・社会的な問題がクローズ・アップされてきた．特に生殖の新しい ART が導入される以前より，Edwards[4] は倫理的な問題の解決が重要であることを指摘してきた．しかし，いろいろな人種・宗教・倫理感をもつ現代社会において，ART のヒトへの応用について社会全体のコンセンサスを得るのは困難である．この技術が患者のニーズに押されて実行されてきている現状にあるからである．

■遺伝物質の提供……………………………………

遺伝物質である精子・卵・胚の提供は不妊の治療のうえで重要な位置を占めている．しかし，この際にはドナー(提供者)とレシピエント(受領者)とそこから生まれる児の問題もあり，ここには多くの倫理的問題が含まれている．

1．親子の遺伝的なつながりがなく，児の成長につれて親子の関係が障害されるおそれがある

親子の遺伝的なつながりがないことから，生まれた児が将来，心理的・社会的なトラウマを受けるおそれがある．一方，配偶子の提供により出生した児は機能的にも良好に発育しており，自然に生まれた児よりも親子関係が良好であるとの報告もある[5]．しかし，特に生まれた児が障害をもっている場合には，親子の遺伝的つながりがないだけに養育を拒否する可能性があり，生まれた児を法律上保護する必要がある．

2．ドナーの匿名性と生まれた児の親を知る権利とのはざまにある

従来より生まれた児を含めた家族内の混乱を避けるためにも，精子・卵および胚の提供者の匿名性を支持していた．しかし，ドナーの匿名性に関して賛否両論があり，そのなかでも最近は常に真実を述べるべきだとの声が高まり，児は生物学上の親を知る権利があるとの主張が強まってきている．特に提供により生まれた児が遺伝的な疾患をもっている場合には，ドナーの家族を含めた医学上の情報を知らせておかなければ，対応が遅れてしまい危険なことになりかねない．また，児が大きくなり，偶然に血液型検査などで親子関係の不

信を知ることがむしろ心理的な負担となるのを避けるために，早いうちに真実の情報を開示すべきだとの考えもある．

3．金銭の授受によるこれら遺伝物質の商品化への危惧がある

国際的な倫理委員会では，配偶子や胚の提供による報酬を得てはいけないと定めている[6]．しかし，卵の提供は機能性の卵を欠如している女性にとっては確かに唯一の効果的な治療法であり，アメリカでは2004年で卵の提供により5,000人の児が生まれ，ヨーロッパでも比較的活発に行われている卵の提供はイギリスやスペインでは4倍にも増加しているという[7]．これらは特に，アメリカでは妊娠する機会は個人の自由であり，より多くの消費者の立場に立ち法的にも制限されていないことが原因とされ，特に金銭の授受はドナーの身体的・精神的な負担と時間の拘束を考えれば当然とされ，社会的にも受け入れられている傾向にある．

アメリカ生殖医学会の指針では＄10,000以上の支払いは卵の提供については適当でないとしているので，多くは＄3,000〜＄5,000であるが，大都市ではやや高額の支払いがあるという[8]．しかし，"blond, high IQ and Ivy League"のドナーに対して＄30,000以上という広告も出ているという[7]．また，ネットビジネスがさかんなアメリカではファッションモデルの卵を競売するホームページも登場し，＄15,000（約160万円）〜＄150,000に設定され，＄42,000（440万円）の購入を申し込んできたカップルもいるという．

韓国ではインターネットを通して不法に卵を斡旋したブローカーが警察に拘束されたと報道されている．これによると，20歳代の女性会員の卵が1回30〜40万円相当で取引され，すでに日本人249人が購入したらしいとも報道されている．

精子についてもノーベル賞受賞者など特殊な精子を扱ったことで社会問題になった．イギリスでは，精子の提供を受けた同性愛者の女性がその後離婚し，精子提供者に児の養育費を支払えと要求する訴訟が起きているという．

また，卵の提供に際して直ちに生殖に用いずに幹細胞（stem cell）技術の研究のために使用されることがあり，特に授業料高額により支払い困難な女子学生を対象に卵の取り引きが行われているケースもあり，この問題はさらなる検討が必要である[9]．

■胚凍結・・

IVFの際に多胎妊娠を避ける目的で胚凍結が広く臨床に応用されている．もし，胚がすでにヒトとしての権利をもつものであれば，胚凍結は生命の虐待に相当する．

したがって，胚凍結はヒトの尊厳をおびやかすものであるとして反対する者もある．しかし，多くの国で胚凍結は行われており，むしろその凍結期間を問題視している．最大の期間はフィンランド，イスラエル，スペインの10年であり，最短はオーストリア，デンマークの1年で，多くの国はこの範囲に入り，胚の両親のいずれかが死亡したり離婚した場合には廃棄すると決めている国が多い．最近は，最高の保存期間を過ぎても利用されない時は廃棄される傾向にある[10]．

特に余剰胚の廃棄については法的にも倫理的にも問題がある．モナッシュ大学で凍結保存したアメリカ人の胚の両親が飛行機事故で死亡したとき，オーストリアのWaller委員会は胚の廃棄を推めたが，州の法律ではほかの女性に移植することを許可した[11]．

この際に問題になることは，胚の凍結保存と廃棄である．ヒトの生命の始まりの時期が問題であり，着床をもって始まるということになれば，胚はヒトとしての権利はないことになる．テネシーの最高裁は胚はヒトとしての財産ではなく別個に管理されるものとしている[11]．

したがってヒトの生命の起源をどこにおくかにより，倫理的な考え方が異なってくる．

■胚の位置づけ（胚の研究）・・・・・・・・・・・・・・・・・・・・・

胚の凍結に始まった胚の位置づけが問題となってくる．胚そのものの操作に補助的なふ化（assisted

hatching)，着床前遺伝子診断(preimplantation genetic diagnosis：PGD)，遺伝子治療(gene therapy) など胚の段階で胚に直接操作を加えることが倫理的に許されるかである．したがってこの初期段階の胚を pre-embryo と区別するようになった．この pre-embryo は母親の一部であるが，ヒトになる十分な潜在能力をもっている．しかし，母親は pre-embryo を流産させる権利を有し，ヘルシンキ宣言に基づいて研究に使用することも許されている．

一方，今日では pre-embryo はすでにヒトであるとの考えが受け入れられ，尊厳をもって操作され，害がない限りヒトとしての権利は保たれるべきであり[12]，この際には今さら新しく法律を作る必要はないという考えもある[13]．

一方，胚は non-person であり胚に対する操作には道徳上も倫理上も問題がないとの立場をとるものも多い．特に多くの国の倫理委員会は着床前の胚は比較的発育の低い状態にあり，胚への操作や凍結などは道徳・倫理上も正当化されるという[14]．

以上のことから，胚は両親の産生物の一部であるため，両親の許可・承認があれば種々の操作や研究に用いることができるものの，その際には胚はいまだヒトとして生まれていないがヒトに成長する潜在能力をもっており，よってヒトとしての尊厳をもって取り扱い保護されなければならない．しかし刑法上の義務はない…というのが大方の意見であろう[15]．

■胚の着床前診断(PGD)

胚を用いた PGD は着床前期の胚の細胞を1部取り出して遺伝子診断を行い，病的な胚は子宮に移植せず，正常の胚のみを移植して異常児をもつリスクを可能な限り阻止し，健常な児をもとうとするものである[16]．従来より用いられてきた絨毛細胞や羊水より胎児異常を発見して中絶するという必要もなく，本人および家族も安心して出産できるものとして注目されてきた．

しかし，PGD には新しい問題も発生した．X 連鎖劣性遺伝の疾患(X-linked recessive disease)は約 300 種が知られており，X 染色体遺伝子の欠損をもった健康な女性の carrier に自分の子どもができたとき，その 50％は carrier となる．また，Duchene 型筋ジストロフィーや血友病は男子のみにみられることから，遺伝子の詳細な検査ではなく，胚の性別判定にのみ利用されることである．このことから，国によっては胚の性別判定には反対するところもある．

すでにヨーロッパの欧州評議会(The Coucil of Europe)はヒトの権利と生物医学について，第 14 条で重大な遺伝性疾患を避ける目的以外に性別判定を用いてはいけないと戒めている[17]．

しかし，将来多くの遺伝子の解析によりがん・糖尿病・心疾患などの原因が判明するようになれば，胚の段階でもこれを利用することが可能となり，PGD でこれらの遺伝子をもつ児の出生を避けることに利用されるとなると，PGD の容認についてはより複雑となってくる．

PGD を男女生み分けに利用することは，

①欲しくない性の胚を廃棄することは生命の尊重を著しく障害するもので許されない行為である．

②PGD は費用がかかり経済的に恵まれた者のみが利用できる不公平なものである．

③社会的な理由で男女の生み分けをするいわゆる social sexing は男女のバランスを崩す行為で許されない．

など反対論が多い[18]〜[20]．

■多胎妊娠と減胎手術

多胎妊娠(双胎・品胎・それ以上の多胎)の出生数は過去 30 年で増加し，アメリカでは 2002 年 13 万件以上の多胎の出生児があったという[21]．1980 年以来双胎の妊娠率は 65％増加し，品胎以上の多胎妊娠は 500％以上も増加している[22]．このように多胎妊娠例が増加したのは強力な排卵誘発剤の出現と ART などの不妊の技術の進歩によることが多い[23]．

ART による多胎妊娠の結果，児の罹患率と死亡率は表1のように高く，単胎児に比較すると脳性

麻痺は双胎で4倍，品胎で17倍も増加するという[21]．母体の罹病率も多胎の数が多いほど多く，妊娠高血圧，胎盤剥離，早産，肺塞栓などをみて，帝王切開率・長期入院例が増加する．また，多胎妊娠では母親は心理的にもリスクが強く，うつ状態になる傾向が多い[24]．

したがって多胎による母児ともに危険を回避するために，減胎手術(multiple pregnancy reduction：MPR)が注目されるようになった．

この減胎手術は1980年代より導入され，胎児が小さいときには吸引したりするが，やや大きくなってからでは胎児心臓にKCLを注入して心停止させ，残りの胎児の可能な限り満期まで維持しようとするものである[25]．

この減胎手術に対して倫理的・法的・社会的にも問題がある[26]．

①胎児は生きる権利があり，減胎させられる胎児の運命を誰が決めるか．

②減胎手術後に残った胎児には流早産などの危険はないか．

③減胎手術を容認すれば多胎妊娠の成立は自由になり，したがって多胎で妊娠した場合の胎児はカップルの必要に応じて容易に廃棄させられてしまうおそれがある．

Evans[27]によれば，5カ国11のセンターで減数手術例を図1のようにまとめ，流早産率は0.5%と低く50%は34～35週まで維持したという．大事なことは多胎を作らないことであり，いたずらに双胎を単胎にするような手術は例外を除いて避けるべきである．

■代理懐胎(代理母)・・・・・・・・・・・・・・・・・・・・・・・・・・・・・・・

代理懐胎・代理母(surrogacy)はすでに旧約聖書の古い文にも出ている．すなわち，サライ(Sarai)がアブラム(Abram)の子どもを生むことができず，彼女の召使いのハガイ(Hagar)に児を授かるようにしてイシマエル(Ishmael)が生まれた．子どもを生めない女性の代わりに他の母性が生んでやることに用いられた．

IVFが可能になったので代理懐胎は2種類に分けられる．

1．traditional surrogacy, straight surrogacy, nature or partial surrogacy（伝統的代理懐胎）

夫の精子または精子バンクの精子を代理懐胎する女性に人工授精をする．夫や精子を用いた人の子であり，妻の子ではないとして否定的な見解を

表1 多胎妊娠時の児の罹病率と死亡率

特徴	双胎	多胎	四胎
出生時平均体重(g)	2,347	1,687	1,309
出生時平均妊娠週数	35.3	32.2	29.9
発育の制約をもった頻度(%)	14～25	50～60	50～60
新生児ICUに入院が必要となった者の頻度	25	75	100
平均新生児ICUに入院した期間(日数)	18日	30日	58日
大きな障害をもった児の頻度	…	20	50
脳性麻痺のリスク	単胎よりも4倍多い	単胎よりも17倍も多い	…
1歳までの児死亡のリスク	単胎よりも7倍多い	単胎よりも20倍も多い	…

[21] American College of Obstetrics and Gynecology：ACOG practice bulletin, clinical management guidelines for obstetrician-gynecologists. Multiple gestation；complicated twin, triplet, and high order multifetal pregnancy, number 56. Obstet Gynecol **104**：869-883, 2004.]

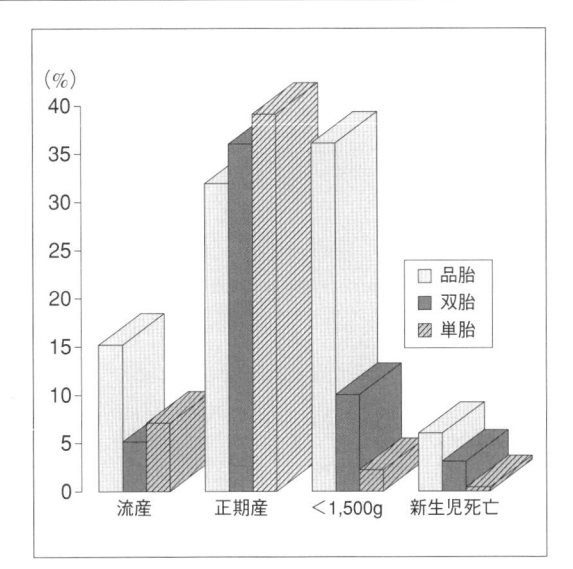

図1 品胎妊娠をそのままにした場合と，双胎，単胎に減胎したときの流産率，正期産率，未熟児出生率（<1,500 g）および新生児死亡率の比較

[27) Evans ML, et al：Improvement in outcomes of multifetal pregnancy reduction with increased experience. Am J Obstet Gynecol 184：97-103, 2001.]

示す者が多い．

2．gestational surrogacy, full surrogacy, host surrogacy, IVF surrogacy（妊娠性代理懐胎）

夫婦・カップルの受精卵を第三者の女性子宮に入れて妊娠させる．遺伝的にもカップルの児であり，不妊カップルは容認する者が多い．この場合の surrogate（代理人）は代理懐胎を依頼したカップル（commissioning couple）の代わりに児を生む人をさし，大部分の国では子どもを生んだ女性が遺伝的に無関係であっても母親となり，依頼したカップルには養子縁組となることが多い[28]．

Brinsden[29]によれば Bourn Hall Clinic での gestational surrogacy はがんや出血などですでに子宮を摘出された者や，先天性子宮欠損症で機能性のある卵巣を有している者が多い．イギリスでは代理懐胎を認めているヨーロッパでも少ない国の一つであるが，1990年国会で Human Fertilization and Embryology Act が通過して医学会も認め，代理懐胎が承認されている．

しかし，代理懐胎に対して以下のような反対意見が多い．

①女性を子どもを生む機械として取り扱っている．
②代理母が生まれた児を引き渡すことを拒否するおそれがある（ベビー M 事件）．
③生まれた児が障害をもっていたときに依頼主が引き取りを拒否する例がある．
④代理懐胎の女性が妊娠・産褥を通してハイリスクに陥ることがある．
⑤妊娠時に羊水染色体検査などで障害がみつかったときに中絶することが多く，差別につながる．
⑥経済的に弱者が代理懐胎になる傾向がありこれに人種問題がからんでくる．
⑦なかには妊娠出産の苦しみを避ける目的で健康な夫婦の胚を代理懐胎に依頼することはないか．

事実，gestational surrogacy で妊娠高血圧，胎盤機能不全，糖代謝異常を示した症例の報告もある．Duffy ら[30]は 2005 年に gestational surrogacy で 2 例の重症合併症を報告している．1 例目は癒着胎盤で帝王切開後，大出血で子宮付属器摘出を受けたが急性虚血性発作で盲目となった．2 例目は巨大児の出産後，子宮破裂となり，子宮全摘を受けたが児は脳性麻痺で終わった．

代理懐胎にはこのような不幸な症例もあり，あらかじめ妊娠に伴う合併症を念頭において妊娠中の健診をすること，分娩時の障害が母児ともにあることのインフォームド・コンセントをとっておく必要がある．

しかし，これらの代理懐胎に対する批判に対し以下のような反論もある．

①妻が疾患により子宮を摘出されていたり，児を生めない身体である場合に，第三者が夫婦の胚を用いて生んでやることは人間としての尊い行為で許されるはずだ．
②ベビー M 事件のように代理出産をした女性がすべて母性本能を発揮して児の引き渡しを拒否しているわけではない．
③代理出産をした女性がすべてリスクがあるのではなく，実際には体格や諸検査を行えばリスクのおそれのある者を排除できる．
④絨毛検査・羊水検査は通常の妊娠経過中にも

行われる検査で代理懐胎の場合にのみ行われるわけではない．

⑤常に弱者が代理懐胎の犠牲になるのではなく，姉・妹・母親・親族をはじめ愛他的な精神をもって喜んで引き受ける者もいる．

また，代理懐胎には心理的・社会的な問題もある．社会的な問題として以下のことが考えられる．

①代理出産した者が生まれた新生児とまもなく別れることは不自然である．

②依頼したカップルが出産した母親から新生児を引き取り育児することは，通常の出産にはみられない行為である．

③自分がお腹を痛めて生んだ真の母親というべき者が家族の一員と認められない矛盾がある．

心理的な問題もある．

①心理的には通常の出産にみられる授乳育児がない場合が多く，環境が通常の出産後と異なる．

②代理出産後に周囲の人々の眼が変わり，自分に対し興味や圧迫の視線を感じるようになる．

③児に対する面会の権利を認められることがあるが，2人の母がいることは児の発育にとって必ずしも好ましいことではなく，長期間にわたり面会できずに苦悩を伴う．

したがって理論的には代理出産には図2のように9つの組み合わせがあり，それぞれにより社会的・心理的に問題が異なるが，子どもはこの混乱のなかにあり，時によって成長につれて不快と感じることになる．

ARTの進歩は親と児の関係を生物学的因子より社会的な関係を重視する結果となった．事実に異性間の性的関係がなくIVFで妊娠したり，いわゆるgestational carrierで自らのお腹を痛めずに自分

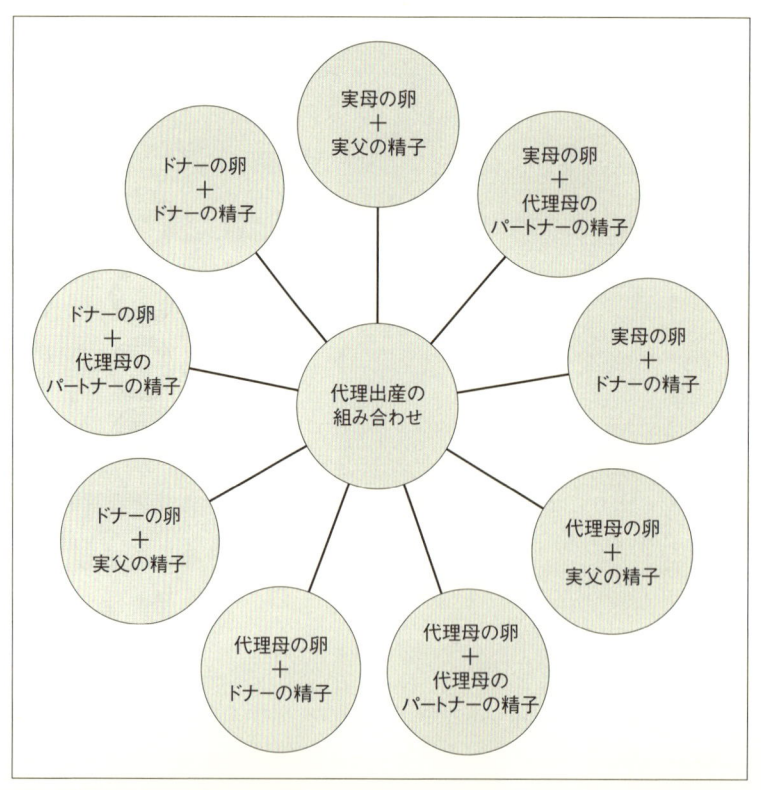

図2 代理母により出産する場合に理論的に9つの組み合わせにより児が生まれる可能性がある

[31] van den Akker Olga BA：Psychocsocial aspects of surrogate motherhood. Hum Reprod Update **13**：53-62, 2007.]

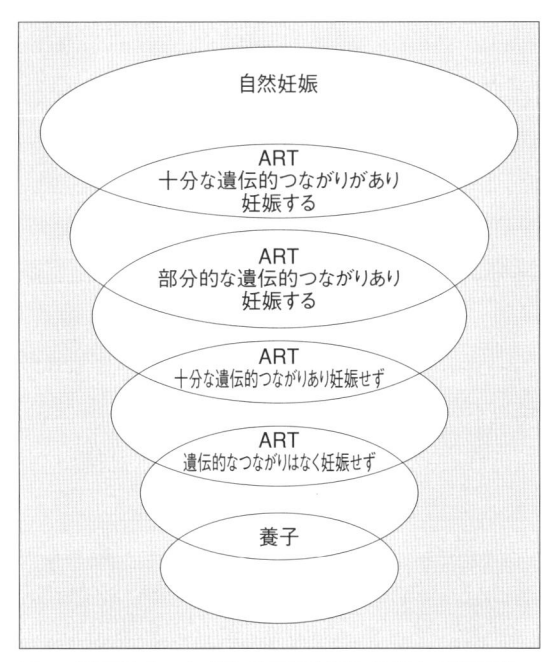

図3 遺伝的のつながりのある自然の妊娠から遺伝的・生物学的につながりのない養子までのいろいろの組み合わせ

[31] van den Akker Olga BA：Psychocsocial aspects of surrogate motherhoood. Hum Reprod Update 13：53-62, 2007.]

の遺伝子をもつ児を出生することができ，これで真の意味の親子といえるかとの疑問が出てくる．

図3は十分な自然の妊娠から遺伝的・生物学的のつながりのない養子縁組までいろいろの段階を図示したものであり，現代社会には親子・家族関係が複雑になってきている[31]．

代理懐胎についても倫理的に大きな問題を抱えている．

①個人主義の立場をもった自由思想をもった人々では，特に不妊の治療の選択は個人の問題で，自分自身が選択決定する権利をもつ[32]．

②商業化を理由に禁止することは個人の権利に干渉し，剥奪するものである[33]．

③子どもは物品ではなく，自分が生んだ子どもを譲渡したり売買することは，売春や奴隷売買と同様に非難されるべき行為である[34)35]．

などのような賛否両論がある．

社会・倫理の意見の相違と同様に国により法的な考えも異なっている．

①商業化の代理懐胎を認めるが，家族のそれは近親相姦や姦通と関係するので禁止されている（イスラエル）[34]．

②愛他的な行為で行う代理懐胎は認めるが，商業化のそれは禁じる（オーストラリア，イギリス）．しかし，イギリスでは有志の組織があり，代理母を見出すことのできない者には役員が援助している[29)34]．

③カナダでは2004年3月，法律が国会で承認され代理懐胎は認められた．しかし，金銭の支払いや広告への掲載，21歳以下の女性への応用は犯罪とされ禁じている[36]．

④アメリカのようにいくつかの州では商業化や広告，金銭享受を認めているところもあるが，州によっては認めていないところもある．

わが国では代理出産の是非を検討していた日本学術会議「生殖補助医療の在り方検討委員会」の作業部会は，2008年1月に代理出産は原則禁止としたうえで，営利目的で実施した場合，依頼者や担当医師，仲介者に刑罰を科す法律を作るべきだとの報告書をまとめて公表した．すでに2003年厚生労働省の審議会でも代理出産の禁止の方針を打ち出したが，わが国の国会ではいまだ結論が出ていない．

■閉経後の妊娠

最近，わが国でも女性の高学歴化と社会への進出により結婚年齢も高年齢化し，そのために出産年齢も遅れ，少子化への傾向が強まってきている．

一般には女性の閉経をもって妊孕性が消失すると考えられてきたが，卵提供により，あらかじめステロイドを投与して子宮内膜を着床しやすい状況を作っておき，提供された卵でIVFを行い，その胚を子宮腔内に注入して妊娠を得ようとする方法が行われるようになった．

これに反対の立場に立つ者は自然の掟に反する，生まれた児の養育が可能かと疑問する声が多い．

これに対し賛成の立場もある．

①科学・医学の進歩によるもので，享受するの

は当然の権利である．

②寿命が延長し，もし50歳で妊娠しても平均女性の寿命が85歳とすると，わが児の成人まで生存する確率が高い．

③卵の提供と母体年齢により妊娠率をみたSteiner[37]の報告によれば**表2**のように30歳代，40歳代に比して50歳代の場合でも妊娠率や児の予後には悪い所見はなかったとしている．

④閉経後の女性に妊娠をさせるときは，その前に健康状況をチェックし，妊娠中も十分に管理すれば母体の死亡率を含めて障害は少ないと思われる．Fasouliotis[38]は55歳が上限としているが，2006年12月29日，スペインで66歳の女性が帝王切開により1.6 kgの双胎男子を出産したと報道され，年齢制限についてもいろいろと意見が異なっている．

⑤高齢者への卵の提供による妊娠について批判の声が多いが，オーストラリアでは50歳を超えた女性の卵提供による妊娠については容認の傾向にある[39]．しかし，イギリス，フランス，イタリアでは50歳以上の女性への卵提供による妊娠を制限しており，このような年齢制限をしている国が多い．

■デザインベビー（design baby）

病児の救済のために，胚または胎児の臍帯血から病児のHLA typingの合致した児のみを生存させ，残りの胚は廃棄，胎児は中絶する．特に病児は遺伝性疾患が多く，同族の者からの移植のために必要とされ，中絶するために生まれてくるものでデザインベビーといわれる．

ここで問題なのは現在生まれている子どもを助けるために，いまだ生まれていない児を犠牲にすることである．両親は治療の目的で新しい妊娠をすることで，この胎児は将来のドナーとして用いられることになる．

表2 年齢別にみた卵提供による妊娠分娩率と児の予後

	30歳代 ($n=22$)	40歳代 ($n=24$)	50歳代 ($n=18$)	P value
妊娠数	1.4±0.6	1.4±0.5	1.6±0.5	0.64*
分娩（％）				0.23†
早産	11(50)	7(30)	10(56)	
正期産	11(50)	16(70)	8(44)	
子どもの年齢（歳）	3.7±3.2	4.8±3.7	3.1±2.2	0.17*
子どもの性				0.06‡
女性	9(45)	10(43)	14(78)	
男性	11(55)	13(57)	4(22)	
子どもの健康				0.10‡
優れている	22(100)	20(87)	18(100)	
よい	0	3(13)	0	
発育の障害				0.74‡
あり	1(5)	0	1(6)	
なし	21(95)	22(100)	17(94)	

Note：結果を平均±SDまたは数で表わす
*分散分析
†均一性のChi-スクエアテスト
‡Fisherの確実テスト

[37] Steiner AZ, et al：Motherhood after age 50；an evaluation of parenting stress and physical functioning. Fertil Steril **87**：1327-1332, 2007.

この問題について Kant[40]の考えである「ヒトは単に手段として用いてはならない」との考えで反対の立場をとる者が多い．

しかし，人工妊娠中絶を容認している現在，生まれている児の救済のために胎児を得ようとするものは，必ずしも児の生存権や尊厳をおびやかすものではなく，さらに議論をよぶものである[15]．

■ クローニング（cloning）

有性生殖では雌性の未受精卵と雄性の精子とが受精して胚を形成する．これは両親の遺伝子が等分に受け継がれるが，クローンの場合には遺伝的に同一である個体から無性生殖により発生するものである．

哺乳動物のクローンには以下のものがある．

1．胚細胞クローン：胚細胞を用いあらかじめ除核した未受精卵と融合させて作成する．

2．体細胞クローン：あらかじめ除核した未受精卵に体細胞の核を移植して作成する．

胚細胞クローンは通常の妊娠の場合と同様に生まれる児は両親に類似するが，体細胞クローンは核を採取した成人と同じ特徴を有する．

1997年7月クローンヒツジ「ドリー」の出生は体細胞クローンの世界初の誕生であり注目された[41]．その後ドリーは1998年4月仔ヒツジ「ポニー」を出産し，クローン動物にも生殖能力があることが明らかになった．しかし，ドリーはその後多くの臓器の異常で早く死亡した．

1）生殖クローニング（reproductive cloning）

ヒトの生殖を目的とした体細胞核移植（somatic-cell nuclear transfer：SCNT）で道徳・倫理・宗教上も問題が多い．

①ヒト以外の哺乳動物の研究でも妊娠中に死亡したり，出産までに生存した新生仔でも巨大仔や呼吸器障害，代謝異常を認め，胎盤機能不全をしばしばもち，安全性に問題が多い．これは受精の過程を省略することにより，正常な再プログラム化が抑制されて十分な発育ができないことによる[42]．

②遺伝子発現の分析ではすべてのゲノムの4～5％と，刷り込み遺伝子の30～50％がクローン化された新生仔マウスの組織に正しく発現されていない[43]．

③クローンマウスは成長するにつれて多数の器官の病的変化や若いときにみられなかった大きな代謝障害をもつ[42]．

④これらの事実よりクローン技術をヒトを作る目的で応用することは時期尚早であり反対であるとされる．

2）治療的クローニング（therapeutic cloning）

治療を目的に患者の特殊な幹細胞に体細胞の核を移植して患者と同一の細胞組織を得るもので，退行性変性の疾患に対し治療の可能性が出てきて期待されるものである[44]．

治療的クローニングは広く受け入れられ，新しい治療法として多くの国で政府の実質的な援助を受けている．しかし，生殖のクローニングについては各国で規制がかかっている現況である（図4）．

3．人工多能性幹細胞（induced pluripotent stem cells：iPS 細胞）

胚や ES 細胞（embryonal stem cell）を用いず体細胞を用いて分化万能細胞を単離培養することに成功した[45]．これは卵を用いず患者自身の細胞を用いるために免疫拒絶がなく再生医療に注目されている．近年，わが国の山中らのグループが成功し，大きなプロジェクトで研究が推進されており，日本発の新しい治療法の確立に期待が高まっている．

おわりに

生殖医療の進歩は同時に倫理・道徳・社会・法的な分野から新しい問題を提供してきた．これは医療技術が革命的な早さで進展したのに対し，倫理や法律などの分野がついていけなかったことにも由来する．しかし，近年では生殖の医療に関する各分野からの報告が多くあり，生殖医療に関与する医療者も関心をもつ必要がある．

2007年 Burry[46]は第73回大平洋岸産婦人科学会会長講演「生殖医学，われわれはどこからきて現

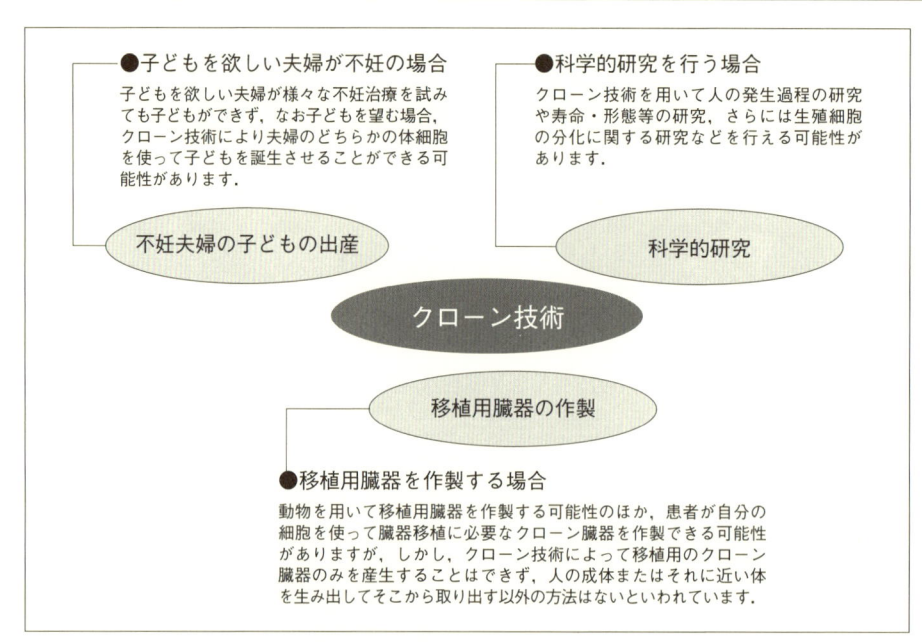

```
┌─────────────────────────────────────────────────────────────────────┐
│   ┌─●子どもを欲しい夫婦が不妊の場合      ┌─●科学的研究を行う場合          │
│   │  子どもを欲しい夫婦が様々な不妊治療を試み │ クローン技術を用いて人の発生過程の研究 │
│   │  ても子どもができず，なお子どもを望む場合，│ や寿命・形態等の研究，さらには生殖細胞 │
│   │  クローン技術により夫婦のどちらかの体細胞 │ の分化に関する研究などを行える可能性が │
│   │  を使って子どもを誕生させることができる可 │ あります．                  │
│   │  能性があります．                  │                         │
│   │                              │                         │
│   ( 不妊夫婦の子どもの出産 )             ( 科学的研究 )                │
│                                                               │
│                      ( クローン技術 )                            │
│                                                               │
│                   ( 移植用臓器の作製 )                            │
│   ┌─●移植用臓器を作製する場合                                      │
│   │  動物を用いて移植用臓器を作製する可能性のほか，患者が自分の                │
│   │  細胞を使って臓器移植に必要なクローン臓器を作製できる可能性                │
│   │  がありますが，しかし，クローン技術によって移植用のクローン                │
│   │  臓器のみを産生することはできず，人の成体またはそれに近い体                │
│   │  を生み出してそこから取り出す以外の方法はないといわれています．            │
└─────────────────────────────────────────────────────────────────────┘
```

図4 クローン技術のヒトへの適用の可能性（科学技術庁より）

在はどこにいて，今後はどこへ行くのか，倫理的な展望」を行った．そのなかで生殖医学は排卵誘発や人工授精から始まり，1978年 Louise Brown の誕生以来 IVF が定着し，やがて精子・卵・胚の提供や代理懐胎へと進んできた．しかし，これらの技術の進歩と臨床への応用が早く，道徳・倫理・法的な準備が追いつかず，また学会としても検討をしているうちに禁断の果実を食べてしまう者が現れて混乱している現況である．今後は幹細胞の研究が政治的な問題として残る．われわれは科学に対し暗い年月のリスクのもとにある．望むらくは医師─患者の関係が保持され，これらの新しい技術の応用が人々のよりよい医療に終止することを．われわれは"first do no harm"を誓約しこれを守ろう」と結んでいる．

私共も Burry の言葉をかみしめたいものである．

また，松尾[47]は「わが国の生殖補助医療に求められるもの」のなかで，「ART は何よりもこれが自然淘汰に挑戦する実験的治療であることを認識する必要である」とし，「無秩序な生殖補助医療は次世代に負の遺産をもたらす可能性が高い」として，「厚生労働省の主導的役割が必要不可欠である」こ とを強調している．

われわれも学会や厚科審生殖補助医療部会，学術会議の議論や会告，報告書など遵守する必要があろう．

文　献

1) Winau R：The Hippocratic oath and ethics in medicine. Forensic Sci Int **69**：285-289, 1994.
2) Albert M：Oath of Hippocrates still valid. Iowa Med **85**：253, 1995.
3) Mitsis FJ：Hippocrates in the golden age, his life, his work, and his contribution to dentistry. J Am Coll Dent **58**：26-30, 1991.
4) Edwards RG：Fertilization of human egg in vitro：moral, ethics and the law. Q Rev Biol **49**：2-26, 1974.
5) Golombok S, et al：The European study of assisted reproduction families；family functioning and child development. Hum Reprod **10**：2324-2331, 1996.
6) FIGO：FIGO deliberation. Int J Gynecol Obstet **57**：95-97, 1997.
7) Robertson JA：Compensation and egg donation for research. Fertil Steril **86**：1573-1575, 2006.
8) Ethics Committee, American Society of Reproductive Medicine：Financial incentives in the recruitment of oocyte donors. Fertil Steril **74**：216-220, 2000.
9) Papadimos TJ, et al：The student and ovum；the lack of autonomy and informed consent in trading genes for tuition. Reprod Biol Endocrinol **2**：56-62, 2004.
10) Fasouliotis SJ, et al：Ethics and assisted reproduction. Europ J Obstet Gynecol Reprod Biol **90**：171-180, 2000.
11) Dickens BM, et al：Some ethical and legal issue in assisted

reproductive technology. Int J Gynecol Obstet **66**：55-61, 1999.
12) Schenker JG：Pre-embryo, therapeutic approaches. Ann Med **25**：265-270, 1993.
13) Eisenberg VH, et al：The ethical, legal and religious aspect of embryo research. Eur J Obstet Gynaecol Reprod Biol **1**：11-24, 1997.
14) ESHRE Task Force on Ethis and Law I：The moral states of the preimplantation embryo. Hum Reprod **16**：1046-1048, 2001.
15) Pennings G, et al：Ethics in medically assisted reproduction. Hum Reprod Update **9**：397-404, 2003.
16) Delhanty JDA, et al：The origin of genetic defects in the human and their detection in the preimplantation embryo. Hum Reprod Update **1**：201-215, 1995.
17) Council of Europe：Convention for the protection of human rights and dignity of the human being with regard to the application of biology and medicine. Convention of Human Rights and Biomedicine, Strasbourg, 1996.
18) Ethics Committee of the ASRM：Preconception gender selection for non-medical reasons. Fertil Steril **75**：861-864, 2001.
19) Robertson JA：Sex selection for gender variety by preimplantation genetic diagnosis. Fertil Steril **78**：463, 2002.
20) Pembrey M：Social sex selection by preimplantation genetic diagnosis. Reprod Bio Med **4**：157-159, 2002.
21) American College of Obstetrics and Gynecology：ACOG practice bulletin, clinical management guidelines for obstetrician-gynecologists. Multiple gestation；complicated twin, triplet, and high order multifetal pregnancy, number 56. Obstet Gynecol **104**：869-883, 2004.
22) Jain T, et al：Trends in embryo transfer practice and in outcomes of the use of assisted reproductive technology in the United States. N Enbl J Med **350**：1639-1645, 2004.
23) Rebar RW, et al：Perspective；assisted reproductive technology in the United States. N Engl J Med **350**：1639-1645, 2004.
24) Garel M, et al：Psychological consequences of having triplets；a 4-year follow-up. Fertil Steril **67**：1162-1165, 1997.
25) Armour KL, et al：Prevention of triplets and higher order multiples, trends in reproductive medicine. J Perinat Neonat Nurs **19**：103-111, 2005.
26) Zaner RM, et al：Selective termination in multiple pregnancies；ethical consideration. Fertil Steril **54**：203-205, 1990.
27) Evans ML, et al：Improvement in outcomes of multifetal pregnancy reduction with increased experience. Am J Obstet Gynecol **184**：97-103, 2001.
28) Soderstrom-Anttila V, et al：Experience of in vitro fertilization in Finland. Acta Obstet Gynecol Scand **81**：747-752, 2002.
29) Brinsden PR：Gestational surrogacy. Hum Reprod Update **9**：483-491, 2003.
30) Duffy DA, et al：Obstetrical complication in gestational carrier pregnancies. Fertil Steril **83**：749-754, 2005.
31) van den Akker Olga BA：Psychocsocial aspects of surrogate motherhood. Hum Reprod Update **13**：53-62, 2007.
32) van Zyl L：International parenthood；responsibilities in surrogate motherhood. Health Care Anal **10**：165-175, 2002.
33) Campbell AV：Surrogacy, rights and duties；a partial commentary. Health Care Anal **8**：35-40, 2000.
34) Ber R：Ethical issues in gestational surrogacy. Theor Med Bioeth **21**：153-169, 2000.
35) Anderson ES：Why commercial surrogate motherhood unethically commodifies women and children；reply to McLachlan and Swales. Health Care Anal **8**：19-26, 2000.
36) Reilly DR：Surrogate pregnancy；a guide for Canadian prenatal health care providers. CMAJ **176**：483-485, 2007.
37) Steiner AZ, et al：Motherhood after age 50；an evaluation of parenting stress and physical functioning. Fertil Steril **87**：1327-1332, 2007.
38) Fasouliotis SJ, et al：Social aspects in assisted reproduction. Hum Reprod Update **1**：26-39, 1999.
39) Browman MC, et al：Community attitudes to maternal age and pregnancy after assisted reproductive technology；too old at 50 years? Hum Reprod **9**：167-171, 1994.
40) Kant I：Groundwork of the Metaphysics of Morals, Harper & Row, New York, 1964.
41) Wilmut I, et al：Variable offspring derived from fetal and adult mammalian cells. Nature **385**：810-813, 1997.
42) Jaenisch R：Human cloning—the science and ethics of nuclear transplantation. N Engl J Med **351**：2787-2792, 2004.
43) Hochedlinger K, et al：Nuclear transplantation, embryonic stem cells, and the potential for cell therapy. N Engl J Med **349**：275-286, 2003.
44) French AJ, et al：Human therapeutic cloning(NTSC), applying research from mammalian cloning. Stem Cell Rev **2**：265-276, 2006.
45) Takahashi K, et al：Induction of pluripotent stem cells from mouse embryonic and adult fibroblast cultures by defined factors. Cell **126**：663-676, 2006.
46) Burry KA：Reproductive medicine；where we have been, where we are, where are we going? an ethical perspective. Am J Obstet Gynecol **197**：578-581, 2007.
47) 松尾宣武：わが国の生殖医療に求められるもの．日本医事新報 **4373**：99-103，2008．

第3章
排卵誘発と不妊

1 早発性卵巣機能不全(premature ovarian failure)と排卵誘発

近年,食糧や環境の整備などから思春期の早発化傾向が指摘されてきている.しかし,閉経年齢については50歳前後とほぼ一定とされ,その早発化や後発化の傾向もないとされている.

一方,結婚年齢が高年齢化され,少子化が大きな社会問題となってきている.このようななかで早期に閉経をみる早発性の卵巣機能不全は大きな問題といえる.特にこれは不妊患者の増加のみでなく,更年期障害や骨粗鬆症などその後の健康管理のうえでも多大の関心をもたざるをえない.

■POFの定義

premature ovarian failure(POF,早発性卵巣機能不全,早期卵巣不全)はCoulam[1]によれば正常に発育した卵巣機能が40歳前後に終了した(cessation)ものと定義している.このなかには原発性無月経や希発月経,続発性無月経なども存在する.

したがって,1998年,Anasti[2]はPOFの診断基準を以下のごとく定めた.

①4カ月以上,無月経が持続している.
②血中FSH値が40mIU/mL以上で,1カ月以上の間隔をおいても同様である(hypergonadotropic).
③40歳以下の年齢であること.

一般には,初経の早い者,ピルを服用したことのない者,未産婦,喫煙者などは閉経年齢が早いといわれているが,これらの大部分はPOFの概念には合致せず,平均閉経年齢の数年早期に閉経をみるにすぎない.

■発生頻度

POFの頻度はCoulam[3]によれば女性の1~3%に認められるという.しかし,30歳以前に無月経になる者も0.1%あるという.

POFの大きな問題は,比較的若い年齢のうちに妊孕性が消失してしまうことであるが,さらにエストロゲン低下によるいわゆる更年期症状,特に心疾患や骨粗鬆症の危険が増加することである.

Progetto Menopausa Italia[4]は1997~1999年の間でイタリア全土268カ所での更年期症状の治療,または更年期についてカウンセリングに来院した女性のうち,すでに自然閉経を認めた45~75歳の15,253人につき詳細に分析した.このなかの平均閉経年齢は55歳.269人(1.8%)はPOFであり,1,085人(7.1%)は40~45歳の間で自然閉経が認められた.月経不順の者がPOFになるオッズ比は1.3(95%CI 1.0-1.7).経産の女性がPOFになる可能性は少ないことなどを明らかにしている.

■POF発生の原因

近年,遺伝子の解析が行われるようになり,POFについても判明してきている.

①性染色体の異常によるもの
 ・X-monosomy
 ・X-deletion,X-translocation
②常染色体の異常によるもの
 ・phosphomannomutase 2(PMM2)gene
 ・FSH receptor(FSHR)gene
 ・galactose 1-phosphate uridyltransferase(GALT)gene
 ・autoimmune regulator(AIRE)gene
 ・chromosome 3q containing the blepharophimosis
 ・autoimmune regulator gene(AIRE)gene

POFの原因には遺伝的な素因にもとづくものと,手術・放射線療法・化学療法などによる卵巣組織が傷害を受けるものなどいろいろある(表1)[5].特に家族的にみられるPOFは,4%[6],12.7%[7],31%[8]と報告者により異なっているが,家族歴について注意深く観察する必要がある.

病因論の詳細は個々の原因により異なっているが,次のことが判明している.

①原始卵胞のプールが減少している．
②卵胞の閉鎖が促進される．
③卵胞の成熟への変調がある[9]．
④血中 FSH レベルが高値である[10]．

これらの事実から，FSH と他の遺伝子が FSH シグナルに関与して POF を起こすと考えられている．この仮説を支持するものとして，すでに Aittomaki ら[11]がフィンランドの家族で原発性無月経例に FSH レセプター遺伝子分析の結果，エクソン(exon)7 の point mutation(点変更)があることを明らかにしている．

しかし，他の POF についての研究ではこの mutation は認められず，フィンランドの研究は人口の特殊性によるものと指摘する者もいる[12]．

一方，形質転換増殖因子 β スーパーファミリー (transforming growth factor-β superfamily)のタンパクに属するインヒビン(inhibin)やアクチビン(activin)は多くの機能をもっており，特に FSH の合成や分泌に刺激をしたり抑制したりする作用で知られているが，さらにインヒビンは卵巣における卵胞の数を増加させ卵子の減数分裂を抑制し，アクチビンは卵胞の閉鎖をきたし，in vitro では顆粒膜細胞の増殖を促すことなどで知られている[13]．更年期周辺になると，インヒビン α サブユニットと β サブユニットが減少し，アクチビン A が増加している．このインヒビン遺伝子の mutation の結果，生物活性のあるインヒビンの量の減少をもたらし，FSH の増加をきたすと解釈されている[13]．

Marozzi ら[13]はイタリア女性で POF と診断された 157 人のインヒビン遺伝子のエクソン α におけるミスセンス変異(missense mutation)を分析し，早期の閉経者 36 人，原発性無月経 12 人と比較した．その結果，mutation の頻度は自然閉経者 0/100，早期閉経者 0/36 に比して POF 7/157(4.5％)に，原発性無月経 3/12(25％)と多くみられた．このことより POF 患者において常に mutation と閉経とが関連しているわけではなく，他の因子の関与を考慮する必要もあり，種々の原因による POF という症候群と解すべきであろう．

表 1 早発性卵巣機能不全(POF)の原因因子

1．医原性のもの
　骨盤手術
　骨盤照射
　化学療法
2．他の自己免疫疾患との関係
　甲状腺機能低下症
　Addison 病
　1 型糖尿病
　重症筋無力症
　Crohn 病
　尋常性白斑
　悪性貧血
　全身性エリテマトーデス
　関節リウマチ
3．毒素と感染症
　喫煙
　水痘
　ムンプス
　サイトメガロウイルス
4．X 染色体異常
　Turner 症候群
　脆弱 X 症候群
5．常染色体異常
　1 型糖タンパク質糖鎖不全症候群
　ガラクトース血症
　眼裂縮小
　APECED（自己免疫多腺性内分泌不全症・カンジダ症・外胚葉性ジストロフィー）
6．インヒビン遺伝子
7．FSH レセプター遺伝子

[5) Lami T, et al.：Genetic disorders in premature ovarian failure. Hum Reprod Update **8**：483-491, 2002.]

■X 染色体の異常

2 個の正常な X 染色体が存在しないなら，45X となり，卵巣卵胞は出生時にすでに変性している．このことは第 2 の X 染色体に存在する遺伝子は卵巣の形成でなく，むしろ卵巣の維持に必要であり，したがって正常な卵巣機能を営むには XX が必要となる[5]．

1．Turner 症候群

X 染色体のモノソミーによるものである．いろいろの変異があり，体型や卵巣機能にも異なるものも存在するが，大部分は原発無月経であり，低身長，第 2 次性徴の発育遅延がみられる．卵巣は

多くは索状で，いろいろのモザイクにより症状も異なってくる（図1）[14]．

2．脆弱X症候群（FRAX）

本症はX染色体に連続した不完全なpenetrance（浸透率）をもったX連鎖優性の疾患である．精神知能発達障害を伴う．Xq 27.3に局在する遺伝子の5'非翻訳領域でCGGトリヌクレオチドの反復がみられる[15]．

■ 常染色体の異常

常染色体異常によるPOFを示す例は多くある[5]．

1．1型糖タンパク質糖鎖不全症候群（carbohydrate-deficient glycoprotein syndrome type 1：CDG 1）（Jaken syndrome）

糖鎖付加（glycosylation）の欠乏による特徴づけられた常染色体劣性の異常で，リン酸マンノムターゼ（phosphomannomutase：PMM）の欠損により，マンノース6リン酸（mannose 6-phosphate）をマンノース1リン酸（mannose 1-phosphate）に転換できない．

精神運動性遅延を示し，重症な炎症により肝機能不全，心筋症などで，生後1年以内に20％が死亡する．

2．ガラクトース血症（galactosaemia）

ガラクトース-1-リン酸ウリジルトランスフェラーゼ（galactose 1-phosphate uridyltransferase：GALT）代謝の障害による常染色体劣性の疾患である．IQ低値，発音障害，発育障害とPOFを示す．POFは本症の70〜80％にみられる．卵巣機能の障害はガラクトースの毒性によるものか，またはその代謝物の影響によるものか不明である．大部分は思春期間もなくPOFを示す．

3．眼裂縮小・下垂症・内眼角贅皮（blepharophimosis-ptosis-epicanthus）

遺伝性の常染色体異常で特徴的な顔貌をしている．すなわち，小さな眼劣，眼瞼下垂，下まぶたの上内側に走る皮膚のしわなどである．本症には2つの型があり，1型は女性のみにみられ不妊で卵巣機能不全を伴う．2型は顔面の異常のみの存在である．この患者は高頻度に月経不順を示す．

4．自己免疫性多腺性内分泌不全症（autoimmune polyendocrinopathy candidiasis-ectodermal dystrophy：APECED）

本症は常染色体劣性の障害で主として3つの成因より成り立っている．

a：自己免疫による内分泌腺の障害

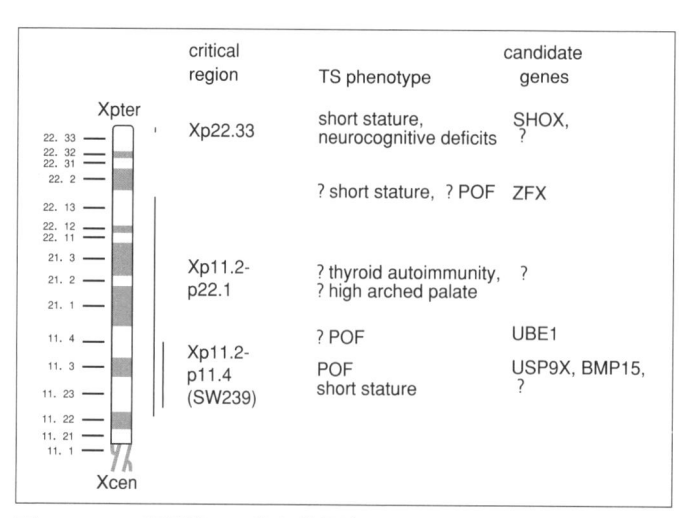

Xpter	critical region	TS phenotype	candidate genes
22.33 22.32 22.31 22.2	Xp22.33	short stature, neurocognitive deficits	SHOX, ?
22.13 22.12 22.11		? short stature, ? POF	ZFX
21.3 21.2 21.1	Xp11.2-p22.1	? thyroid autoimmunity, ? high arched palate	?
11.4		? POF	UBE1
11.3 11.23	Xp11.2-p11.4 (SW239)	POF short stature	USP9X, BMP15, ?
11.22 11.21 11.1 Xcen			

図1 Turner症候群のX染色体短腕Xp11.2-22.3に存在するcandidate geneと体型との相関

[14] Zinn AR, et al.：Molecular analysis of genes on Xp controlling Turner syndrome and premature ovarian failure (POF). Sem Reprod Med 19：141-146, 2001.］

表2 POF患者の母親の閉経年齢との相関

	全例	散発性	家族性	p
患者数(％)	71	49(69.0)	22(31.0)	＜0.05[a]
早発性卵巣機能不全の発症時の平均年齢(歳)	34(13〜40)	37.5(20〜40)	31(13〜40)	
母親の閉経の平均年齢(歳)	48(25〜55)	49(41〜55)	40(25〜55)	＜0.005[a]

[a]Mann-Whitney test.

[7] Vegetti W, et al.：Inheritance in idiopathic premature ovarian failure；analysis of 71 cases. Hum Reprod 13：1796-1800, 1998.

b：慢性の表在性カンジダ症
c：外胚葉性ジストロフィー

単一遺伝子の突然変異によるもので，自己免疫のregulator遺伝子(AIRE)が染色体21q 22.3にありこの障害によるといわれている．フィンランドでの72例のまとめで，65％は性腺機能低下症(hypogonadism)がみられ，思春期での発育の障害がある．

■POFと副腎機能

自然のPOFの女性では副腎機能不全に発展する危険が大きい．特に自己免疫性の副腎機能不全では，2〜10％と自然のPOFに発展することが知られており[16]，副腎と卵巣機能とは密接な関係がある．

したがって若い女性にみられる自己免疫性疾患で自然のPOFに発展するのを早期にスクリーニングすることは重要なことである．

Bakalovら[17]はPOF患者123人に副腎抗体を調べ，4人に抗体陽性者を見出した(3.2％，95％CI 0.2-6.4)．副腎機能の正常な女性ではすべて陰性であった．

近年，自己免疫性疾患が注目されているが，POFの早期発見とその対応が問題である．

■鑑別診断

POFは卵巣の発育中に形成されている卵胞の数が減少するか，卵胞の喪失する割合が増加すると考えられている．

このような卵巣卵胞のすべての減少にはPOFのほかにもresistant ovary syndrome(抵抗性卵巣症候群)もあり，この鑑別が重要である．

Methaら[18]によればresistant ovary syndromeは卵巣の生検によると原始卵胞と未熟卵胞のみが存在しているが，POFはこれらも消失している点が異なっている．しかし，腹腔鏡下での生検は採取部位の関係もあり，診断の結果についても議論のあるところである．すなわち，生検の結果ネガティブと出ても妊娠例が報告されているからである[19,20]．POFの卵巣でも卵胞の存在している部分と存在していない部分があり，POFの診断後5〜10％に自然に妊娠する例があるのはそのためである．

また，POFには散発性に出現するタイプと家族性にみられるタイプがある．Vegettiら[7]はPOF患者71人を調べた．このうち散発性49人，家族性22人であったが，表2のごとく閉経になった年齢は散発性37.5歳(20〜40歳)に比して，家族性31歳(13〜40歳)であり，母親の閉経年齢も前者は49歳に比して後者は40歳と，家族性に若年傾向がみられている．このように生殖に関係する事項の家族歴を調べることは，結婚や妊孕性に関するカウンセリングに際しては不可欠の事項である．

■抗がん剤によるPOFの発現と予防

若年女性の悪性疾患に際し，抗がん剤による化学療法が改善され長期生存率も向上してきている．特に強力な細胞毒性をもつ薬剤の出現は著明に生存率を改善したが，この強力の薬剤は卵巣にある胚細胞にもまた不可逆的な変化をもたらし，治療後の無月経や不妊症をきたす例も少なくない．特に分裂している卵胞には休息期の細胞よりも毒性効果が強くあらわれる(表3)[21]．

表3 乳がん患者に用いる化学療法時の薬剤の卵巣への毒性を治療後12カ月の無月経の出現頻度で比較

報告者名	化学療法の種類	治療患者数	治療期間（月）	化学療法後の経過観察期間（月）	無月経発現率 %	年齢
Hortobagyi, et al	doxorubicin-containing regimen	69	6〜24	NA	33/96	36〜39/40〜49
Goldhirsch, et al	CMF	541 387	1 6	9	14/34 33/81	<40/≧40 <40/≧40
Valagussa, et al	CMF±A	494	12	72	4/50/86	<36/36〜40/41〜45
Cobleigh, et al	CMF AC	35 53	6 3	36	74 42	
Bines, et al	CMF	3,628	3〜24	12	40/76	<40/≧40
Levine, et al	CMF CEF	359 132	6 6	NA	42.6 51	
Pagani, et al	CMF	291 303	3 6	9	48 69	
Goodwin, et al	CMF CEF	83 25	6 6	12	55.6 64.6	
Stone, et al	AC AC＋T	60 21	4 4＋4	NA	48 38	
Nabholtz, et al	TAC FAC	745 746	6 6	33	51.4 32.8	
Jonat, et al	CMF goserelin	823 817	6 24	36	76.9 22.6	
Castiglione-Gertsch, et al	CMF goserelin	360 346	6 24	36 24	35〜40 〜none	
Di Cosimo, et al	CMF CMF＋E±D FEC/EC	19 48 43	6 4＋4±4 6/4	NA	47.4 58 45.2	
Vanhuyse, et al	CMF FEC	82 44	6 6	12	62 50	
Bonadonna, et al	CMF	145 397	6 12	12	62 75	
Parulekar, et al	CMF CEF	236 224	6 6	12	71 76	
Martin, et al	TAC FAC	420 403	6 6	NA	61.7 52.4	

A：ドキソルビシン（doxorubicin），AC：ドキソルビシン＋シクロフォスファミド（doxorubicin＋cyclophosphamide），CEF：シクロフォスファミド＋エピルビシン＋フルオロウラシル（cyclophosphamide＋epirubicin＋fluorouracil），CMF：シクロフォスファミド＋メトトレキサート＋フルオロウラシル（cyclophosphamide＋methotrexate＋fluorouracil），D：ドセタキセル（docetaxel），E：エピルビシン（epirubicin），EC：エピルビシン＋シクロフォスファミド（epirubicin＋cyclophosphamide），FAC：フルオロウラシル＋ドキソルビシン＋シクロフォスファミド（fluorouracil＋doxorubicin＋cyclophosphamide），FEC：フルオロウラシル＋エピルビシン＋シクロフォスファミド（fluorouracil＋epirubicin＋cyclophosphamide），NA：not available，T：パクリタキセル（paclitaxel），TAC：パクリタキセル＋ドキソルビシン＋シクロフォスファミド（paclitaxel＋doxorubicin＋cyclophosphamide）

[21] Sonmeder M, et al：Fertility preservation in young women undergoing breast cancer therapy. Oncologist 12：1044-1054, 2007.］

この卵巣への障害を避けるためにあらかじめ化学療法を行う前に，
　①卵の凍結保存
　②受精卵（胚）の凍結保存
　③卵巣組織の凍結保存
の3つの方法が考えられる．しかし，これらの方法は比較的成熟した女性や既婚者に用いられても若年者には用いられない．したがって
　④化学療法に際して卵巣を保護する目的でGnRHアゴニストまたはアンタゴニストを投与することが考えられる．特にGnRHアナログの投与によりGnRHレセプターのダウンレギュレーション〔受容体の減少作用〕（down-regulation）をきたし，卵胞の抗がん剤による感受性を低下させるものと考えられている[22]．

Blumenfeldら[23]は若いリンパ腺腫の患者60人にGnRHa〔D-TRP^6-GnRHa〕（Decapeptyl）3.75 mgを毎月筋注し，化学療法剤は7～10日ごとに投与，6カ月間このように治療した結果，58人に効果があり，57人（95%）に月経周期が回復し，13人に18回自然妊娠をした．POF発生率はGnRHa群3/58（5%）に比し，対照群では32/50（55%）とGnRHa投与は$p<0.01$で有意の効果を認めた．

その後，Dannら[24]は非Hodgkinリンパ腫患者13人に，Elisら[25]も36人に，Somersら[26]はSLE患者20人にそれぞれ抗がん剤とともにGnRHアナログを投与し，GnRHアナログを投与された者に有意にPOFの出現を阻止したと報告している．

Del Mastroら[27]は閉経前の乳がん患者29人に，抗がん剤とともに4週ごとにGnRHアナログを投与し19人がPOFになることを防いだ．特に月経の回復は40歳以下で16/17人（94%），40歳以上で5/12（43%）で，若年者のPOF予防にGnRHアナログの投与はよい方法であると結論している．

Recchiaら[28]は早期乳がん患者100人にエストロゲンレセプター（estrogen receptor：ER）ポジティブの患者52人とネガティブの患者48人につきGnRHアナログを投与した．特にERポジティブの患者にはアロマターゼ阻害薬を投与して75カ月follow-upした．40歳以下の若年女性はすべてに月経機能が回復し，40歳以上では56%しか回復しなかった．したがって若年者に化学療法を行うときERポジティブの場合は，GnRHアナログとともにアロマターゼ阻害薬を投与することが卵巣機能を保護し，臨床経過の改善のうえで重要であるとしている．

最近，Blumenfeldら[29]は抗がん剤による化学療法を行う際には，卵細胞や卵巣組織の凍結保存をあらかじめすることで患者への負担増を起こすよりも，患者にとって侵襲的でないGnRHアナログまたは経口避妊薬の投与によって卵巣への毒性を最小限にするような方法をとるように推めている．

■ POFの排卵誘発
POFは諸種の原因により起こるために，その治療としての排卵誘発や妊孕性の回復を促すことは容易ではない．

1．GnRHアナログ＋hMG

POFの治療の基本的な考え方は，過剰に分泌されている特にFSHを正常値に戻し，外的にhMGを投与して卵巣を刺激する方法である[30]．

すでにCheckら[31]は内因性のFSHの分泌を低下させることにより卵巣のゴナドトロピンに対する感受性を増加させ，特に顆粒膜細胞のFSHレセプターがアップレギュレーションさせることができると考えた．

その後，van Kasterenら[32]はPOF患者を2群に分け，GnRHアナログ群15人はブセレリン1,000 μg連日2週間投与，3週目よりhMG 150 IU/日を投与し1週ごとに増量，卵胞が18 mmに達したらhCGを投与して排卵誘発を試みた．偽薬群15人中4人に卵胞発育を認めたが排卵に成功した例はなく，GnRHアナログ投与群では5人に卵胞が発育し，排卵誘発に3人が成功した（図2）．今日ではこの方法が主流となっている．Takahashiら[33]も同様な方法で妊娠に成功している（図3）．

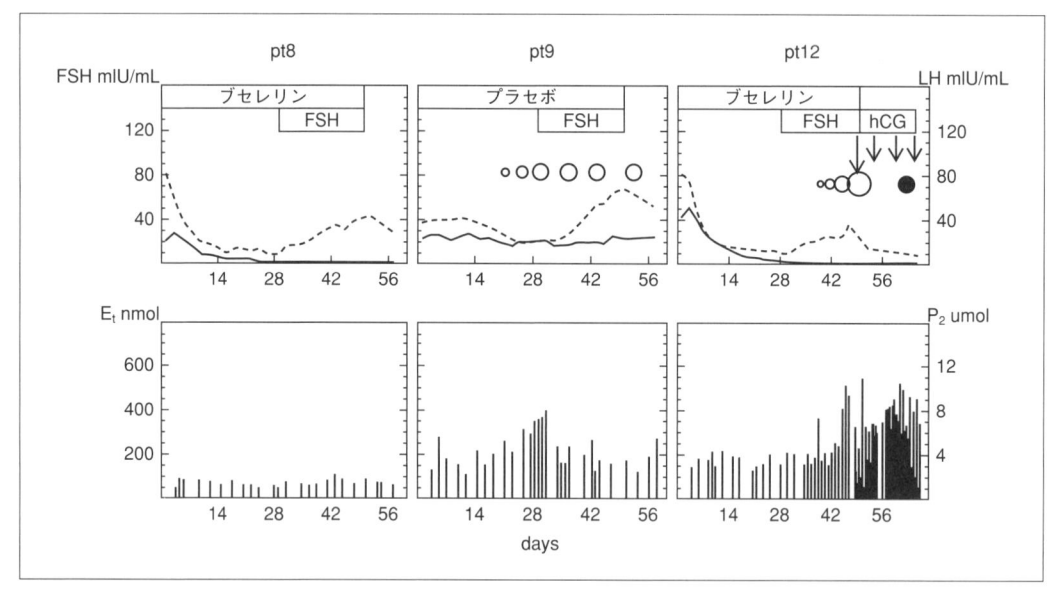

図2 POF 患者の治療経過と血中ホルモンの動き
pt8：ブセレリン＋FSH で反応しない群
pt9：プラセボ＋FSH で卵胞は発育したが排卵は失敗した群
pt12：ブセレリン＋FSH・hCG で排卵に成功した群

［32）van Kasteren YM, et al：Ovulation induction in premature ovarian failure：a placebo-controlled randomized trial combining pituitary suppression with gonadotropin stimulation. Fertil Steril **64**：273-278, 1995.］

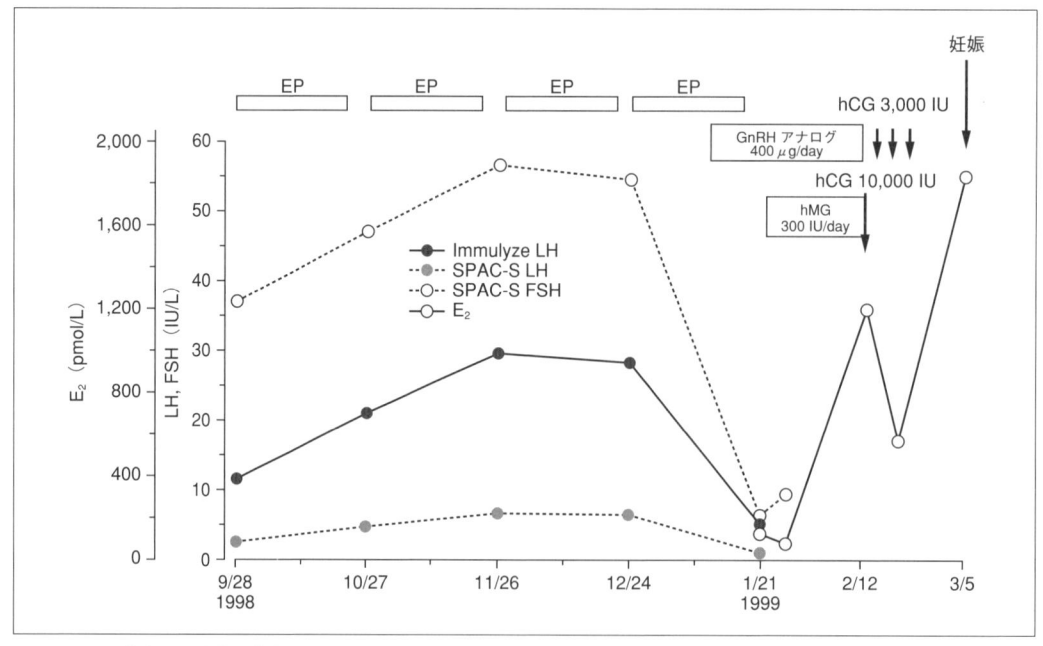

図3 POF 患者での妊娠成立までの経過

［33）Takahashi K, et al：Successful pregnancy in a woman with ovarian failure associated with mutation in the beta-subunit of luteinizing hormone. Horm Res 55：258-263, 2001.］

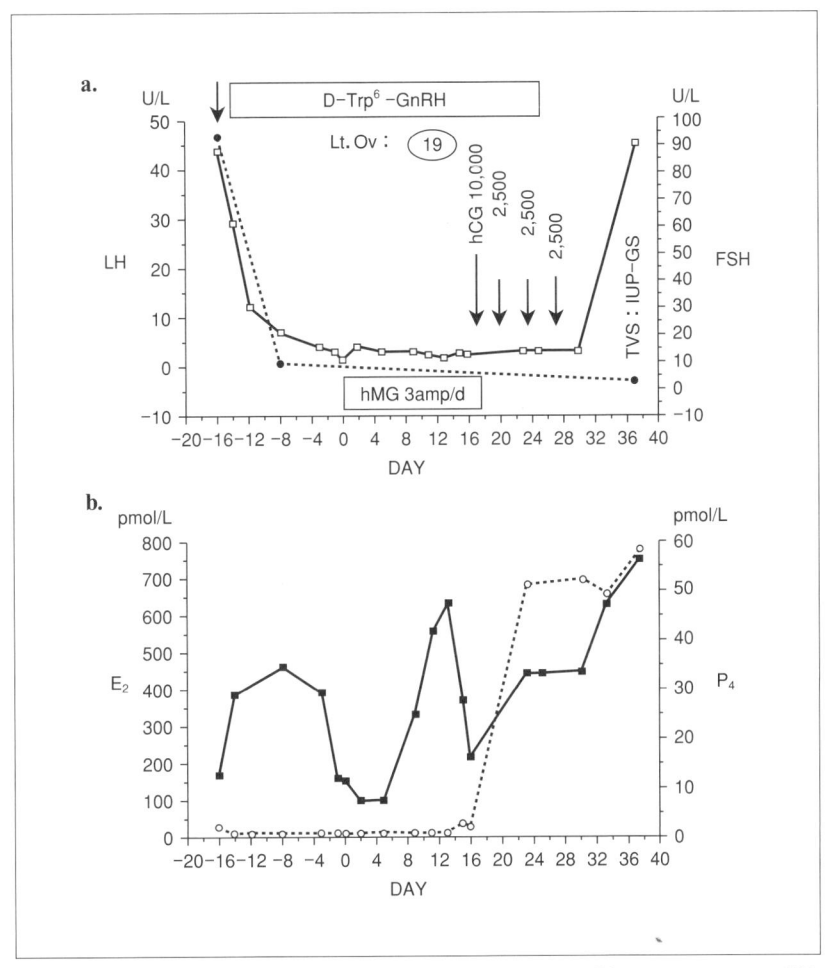

図4 POF患者にGnRH-a(D-Trp⁶-GnRH)投与によって下垂体からのLH, FSH分泌を長期間抑制し, グルココルチコイド(10 mg/日)とhMG 3アンプル/日投与により排卵誘発に成功した

a. LH(solid line, □) and FSH(●) levels
b. E_2(solid line, ■) and P_4(interrupted line, ○)

[45] Blumenfeld Z, et al : Premature ovarian failure—the prognostic application of autoimmunity on conception after ovalation induetion. Fertil Steril **59** : 750-755, 1993.]

2. エストロゲン投与

すでにCheckら[34]は41歳のPOF患者にエチニルエストラジオール(ethinyl estradiol：EE)を投与して上昇しているFSHレベルを抑制し, 卵巣でのFSHレセプターのダウンレギュレーションをした後に1個の卵を回収してIVFで妊娠に成功したと報告している.

Tartagniら[35]は2重盲検無差別偽薬対照試験を用い, EE 0.05 mg×3錠/日を2週間投与し, その後EEを内服したままrFSH200IU/日を注射し, 8/25人(32%)の排卵に成功したが, 偽薬群では0/25人(0%)であった. これはFSH高値を示す患者の顆粒膜細胞FSHレセプターがダウンレギュレートされ残りの卵胞が外来性FSHに反応しなくなっており, EEによってFSHを低下させることにより卵巣のFSHレセプターが再生産されてその結合を高めると考えられる.

またHRTや微粒子に細砕された(micronized) E_2+酢酸メドロキシプロゲステロン(medroxyprogesterone acetate)などによるFSHの低下などが試

3. 副腎皮質ホルモン

POFが自己免疫疾患であると考えられる根拠は以下の点である．

①すでに自己免疫疾患として知られているAddison病，自己免疫性甲状腺炎，重症筋無力症にPOFを合併する[38]．

②POF患者に自己免疫抗体が高度に存在する[39]．

③リンパ球のサブセットが観察される[40]．

④POFの卵巣組織の発育卵胞周辺にプラズマ細胞やリンパ球の浸潤がみられる[41]．

しかし，van Kasterenら[42]はこれらの所見は原因なのか，単なる結果なのか，判別は困難であるとしている．免疫蛍光法が開発され，POFの卵巣に自己免疫抗体の存在が30%にみられることから，自己免疫疾患と考えられるようになった[43]．したがってPOFの治療に副腎皮膚ホルモンを用いて排卵や妊娠に成功したとの報告をみるようになった．Corenblumら[44]はPOF患者11人にプレドニゾロン2.5 mg，1日4回2週間投与し，2人に血中ゴナドトロピンは正常化し卵胞の発育も確認され妊娠にも成功したと報告しているが，現時点では安全性と効果の面などからあまり用いられていない．Blumenfeldsら[45]は40人のPOF患者の中31人（77%）は自己免疫抗体が認められ，GnRHアナログ3.75 mgを筋注し，グルココルチコイド10 mg/日とhMG/hCG投与により15人中8人に14回の妊娠に成功した（図4）．

近年，Badawayら[46]はPOF患者29人にGnRHアナログ＋ゴナドトロピン＋デキサメタゾンを投与，他の29人にデキサメタゾンの代わりに偽薬を投与した．デキサメタゾン投与群で6人（20.7%）に排卵を認め2人が妊娠した．しかし，偽薬群では3人（10.3%）に排卵を認めたが妊娠例は1例もなかった．また，Baradら[47]もPOF患者89人にmicronized DHEA75mg/日を連日，経口的に4カ月投与した．対照101人にDHEAを用いず不妊の治療を行った．DHEA投与群で25/89（28.4%）に妊娠したが，対照群11/101（11.9%）に妊娠した．DHEA群が有意に有効であることを示した．

しかし，van Kasterenら[48]はPOF患者100人に連日デキサメタゾン9 mg/日または偽薬を投与，day 5よりhMG 300 IU/日を10日間投与した．2週目よりデキサメタゾンを段階的に減量した．両群の間で排卵率・妊娠率に差異がなかったことから，コルチコステロイドの投与はゴナドトロピンに対する卵巣の反応性に何らの影響を与えなかったとしている．

したがって，POFの治療はその原因にもよるがかなり困難であるといえる．

文献

1) Coulam CB：Premature gonadal failure. Fertil Steril **38**：645-655, 1982.
2) Anasti JN：Premature ovarian failure；an update. Fertil Steril **70**：1-15, 1998.
3) Coulam CB, et al：Incidence of premature ovarian failure. Obstet Gynecol **67**：604-606, 1986.
4) Progetto Menopausa Italia Study Group：Premature ovarian failure；frequency and risk factors among women attending a network of menopause clinics in Italy. Brit J Obst Gynec **110**：59-63, 2003.
5) Lami T, et al：Genetic disorders in premature ovarian failure. Hum Reprod Update **8**：483-491, 2002.
6) Coulam CB：Premature gonadal failure. Fertil Steril **38**：645-655, 1982.
7) Vegetti W, et al：Inheritance in idiopathic premature ovarian failure；analysis of 71 cases. Hum Reprod **13**：1796-1800, 1998.
8) Van Kasteren YM, et al：Familiar idiopathic premature ovarian failure；an overrated and underestimated genetic disease? Hum Reprod **14**：2455-2459, 1999.
9) Christin-Maitre S, et al：Genes and premature ovarian failure. Mol Cell Endocrinol **145**：75-80, 1998.
10) te Velde ER et al：Developmental and endocrine aspects of normal ovarian aging. Mol Cell Endocrinol **145**：67-73, 1998.
11) Aittomaki K, et al：Mutation in the follicle stimulating hormone receptor gene causes hereditary hypergonadotropic ovarian failure. Cell **82**：959-968, 1995.
12) Conway GS, et al：Mutation screening and isoform prevalence of the follicle stimulating hormone receptor gene in women with premature ovarian failure, resistant ovary syndrome and polycystie ovary syndrome. Clin Endocrinol **51**：97-99, 1999.
13) Marozzi A, et al：Mutation analysis of the inhibin alpha gene in a cohort of Italian women affected by ovarian failure. Hum Reprod **17**：1741-1745, 2002.
14) Zinn AR, et al：Molecular analysis of genes on Xp controlling Turner syndrome and premature ovarian failure (POF). Sem Reprod Med **19**：141-146, 2001.
15) Marozzi A, et al：Association between idiopathic premature ovarian failure and fragile X premutation. Hum Reprod **15**：197-202, 2000.

16) Betterle C, et al : POF ; autoimmunity and natural history. Clin Endocrinol 39 : 35-43, 1993.

17) Bakalov VK, et al : Adrenal antibodies detect asymptomatic auto-immune adrenal insufficiency in young women with spontaneous premature ovarian failure. Hum Reprod 17 : 2096-2100, 2002.

18) Metha AE, et al : Non-invasive diagnosis of resistant ovary syndrome by ultrasonography. Fertil Steril 57 : 56-61, 1992.

19) Conway GS : Premature ovarian failure. Curr Opin Obstet Gynecol 9 : 202-206, 1997.

20) Kalantaridou SN, et al : Premature ovarian failure. Endocrinol Metab Clin North Am 27 : 989-1006, 1998.

21) Sonmeder M, et al : Fertility preservation in young women undergoing breast cancer therapy. Oncologist 12 : 1044-1054, 2007.

22) Blumenfeld Z, et al : Fertility after treatment for Hodgkin's disease. Ann Oncology Suppl 1 : 138-147, 2002.

23) Blumenfeld Z, et al : Preservation of fertility and ovarian function and minimization chemotherapy-induced gonadotoxicity in young women. J Soc Gynaecol Invest 6 : 229-239, 1999.

24) Dann EJ, et al : Fertility and ovarian function are preserved in women treated with an intensified regimen of cyclophosphamide, adriamycin, vincristine and prednisone (Mega-CHOP) for non-Hodgkin lymphoma. Hum Reprod 20 : 2247-2249, 2005.

25) Elis A, et al : Fertility status among women treated for aggressive non-Hodgkin's lymphoma. Leuk Lymphoma 47 : 623-627, 2006.

26) Somers EC, et al : Use of a gonadotropin-releasing hormone analog for protection against premature ovarian failure during cyclophosphamide therapy in women with severe lupus. Arthritis Rheum 52 : 2761-2767, 2005.

27) Del Mastro L, et al : Prevention of chemotherapy-induced menopause by temporary ovarian suppression with goserelin in young, early breast cancer patients. Ann Oncol 17 : 74-78, 2006.

28) Recchia F, et al : Gonadotropin-releasing hormone analogues added to adjuvant chemotherapy protect ovarian function and improve clinical outcomes in young women with early breast carcinoma. Cancer 106 : 514-523, 2006.

29) Blumenfeld Z, et al : GnRH analogues and oral contraceptives for fertility preservation in women during chemotherapy. Hum Reprod Update 14 : 543-552, 2008.

30) Menon V, et al : Luteinizing hormone releasing hormone analogue in treatment of hypergonadotrophic amenorrhoea. Br J Obstet Gynaecol 90 : 539-542, 1983.

31) Check JH, et al : Ovulation induction and pregnancies in 100 consecutive woman with hypregonadotropic amenorrhea. Fertil Steril 53 : 811-816, 1990.

32) van Kasteren YM, et al : Ovulation induction in premature ovarian failure : a placebo-controlled randomized trial combining pituitary suppression with gonadotropin stimulation. Fertil Steril 64 : 273-278, 1995.

33) Takahashi K, et al : Successful pregnancy in a woman with ovarian failure associated with mutation in the beta-subunit of luteinizing hormone. Horm Res 55 : 258-263, 2001.

34) Check ML, et al : Successful pregnancy in a 42-year-old woman with imminent ovarian failure following ovulation induction with ethinyl estradiol without gonadotropins and in vitro fertilization. Clin Exp Obstet Gynecol 29 : 11-14, 2002.

35) Tartagni M, et al : Effects of pretreatment with estrogens on ovarian stimulation with gonadotropins in women with premature ovarian failure : a randomized, placebo-controlled trial. Fertil Steril 87 : 858-861, 2007.

36) Nelson LM, et al : Gonadotropin suppression for the treatment of karyotypically normal spontaneous premature ovarian failure : a controlled trial. Fertil Steril 57 : 50-55, 1992.

37) Vandborg M, et al : Premature ovarian failure and pregnancy. Arch Gynecol Obstet 273 : 387-388, 2006.

38) Coulam CB, et al : Premature ovarian failure : evidence for the autoimmune mechanism. Fertil Steril 36 : 238-240, 1981.

39) Van Weissenbruch M, et al : Evidence for existence of immunoglobulins that block ovarian granulosa cell growth in vitro. A putative role in resistant ovary syndrome? J Clin Endocrinol Metab 73 : 360-367, 1991.

40) Hoek A, et al : Analysis of peripheral blood lymphocyte subsets, NK cells, and delayed type hypersensitivity skin test in patients with premature ovarian failure. Am J Reprod Immunol 33 : 495-502, 1995.

41) Sedmak DD, et al : Autoimmune oophoritis : a histopathologic study of involved ovaries with immunologic characterization of the mononuclear cell infiltrate. Int J Gynecol Pathol 6 : 73-81, 1987.

42) van Kasteren YM, at al : Premature ovarian failure : a systematic review on therapeutic interventions to restore ovarian function and achieve pregnancy. Hum Reprod Update 5 : 483-492, 1999.

43) Conway GS, et al : Characterization of idiopathic premature ovarian failure. Fertil Steril 65 : 337-341, 1996.

44) Corenblum B, et al : High-dose, short-term glucocorticoids for the treatment of infertility resulting from premature ovarian failure. Fertil Steril 59 : 988-911, 1993.

45) Blumenfelds Z, et al : Premature ovarian failure-the prognostic application of autoimmunity on conception after ovulation induction. Fertil Steril 59 : 750-755, 1993.

46) Badaway A, et al : Induction of ovulation in idiopathic premature ovarian failure : a randomized double-blind trial. Reprod Biomed Online 15 : 215-219, 2007.

47) Barad D, et al : Update on the use of dehydroepiandrosterone supplementation among women with diminished ovarian function. J Assist Reprod Genet 24 : 629-634, 2007.

48) van Kasteren YM, et al : Corticosteroids do not influence ovarian responsiveness to gonadotropins in patients with premature ovarian failure : a randomized, placebo-controlled trial. Fertil Steril 71 : 90-95, 1999.

2 多嚢胞性卵巣症候群（PCOS）とメタボリックシンドローム

近年，メタボリックシンドローム（metabolic syndrome，代謝症候群）という概念が提唱され，世界的にも認められてきている．これは飽食の時代とともに車社会が到来し，運動不足の生活習慣のもとで肥満者が増加したことによるところが大きく，脂質異常症，糖尿病，高血圧，動脈硬化などに加え，心血管系疾患を惹起するリスクが増大するとして注目されるようになった．

一方，若年女性にみられる多嚢胞性卵巣症候群（PCOS）や中高年に多くみられる肥満症患者は，メタボリックシンドロームに似た多くの特徴をもっていることが知られている．特に近年では，PCOSは全身疾患の一つと考える傾向にあり，また PCOS 患者が不妊や月経異常という観点のみでなく，耐糖能異常やインスリン抵抗性が主な原因とされるなか，将来の心血管系障害のリスクが高いなど，生命予後との関連も注目されるようになってきている．

■ メタボリックシンドロームとは

メタボリックシンドロームは 1988 年，Reaven[1]が提唱した syndrome X に始まる．これは肥満，高血圧，耐糖能異常，インスリン抵抗性，高トリグリセリド血症がある特定の個人に起こりやすく，結果的に心血管系疾患になりやすいとした．

その後，Kaplan[2]による死の四重奏，すなわち脂質異常症，肥満，高血圧，高血糖は比較的無自覚に進行し，死に至るものとして注目された．

1991 年，De Fronzo[3]によりこのような患者にインスリン抵抗性があると報告されるに至った．

これらの症状をもつ者が将来に心血管疾患を起こしやすいことから，肥満，耐糖能異常・糖尿病，脂質代謝異常，高血圧の 4 つの疾患からなる病態をメタボリックシンドロームと定義した．

1998 年，WHO は心血管系疾患のリスク因子として 4 つのおのおのの病態を定量的に区別してメタボリックシンドロームの診断基準を公表した．

その後 2001 年，NCEP（National Cholesterol Education Program Adult Treatment Panel III）が，2005 年わが国の内科学会など関連学会がそれぞれ診断基準を発表した．同時に国際糖尿病連盟（International Diabetes Federation：IDF）からも発表された．宮崎[4]はそれぞれ 4 つの研究機関より公表された診断基準を**表 1** のようにまとめている．

メタボリックシンドロームの概念はほぼ一致しているものの，診断基準の詳細については相違があり，今後は多くの症例の追跡調査を含めた検証により改訂され，一本化されるものと思われる．

このようにメタボリックシンドロームという疾患の概念を確立し，その臨床の各分野への導入は，糖尿病，脂質異常症，高血圧という一般にみられる疾患から，心筋梗塞や脳梗塞などの致死的な疾患を予防するうえで重要であり，食事・運動などの日常生活の改善を促すうえでも重要な役割をもっているといえる．

■ メタボリックシンドロームと心血管系疾患

メタボリックシンドロームは特に将来心血管系の疾患になるリスクが高いといわれている．

最近，心冠状動脈造影（coronary angiography：CAG）を行い，この関係を明らかにした報告が続いている．

Wessel[5]らは虚血性心疾患の疑いのある 880 人の女性に CAG を行い，平均 3.9 年経過を観察した．337 人（38 %）が心臓の有害事象を認め，118 人（13 %）は重症な有害事象を，68 人（8 %）が死亡した．特に肥満症の者はほとんど心血管系疾患のリスクが高いことを認めた（**図 1**）．

Kip ら[6]も心筋虚血の疑いを明らかにするために CAG を行った 780 人の女性を，BMI で分析した．

表1 メタボリックシンドロームの診断基準の比較

	WHO（1998）	NCEP（2001）	日本8学会（2005）	IDF（2005）
肥満, 腹部肥満	①腹部肥満 ウエスト・ヒップ比 ≧0.90 または BMI≧30	①腹部肥満 腹部周囲径 ≧102 cm（男性） ≧88 cm（女性）	＊①内臓脂肪蓄積 臍部ウエスト周囲径 ≧85 cm（男性） ≧90 cm（女性）	＊①腹部肥満 臍部ウエスト周囲径 ≧94 cm（男性） ≧80 cm（女性）
糖代謝	＊②高インスリン血症 または 空腹時血糖≧110 mg/dL	②空腹時血糖 ≧110 mg/dL	②空腹時血糖 ≧110 mg/dL	②空腹時血糖 ≧110 mg/dL
脂質代謝	③TG≧150 mg/dL または HDLC＜35 mg/dL	③TG≧150 mg/dL ④HDLC ＜40 mg/dL	③TG≧150 mg/dL または HDLC＜40 mg/dL	③TG≧150 mg/dL ④HDLC ＜40 mg/dL（男性） ＜50 mg/dL（女性）
高血圧	④血圧 ≧140/90 mmHg または降圧薬服用	④血圧 ≧130/85 mmHg または降圧薬服用	④血圧 ≧130/85 mmHg	④血圧 ≧130/85 mmHg
その他	⑤微量アルブミン尿			

NCEP：National Cholesterol Education Program
IDF：International Diabetes Federation（国際糖尿病連盟） （＊は必須項目）

[4] 宮崎 滋：肥満症の診断基準とメタボリックシンドローム，日本医事新報 4257：3-8, 2005.

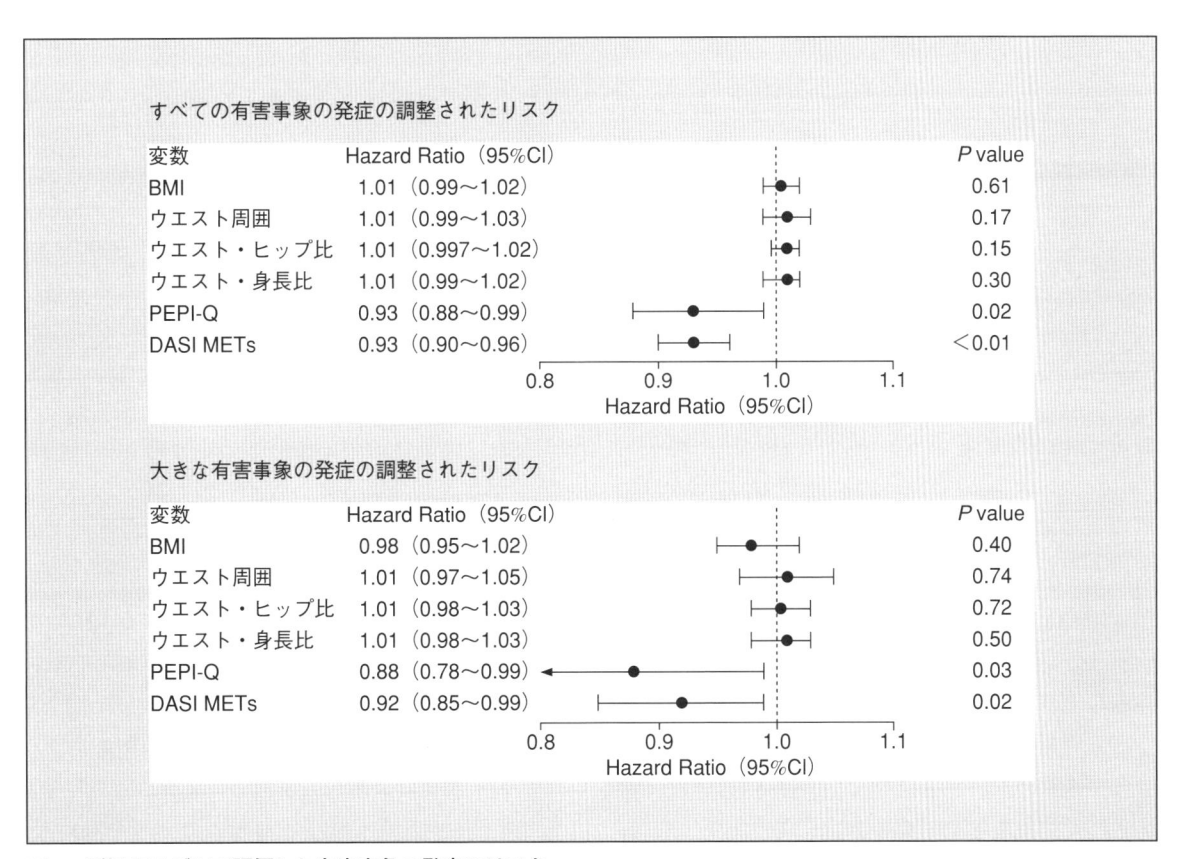

すべての有害事象の発症の調整されたリスク

変数	Hazard Ratio（95%CI）	P value
BMI	1.01（0.99～1.02）	0.61
ウエスト周囲	1.01（0.99～1.03）	0.17
ウエスト・ヒップ比	1.01（0.997～1.02）	0.15
ウエスト・身長比	1.01（0.99～1.02）	0.30
PEPI-Q	0.93（0.88～0.99）	0.02
DASI METs	0.93（0.90～0.96）	＜0.01

大きな有害事象の発症の調整されたリスク

変数	Hazard Ratio（95%CI）	P value
BMI	0.98（0.95～1.02）	0.40
ウエスト周囲	1.01（0.97～1.05）	0.74
ウエスト・ヒップ比	1.01（0.98～1.03）	0.72
ウエスト・身長比	1.01（0.98～1.03）	0.50
PEPI-Q	0.88（0.78～0.99）	0.03
DASI METs	0.92（0.85～0.99）	0.02

図1 別個のモデルで評価した有害事象の発症のリスク

[5] Wessel TR, et al：Relationship of physical fitness vs body mass index with coronary artery disease and cardiovascular events in women. JAMA 292：1179-1187, 2004.

BMI 24.9以下を正常，25.0〜29.9を体重増加，30.0以上を肥満と定義した．特にメタボリックシンドロームとBMIは強く相関し，メタボリックシンドロームのある者はない者に比して2倍の死亡のリスクがあり，死亡・致死的でない心筋梗塞，脳卒中，充血性心不全などの主要心血管イベント（major cardiovascular event：MCE）のリスクが強いことを指摘している．

Marroquinら[7]も，胸部痛をもつ755人の女性にCAを行い，メタボリックシンドロームをもつ女性は，ない女性に比して心血管系の発作が起こるリスクが大きいことを明らかにした．特にCAによる狭窄の程度を50％以上をsignificant，20〜49％をminimum，20％以下をnoneとすると，糖尿病を有するメタボリックシンドロームはsignificantが57％もあり，メタボリックシンドロームのみは33％，正常な者は26％で，メタボリックシンドロームの心筋虚血は冠状動脈の狭窄によるものであることを明らかにした．

このように，メタボリックシンドロームは心冠状動脈を中心とした狭窄が起こり死に至る結果に陥ることが判明したが，慢性の炎症が心血管系疾患のリスクに関係することを指摘する者もある[8]．特に高感度のCRPの高値が炎症の存在を明らかにできるとされるが，いまだメタボリックシンドロームの定義の中にCRP値については入っていない．

■PCOSの臨床像

1935年，SteinとLeventhal[9]は無月経，多毛症，肥満，卵巣が外見上特徴的な多嚢胞状態を示す7人の女性について報告した．その後，本症の臨床像についても多く報告がみられるようになった．

近年，国際コンセンサスグループ[10]がPCOSの診断に関するガイドラインを発表した．これによると，月経不順やアンドロゲン過剰になる医学的な条件を除外し，希発排卵または無排卵（通常は希発月経または無月経），血中アンドロゲンの上昇，臨床的にアンドロゲン過剰の症状，たとえば多毛やニキビなど，超音波で多嚢胞性卵巣の所見などを示すなどが2つ以上存在することとされた．したがって，必ずしも多嚢胞の卵巣所見が存在しなくてもPCOSと診断することができることとなった．

しかし，Ehrmann[11]はPCOSはメタボリックシンドロームと同様に代謝および心血管系の異常の発症リスクが上昇すると指摘して注目される．

Pirwanyら[12]は，PCOSと対照患者との血中ホルモンおよびリポタンパクを比較し，表2のようにまとめている．これによれば，血中インスリンがやや高値，トリグリセリド高値，HDLコレステロール低値，肝リパーゼ高値，性ホルモン結合グロブリン（sex-hormone binding globulin：SHBG）が低値などを示している．これらの所見は将来の高血圧，心冠状血管障害や2型糖尿病などの予備群として注意して経過を観察する必要がある．

■PCOSの病因生理学

PCOSの発症は思春期以後に多くみられる．その発症にはインスリン抵抗性が関係していると思われるが，詳細は不明である．

インスリンとインスリン様成長因子1（insulin-like growth factor-1：IGF-1）が莢膜細胞のアンドロゲン産生を刺激する．インスリンは肝に作用し，SHBGを産生してIGF-1結合タンパクの産生を抑制する．SHBGの減少は生物学的活性のある遊離型テストステロンを増加させる．インスリンの抵抗性は卵巣のアンドロゲン分泌を増加させるのみでなく，活動性の強い遊離型のホルモンの増加を促進する．このように，PCOSの卵巣からアンドロゲンが過剰に分泌されるが，副腎の役割は不明である（図2）[13]．特に卵巣におけるアンドロゲンの産生には図3のように下垂体におけるLH分泌が相対的に高まり，アンドロステンジオンの産生が増加し，17β-水酸化ステロイド脱水素酵素（17β-hydroxysteroid dehydrogenase）より変換されてテストステロンが形成される．インスリンはLHと相乗的に作用してアンドロゲンに産生を高める．SHBGの肝での合成はテストステロンにより阻害され，結果的に遊離型のテストステロンを増加させ

表2 PCOSと対照との血中ホルモンおよび血糖・リポプロテインの比較

	PCOS群 n=52	コントロール群 n=14	p
E_2(nmol/L)*	47(42～52)	56(37～84)	0.36
LH(U/L)*	8.3(6.5～10.4)	5.0(3.2～8.0)	0.05
FSH(U/L)*	4.7(4.3～5.2)	4.6(3.5～6.1)	0.89
テストステロン(nmol/L)*	2.2(1.9～2.5)	1.3(0.9～1.8)	<0.01
アンドロステンジオン(nmol/L)*	9.4(8.0～11.0)	8.8(7.0～11.1)	0.61
SHBG(nmol/L)*	32(2～38)	47(33～67)	0.04
FAI	8.8(7.0～10.5)	3.8(2.2～5.6)	<0.01
卵巣の大きさ(cm^3)	10.4(9.26～13.2)	7.46(6.3～8.3)	0.03
インスリン(IU/L)*	11.6(9.7～13.8)	9.3(5.9～14.7)	0.35
グルコース(mmol/L)	5.1(4.9～5.3)	5.1(4.9～5.3)	0.94
コレステロール(mmol/L)	5.0(4.7～5.2)	4.7(4.4～5.1)	0.24
トリグリセリド(mmol/L)*	1.3(1.2～1.5)	0.9(0.8～1.1)	0.00
VLDLコレステロール(mmol/L)*	0.5(0.4～0.6)	0.3(0.2～0.5)	0.05
LDLコレステロール(mmol/L)	3.2(3.0～3.4)	3.0(2.7～3.4)	0.50
HDLコレステロール(mmol/L)	1.19(1.12～1.27)	1.31(1.13～1.5)	0.23
肝リパーゼ(mmol FA/mL/h)*	14.3(12.3～16.6)	10.2(7.4～13.4)	0.04

Mean(95%CI), *幾何学的な平均(95%CI)

[12] Pirway IR, et al : Lipids and lipoprotein subfranctions in women with PCOS ; relationship to metabolic and endocrine parameters. Clin Endocrinol **54** : 447-453, 2001.

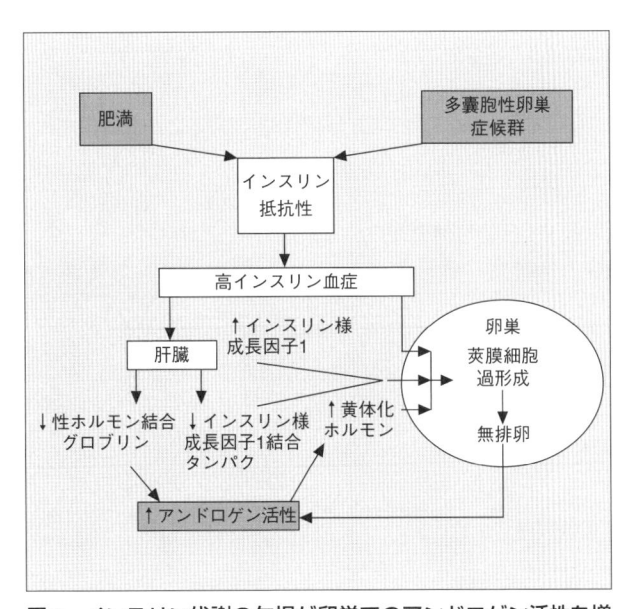

図2 インスリン代謝の欠損が卵巣でのアンドロゲン活性を増加する機構

[13] Hopkinson ZEC, et al : Polycystic ovarian syndrome ; the metabolic syndrome comes to gynaecology. Br Med J **317** : 329-322, 1998.

る[11].

PCOSの主な症状の一つである肥満は，インスリン抵抗性の代謝効果の結果である．特に中心性肥満とインスリン抵抗性は，脂肪細胞からの遊離型の脂肪酸の放出を抑制し，インスリンに対する脂肪の分解反応を変えた．遊離型の脂肪酸が中心

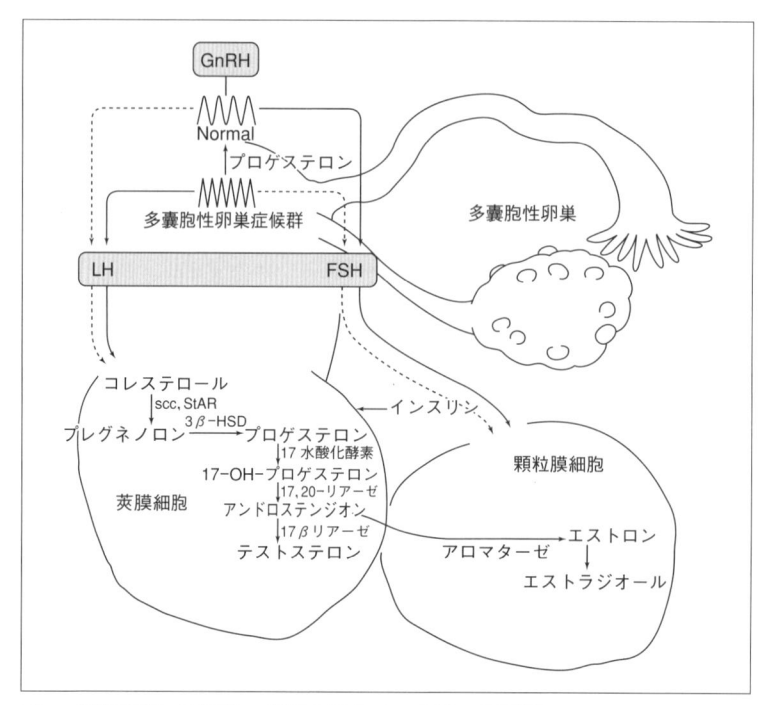

図3 視床下部—下垂体—卵巣の軸とインスリンの役割
[11) Ehrmann DA：Polycystic ovary syndrome. N Engl J Med 352：1223-1236, 2005.]

部から増加し，門脈循環系に入り，肝でのトリグリセリド産生を増加させ，肝のリパーゼの活性を増加させて大きなリポタンパク粒子を小さなアテローム発生のもとになる型に転換する．このことが，高密度リポタンパク(high density lipoprotein：HDL)コレステロールの減少と低密度リポタンパク(low density lipoprotein：LDL)コレステロールの増加を意味している．増加したトリグリセリドと減少したHDLは心血管系疾患の発生を促すことになる[13]．

PCOSの女性はプラスミノーゲン活性化因子阻害因子(plasminogen activator inhibitor 1：PAI-1)の濃度の上昇があり，fibrinolysis(線維素溶解)の強いインヒビターは心筋梗塞を起こしやすくする[13]．

■ メタボリックシンドロームの対応

現代の社会においては，年齢が経つにつれて体脂肪の増加することによる糖尿病患者が増加している．糖尿病をもっている者は，心血管系疾患のリスクは男性で2倍に，女性で4倍に増加するといわれている[14]．

特に先進国では，肥満は大きな社会問題となり，運動や食事などとともに薬物療法に注目されてきている．体重減少はメタボリックシンドロームの改善にも関与している[15)16]．

アメリカでは，肥満者が過去30年間に15～30%にみられるようになり[6]，今や肥満はメタボリックシンドロームの予備群と考えられ，その予防には思春期からの対応が重要となってきている．

また，PCOSはその後の生涯での心血管系疾患のリスクがあるため，月経異常や不妊症で来院した患者には長期的な予後観察が重要である．

文献

1) Reaven GM：Role of insulin resistance in human disease. Diabetes 37：1595-1607, 1988.
2) Kaplan NM：The deadly quartet；upper body obesity, glucose intolerance, hypertriglyceridemia, and hypertension. Arch Intern Med 149：1514-1520, 1989.
3) De Fronzo RA, et al：Insulin resistance, a multifaceted syndrome responsible for NIDDM, obesity, hypertension, dyslipidemia, and atherosclerotic cardiovascular disease. Diabetes Care 14：173-194, 1991.

4) 宮崎　滋：肥満症の診断基準とメタボリックシンドローム．日本医事新報 **4257**：3-8，2005．
5) Wessel TR, et al：Relationship of physical fitness vs body mass index with coronary artery disease and cardiovascular events in women. JAMA **292**：1179-1187, 2004.
6) Kip KE, et al：Clinical importance of obesity versus the metabolic syndrome in cardiovascular risk in women；a report from the women's ischemic syndrome evaluation(WISE) study. Circulation **109**：706-713, 2004.
7) Marroquin OC, et al：Metabolic syndrome modifies the cardiovascular risk associated with angiographic coronary artery disease in women；a report from the women's ischemic syndrome evaluation. Circulation **109**：714-721, 2004.
8) Rader DJ：Inflammatory markers of coronary risk. N Engl J Med **343**：1179-1182, 2000.
9) Stein IF, et al.：Amenorrhea associated with bilateral polycystic ovaries. Am J Obstet Gynecol **29**：181-191, 1935.
10) Revised 203 consensus on diagnostic criteria and long-term health risks related to polycystic ovary syndrome(PCOS). Hum Reprod **19**：41-47, 2004.
11) Ehrmann DA：Polycystic ovary syndrome. N Engl J Med **352**：1223-1236, 2005.
12) Pirwany IR, et al：Lipids and lipoprotein subfranctions in women with PCOS；relationship to metabolic and endocrine parameters. Clin Endocrinol **54**：447-453, 2001.
13) Hopkinson ZEC, et al：Polycystic ovarian syndrome；the metabolic syndrome comes to gynaecology. Br Med J **317**：329-322, 1998.
14) Sowers JR：Diabetes in the elderly and in woman；cardiovascular risks. Cardiol Clin **22**：541-551, 2004.
15) Després J-P, et al：Effects of rimonabant on metabolic risk factors in overweight patients with dyslipidemia. N Engl J Med **353**：2121-2134, 2005.
16) Wadden TA, et al：Randomized trial of lifestyle modification and pharmacotherapy for obesity. N Engl J Med **353**：2111-2120, 2005.

3 多嚢胞性卵巣症候群(PCOS)の排卵誘発

多嚢胞性卵巣症候群(polycystic ovary syndrome：PCOS)は全女性の7～8%にみられ[1]，女性不妊症の最もよくみられる原因である[2]とされている．PCOSはすでに70年前にSteinとLeventhal[3]により，無月経・多毛・肥満をもち卵巣が多嚢胞の所見をもつものとして提唱されたことによりはじまる．その後今日まで多くの研究が行われてきている．本症の診断についてもいろいろの動きがあり，何といっても排卵誘発に成功して妊娠に至らすことがかなり困難であるのがPCOSの特徴といえる．

PCOSの成因には不明のことが多く，なぜに大卵胞まで成育した卵胞が排卵しないのかは興味のあるところであるが，臨床の実際において排卵を誘発させて妊娠を惹起させるためにはどのような処置が必要かが大きな問題といえる．

■PCOSの診断

本症の診断基準には1990年アメリカNIHのカンファレンスで決められた基準が長く用いられてきた[4]．すなわち，①慢性の無排卵，②臨床的and/or生化学的なアンドロゲン過剰のサインがある，とされてきた．しかし，アンドロゲン過剰の所見を必須条件としてきたために必ずしも国際的なコンセンサスが得られなかった．

2003年，Rotterdamで従来の基準が改訂され[5]，以下の3つのうち2つの所見があることを条件とした．
①希発月経または無排卵症
②臨床的and/or生化学的なアンドロゲン過剰の徴候
③多嚢胞性卵巣

他の原因による疾患(先天性副腎過形成，アンドロゲン産生腫瘍，Cushing症候群)などを除外する

わが国の日産婦会・生殖内分泌委員会[6]は新診断基準として①月経異常，②多嚢胞性卵巣，③血中男性ホルモン高値またはLH基礎値高値かつFSH基礎値正常としている．

■排卵誘発剤とPCOS

アメリカでは670万人の不妊症患者がいて，その35%が排卵誘発剤を使用しているといわれている[7]．なかでも容易さや安全性からクロミフェン(clomiphene citrate：CC)が最も多く用いられてきている．CCは経口投与が可能であり，抗エストロゲン作用をもち，下垂体よりFSHの放出を促進して排卵を刺激することにより排卵を起こすと考えられている[8]．一般に無排卵症に対しCCは70～90%の排卵誘発効果があるが，妊娠率は40～70%と低く，その矛盾が従来より指摘されてきている[9]．これはCCのもつ抗エストロゲン作用が子宮内膜の厚さを減少させ，内膜のパターンと血管新生を阻害するように作用するものと考えられている[10]．

特にPCOSはCCによる排卵誘発に抵抗性を示し，ゴナドトロピン投与による卵巣過剰刺激をきたすなど，PCOSの排卵誘発の実際には困難をきたすことが多い．

■PCOSとインスリン抵抗性

PCOSの肥満女性では65%にインスリン過剰症とインスリン抵抗性がみられ，やせたPCOS女性にはインスリン抵抗性が20%にみられる．このインスリン抵抗性がインスリン過剰症となり，この過剰のインスリンが卵巣の莢膜細胞からLHによるアンドロゲンの過剰な産生を惹起する[11]．

特にインスリン抵抗性をもつPCOS患者はしばしば排卵誘発に抵抗する．

ビグアナイド系薬剤(メトフォルミン[12])やチアゾリジン系薬剤(トリグリタゾン[13])はインスリン非依存型の糖尿病患者の治療に用いられる薬剤である．その作用は肝におけるグリコーゲン形成を抑制し，末梢でのブドウ糖取り込みを増加させ

作用を有している．特にメトフォルミンはLHやインスリン過剰を減少させ，卵巣でのアンドロゲン合成を減少させる作用を有している[14]．したがってメトフォルミンのPCOSへの治療に注目されるようになった．

■ PCOSとメトフォルミン療法

PCOSの成因がインスリン抵抗性によるインスリン過剰症になっていることから，インスリン感受性を改善する薬剤を投与することにより自然の排卵を促す方法が注目されてきている．

Nestlerら[15]は肥満をもっているPCOS不妊患者61人にメトフォルミンまたはプラセボを投与し，これで排卵しない場合にはCCを追加投与した．メトフォルミンで治療した群は89%が排卵したが，プラセボかCCのみでは12%しか排卵しなかった．この報告以来，PCOS患者へのメトフォルミン療法が注目を浴びるようになった．

Moghettiら[16]はPCOS患者にメトフォルミン500 mg/日を6カ月間投与した．プラセボを投与した群に比してメトフォルミン群は血中インスリン値および遊離型のテストステロン値も有意に低下し，54.8%が月経周期の異常が改善されたと報告している（図1）．

Vandermolenら[17]も無差別二重盲検プラセボ対照試験で，CCに抵抗性のあるPCOS患者27人に対しプラセボかメトフォルミンを1,500 mg/日7週間投与，CCを50 mg/日5日間投与した．これで排卵しない場合にはCCを100 mg/日，150 mg/日と増量した．排卵の判定は血中プロゲステロンの測定によった．排卵率はプラセボ群で4/15（27%）に比しメトフォルミン群で9/12（75%），妊娠率はプラセボ群1/14（7%），メトフォルミン6/11（55%）とメトフォルミン群の有意性を認めている．

Kocakら[18]も同様に無差別二重盲検プラセボ対照試験でCCに抵抗性のあるPCOS患者56人に第1周期にメトフォルミン850 mg×2回またはプラセボを投与，第2周目に両群とも day 3～7 までの5日間にCC 100 mg/日を投与した．メトフォル

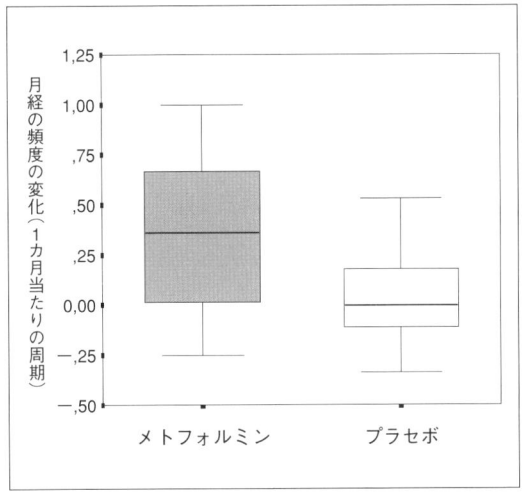

図1 PCOS患者にインスリン感受性改善薬であるメトフォルミン投与時の月経周期の改善

［16］Moghetti P, et al : Metformin effects on clinical features, endocrine and metabolic profiles and insulin sensitivity in polycystic ovary syndrome ; a randomised double-blind, placebo-controlled 6-month trial, followed by open, long-term clinical evaluation. J Clin Endocrind Metab 85：139-146, 2000.］

ミン投与群は総テストステロン，LH，LH/FSH比，インスリン抵抗性とBMIは有意に低下し，子宮内膜も厚かった．しかし，両群ともに累積妊娠率は有意差はみられなかった．

Flemming[19]らも希発月経をもったPCOS患者に無差別二重盲検プラセボ対照試験を行った．メトフォルミン投与45人につき23%が排卵したが，プラセボ投与群は47人中13%が排卵したにすぎなかった．しかし，メトフォルミン群で30%が副作用でドロップアウトしていたことより，CCに抵抗性のあるPCOS患者すべてにメトフォルミンの追加投与をすることに難色を示している．

しかし，Lordら[20]はPCOSに対し今まで報告されたメトフォルミンとプラセボ，メトフォルミン＋CC，CCのみについての13の無差別試験の結果からmeta-analysisを行い，CC単独よりもメトフォルミン＋CCが妊娠率が最も高いと結論づけている．

Siebertら[21]もCCに抵抗性のあるPCOS患者に対しメトフォルミンを投与した時の文献を1980年1月～2005年1月のMedline databaseで調査し，以下の3群にまとめて検討した．

1群：前方視的二重盲検偽薬対照試験は4編あ

り，1編は差異がないというものの，他の3編はメトフォルミンにCCを加えると有意に改善された（図2）．4編をまとめると，オッズ比4，95%CI 1.81-8.84，$p=0.0006$．

2群：前方視的であるが二重盲検でないものが2編あり，CC抵抗性でプラセボとメトフォルミンと比較したものである．メトフォルミン投与で有意に改善された．2つの報告をまとめると，オッズ比20.94，95%CI 6.24-70.27，$p<0.00001$．

3群：無差別でなく前方視的研究で2編あり，1編はメトフォルミンにCCを追加投与して65.2%が妊娠した．他の1編はメトフォルミンに変えて39.39%が排卵した．

これらの報告によるとメトフォルミンの効果を認めている．

最近Neveuら[22]は希発月経やアンドロゲン過剰症を有するPCOS不妊患者154人に対し，

1群：56人，CC 50 mg/日
　　　周期5～9日に投与．
2群：57人，メトフォルミン 1,500 mg/日
　　　連日投与．
3群：41人，メトフォルミン 1,500 mg/日
　　　連日投与＋CC
で比較した．

排卵率1群50%，2群75.4%，3群63.4%．妊娠率1群35.7%，2群45.6%，3群31.7%（図3）．したがって副作用も少なく効果も知られているのでPCOS患者にメトフォルミンを最初に用いるべきであると述べている．

Legroら[23]は多数施設を用いた試験で検討した．PCOS患者626人をCC＋プラセボ，メトフォルミン＋プラセボ，CC＋メトフォルミンの3群に分け6カ月間観察した．出生率はCC 22.5%（47/206），メトフォルミン7.2%（15/208），両者の併用26.8%（56/209）（図4）．排卵したなかでの妊娠率はそれぞれ39.5%，21.7%，46.0%と必ずしもメトフォルミン投与群はよくなかった．

Mollら[24]も多施設無差別試験でPCOS患者225人につきCC＋メトフォルミン群とCC＋プラセボ群と比較し，メトフォルミン投与が排卵率や妊娠率を有意に改善していないことを指摘している．

したがってGuzick[25]がN Engl J MedのEditorialで指摘しているように，メトフォルミンは古くから用いられてきたCCよりも生産率が必ずしも高くないことから，CCは多少の多胎のリスクが存在するものの，安価で安全・容易なold-fashionのCCのほうを優先的に用いるべきであると述べている．しかし，メトフォルミンの効果を認める報

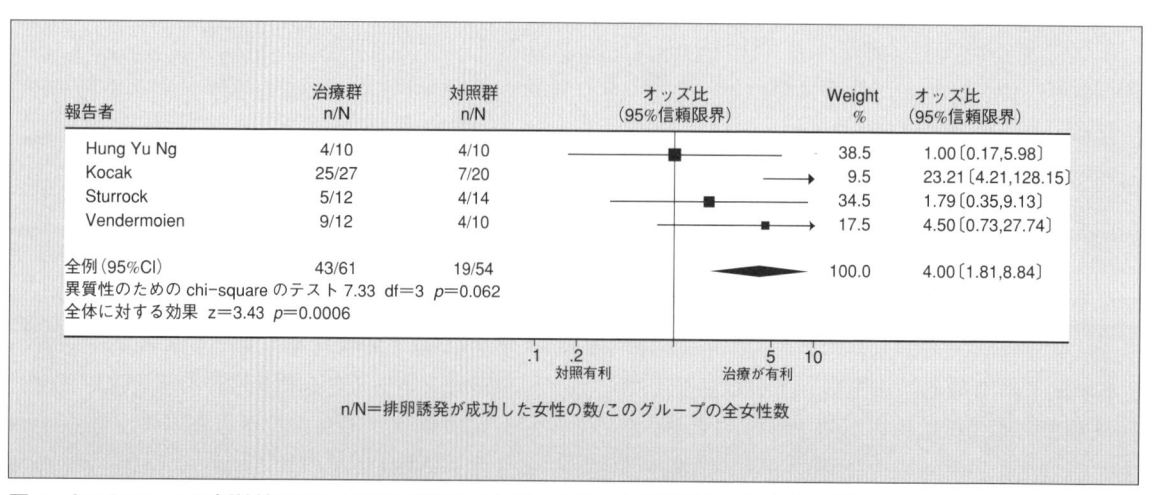

報告者	治療群 n/N	対照群 n/N	オッズ比 (95%信頼限界)	Weight %	オッズ比 (95%信頼限界)
Hung Yu Ng	4/10	4/10		38.5	1.00 [0.17, 5.98]
Kocak	25/27	7/20		9.5	23.21 [4.21, 128.15]
Sturrock	5/12	4/14		34.5	1.79 [0.35, 9.13]
Vendermoien	9/12	4/10		17.5	4.50 [0.73, 27.74]
全例 (95%CI)	43/61	19/54		100.0	4.00 [1.81, 8.84]

異質性のためのchi-squareのテスト 7.33 df=3 $p=0.062$
全体に対する効果 z=3.43 $p=0.0006$

.1　.2　　　　1　　　　5　10
　対照群が有利　　　治療が有利

n/N=排卵誘発が成功した女性の数/このグループの全女性数

図2　クロミフェンに抵抗性のあるPCOS患者にメトフォルミンを追加投与したときの効果

[21] Siebert TI, et al：Is the addition of metformin efficacious in the treatment of clomiphene citrate—resistant patients with polycystic ovary syndrome? a structured literature review. Fertil Steril **86**：1432-1437, 2006.]

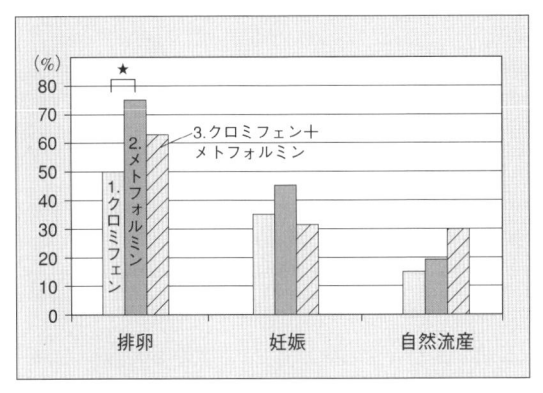

図3 PCOS患者にクロミフェン，メトフォルミンまたは両者を投与したときの効果

[22] Neveu N, et al：Comparison of clomiphene citrate, metformin, or combination of both for first-line ovulation induction and achievement of pregnancy in 154 women with polycystic ovary syndrome. Fertil Steril 87：113-120, 2007.

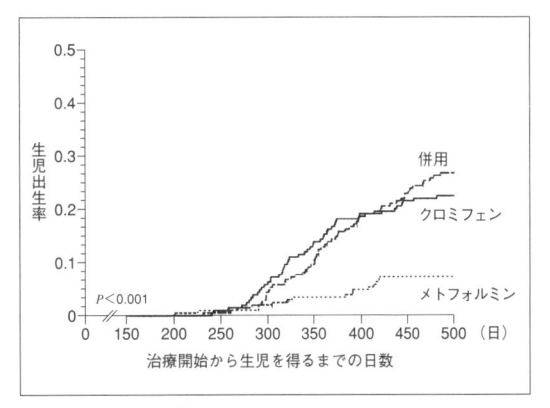

図4 PCOS患者にメトフォルミン，クロミフェンまたは両者の併用によって生児を得る頻度のKaplan-Meier Curve

[23] Legro RS, et al：Clomiphene, metformin or both for infertility in the polycystic ovary syndrome. N Engl J Med 356：551-566, 2007.

告も多く今後の検討を待ちたい．

■メトフォルミンの副作用

Lordら[20]は2002年までPCOSとメトフォルミン投与に関する論文を文献上検索し，その副作用を調べて以下のように報告している．

1．悪心・嘔吐

オッズ比は3.85(95%CI 1.07-13.81)，$p=0.05$．胃腸の障害はオッズ比4.40(95%CI 1.82-10.66)，$p=0.003$．ドロップアウトの多くは胃腸の障害によるものが多いが，重篤な副作用はない．

2．血圧

収縮期血圧，拡張期血圧とも有意に低下させる．

3．血中インスリン値

低下させる．オッズ比-5.37（95%CI -8.11 --2.63），$p=0.0001$．

4．血中脂質値

総コレステロールは大きな変化はないが，LDLは有意に低下する．

5．体重・腰囲

ほとんど変化しない．その他に血糖値を下げる薬剤なので内服中は十分な管理が必要となる．

■PCOSとゴナドトロピン療法

PCOSに対して通常用いるようなゴナドトロピンによる排卵誘発は，排卵率や妊娠率はゴナドトロピン低値の女性よりも低く，さらに卵巣過剰刺激症候群(OHSS)や多胎妊娠の危険が増大することや，妊娠しても流産率が高いこと[26]などから臨床の実際には敬遠されがちであった．

すでにBrownら[27)28)]により低用量ゴナドトロピン療法が検討されている．すなわち，下垂体性ゴナドトロピンを少量漸増による5段階に分けて開始された．その後Kamravaら[29]は尿より抽出されたFSHを1アンプル75 IUと固定して投与してPCOS患者2名の排卵誘発に成功している．

そこでvan Santbrinkら[30]はゴナドトロピン療法を採用し，超音波で主席卵胞をモニターしながらゴナドトロピン量を減少させる方法を検討している．Balaschら[31]はstep-up low dose gonadotropin療法の変型としてstep-down法も検討している．すなわち，CCに抵抗性のあるPCOS患者に遺伝子組換え型ヒト卵胞刺激ホルモン(recombinant human FSH：rhFSH)を75 IUからはじめるlow-dose step-up protocol法と，300 IUからはじめ3日間休薬をしてその後75 IUを連日投与し，段階的にstep-up法と同様に増量する，改良したstep-down protocolで検討した．hCG投与時の卵胞の数を>10, >14, >17 mmの大きさで数えたが，step-up法で有意に増加した．rhFSHの使用量はstep-

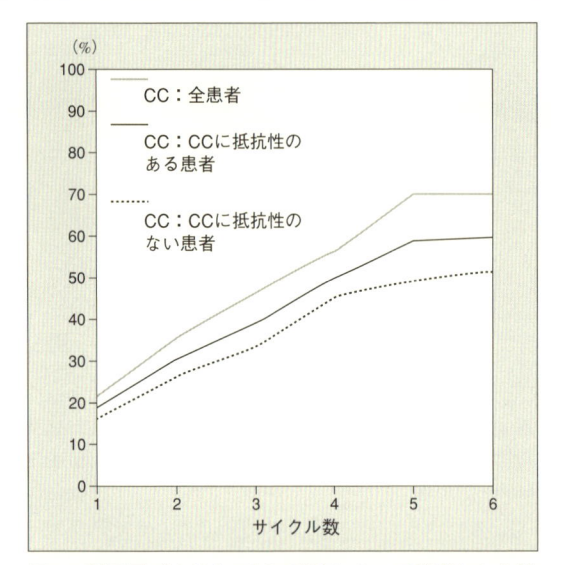

図5 低用量ゴナドトロピン療法によって排卵した女性の累積妊娠率

[32] Gorry A, et al：Infertility in polycystic ovary syndrome, focus on low-dose gonadotropin treatment Endocrine 30：27-33, 2006.]

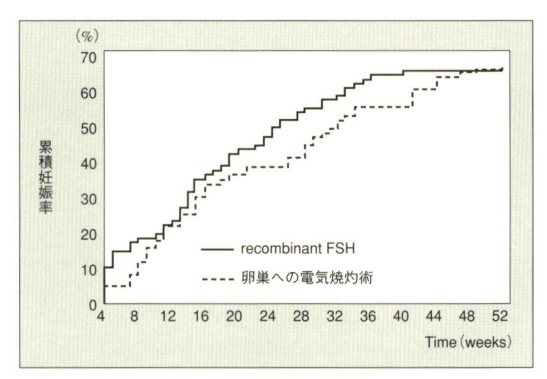

図6 PCOS患者への卵巣電気焼灼術とrecombinant FSHによる累積妊娠率の比較

[34] Bayram N, et al：Using an electrocautery strategy or recombinant follicle stimulating hormone to induce ovulation in polycystic ovary syndrome, randomised controlled trial. Brit Med J 328：192-197, 2004.]

down法で多くみられた．PCOS患者の排卵誘発には多数の卵胞刺激を避けるために，step-down法がより生理的かもしれないと指摘している．

Gorryら[32]は子宮内膜の厚さが8mm以上のときは酢酸メドロキシプロゲステロン(medroxyprogesterone acetate) 5mg/日を短期間投与して消退出血をきたしてからゴナドトロピン療法を開始する．まずhMGまたはFSHを50IUまたは75IUを連日筋注し，当初は3～4日おきに，ついで隔日に卵胞をモニターする．14日間投与しこの時点で10mm以上の卵胞がないときはhMGまたはFSHを1/2アンプル(25または37.5IU)ずつを増量，必要に応じて1週おきに最高225IU/日まで増量する．主席細胞が出現したらこの時のhMGまたはFSH量を"threshold(閾値)"doseとして卵胞が18mmまでに達するまで続ける．卵胞の直径が15mm以上，3個以上あれば卵巣過剰刺激や多胎妊娠の可能性があり，治療を中止する．次の周期の治療はthreshold以下の量で開始し，漸増する．

1990年1月より2002年2月まで20～42歳(平均24.21歳)の無排卵性・不妊のPCOS患者199人，916周期を低用量漸増療法を行った．657周期(72%)は排卵誘発に成功し，562周期(61%)は単一卵胞の周期であった．このことは排卵周期の86%は単一排卵に成功したことになる．累積妊娠率は最初の6周期で59%にみられた．CCに抵抗性の患者のほうがCCに抵抗性を示さなかった患者より累積妊娠率は高率であったが，統計学的には有意差はなかった(図5)．

PCOSの過剰刺激後のIVFの結果は正常卵巣機能の女性と同様であるとされている[33]．

■卵巣への電気焼灼

CCに抵抗性を示すPCOSに卵巣への電気焼灼術(diathermy)が用いられてきた．近年では腹腔鏡下で行われるようになった．

最近のBayramら[34]の報告によると，CCに抵抗性のあるPCOS患者168人を2群に分けて，83人は電気焼灼術で，残りの85人はリコンビナントFSH投与にて12カ月間妊娠の有無について経過を観察した．図6のようにリコンビナントFSHは累積妊娠率は67%，電気焼灼のみでは34%であったが，これにCCを与えると49%に増加し，リコンビナントFSHを与えると67%に増加した．(RR 1.01，95%CI 0.81-1.24)．

腹腔鏡下電気焼灼術は侵襲的な方法で麻酔や術後の癒着などの欠点があるが，多胎妊娠の危険は少なく，捨てがたい方法である．

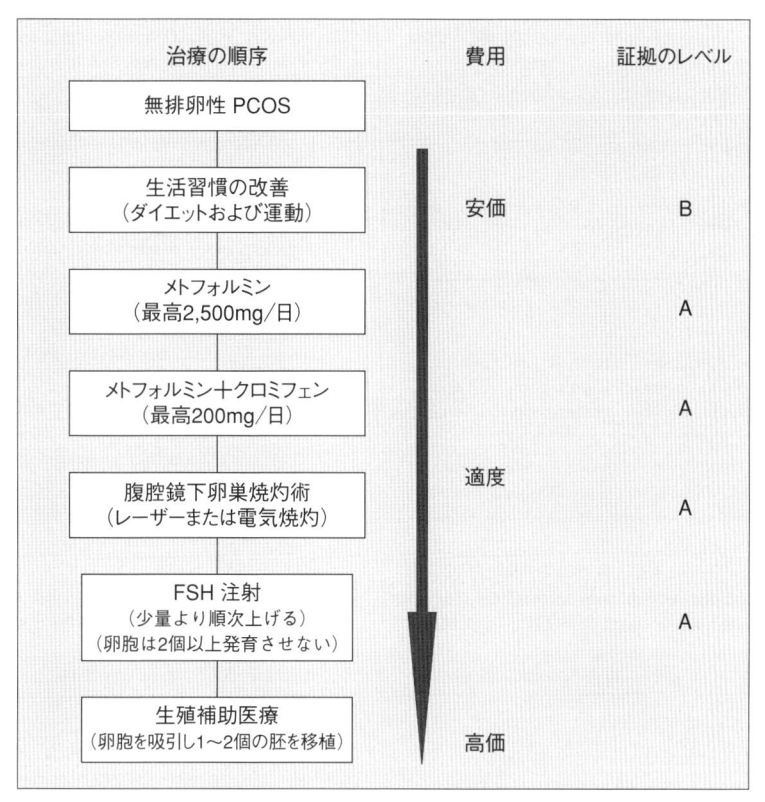

図7 児を希望する無排卵の PCOS 患者に対する費用効果と証拠に基づいた治療の順序

[35] Norman RJ：Editorial；metformin—comparison with other therapies in ovulation induction in polycystic ovary syndrome. J Clin Endocrinol Metab **89**：4797-4800, 2004.

おわりに

児を希望する無排卵性の PCOS 患者は，その本態も不明なことから治療には困難なことが多かった．

近年，Norman[35]は効果や費用，副作用の程度，治療の実際にもとづいた証拠などを考慮して図7のような順序で治療を行うように推めている．この際 CC の前にメトフォルミンを単独に用いることにも議論があり，むしろ CC とメトフォルミン併用療法を早期に行ったほうがよいとの意見もある．また，腹腔鏡下電気焼灼は外来を中心に行っている診療所では行われにくく，これを省略してゴナドトロピン療法を行うことも推奨されている．

Nestler[36]によれば PCOS とインスリン抵抗性の関係やメトフォルミン使用などにも議論があり，PCOS の患者に経口避妊薬を用いることによりインスリン感受性を減じるなどの報告もあり，今後はこれらを含めて標準的な治療法が確立される可能性が出てくると思われる．

文　献

1) Azziz R, et al：The prevalence and features of the polycystic syndrome in an unselected population. J Clin Endocrinol Metab **89**：2745-2749, 2004.
2) Hull MG：Epidemiology of infertility and polycystic ovarian disease；endocrinological and demographic studies. Gynecol Endocrinol **1**：235-245, 1987.
3) Stein IF, et al：Amenorrhea associated with bilateral polycystic ovary. Am J Obstet Gynecol **29**：181-191, 1935.
4) Zawadzki JK, et al：Diagnostic criteria for polycystic ovary syndrome towards a rational approach. In Polycystic Ovary Syndrome, edited by Dunaif A, et al.：pp59-69, Blackwell, Oxford, UK, 1992.
5) The Rotterdam ESHRE/ASRM sponsored PCOS consensus group：Revised 2003 consensus on diagnostic criteria and long-term health risk related to polycystic ovary syndrome (PCOS). Hum Reprod **19**：41-47, 2004.
6) 生殖内分泌委員会報告：本邦における多嚢胞卵巣症候群の新しい診断基準の設定に関する小委員会．日産婦誌 **59**：868-886, 2007.

7) Stephen EH, et al：Use of infertility services in the United States 1995. Fam Plann Perspect **32**：132-137, 2000.
8) Clark JH, et al：The agonistic antagonistic properties of clomiphene；a review. Pharmacol Ther **15**：467-519, 1981.
9) Homburg R：Clomiphene citrate—end of an era? a mini-review. Hum Reprod **20**：2043-2051, 2005.
10) Palomba S, et al：Uterine effects of clomiphene in women with polycystic ovary syndrome；a prospective case-control study. Hum Reprod **21**：457-465, 2006.
11) Dunaif A：Insulin resistance and polycystic ovarian syndrome；mechanism and implications for pathogenesis. Endocrinol Rev **18**：774-800, 1997.
12) Valazquez EM, et al：Metformin therapy in polycystic ovary syndrome reduces hyperinsulinemia, insulin resistance, hyperandrogenaemia and systolic pressure, while facilitating normal menses and pregnancy. Metabolism **43**：647-654, 1994.
13) Erhmann D, et al：Troglitazone improve defects in insulin action, insulin secretion, ovarian steroid genesis, and fibrinolysis in women with polycystic ovary syndrome. J Clin Endocrinol Metab **82**：2108-2116, 1997.
14) Nestler JE, et al：Lean women with polycystic ovary syndrome respond to insulin reduction with diseases in ovarian P450c 17 alpha activity and serum androgens. J Clin Endocrinol Metab **82**：4075-4079, 1997.
15) Nestler JE, et al：Effects of metformin on spontaneous and clomiphene induced ovulation in the polycystic ovary syndrome. N Eng J Med **338**：1876-1880, 1998.
16) Moghetti P, et al：Metformin effects on clinical features, endocrine and metabolic profiles and insulin sensitivity in polycystic ovary syndrome；a randomised double-blind, placebo-controlled 6-month trial, followed by open, long-term clinical evaluation. J Clin Endocrind Metab **85**：139-146, 2000.
17) Vandermolen DT, et al：Metformin increases the ovulatory rate and pregnancy rate from clomiphene citrate in patients with polycystic ovary syndrome who are resistant to clomiphene citrate alone. Fertil Steril **75**：310-315, 2001.
18) Kocak M, et al：Metformin therapy improves ovulatory rates, cervical scores, and pregnancy rates in clomiphene citrates—resistant women with polycystic ovary syndrome. Fertil Steril **77**：101-106, 2002.
19) Flemming R, et al：Ovarian function and metabolic factors in women with oligomenorrhea treated with metformin in a randomized double blind placebo-controlled trial. J Clin Endocrinol Metab **87**：569-574, 2002.
20) Lord JM, et al：Metformin in polycystic ovary syndrome；systemic review and meta-analysis. Brit Med J **327**：951-953, 2003.
21) Siebert TI, et al：Is the addition of metformin efficatious in the treatment of clomiphene citrate—resistant patients with polycystic ovary syndrome? a structured literature review. Fertil Steril **86**：1432-1437, 2006.
22) Neveu N, et al：Comparison of clomiphene citrate, metformin, or combination of both for first-line ovulation induction and achievement of pregnancy in 154 women with polycystic ovary syndrome. Fertil Steril **87**：113-120, 2007.
23) Legro RS, et al：Clomiphene, metformin or both for infertility in the polycystic ovary syndrome. N Engl J Med **356**：551-566, 2007.
24) Moll EB, et al：Effect of clomiphene citrate plus metformin and clomiphene citrate plus placebo on induction of ovulation in women with newly diagnosed polycystic ovary syndrome；randomized double blind clinical trial. Brit Med J **332**：1485-1488, 2006.
25) Guzick DS：Treating for the polycystic ovary syndrome the old-fashioned way. N Engl J Med **356**：622-624, 2007.
26) Tadokoro N, et al：Cumulative pregnancy rates in couples with anovulatory intertility compared with unexplained infertility in an ovulation induction programme. Hum Reprod **12**：1939-1944, 1997.
27) Brown JB, et al：Factor involved in the induction of fertile ovulation with human gonadotropins. J Obstet Gynaecol Br Comm **76**：289-307, 1969.
28) Brown JB, et al：Pituitary control of ovarian function—concepts derived from gonadotropin therapy. Aust N Z J Obstet Gynaecol **18**：46-54, 1978.
29) Kamrava MM, et al：Reversal of persistent anovulation in polycystic ovarian disease by administration of chronic low-dose follicle stimulating hormone. Fertil Steril **37**：520-523, 1982.
30) van Santbrink EJ, et al：Gonadotrophin induction of ovulation using a step-down dose regimen：single-centre clinical experience in 82 patients. Hum Reprod **10**：1048-1053, 1995.
31) Balasch J, et al：Follicular development and hormone concentrations following recombinant FSH administration for low-dose step-up and modified step-down regimens. Hum Reprod **16**：652-656, 2001.
32) Gorry A, et al：Infertility in polycystic ovary syndrome, focus on low-dose gonadotropin treatment Endocrine **30**：27-33, 2006.
33) Franks S, et al：Gonadotrophin regimens and oocyte quality in women with polycystic ovaries Reprod Biomed Online **6**：181-184, 2003.
34) Bayram N, et al：Using an electrocautery strategy or recombinant follicle stimulating hormone to induce ovulation in polycystic ovary syndrome, randomised controlled trial. Brit Med J **328**：192-197, 2004.
35) Norman RJ：Editorial；metformin—comparison with other therapies in ovulation induction in polycystic ovary syndrome. J Clin Endocrinol Metab **89**：4797-4800, 2004.
36) Nestler JE：Should patients with polycystic ovary syndrome be treated with metformin? an enthusiastic endorsement. Hum Reprod **17**：1950-1953, 2002.

4 卵巣過剰刺激症候群（ovarian hyperstimulation syndrome）の予防と coasting 法

20世紀後半になり不妊症治療の発展の大きな足跡の一つにゴナドトロピンによる排卵誘発がある．今日では排卵障害による不妊症のほぼ40％にゴナドトロピン製剤が用いられるようになった．

しかし，生殖補助医療技術（ART）が広く用いられるようになると，1回の卵巣刺激で副作用もなく多くの卵胞を発育させ，受精・着床に良好な卵を得る必要が生じ，比較的大量のゴナドトロピンが用いられ，内的 LH（黄体化ホルモン）の放出を抑制するために，GnRH アゴニストか GnRH アンタゴニストが併用されるに至った．

この際に腹水や胸水の貯留，循環血液量の減少や乏尿などが出現し，時には生命の危険を招くことすらある．これら卵巣過激刺激に伴う副作用の予防と出現した際の対応には十分な注意が必要である．

■卵巣の過激刺激

卵巣過剰刺激症候群（ovarian hyperstimulation syndrome：OHSS）は卵巣が性腺刺激ホルモン（ゴナドトロピン，GTH）や排卵誘発剤などにより過剰に刺激された際にみられる医原性の合併症である．

1943年 Rydberg ら[1]により，1944年には Davis ら[2]により妊馬血清か羊の下垂体前葉の抽出物，またはヒトの妊婦尿から抽出した性腺刺激ホルモンを投与した際にみられたと報告されている．この時期にはこの症候群がフランス語で"Syndrome d'hyperlutéinisation massive des ovaires"とよばれた[3]．

OHSS による最初の死亡例は1951年 Gotzsche により，その後1958年 Figueroa-Casas ら[4]により報告された．

1957年 Le Dall[5]は OHSS の患者を開腹し，一側または両側の卵巣を摘出したり，破裂した卵巣嚢胞を縫合した急性の症例を報告した．

その後，OHSS の軽症例，中等症例の存在も判明し，ゴナドトロピン以外の排卵誘発剤でも発症することが明らかとなり，注目されるようになった．特に ART の発達以来，十分な量の卵を得るために卵巣に対する過剰な刺激を行うようになり，OHSS の危険が増大した．

今日では OHSS を形成するような過剰刺激は母体にとっても負担が大きく，経済上からみても損失のために OHSS を予知または起こさないような方法が検討されている．

■OHSS の発現頻度

OHSS の発生頻度は重症度の分類や排卵誘発剤の種類などにより報告者により異なってくる．

体外受精・胚移植（IVF・ET）などの ART の行われる以前では，ゴナドトロピンは排卵誘発剤として用いられ，軽症例は 8.4～23％に，重症例は 0.008～10％程度であった[6]．

しかし，ART が行われるようになると，重症型は年間に10万周期中100～200周期以上があると推定されている[7]．

Abramov ら[8]は16カ所のセンターで合計73,492人の治療を行い，うち中等症で入院した者は2,902人，重症で入院した者は209人であった．このうち163人（78％）が IVF によるもので，他は通常の排卵誘発によるものであった．重症 OHSS 患者の94％が GnRH アゴニストの long protocol を用いていた．

■OHSS の臨床像

OHSS の臨床像は重症度により異なるが，その多くは卵巣の腫大から腹腔・胸腔内への滲出液の貯留，これに伴う下腹部圧迫感，吐気，下痢，尿量の減少などから呼吸困難など致死的な症状まで出現する．

これらの症状の出現程度から本症の分類を最初に試みたのは Rabau ら[9]の 1967 年である．これは軽症，中等症，重症の 3 つのカテゴリーにより分類したものである．その後，Schenker ら[6]は症状や検査所見より 6 つの grade を追加しさらにこれらを Budev ら[7]が表 1 のようにまとめて分類しており，今日ではこれを基本としての分類が広く用いられてきている．最近では生命に危険が迫っている項目も追加され，産婦人科医師よりも直ちに ICU の医師によって処置されるようになってきている．

早期に発症した OHSS は一般に hCG 刺激 3～7 日以内に起こるもの，遅れて発症した OHSS 妊娠初期の内的 hCG により刺激されて起こるもので hCG 投与 7 日以後に症状の出現するものと区別される[10]．

■OHSS の発生頻度に与える因子

OHSS の発生には多くの因子が関与する（表 2）[7]．

1．年齢：若い者に多い

Navot[11]によれば OHSS 54 人の平均年齢は 27.8±3.6 歳，対照 54 人の年齢 31.5±5.7 歳．Lyons ら[12]の研究でも OHSS 29.7±1.8 歳，対照 33.9±0.15 歳．その他の報告もほぼ同様で，若い卵巣にはゴナドトロピンレセプターが多く，ゴナドトロピンに対する反応が良好であると考えられる．

表 1　卵巣過剰刺激症候群の進行状況を示す分類

軽症（Mild OHSS）	
grade 1	尿中エストロゲン＞150 μg/24 hr
	尿中プレグナンジオール＞0 mg/24 hr
	卵巣の触知する増大はなく，触知する嚢腫の形成はない
grade 2	尿中エストロゲン＞150 μg/24 hr
	尿中プレグナンジオール＞10 mg/24 hr
	触知する卵巣嚢腫の有無にかかわりなく卵巣が触知する増大が認められる
現在では軽度の OHSS は卵巣の腫大は定義しているが grade 1 や 2 は用いられていない	
中等症（Moderate OHSS）	
grade 3	腹部膨満・悪心
	尿中エストロゲン＞150 μg/24 hr
	尿中プレグナンジオール＞10 mg/24 hr
	触知する卵巣嚢腫の有無にかかわりなく卵巣が触知する増大が認められる
grade 4	grade 3 に追加して悪心・下痢
重症（Severe OHSS）	
grade 5	grade 4 に追加して卵巣嚢腫の腫大，腹水または胸水
grade 6	grade 5 の症状に追加して血液の粘着性が変わる
最重症（Life-threatening OHSS）	
	卵巣がかなり腫大
	白血球数＞25,000
	ヘマトクリット＞55％
	クレアチニンレベル＞1.6 mg/dL
	クレアチニンクリアランスの減少＜60 mL/min
	乏尿
	腎機能障害
	胸水の有無にかかわらず腹水の増量
	血栓の存在の現象
	急性呼吸困難の症状

［7］Budev MM, et al：Ovarian hyperstimulation syndrome. Crit Care Med **33**：S301-S306, 2005.］

表2 卵巣過剰刺激症候群(OHSS)に発展する可能性のあるリスク因子

若年者（＜35歳）
低BMI
アレルギーの既往
多嚢胞性卵巣症候群
GnRHアゴニストprotocol
ゴナドトロピン投与量の増量
OHSSの既往
発育卵胞数の増加
血清エストラジオール高値
妊娠

[7] Budev MM, et al：Ovarian hyperstimulation syndrome. Crit Care Med 33：S301-S306, 2005.］

2．body mass index(BMI)：やせ型に多い

BMIと関係しているとの報告があるが[11]，必ずしも一定はしていなく，関連性がないとの報告も多い．

3．アレルギー：アレルギー患者に多い

Enskogら[13]はアレルギーのある患者に多い（OHSS 50%，対照 21%）と報告しているが，今後の検討が必要である．

4．多嚢胞性卵巣症候群(PCOS)：PCOSに多い

PCOS患者は正常月経周期をもつ女性よりも卵胞の反応が3倍もよい[14]．

5．卵巣刺激の薬剤の種類

1）クロミフェン：極めてまれ

2）hMGまたはpurified FSH

クロミフェン不応性のPCOSでも効果的で広く用いられてきている．Daya[15]が18の無差別対照試験で尿性FSHとリコンビナントFSHとの間には，OHSSの発生頻度に差異はなかったとしている．

3）GnRHアゴニスト

1986年，GnRHアゴニストがARTに利用されて以来，重症のOHSSの発症が6倍も多くなった[16]．GnRHアゴニストを用いることにより，内因性のLHの放出を阻止し，回収の卵も多くなり，その代わりにOHSSの頻度が増加した[17]．

4）GnRHアンタゴニスト

GnRHアゴニストに比してアンタゴニストはOHSSの頻度を減少させるとの報告もあるが[18]，Al-Inanyら[19]によれば，アゴニストとアンタゴニストの無差別試験で5つの報告をmeta-analysisを行い，重症OHSSの発生頻度に差異はなかったとしている．

5）ゴナドトロピン投与量

ゴナドトロピン投与量とOHSSの発生頻度は必ずしも直線的にポジティブの関係はみられない．むしろOHSSになった患者は他よりもhMGの投与量が少ない．これは少量のhMGでも卵巣が過剰に反応していることを示している．したがって以前に重症のOHSSを発症したことのある患者にhMGを投与するときには"limited ovarian stimulation"（少量での卵巣刺激）を心がけるべきである[20]．

6）hCG

hCGはLH様作用を有するために，排卵誘発やIVFの際の卵―卵丘複合体(COC)を卵胞壁から分離するのみならず卵の成熟を促すためにhCGを投与するが，LHの半減期60分に比してhCGは24時間と長いために，過剰刺激になりがちで注意する必要がある[20]．

7）黄体期のサポート(luteal support)

黄体期に黄体をサポートするためにhCGまたはプロゲステロンを投与するが，OHSSの予防のためにはプロゲステロンの投与が望ましい[20]．

■OHSSの発症機序

OHSSの際の腹水をはじめとした各種の症状がどのようにして出現するかが大きな問題である．

血管内皮細胞増殖因子(vascular endothelial growth factor：VEGF)は上皮細胞に高い特殊性を示すサイトカインで，血管新生を誘発し，血管透過性を刺激することで知られている[21]．特にhCGによるVEGFの分泌が促進され，卵巣の過剰刺激を受けた女性にはこの傾向が強い[22]．すでにMcClureら[23]はOHSSの腹水をVEGF抗体とインキュベーションすると，毛細血管の透過性の変化が観察されることから，VEGFが毛細血管透過性の因子であると結論づけている．

その後，OHSSの際の腹水の発生についてVEGF

の研究が進み，関係があるとするもの[24]と関係のないとするもの[25]があるが，測定法の違いによるものと思われる．

Griesinger ら[26]は重症な OHSS の既往にある女性 5 人にリコンビナント hCG 250μg を自然月経周期 21 日目に投与して血中 VEGF の推移を観察した．しかし，VEGF は短時間の観察中には変動が観察されなかったことから，VEGF の OHSS 重症型への発展という説に疑問を投げかけている．

α_2マクログロブリン（α_2-macroglobulin：α_2M）は排卵や黄体維持に関与するタンパクであるが，VEGF が α_2M と結合したとき，VEGF のレセプターとの結合能力が不活性化される．それゆえに α_2M は VEGF "removing and inactivating" タンパクとして作用する．この自然に起こるインヒビターの差異により，同じ卵巣刺激を行ってもある女性は OHSS に発展し，ある女性は発展しないということの説明になるかもしれない．

McElhinney ら[27]は卵を 15 個以上採取した患者よりその時点の血液を採取し VEGF と α_2M を測定した．その後 OHSS に発展した者と発展しなかった者と比較し，

OHSS に発展した者：
VEGF 3.95（3.3-4.4），α_2M 1.67（1.45-1.73）
OHSS に発展しなかった者：
VEGF 3.85（3.3-4.5），α_2M 2.27（1.91-2.58）

この結果より α_2M レベルの上昇は OHSS の発展の危険を減弱させる保護的な作用を有していると結論づけている（図 1）．

一方，重症の OHSS 患者での末梢血管の透過性について，Foong ら[28]は Laser Doppler fluximetry を用いて検査した．その結果，正常対照女性の変化の平均％は $-68.3\pm4.7\%$ であるのに比して，OHSS 患者は $-32.3\pm11.1\%$ と有意の変化を示した．このことは OHSS の患者は末梢血管の反応性（reactivity）が障害されていることを示している．

その他にも OHSS の発症にはエストロゲン，サイトカイン，アンジオテンシン，血管作用物質（vasoactive substances），レニン，アルドステロンなど多くの因子の関与も考えられている．これらの因子の相互の関係などの詳細な発症メカニズムは今後の研究を待ちたい．

■OHSS の予知・治療としての coasting

OHSS になりやすい患者にゴナドトロピンを投与する時には排卵誘発（controlled ovarian hyperstimulation：COH）をすることが重要であるが，OHSS の予知は困難である．したがって治療周期をキャンセルすることなく OHSS のリスクを減じ，高い妊娠率を維持する方法として "coasting"（沿岸を航

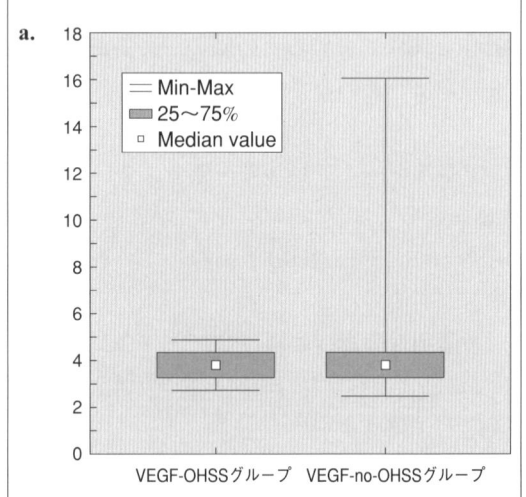

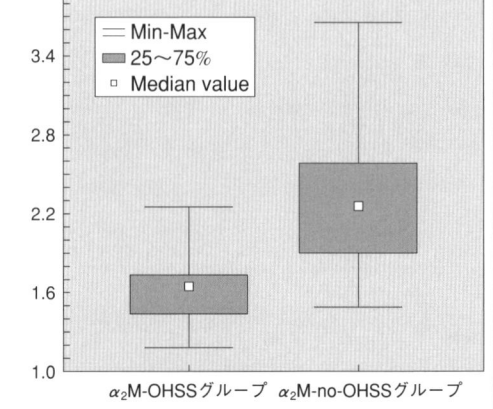

図 1　OHSS と no-OHSS における血中 VEGF(a)と α_2M(b)の比較
［27］McElhinney B, et al：Ovarian hyperstimulation syndrome and assisted reproductive technologies；why some and not other. Hum Reprod 17：1548-1553, 2002.］

行するように)が注目されるようになった.

coasting はもともと航海周期で, 全速力(full power)または十分な帆走力(full sail)で島に近づいた後に, 以前に用いたエネルギーを利用して追加的な努力をすることなくゆっくりと海岸にたどりつく意味を有している[29].

特に卵胞はゴナドトロピンの刺激により異なった感度をもち, 卵胞が大きくなればなるほどFSHの依存が少なくなるとの事実にもとづいている. 卵胞が一定の大きさに達してゴナドトロピンの投与を中止すると, 小・中等度の卵胞はアポトーシスとなり閉鎖に陥り, エストロゲン産生が減少する.

大部分の研究者は 15 mm 以上の卵胞数が 15〜20 個以上, BMI が正常の女性では血中エストラジオール値が 4,500 pg/mL 以上では重症な OHSS に発展するリスクが高いとされている. そこでこの数値を基準と考えて coasting を行う[29].

1. coasting 開始の時期

①early coasting

発育卵胞が 12〜15 mm の中等度で血中 E_2 が safety limit を越えているとき, ゴナドトロピン投与を中止し, E_2 レベルが低下し卵胞が成熟するのを待って hCG を投与する.

②late coasting

発育卵胞が 16 mm 以上で 15〜20 個見出され, 血中 E_2 が 4,500 pg/mL 以上に達したとき, ゴナドトロピン投与を中止し, GnRH アゴニストまたはアンタゴニストはそのまま投与を続け, E_2 が 3,500 pg/mL 以下に達したときに hCG を投与する.

2. coasting 開始より hCG 投与まで

coasting 開始より hCG 投与までどのくらい待つかが問題である. 特に coasting 開始時の血中 E_2 値が高値なら "safe" level に達するのに時間がかかる. Garcia-Velasco ら[29]によれば coasting 期間は平均 3.7±0.1 日である. しかし文献上 4 日間以上の長い coasting を示したものは受精率・着床率が低くなり, キャンセル率が増加する[30].

3. coasting の作用機序

hCG 投与が OHSS の原因ではないが, 誘発因子(triggering factor)である[31]. 種々の大きさの卵胞はそれぞれ FSH に対する異なった閾値をもっており, FSH の投与を中止するとより小さな卵胞は選択的に減退する[32]. 卵胞の顆粒膜細胞はアポトーシスを起こし, OHSS の病因と考えられている血管作用(vasoactive)物質の合成と分泌を減少させる. coasting が長期間になると, 大きな成熟卵胞も閉鎖に陥り, 卵の質も poor となる(表3)[33].

Tozer ら[34]は卵胞液中の VEGF 濃度を測定し, coasting していると顆粒膜細胞の VEGF 産生能力が低下し, hCG に対する卵胞の反応を変化させることを明らかにした.

Garcia-Velasco ら[29]は coasting した 160 人と対照 116 人につき調べ, 顆粒膜細胞のアポトーシスは小卵胞で比較すると coasting 48%に比し対照で

表3 OHSS ハイリスク患者に対して超音波を併用した "coasting" 法の効果

	FSH 維持投与群 (n=20)	FSH 減量投与群 (n=53)	Coasted group (n=50)	合計 (n=123)
妊娠数	12	21	20	53
妊娠率/サイクル	12/20(60)	21/53(39.6)	20/50(40)	53/123(43.9)
妊娠率/胚移植	12/20(60)	21/49(42.9)	20/43(46.5)	53/112(47.3)
着床率	17/41(41.5)	31/101(30.7)	23/90(25.5)	71/232(30.6)
中等症 OHSS	1(5)	1(1.8)	2(4)	4(3.2)
重症 OHSS	—	—	1(2)	1(0.8)
流産	1(8)	3(14.3)	4(20)	8(14.8)
双胎妊娠	5/12(41)	10/21(47.6)	3/20(15)	18/53(34)

[33] Al-Shawaf T, et al：Prevention of severe ovarian hyperstimulation syndrome in IVF with or without ICSI and embryo transfer；a modified "coasting" strategy based on ultrasound for identification of high-risk patients. Hum Reprod **61**：24-30, 2001.]

26%と有意にcoastingに高く,卵胞液中のVEGFタンパクの量はcoastingで1,413 pg/mLに対し対照では3,538 pg/mLと有意に低下していることを見出した.このようにアポトーシスを促進しVEGFの低下はcoastingの効果を説明しうる.

4．coastingの基準[29]

以上のことより重症OHSSを阻止し,その周期をキャンセルすることなく有効に使う方法としてcoastingは注目すべき方法である.基準は以下の通りである.

①開始の時期:
血中E_2＞4,500 pg/mL．成熟卵胞数＞15～30.

②E_2連日測定する．

③E_2値＜3,500 pg/mL以下でhCG 5,000 IUまたはGnRHアゴニスト0.2 mgを投与する．

④E_2値6,500 pg/mL以上,成熟卵胞数30個以上,coasting開始後4日以上の場合中止する.

おわりに

OHSSはARTの普及につれて多くみられるようになったが,時には死に至る重篤な疾患として注意されていた.

古くよりその対応として,OHSSの周期は治療からはずす,妊娠に関連したOHSSを少なくするために凍結胚を用いる,アルブミンを投与する,グルココルチコイドを投与する,hCGの代わりにリコンビナントLHを投与するなどが検討されてきたが,最近coasting法が注目されてきている.これに経腟超音波による卵巣の腫大の状況と腹水の有無,血中エストロゲンの測定などを行い十分経過を観察する必要がある.できるだけ保存的な方法に対処すべきであるが,開腹術の必要な場合もあり,特にARTの際には慎重に対応すべきである.

文　献

1) Rydberg E, et al：Effect of serum gonadotropin and chorionic gonadotropin on the human ovary. JAMA **121**：1117-1122, 1943.
2) Davis E, et al：Observations on the experimental use of gonadotropic extracts in the human female. J Clin Endocrinol **4**：400-409, 1944.
3) Esteban-Altirriba J：Le syndrome d'hyper-stimulation massive des ovaries. Rev Française de gynécologie et obstétrique **78**：555-564, 1961.
4) Figueroa-Casas P：Reaccion ovariaa monstruosa a las gonadotropines a proposito de un caso fatal. Ann Cirug **23**：116-118, 1958.
5) Le Dall R：Les syndrome d'hyperluteinisation massive des deux ovaires par injection intempesive d'hormones gonadotropes. Thése Paris, no 915, 1957.
6) Schenker JC, et al：Ovarian hyperstimulation syndrome；a current survey. Fertil Steril **30**：255-268, 1978.
7) Budev MM, et al：Ovarian hyperstimulation syndrome. Crit Care Med **33**：S301-S306, 2005.
8) Abramov Y, et al：Severe OHSS, an 'epidemic' of severe OHSS, a price we have to pay? Hum Reprod **14**：2181-2183, 1999.
9) Rabau E, et al：Human menopausal gonadotropins for anovulation sterility. Am J Obstet Gynecol **98**：92-98, 1967.
10) Mathur RS, et al：Distinction between early and late ovarian hyperstimulation syndrome. Fertil Steril **73**：901-907, 2000.
11) Navot D, et al：Risk factors and prognostic variables in the ovarian hyperstimulation syndrome. Am J Obstet Gynecol **159**：210-215, 1988.
12) Lyons CA, et al：Early and late presentation of the ovarian hyperstimulation syndrome：two distinct entities with different risk factors. Hum Reprod **9**：792-799, 1994.
13) Enskog A, et al：Prospective study of the clinical and laboratory parameters of patients in whom ovarian hyperstimulation syndrome developed during controlled ovarian hyperstimulation for in vitro fertilization. Fertil Steril **71**：808-814, 1999.
14) Shulman A, et al：In vitro fertilization treatment in patients with polycystic ovaries. J Assist Reprod Genet **14**：7-10, 1997.
15) Daya S：Updated meta-analysis of recombinant follicle-stimulating hormone(FSH)versus urinary FSH for ovarian stimulation in assisted reproduction. Fertil Steril **77**：711-714, 2002.
16) French National Register on In Vitro Fertilization Report. 1996.
17) Whelan JG, et al：Ovarian hyperstimulation syndrome. Fertil Steril **73**：883-896, 2000.
18) Olivennes F, et al：The use of GnRH antagonists in ovarian stimulation. Hum Reprod **17**：279-299, 2002.
19) Al-Inany H, et al：GnRH antagonist in assisted reproduction；a Cochrane review. Hum Reprod **17**：874-885, 2002.
20) Delvigne A, et al：Epidemiology and presentation of ovarian hyperstimulation syndrome(OHSS)；a review. Hum Reprod Update **8**：559-577, 2002.
21) Geva E, et al：Role of VEGF in ovarian physiology and pathology. Fertil Steril **74**：429-438, 2000.
22) Molskness TA, et al：circulating levels of free and total vascular endothelial growth factor(VEGF)-A, soluble VEGF receptors-1 and-2, and angiogenin during ovarian stimulation in non-human primates and women. Hum Reprod **19**：822-830, 2004.
23) McClure N, et al：Vascular endothelial growth factor as a capillary permeability factor in ovarian hyperstimulation syndrome. Lancet **344**：235-269, 1994.
24) Lee A, et al：Vascular endothelial growth factor levels in serum and follicular fluid of patients undergoing in vitro fertilization. Fertil Steril **68**：305-311, 1997.
25) Enskog A, et al：Plasma levels of free vascular endothelial growth factor 165(VEGF 165)are not elevated during gonadotropin stimulation in in vitro fertilization(IVF)patients develop-

ing ovarian hyperstimulation syndrome (OHSS); results of a prospective cohort study with matched controls. Eur J Obstet Gynecol Reprod Biol **96**: 162-201, 2001.
26) Griesinger G, et al: Vascular endothelial growth factor response to exogenous chorionic gonadotropin hormone in the luteal phase of women with a history of severe ovarian hyperstimulation syndrome. Arch Gynecol Obstet **274**: 29-33, 2006.
27) McElhinney B, et al: Ovarian hyperstimulation syndrome and assisted reproductive technologies; why some and not other. Hum Reprod **17**: 1548-1553, 2002.
28) Foong L-C, et al: Ovarian hyperstimulation syndrome is associated with reversible impairment of vascular reactivity. Fertil Steril **78**: 1159-1163, 2002.
29) García-Velasco JA, et al: Coasting for the prevention of ovarian hyperstimulation syndrome: much ado about nothing? Fertil Steril **85**: 547-554, 2006.
30) Delvigne A, et al: A qualitative systematic review of coasting, a proced to avoid ovarian hyper-stimulation syndrome in IVF patients. Hum Reprod Update **8**: 291-296, 2002.
31) Gomez R, et al: A vascular endothelial growth factor receptor-2 activation induces vascular permeability in hyperstimulated rats, and this effect is prevented by receptor blockade. Endocrinology **143**: 4339-4348, 2002.
32) Fluker M, et al: Withholding gonadotropins ("coasting") to minimize the risk of ovarian hyperstimulation during superovulation and in vitro fertilization-embryo transfer cycles. Fertil Steril **71**: 294-301, 1999.
33) Al-Shawaf T, et al: Prevention of severe ovarian hyperstimulation syndrome in IVF with or without ICSI and embryo transfer; a modified "coasting" strategy based on ultrasound for identification of high-risk patients. Hum Reprod **61**: 24-30, 2001.
34) Tozer A, et al: The effects of coasting on follicular fluid concentrations of vascular endothelial growth factor in women at risk of developing ovarian hyper-stimulation syndrome. Hum Reprod **19**: 522-528, 2004.

5 アロマターゼ阻害薬による排卵誘発

　不妊症の治療に最も広く用いられているものに排卵誘発（induction of ovulation）がある．なかでも無排卵症においては少なくとも1個の卵胞を発育させ，これを妊娠に導くものであった．しかし，生殖補助医療技術（ART）が行われるようになると，むしろ多数の卵胞を発育させ多数の卵を採取することが目標となり，過排卵（superosulation）が問題となるとともに，副作用を避けるための調整された卵巣過剰刺激（controlled ovarian hyperstimulation）が重要な課題となってきた[1]．

　卵巣への刺激には外的にクロミフェン（clomiphene citrate：CC）を投与して内的にFSHの分泌促進を計るものから，ゴナドトロピンを投与して直接に卵巣を刺激して多数の卵胞発育を促進するものまであるが，前者は作用が弱く，後者は副作用，特に卵巣過剰刺激症候群（ovarian hyperstimulation syndrome：OHSS）の危険があり，排卵誘発剤の使用は必ずしも容易ではなかった[2]．

　40年前には排卵障害患者の第1選択はCCであったが，無排卵症の60％が排卵誘発に成功しても，CCのもつ抗エストロゲン効果により妊娠率は4～10％と低かった．一方，ゴナドトロピンは末梢での抗エストロゲン作用はないものの高価なうえに副作用も強く使用法は容易ではなかった．そこで新しい排卵誘発剤が求められてきた[3]．

■不妊症の頻度と排卵誘発

　不妊症の頻度は報告者によりまちまちで，1988年Farleyら[4]によれば原発性不妊は北アメリカで6％，ヨーロッパ5.4％，アフリカ10.1％，ラテンアメリカ3.1％，カリブ海の国6.5％と報告している．その後アメリカ生殖医学会[5]は500万人のアメリカ男女の夫婦が妊娠を達成するのが困難で，130万人がアドバイスを求めていると報告した．2005年のMitwally[6]によれば不妊夫婦は15％に達していると述べているくらい増加してきている．

　不妊症の診断が行われた後に治療法の選択が行われるが，排卵の有無により大きく分かれる．このなかで年齢や男性因子を除外すると，排卵誘発剤のみで妊娠するのは周期あたり8～15％で，これのみで妊娠しない場合には排卵誘発剤とともに配偶者間人工授精（intrauterine insemination of husband semen：IUI）が用いられてきた．しかし，1978年Louise Brownの出生以来，女性不妊症の治療の主役は体外受精・胚移植（IVF-ET）がとって代わり，今日では全出生児の1％以上がIVF-ETによるものとなってきている[7]．

■卵巣刺激の問題点

　卵巣刺激が妊娠に及ぼす影響について見ると，IVF-ETでは自然周期のほうが卵巣刺激周期よりも着床率が高いことから，刺激周期では非生理的なだけに悪い影響を与えている可能性が考えられる．これらの可能性を列挙すると以下のことが指摘される[6]．

　①血中エストロゲン値が非生理的なレベルにあり，同時に他のステロイドやペプチドの量も増加している．

　②ゴナドトロピンを用いるのみでなくGnRHアゴニストやアンタゴニスト，またはCCなどの投与が何らかの形で着床を障害している．

　③卵巣や下垂体への影響で，特にLHサージや卵巣の黄体機能に障害を与えている．

　④子宮内膜のimplantation windowへの障害や，子宮内膜のエストロゲン・プロゲステロンレセプターの欠如や血流への障害を与える．

　⑤卵の発育への障害，特に卵の染色体への影響を与える．

　⑥胚の発育や胞胚のhatchingへの影響がある．

　⑦排卵誘発や卵巣刺激による流産の増加がみら

⑧多胎妊娠の増加と small for gestational age 児の増加がみられる.

そこで使用法も容易で生理的に近い薬剤が求められてきたが，近年注目されてきているものにアロマターゼ阻害薬（aromatase inhibitor）がある．

■アロマターゼ阻害薬の薬理学

卵巣は顆粒膜細胞と莢膜細胞の共働作用により生物学的に活性のあるエストロンとエストラジオールを合成している．すなわち，**図1**のごとくコレステロールがミトコンドリアに入り，StAR（steroidogenic acute regulatory protein）によりプロゲステロンが合成され，アンドロステンジオンを経てエストロンに転換され，またテストステロンを経て

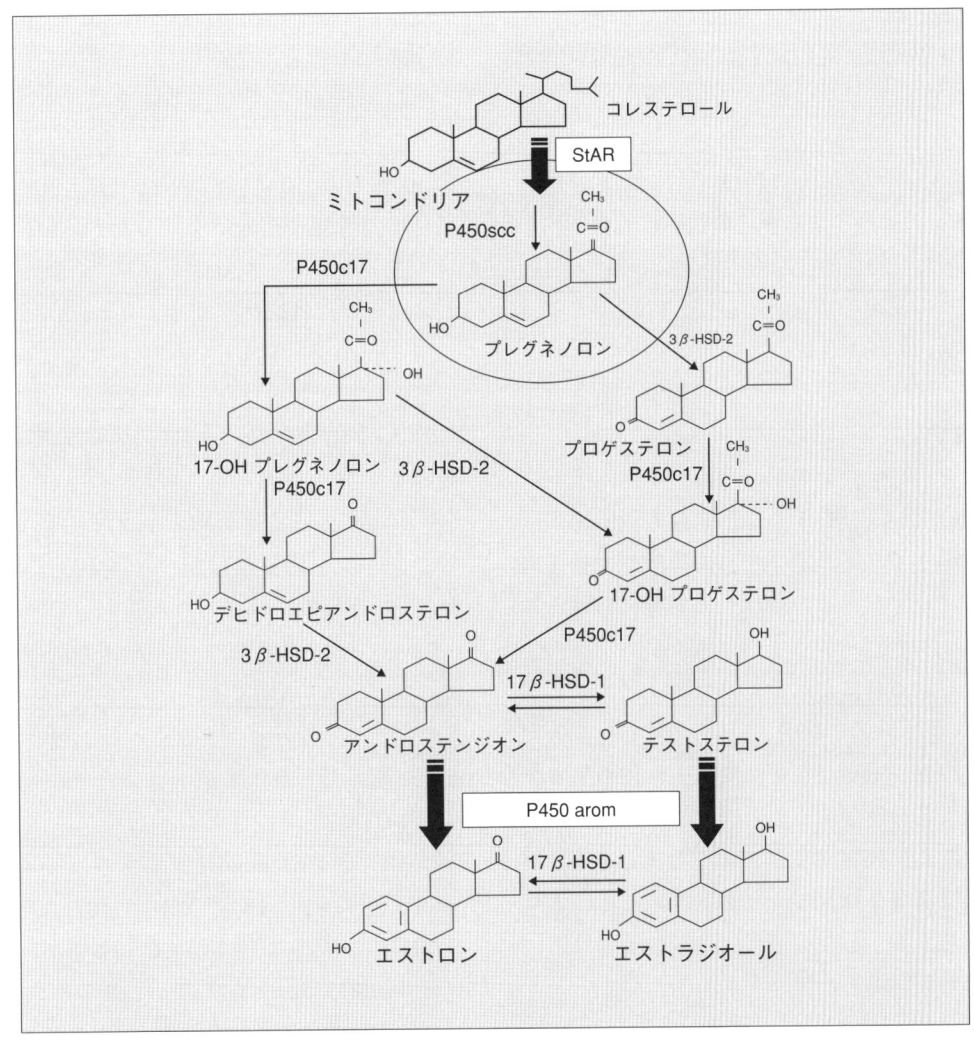

図1 卵巣におけるステロイド産生．ミトコンドリアでのコレステロールからエストロゲンの合成まで
P450 arom ＝ アロマターゼ（aromatase），P450scc ＝ コレステロール側鎖切断酵素チトクロム P450（side-chain cleavage enzyme cytochrome P450），P450c17 ＝ 17-hydroxylase（17/20-lyase）cytochrome P450，3β-HSD-2 ＝ 3β水酸化ステロイド脱水素酵素2型（3β-hydroxysteroid dehydrogenase type 2），17β-HSD-1 ＝ 17水酸化ステロイド脱水素酵素1型（17β-hydroxysteroid dehydrogenase type 1），StAR ＝ ステロイド産生急性調節タンパク質（steroidogenic acute regulatory protein）

[8] Attar E, et al.：Aromatase inhibitors；the next generation of therapeutics for endometriosis? Fertil Steril **85**：1307-1318, 2006.

エストラジオールに転換されるが，この最後のステップでアロマターゼの作用によりエストロゲンが合成される[8]．このアロマターゼの作用を抑制してエストロゲンの合成を阻止することにより，エストロゲン依存性の腫瘍などの発育を阻害しようとして考案されたのがアロマターゼ阻害薬である．

アロマターゼ阻害薬は type I（suicidal または non-competitive）と type II（competitive）の2種類に分類され，type I は一度結合すると不可逆的に結合するために，腫瘍の治療などに用いられる．しかし，type II は可逆的に結合するもので，持続的に抑制するためには常にその薬剤の存在が必要となる．

アロマターゼ阻害薬は閉経後の転移性乳がんの治療に用いられたが，11β水酸化酵素（$11-\beta$ hydroxylase）の抑制による多くの代謝にも影響することが判明し，効果的で副作用の少ない第2世代，第3世代への薬剤の研究が進んだ．1996年にアメリカのFDAは第3世代のエキセメスタン，レトロゾール，アナストロゾールの使用が承認されている（**表1**）[9]．

アロマターゼ阻害薬の脳，卵巣，子宮内膜症，末梢（脂肪組織や皮膚）での作用を模式図的に図示したのが**図2**である．脳・子宮内膜症や末梢組織におけるアロマターゼの量は，大卵胞における顆粒膜細胞におけるアロマターゼの量に比較してわずかである．特に脳におけるアロマターゼによるエストロゲンの産生は，FSH・LHの分泌に抑制的に作用している．閉経前の女性に第3世代のアロマターゼ阻害薬を投与すると，一過性にエストロゲンの減少によるFSHの上昇で卵胞の発育を促し不妊の治療に利用され，ピルと併用することにより卵巣を刺激することなく子宮内膜症の治療に用いられることが判明した[8]．

■**アロマターゼ阻害薬単独による排卵誘発**
アロマターゼ阻害薬の作用機序によりみて，
①無排卵症，特に PCOS の排卵誘発に用いる
②排卵性の女性に卵胞成育を増加して多排卵を促進する
③gonadotropin poor responder に対する反応性の改善をする
などへの利用価値が高いと思われる．

アロマターゼ阻害薬単独で排卵誘発に成功したのは 2000 年 Mitwally ら[10]である．すなわち，CC に抵抗性で子宮内膜の厚さが 5 mm 以下の PCOS 患者にレトロゾールを投与し，7人に排卵誘発に成功し，1例が妊娠に成功した．その後さらに[11] 12人の PCOS に用いて9人が排卵に成功し，3人が妊娠した．子宮内膜の厚さは CC 6.2 mm に比し 8.1 mm とむしろ厚さが増した．

その後 Fisher ら[12]は無差別2重盲検対照試験でレトロゾール1日 2.5 mg 投与群9人と CC 1日 50 mg 投与群10人で比較し，LH, FSH, 子宮内膜厚は両者間に相異はなかったが，LH サージ日のエストラジオール値は CC 群で有意に高く，レトロゾール群は自然周期時よりも低かった．

Al-Omari ら[13]は CC 抵抗性 PCOS にレトロゾールまたはアナストロゾールを投与し，排卵誘発は前者で 84.4%，後者は 60% に，妊娠は前者に 18.8%，後者に 9.7% とそれぞれに成功している．Elnashar ら[14]も CC に抵抗性のある PCOS 患者 44 人にレトロゾールを投与し，24 人が排卵し（54.6%），6例（25%）が妊娠に成功したと報告している．

Bayar ら[15]も排卵はあるが原因不明の不妊患者に，21人・67周期に CC を，21人・52周期にレトロゾールを投与し，少なくとも1個の卵胞が 18 mm を超えたときにエストラジオールを測定して hCG 10,000 IU を投与した．血中エストラジオールは CC で 476.0 pmol/L，レトロゾールで 191.5 pmol/L，排卵率は CC で 85%（57/67），レトロゾール 81%（42/52），妊娠率は CC 12%（8/67），レトロゾール 9%（5/52）であった．これらの成績はレトロゾールは CC 同様に有効で，血中エストラジオールを極端に上昇させないので CC 無効例でも試みられるべき薬剤であるといえる．

■**ゴナドトロピンとの併用療法**
ゴナドトロピン療法は排卵前の卵胞数の発育を

表1 第3世代のアロマターゼ阻害薬の種類と化学構造式

II-1. 販売名 (1) 和名 (2) 洋名	フェマーラ® Femara®	アリミデックス®錠 Arimidex® TABLETS	アロマシン®錠 25 mg Aromasin® Tablets 25 mg
II-2. 一般名 (1) 和名(命名法) (2) 洋名(命名法)	レトロゾール(JAN) Letrozole(JAN, r-INN)	アナストロゾール(JAN) Anastrozole(JAN)	エキセメスタン(JAN) exemestane(JAN, INN)
II-3. 構造式または 示性式			
II-4. 分子式および 分子量	分子式：$C_{17}H_{11}N_5$ 分子量：285.30	$C_{17}H_{19}N_5$ 293.37	$C_{20}H_{24}O_2$ 296.40

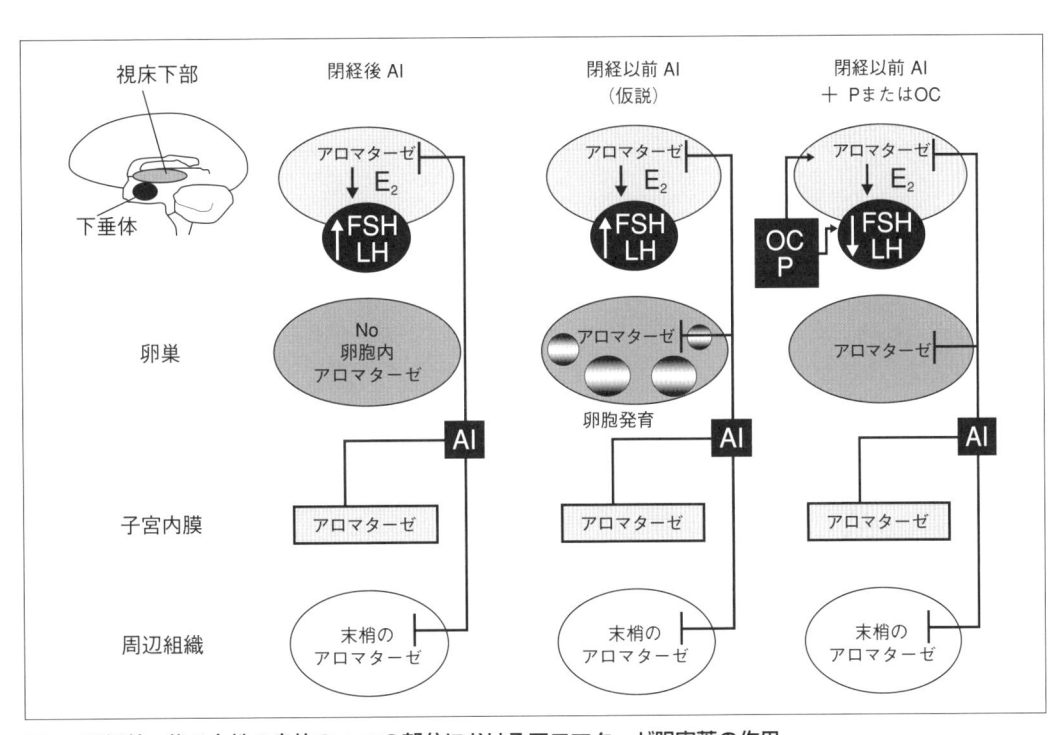

図2 閉経前・後の女性の身体の4つの部分におけるアロマターゼ阻害薬の作用

[8] Attar E, et al.：Aromatase inhibitors；the next generation of therapeutics for endometriosis? Fertil Steril 85：1307-1318, 2006.

促進するために，血中エストロゲンが高値になり，着床や妊娠の進行上好ましくない．そこでゴナドトロピンとアロマターゼ阻害薬を併用すると，必ずしもエストロゲンを上昇することなく効果的であると考えられる．

Mitwallyら[16]は原因不明の不妊症患者に対し，36人はレトロゾールとFSH，18人はCCとFSH，56人はFSHのみ投与して比較した．FSHはday 3-7日に投与し，さらにhCG投与日まで持続した．卵胞発育に必要なFSH量は，レトロゾール群で有意に少なく，妊娠率はCC＋FSH 10.5％，FSHのみ18.7％，レトロゾール＋FSHで19.1％とレトロ

ゾール群で最も高かった．

Healey ら[17]はゴナドトロピンを day 3 より投与開始し，レトロゾール 5 mg/日を day 3-7 日投与して，ゴナドトロピンのみの群 145 周期，レトロゾール＋ゴナドトロピン群 60 周期で比較した．卵胞の発育が 14 mm 以上の状態を比較するとレトロゾール投与群にゴナドトロピン量は少なく，妊娠率は両群間に有意差を認めなかった．

Mitwally ら[18]は FSH に対する反応のない，いわゆる poor FSH responders の不妊症 12 人に，レトロゾールを day 3-7 に 2.5 mg/日投与，day 7 から FSH 50〜225 IU/日，順次法で投与し，2 個の主席卵胞が 20 mm に至ったときに hCG を投与し IUI を施行したところ，21％に妊娠に成功した．

さらに Mitwally ら[19]は 3 つのセンターで 1,650 人の不妊夫婦 3,045 周期に各種排卵誘発剤を用いて妊娠率・流産率を比較して**表 2** のごとくまとめている．これによるとアロマターゼ阻害薬を用いたときには妊娠率も高く，そのうえ多胎妊娠率も低いので，アロマターゼ阻害薬は排卵誘発剤として最初に用いるべき薬剤であると結論している．

アロマターゼ阻害薬単独かゴナドトロピンとの併用かについては，それぞれの原疾患との関係で考慮すべきであろう．

■アロマターゼ阻害薬の作用機序

卵巣刺激の際にアロマターゼ阻害薬を用いたときの作用機序には大きく分けて 2 つの仮説がある[6]．

①中枢仮説

アロマターゼ阻害薬を用いることにより血中のエストロゲンレベルが低下し，これが視床下部より GnRH の放出を促し，下垂体より FSH の分泌が亢進し，卵胞の発育を刺激する．第 3 世代のアロマターゼ阻害薬は半減期が短いので，エストロゲンの標的臓器に対する副作用もなく，エストロゲンレセプターのダウンレギュレーションもない（図 3）[3]．

②末梢仮説

アロマターゼ阻害薬は卵巣の局所に作用して FSH 刺激に対する卵胞の感受性を高めるように作用する．すなわち，一時的に卵巣内でアンドロゲンのエストロゲンへの転換をストップしてアンドロゲンの蓄積を促す．このことがインスリン様成長因子 1（insulin-like growth factor 1：IGF-1）を刺激し，他の エンドクリン，パラクリンの因子が FSH とともに卵胞形成を促進する．

■アロマターゼ阻害薬の ART への応用

ART を行う場合には通常多数の卵胞を発育させ多数の卵を採取するために，ゴナドトロピンを多く使用する傾向にある．この際 OHSS を惹起する危険があり，その対策としてアロマターゼ阻害薬を用いエストロゲンレベルを抑え，OHSS の発生を阻止し，未熟卵胞の黄体化の出現を抑える利点

表2 種々の卵巣刺激剤を用いたときの妊娠率と流産率

治療法	開始時の全周期数	妊娠反応陽性数 n（％）	化学的妊娠数 n（％は妊娠反応陽性中からの）	流産数 n（％は妊娠反応陽性中からの）	全妊娠喪失数 n（％は妊娠反応陽性中からの）
CC	994	80（8.0）	10（12.5）	15（18.8）	25（31.3）
ゴナドトロピンのみ	671	110（16.4）	15（13.6）	12（10.9）	27（24.6）
レトロゾール（2.5 mg/日）	167	33（19.8）	6（18.2）	4（12.1）	10（30.3）
レトロゾール（5.0 mg/日）	432	70（16.2）	9（12.8）	4（5.7）	13（18.2）
CC＋ゴナドトロピン	205	33（16.1）	4（12.1）	3（9.1）	7（21.2）
レトロゾール＋ゴナドトロピン	153	30（19.6）	2（6.7）	6（20.0）	8（26.7）
自然周期（卵巣刺激なし）	423	38（9.0）	4（10.5）	7（18.4）	11（29.0）
合計	3,045	394（12.9）	50（12.7）	51（12.9）	101（25.6）

[19] Mitwally MF, et al：Pregnancy outcome after the use of an aromatase inhibitor for ovarian stimulation. Am J Obstet Gynecol **192**：381-386, 2005.

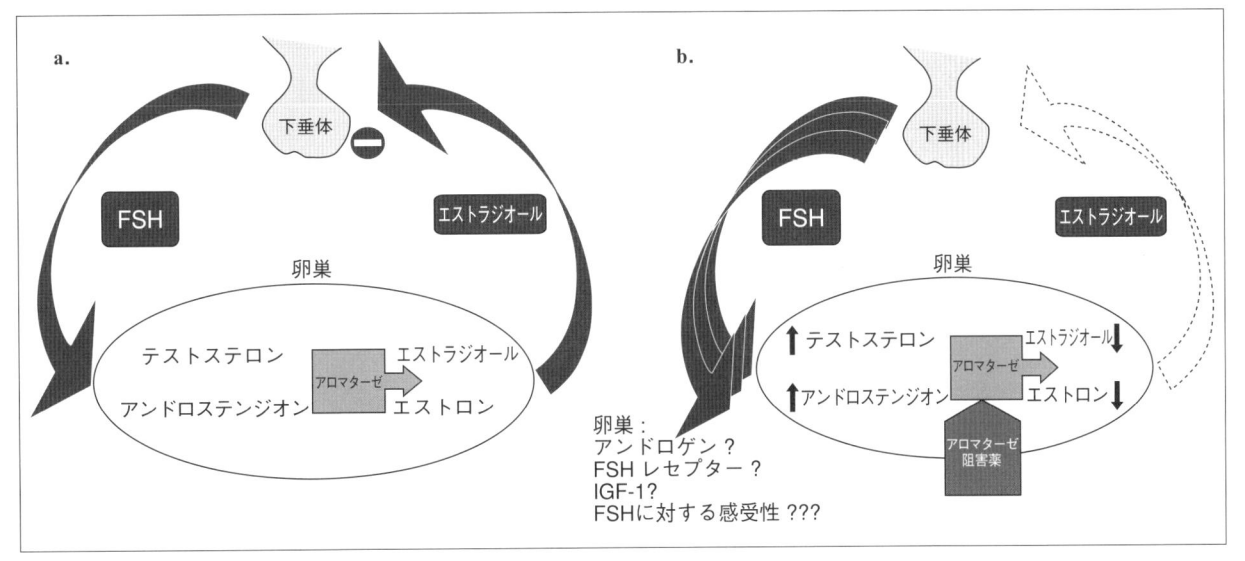

図3 卵胞期における下垂体-卵巣系
a．卵巣顆粒膜細胞より産生されたエストラジオールと下垂体からのFSH分泌に及ぼすnegative feed back
b．アロマターゼ阻害薬の影響．アンドロゲンの芳香族化は抑制されるためFSH分泌は促進される．卵巣の中にアンドロゲンは蓄積化されFSHに対する卵巣の感度は増加する．
IGF-1＝インスリン様成長因子1．
[3] Holzer H, et al.：A new era in ovulation induction. Fertil Steril **85**：277-284, 2006.

が考えられるが報告は少ない．

Goswamiら[20]はFSH poor responder 13人にレトロゾール2.5 mg/日をday 3-7に投与し，day 3-8にFSH 75 IU/日を投与し，同時にGnRHアゴニストをlong protocolで行った．レトロゾールを投与しないときに比較して投与例では総FSH量は少なかったが妊娠率は変化がなかった．

Schoolcraft[21]も同様にFSH poor responder 27人と対照258人にレトロゾール＋FSHで検討したが，妊娠率に有意差を認めなかった．

このようにアロマターゼ阻害薬をARTに用いた報告は少ないが，有意差をもった効果的な結論は得られていない．症例を増やして今後検討されるべき問題である．

■ **排卵の生理的機構**

思春期少女の卵巣皮質には数十万個の原始卵胞が存在し，何らかのシグナルの反応により数百個の卵胞が徴発されてFSH，LHの反応により増殖を開始する．この卵胞における早期の発育の刺激により卵は徐々に増大し，特に顆粒膜細胞が増殖して腔胞をもった卵胞を形成する．3〜6カ月かかって卵胞は顆粒膜細胞中にFSHレセプターを発育させ，莢膜細胞にはLHレセプターを発育させ，卵胞腔内には卵胞液を充満させる[22]．この時期になると卵胞は急速にFSH依存症となりさらに発育する[23]．FSHはより多くのFSHレセプターとアロマターゼの発生を促し，顆粒膜細胞の増殖と分化を促進する[23]．LHは顆粒膜細胞内にびまん性に分布し，莢膜細胞によりアンジオステンジオンの産生を刺激する．この段階になるとFSHにより誘発されたアロマターゼ酵素により触媒される．

いわゆる2細胞，2ゴナドトロピン説(two-cell, two-gonadotropin theory)によれば，FSHが一定のレベルの閾値(FSH threshold)を越えている期間はFSH windowは開き，卵胞がさらに発育して大卵胞を形成し，ここから分泌されるエストロゲンの増加によるネガティブフィードバックによりFSHの分泌が抑制される[24)25]．

より小さな卵胞はわずかながらFSHレセプター

をもつが，FSH 閾値以下の FSH レベルではこれら小卵胞は刺激されて増大することなくむしろ閉鎖卵胞に陥る[26]．

したがって1個の卵胞のみが発育して卵胞の時期に達するが，その他の発育卵胞は閉鎖に陥ることになる[27]．さらに直径 1.0 cm 以上となった大卵胞では LH レセプターが誘起され，LH は卵胞の発育とアロマターゼの活性を刺激する．排卵前の成熟卵胞より産生されるエストラジオールは急激に増加し LH，FSH のサージが起こり排卵が誘起される[27]と考えられている．

近年，排卵誘発剤が広く用いられているが，なかでもクロミフェン（clomiphene citrate：CC）は最も多く用いられている．

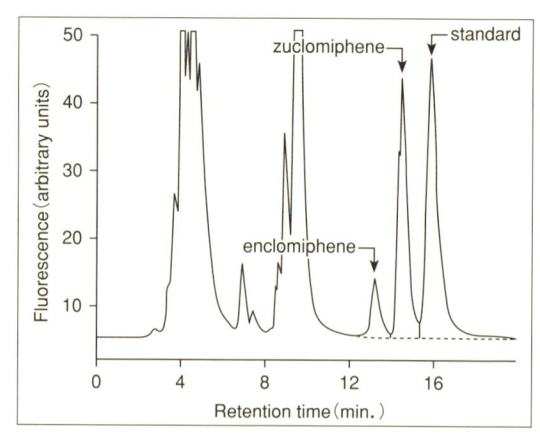

図4 高速液体クロマトグラフィによる CC の分析図

[28] Young SL, et al：Serum concentrations of enclomiphene and zuclomiphene across consecutive cycles of clomiphene citrate therapy in anovulatory infertile women. Fertil Steril 7：639-644, 1999.

■クロミフェンと排卵の機序

CC は非ステロイド性のトリフェニルエチレン（triphenylethylene）誘導体で enclomiphene と zuclomiphene の stereoisomer（立体異性体）のラセミ化合物の混合物である（図4）[28]．

enclomiphene のほうが強い抗エストロゲン作用を有し，急速に血中レベルで上昇するが数日で測定できないぐらいに低下する．一方，抗エストロゲン作用の弱い zuclomiphene はゆっくりと上昇しゆっくりと低下する．このために zuclomiphene が長時間にわたり血中に残って作用するために，CC 療法を重ねるにつれてこの作用が蓄積され，子宮頸管粘液の分泌を低下させ，子宮内膜の発育を抑制する[28]．

CC はエストロゲンと構造が類似しているために，ER と結合して作用する．特に ER と結合した CC は長時間持続して作用し，時には数時間より数週間にわたり作用する．したがって ER の濃度を極端に減少させることになる[29]．

■アロマターゼ阻害薬とクロミフェンの作用機序の相異

day 3-7 でのアロマターゼ阻害薬の投与は，卵巣からのエストラジオール（E_2）の分泌を抑制し，下垂体と視床下部へのネガティブフィードバックを減じ，FSH の分泌が増加して卵胞を多数発育させる．卵胞後期になるとアロマターゼ阻害薬の効果は減じて卵胞の発育が増加して E_2 レベルが上昇する．アロマターゼ阻害薬は中枢でのエストロゲンレセプター（estrogen receptor：ER）に影響しない．増加した E_2 レベルは FSH 分泌を促進し主席卵胞以外の小さい卵胞は閉鎖に陥る（図 5a）[27]．

CC の day 3-7 の投与は視床下部・下垂体の ER を減じ，下垂体からの FSH 分泌は促進されて多数の卵胞を発育する．卵胞期後期まで CC は長期に作用して ER の減少は長期間持続する．卵巣からの E_2 の分泌増加は FSH が正常のネガティブフィードバックのごとく働かない．その結果，多数の大きな卵胞が発育して多数の卵胞が認められることになる（図 5b）[27]．

■排卵誘発と今後の課題

女性の月経不順や不妊症の原因を多く占めるものに無排卵症があり，そのための排卵誘発剤の開発が古くより進められていた．

確かに CC は経口可能な薬剤で，使用方法も容易で安価のために，比較的安全な薬剤として用いられ，その排卵誘発作用もかなり効果的であることが明らかにされてきた．

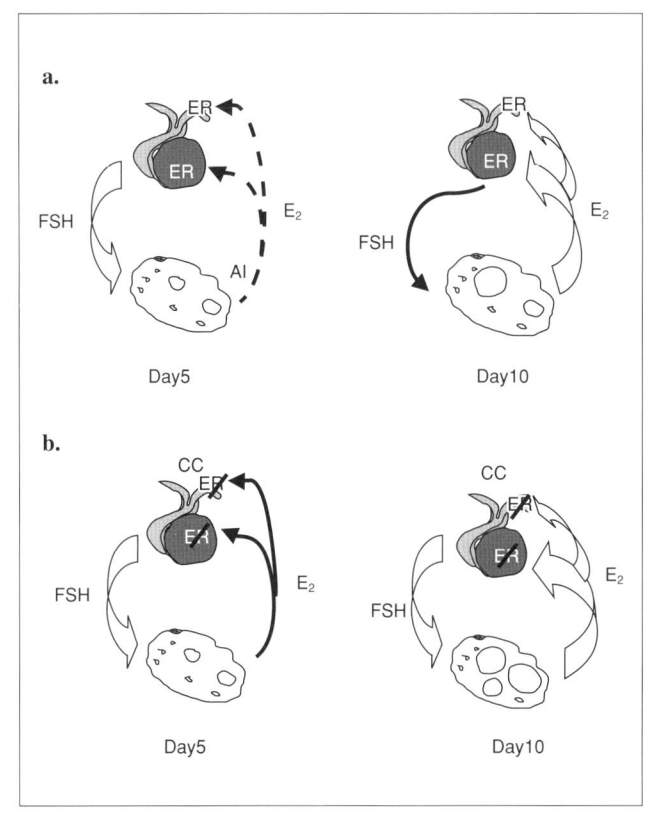

図5 アロマターゼ阻害薬(a)とクロミフェン(b)の作用機転の相異
[27) Casper RF, et al：Review：aromatase inhibitors for ovulation induction. J Clin Endocrinol Metab **91**：760-771, 2006.]

　しかし，CCの抗エストロゲン作用による子宮頸管粘液の分泌不足や，子宮内膜の増殖の抑制作用など妊孕症に対する有害な作用も明らかになってきた．したがってCCによる排卵誘発を試みるとき，これらの副作用の出現することを考えて慢然とCCを長期間投与しつづけることなく，中断して経過をみたり他の方法にきりかえて経過を観察する必要がある．その点でアロマターゼ阻害薬の存在は興味ある点である．

おわりに

　以上述べてきたように，アロマターゼ阻害薬の将来の不妊治療への応用は，排卵誘発の円滑化と排卵数の増加，FSH投与量の減少と副作用の予防，FSHに対するpoor responderへの改善など期待が大きいといえる．

　最近まで卵巣刺激の際にみられる多量のエストロゲン産生に伴う副作用を除去する適当な抑制薬はなかった．第1世代のアロマターゼ阻害薬であるアミノグルテチミドは他の酵素の働きも抑制したり，アロマターゼのみを十分に抑制できる薬剤ではなかった．しかし，第3世代のアロマターゼ阻害薬は強力にアロマターゼを抑制するとともに可逆性であり半減期も45時間と比較的短く臨床に応用される可能性が出てきている[30]．

　アロマターゼ阻害薬は乳がんや子宮内膜症の治療などにもすべて用いられており，不妊症治療においても今後は排卵誘発薬として注目される薬剤といえる．

文　献

1) Lunenfeld B, et al.：Infertility in the third millennium；implications for individual, family and society, condensed meeting report from Bertarelli Foundation's second global conference. Hum Reprod Update **10**：317-326, 2004.

2) Fluker MR, et al.：Exogenous gonadotropin therapy in World Health Organization groupⅠand Ⅱ ovulatory disorders. Obstet Gynecol **83**：189-196, 1994.
3) Holzer H, et al.：A new era in ovulation induction. Fertil Steril **85**：277-284, 2006.
4) Farley TMM et al.：The prevalence and etiology of infertility. Proc Afric Popul Conference **1**：15-30, 1988.
5) Am Soc Reprod Med：Guidelines for the Provision of Infertility Service. ASRM, Birmingham AL, 1996.
6) Mitwally MFM, et al.：The role of aromatase inhibitors in ameliorating deletrious effects of ovarian stimulation on outcome of infertility treatment. Report Biol Endocrinol **3**：54-79, 2005.
7) Leung CK：Recent Advances in Clinical Aspects of In Vitro Fertilization, Hong Kong Med J **62**：169-176, 2000.
8) Attar E, et al.：Aromatase inhibitors；the next generation of therapeutics for endometriosis? Fertil Steril **85**：1307-1318, 2006.
9) Buzdar AU, et al.：Update on endocrine therapy for breast cancer. Clin Cancer Res **4**：527-534, 1998.
10) Mitwally MF et al.：Aromatase inhibition；a novel method of ovulation induction in women with polycystic ovarian syndrome. Reprod Technol **10**：244-247, 2000.
11) Mitwally MF, et al.：Use of aromatase inhibitor for induction of ovulation in patients with an in-adequate response to clomiphene citrate. Fertil Steril **75**：305-309, 2001.
12) Fisher SA, et al.：A randomized double-blind comparison of the effects of clomiphene citrate and the aromatase inhibitor letrozole on ovulatory function in normal women. Fertil Steril **78**：280-285, 2002.
13) Al-Omari WR, et al.：Comparison of two aromatase inhibitors in women with clomiphene-resistant polycystic ovary syndrome. Int J Gynecol Obstet **85**：289-291, 2004.
14) Elnashar A, et al.：Letrozole induction of ovulation in women with clomiphene citrate-resistant polycystic ovary syndrome may not depend on the period of infertility, the body mass index, or the luteinizing hormone/follicle-stimulating hormone ratio. Fertil Steril **85**：511-513, 2006.
15) Bayar Ü, et al.：Letrozole vs. clomiphene citrate in patients with ovulatory infertility. Fertil Steril **85**：1045-1048, 2006.
16) Mitwally MF, et al.：Aromatase inhibitor reduce gonadotropin dose required for controlled ovarian stimulation in women with unexplained infertility. Hum Reprod **18**：1588-1597, 2003.
17) Healey S, et al.：Effects of letrozole on superovulation with gonadotropins in women undergoing intrauterine insemination. Fertil Steril **80**：1325-1329, 2004.
18) Mitwally M, et al.：Aromatase inhibition reduces the dose of gonadotropin required for controlled ovarian hyperstimulation. J Soc Gynecol Investig **11**：406-415, 2004.
19) Mitwally MF, et al.：Pregnancy outcome after the use of an aromatase inhibitor for ovarian stimulation. Am J Obstet Gynecol **192**：381-386, 2005.
20) Goswami SK, et al.：A randomized single-blind controlled trial of letrozole as a low-cost IVF protocol in women with poor ovarian response, a preliminary report. Hum Reprod **19**：2031-2035, 2004.
21) Schoolcraft W, et al.：Antagonist/letrozole protocol for patients failing microdose agonist flare stimulation. Fertil Steril **78**：SupplⅠS 234, 2002.
22) Gougeon A：Ovarian follicular growth in humans：ovarian ageing and population of growing follicles. Maturitas **30**：137-142, 1998.
23) Marsters P, et al：Temporal relationships between FSH receptor, type 1 insulin-like growth factor receptor, and aromatase expression during FSH-induced differentiation of bovine granulosa cells maintained in serum-free culture. Mol Cell Endocrinol **203**：117-127, 2003.
24) Brown JB：Pituitary control of ovarian function-concepts derived from gonadotrophin therapy. Aust N Z J Obstet Gynaecol **18**：46-54, 1978.
25) Fauser BCJM, et al：Manipulation of human ovarian function；physiological concepts and clinical consequences. Endocr Rev **18**：71-106, 1997.
26) Macklon NS, et al：Impact of ovarian hyperstimulation on the luteal phase. J Reprod Fertil **55**：Suppl 101-108, 2000.
27) Casper RF, et al：Review：aromatase inhibitors for ovulation induction. J Clin Endocrinol Metab **91**：760-771, 2006.
28) Young SL, et al：Serum concentrations of enclomiphene and zuclomiphene across consecutive cycles of clomiphene citrate therapy in anovulatory infertile women. Fertil Steril **7**：639-644, 1999.
29) Kurt RN, et al：Differential depletion of cytoplasmic high affinity oestrogen receptors after the in vivo administration of the antioestrogens, clomiphene, MER-25 and tamoxifen. Br J Pharmacol **62**：487-493, 1978.
30) Casper RF：Letrozole：ovulation or superovulation? Fertil Steril **80**：1335-1337, 2003.

6 父親の高齢化(delayed fatherhood)による生殖能力の低下

　男性の生殖能力が議論されるとき，常にパブロ・ピカソ(Pablo Picaso)，チャーリー・チャップリン(Charlie Chaplin)やアンソニー・クイン(Anthony Quinn)などの例がしばしば用いられ[1]，尊敬とある面では疑いの目や好奇心にみられる傾向があった．女性では閉経があるため，若い女性から卵の提供(donation)がない限り新しい生殖医療技術を用いても50歳以後の母親から児が生まれることはほとんどないのに比して，多くの出生統計によれば，50歳以後の父親より生まれる児はかなり存在することより，生殖には男女の間にスパンの相異があることは明らかである．

　近年の先進国では高学歴化に加え，離婚・再婚なども加わり，男女ともに比較的高年齢になって児を希望する例も増加してきている．

　女性の出産の遅れ(delayed motherhood)について母児ともに問題が指摘されてきているが，男性の父親になることの遅れ(delayed fatherhood)についても考察してみることが必要である．

■年齢と男性の生殖能力

　年齢が進むと生体の老化や種々の環境の変化を受けて精子とも何らかの影響を受ける．特に精液中の精漿と精子は抗酸化酵素の活性の減少により，精子が突然変異の変化に対して敏感になるとともに，後期精細胞や未熟・成熟精子がDNAのrepair systemを持っていないために多くの影響を受けやすくなっている[2]．このことが児への障害や流産・不妊症などの原因になると考えられている．したがって，アメリカやイギリスでは精子提供者は40歳までと限定してきている[1]．特に年齢をとるにつれて影響を受けるのは男性ホルモン分泌の低下，感染症の罹患，環境汚染物質などの問題であると考えられる．

1．精巣からの男性ホルモン

　健康男性の老化は間脳下垂体精巣系に多大の影響を与える．Grayら[3]は，50歳以後は血中テストステロンや遊離テストステロンは1年間にそれぞれ0.5%，1.2%ずつ減少するとし，Mulliganら[4]も精巣のゴナドトロピンによる反応性の低下によりテストステロンの産生の減少を指摘している．しかし，年齢が経つにつれて内分泌の変化と精子の変化との関連性や，妊孕性の低下との間に直線的な説明はできにくい欠点がある．

2．性器の感染症

　人間が生活していくうちに各種の感染症に罹患する．特に生殖器の感染は直接に妊孕性に影響する．Rolfら[5]は後方視的研究で3,698人の不妊男性を調べ，副精巣の感染は25歳以下で6.1%しかみられないが，40歳以上では13.6%と増加し，特に感染者に精子数が有意に減少していると指摘している．

3．環境汚染物質

　環境汚染物質のうち有機塩素化合物であるPCBが注目されるが，Dallingaら[6]は精液中のPCBとその代謝物質をガスクロで測定し，PCB陽性群に精子数の減少と直進精子運動率が減少することを最初に報告して注目された．これらが高年齢の男性が父親になることの問題点と考えられる．

■精液所見の年齢別変化

　生殖年齢のカップルの約15%が不妊であり，その1/4が男性に起因するといわれている．

　男性の高齢化に伴った精液の所見について，すでにAndolzら[7]は北東スペインで後方視的に20,411人について検討し，総精子数は変化しないが，正常精子数のみは年齢が進むにつれて有意に減少することを認めている．Kiddら[8]も1980～1999年の20年間に年齢による精液所見の変化を報告した文献を調査し，30歳と50歳との男性で

比較すると，精液量は2～22%減少し，運動率は3～37%減少，正常精子数も4～18%減少する．また，妊孕性は女性の年齢とも関連するため複雑だが，年齢を調整して比較すると，男性30歳以下と男性50歳以上で妊娠率は23～38%低下するとまとめている．

最近，Eskenaziら[9]は妊孕性の問題のない非喫煙男性22～80歳の精液所見を調べ，図1のようにまとめている．

精液量：年間0.03 mL
　　　（95%CI，－0.05～－0.01）減少．

直進精子運動率：年間3.1%
　　　（95%CI，－4.5～－1.6）減少．

合計直進精子数：年間4.7%
　　　（95%CI，－7.2～－2.2）減少．

このことは高齢になるにつれて精子の質が低下することを意味している．

■精子の染色体

配偶子を通して移行する染色体の異常は，流早産から児の先天異常，がん，不妊症などにも関係する[10]．これらの多くは染色体の数的異常が多く，構造異常は少ないとされている．特に染色体の数的異常は減数分裂に際して不分離からくるトリソミーが多く，父親由来が多く，父親の高齢とも関係するといわれている．

すでにGriffinら[11]はFISH（fluorescence in situ hybridization）を用いて性染色体と18染色体の数的異常について，18～60歳の男性の精子約40万個を分析した．これによると，年齢の増加と染色体18

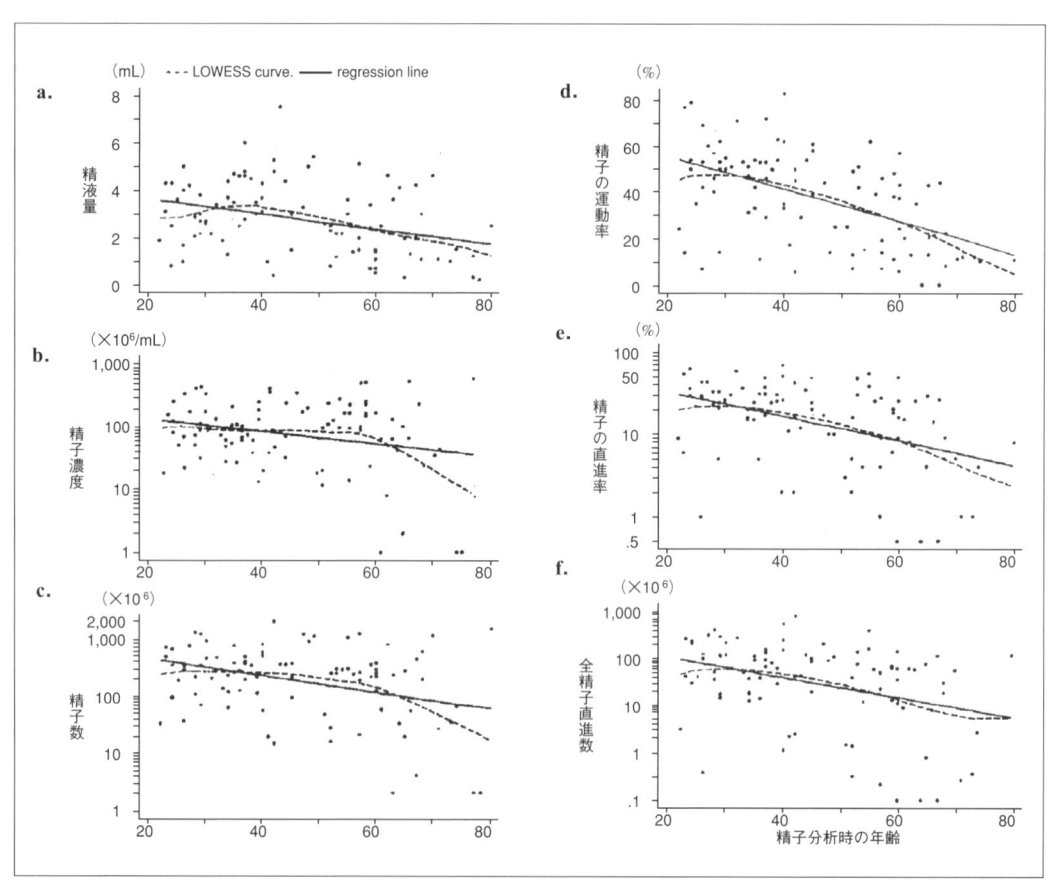

図1　年齢と精液の所見
　a. 精液量　b. 濃度　c. 精子数　d. 運動率　e. 直進精子率　f. 合計直進精子数

[9] Eskenazi B, et al：The association of age and semen quality in healthy men. Hum Reprod **18**：447-454, 2003.

との間に明らかな関連はみられなかったが，XY，YY，XX との間のダイソミー（disomy）の頻度は高齢者に有意に増加した．このことは高齢男性は女性と同様に染色体の数的異常児の出生に関与していることを示すものである．

精子に由来する遺伝子の異常は早期流産の原因になることが多く，異常児が生まれることは少ない．染色体異常のうち構造上の転移の84％，XYY 核型の100％，45X（Turner 症候群）の80％は父親由来であると考えられているが母親由来の異常と区別できないもの多い[12]．

今日まで報告された高齢男性による精子の染色体異常による症例は，Luetjens[13]が表1のようにまとめているように，常染色体異常は1と21に多いが，多くは性染色体の異数性に由来する．

最近，Bosch[14)15)]は年齢と精子の染色体異常との関係を20歳代〜70歳代の10歳おきの各3人ずつ合計18人につき調べ，染色体3，6，9，21，X，Y の数的異常と染色体3，9 の構造異常の増加を明らかにしている．

■男性の年齢と妊孕性

一般には男性の妊孕性は高齢になってもかなり維持されるが，低下するのはむしろ性交頻度の減少や erectile の障害が増加することによるもので，高齢そのものによる低下は少ないと考えられてきている．

すでに Anderson ら[16]は児の出生のデータをもとに解析し，男性の年齢が40歳を超えると妊孕性が低下するとしているが，これは女性の年齢や結婚期間の問題などを調整していないので問題である．Ford ら[17]は12カ月間におけるカップルの妊娠率は男性の年齢により 3％ずつ減少するとしている．また，Hassan ら[18]による，45歳以上の男性は25歳以下の男性に比して妊娠するまでの期間（time to pregnancy：TTP）が4.6倍も長いなどの報告のように妊孕性の低下が指摘されている．

しかし，体外受精胚移植（IVF-ET）や顕微授精（ICSI）などの生殖補助医療技術がルーチンに行われるようになると，男性の年齢は大きな問題ではなくなってきている．Künert ら[1]は1998〜2002年のドイツの IVF 登録のデータを分析したところ，妻の年齢が31〜40歳で夫の年齢が50歳以下と以上で比較すると，夫の高年齢群に胚移植あたりの妊娠率が有意に低下していると明らかにした．このことにより高齢化によって男性の妊孕性が低下することが IVF でも示された．

しかし，これだけでは女性の卵の質の問題が原因ともいえる．すでに Gallardo ら[19]は240組のカップルで卵提供による IVF を行い，表2のようにまとめている．すなわち，若い女性の卵に対して男性の年齢が増加しても妊娠率・着床率には差異

表1 文献上に発表された男性の年齢による児の染色体異常

染色体の種類	男性の年齢（歳）	対象（n）	年齢に関連して	文献
18, X, Y	18〜60	24	XY/XX/YY frequencies	Griffin, et al（1995）
1, 12, X, Y	21〜52	10	Disomy 1, YY frequencies	Martin, et al（1995）
8, X, Y	28.9±5.0	10	XX, YY frequencies	Robbins, et al（1995）
	46.8±3.1	4		
X, Y	23〜58	18	YY frequencies	Kinakin, et al（1997）
1, 13, 21	23〜58	18	No correlations	McInnes, et al（1998）
14, 21	<30	8	Disomy 21 frequencies	Rousseaux, et al（1998）
	>60	3		
12, 18, X, Y	<25	8	XY frequencies	Asada, et al（2000）
	>39	3		
6, 21, X, Y	24〜74	18	No correlations	Bosch, et al（2001）

［13］Luetjens CM, et al：Sperm aneuploidy rates in younger and older men. Hum Reprod 17：1826-1832, 2002.

がなかった．男性が高齢になるにつれて流産率が増加する傾向にあるが，推計学的に有意差はなかった．同様に卵提供モデルを用いた研究で Paulson ら[20]は441カップルで558個の卵を用いたが，年齢による精子数は減少するも，受精率・生児獲得率に差異はないことより，精子の妊孕力自体に能力の低下は認められないことを意味している．

■**男性の年齢と流産**

生殖現象の悪影響の一つに自然流産があり，その多くは母体が35歳以上の高齢者にリスクが高いとされ，父親の影響について判明していなかった．

de la Rochebrochard ら[21]はヨーロッパ4カ国で妊娠が終了した3,174人を分析したところ，女性が35歳以上で男性が35〜39歳のオッズ比は3.38に対し，男性が40歳以上では6.73と2倍の流産リスクがみられることを見出した．

de la Rochebrochard ら[22]はさらに大規模の後方視的研究を行い，図2のように母親の年齢と父親の年齢をそれぞれ20歳代，30歳代，40歳代と分け，父親の年齢のみを40〜64歳として流産の危険をそれぞれ standard risk zone, high risk zone と highest risk zone に分けると，母親の年齢が35歳以上で父親の年齢が40歳以上のときに最も流産のリスクが高いとしている．すなわち standard risk zone を1.00とすると，highest risk zone は5.65に相当すると結論づけている．

■**年齢と性交頻度**

男女の年齢と妊孕性との関連には，年齢に直接関係するものと，性交回数の減少など間接的な因子が考えられる．

Dunson ら[23]は自然の家族計画（natural family planning）法を用いており基礎体温にて排卵を特定できる782組，5,860月経周期について前方視的研究を行った．妊娠の可能性の高い fertile window は排卵日前後6日以内にみられ，女性の高齢化により短縮することはなかった．妊娠の可能性は20歳代の後半より減少しはじめ，35〜39歳の女性では，19〜26歳の女性に比して1/2となる．女性の年齢を調整して男性の年齢別妊孕性を比較すると，35歳以上になると男性の妊孕性は有意に低下した．これは図3のように性交の頻度とも関係し，たとえば35歳の女性のパートナーが同年の男性のときの妊孕性は0.29で，男性が5歳上のときは0.18となる．したがって高年齢の男性の妊孕性の低下は性交頻度の低下とも密接に関係する．

表2 男性パートナーの年齢別にみた精子の提供卵への受精能力と妊娠・着床率

	group 1 （≤30歳）	group 2 （30〜40歳）	group 3 （41〜50歳）	group 4 （≥51歳）
周期	31	195	98	21
採卵数*	8.6±1.9	8.5±2.2	8.6±2.2	8.4±2.5
受精率*	68.2±4.0	71.6±1.3	72.8±2.0	73.0±4.0
分割率*	94.7±1.8	92.4±0.9	92.1±1.4	90.8±2.6
type 1になった胚の 　発生率*	66.6±3.8	69.7±2.3	72.8±2.0	95.8±2.6
移植胚数	3.9±1.1	4.0±1.0	4.1±1.1	4.0±1.0
type 1の胚の移植数*	3.6±1.1	3.9±0.9	3.8±1.0	3.8±1.0
妊娠数(率)†	20(64.5)	89(45.6)	50(51.0)	15(71.4)
着床数(率)†	31(25.6)	137(17.5)	72(17.5)	25(17.5)
流産数(率)†	1(5.0)	8(8.9)	6(12.0)	4(25.6)

*Values are means±SEM. Not significantly different by ANOVA test.
† Values in parentheses are percentages. Not significantly different by χ^2 test.

[19] Gallardo E, et al：Effect of age on sperm fertility potential；oocyte donation as a model. Fertil Steril **66**：260-264, 1996.］

a. 12のクラスに分類した時の夫婦の数

父親の年齢(歳)	母親の年齢(歳)		
	20〜29	30〜34	35〜44
20〜29	1,016	77	10
30〜34	719	474	32
35〜39	169	302	150
40〜64	46	82	97

b. 12のクラスに分類した夫婦の調整したオッズ比と95%信頼限界

父親の年齢(歳)	母親の年齢(歳)		
	20〜29	30〜34	35〜44
20〜29	1.00 (reference)	1.72 (0.62, 4.74)	9.18 (1.81, 46.66)
30〜34	1.06 (0.61, 1.86)	1.62 (0.93, 2.82)	3.87 (1.24, 12.02)
35〜39	1.31 (0.56, 3.07)	1.06 (0.52, 2.17)	3.38 (1.76, 6.47)
40〜64	1.80 (0.52, 6.24)	2.90 (1.26, 6.67)	6.73 (3.50, 12.95)

c. 3つのクラスに分類した年齢帯の調整したオッズ比と95%信頼限界

父親の年齢(歳)	母親の年齢(歳)		
	20〜29	30〜34	35〜44
20〜29	標準的なリスク区域		高度のリスク区域
30〜34	1.00 (reference)		2.87 (1.86, 4.45)
35〜39			
40〜64		高度のリスク区域	極めてリスクの高い区域 5.65 (3.20, 9.98)

各国,妊娠数,妊娠までの期間,女性の喫煙,男性の喫煙,流産の既往,外妊の既往,人工中絶の既往などを調整してlogで回帰分析をした

図2 夫婦の年齢よりみた流産の危険率

[21] de la Rochebrochard E, et al:Paternal age and maternal age are risk factors for miscarriage;results of a multicentre European study. Hum Reprod 17:1649-1656, 2002.

おわりに

いわゆる欧米先進国では高年齢女性の出産率が増加し,アメリカでも35〜39歳の出産率が1976年では19.0/1,000が1998年では2倍の37.4/1,000にまで増加してきているという[21].

こうしたなか,高年齢の男性には生殖能力における問題がないのかということについても,もう一度考えてみる必要がある.

男性の年齢に依存する変化について,Juulら[24]は総説のなかで次のことを指摘している.

①精液のパラメーターは年齢により変化するか

②高年齢の夫婦での妊孕性の減退には男性の役割が大きいか

③高年齢の父親による出生児は遺伝上に障害があるか

これらの疑問にある程度答えられるデータが蓄積されてきているが,今後はさらなる検討が必要であろう.

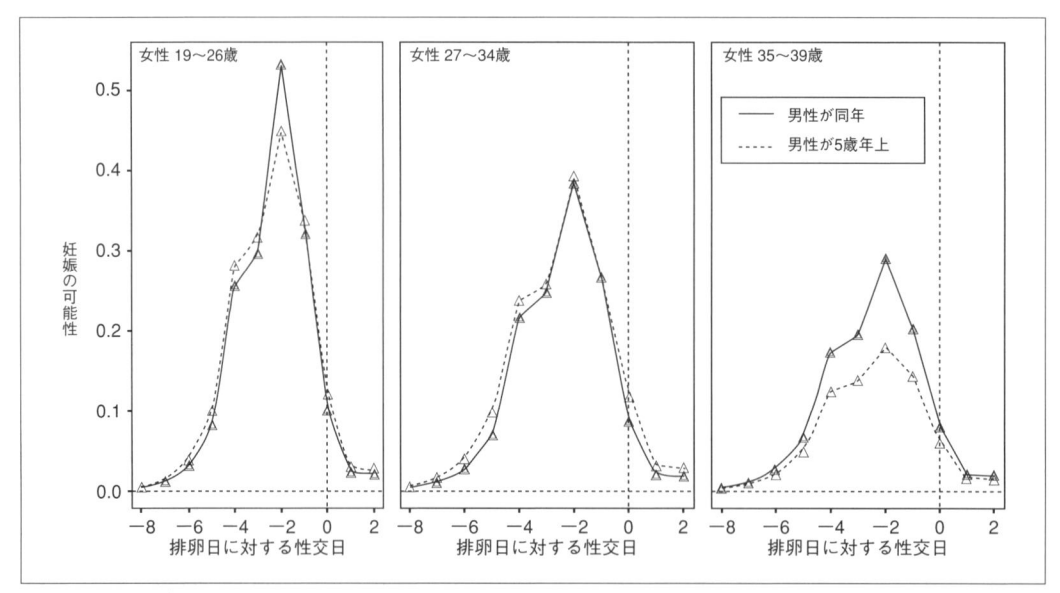

図3 女性の年齢に応じて，男性が同年のときと5歳年上のときとで排卵日に対する性交と妊孕性の可能性
［23）Dunson DB, et al：Changes with age in the level during fertility in the menstrual cycle. Hum Reprod 17：1399-1403, 2002.］

文献

1) Künert B, et al：Reproductive functions of the ageing male. Hum Reprod Update 10：327-339, 2004.
2) Tarin JJ, et al：Long-term effects of delayed parenthood. Hum Reprod 13：2371-2376, 1998.
3) Gray A, et al：Age, disease and changing sex hormone levels in middle aged men；results of the Massashusetts Male Ageing Study. J Clin Endocrinol Metab 73：1016-1025, 1991.
4) Mulligan T, et al：Pulsatile iv infusion of recombinant human LH in leuprolide-suppressed men unmasks improverished Leydig-cell secretory responsiveness to midphysiological LH drive in the aging mele. J Clin Endocrinol Metab 86：5547-5553, 2001.
5) Rolf C, et al：Age-related disease pattern in infertile men；increasing incidence of infections in older patients. Andrologia 34：209-217, 2002.
6) Dallinga JW, et al：Decreased human semen quality and organochlorine compounds in blood. Hum Reprod 17：1973-1999, 2002.
7) Andolz P, et al：Evolution of semen quality in North-eastern Spain；a study in 22,759 infertile men over a 36 year-period. Hum Reprod 14：731-735, 1999.
8) Kidd SA, et al：Effects of male age on semen quality and fertility；a review of the literature. Fertil Steril 75：237-248, 2001.
9) Eskenazi B, et al：The association of age and semen quality in healthy men. Hum Reprod 18：447-454, 2003.
10) Sloter ED, et al：Multicolor FISH analysis of chromosomal breaks, duplications, deletions, and numerical abnormalities in the sperm of healthy men. Am J Hum Genet 67：862-872, 2000.
11) Griffin DK, et al：Non-disjunction in human sperm；evidence for an effect of increasing age. Hum Mol Genet 4：2227-2232, 1995.
12) ESHRE Capri Workshop Group：Fertility and ageing. Hum Reprod Update 11：261-276, 2005.
13) Luetjens CM, et al：Sperm aneuploidy rates in younger and older men. Hum Reprod 17：1826-1832, 2002.
14) Bosch M, et al：Linear increase of diploidy in human sperm with age；a four-colour FISH study. Eur J Hum Genet 9：533-538, 2001.
15) Bosch M, et al：Linear increase of structural and numerical chromosome 9 abnormalities in human sperm regarding age. Eur J Hum Genet 11：754-759, 2003.
16) Anderson BA：Male age and fertility：results from Ireland prior to 1911. Pop Index 41：561-567, 1975.
17) Ford WCL, et al：Increasing paternal age is associated with delayed conception in large population of fertile couples；evidence for declining fecundity in old men. Hum Reprod 15：1703-1708, 2000.
18) Hassan MAM：Effect of male age on fertility；evidence for the decline in male fertility with increasing age. Fertil Steril 79：1520-1527, 2003.
19) Gallardo E, et al：Effect of age on sperm fertility potential；oocyte donation as a model. Fertil Steril 66：260-264, 1996.
20) Paulson RJ, et al：The lack of influence of age on male fertility. Am J Obstet Gynecol 184：818-824, 2001.
21) de la Rochebrochard E, et al：Paternal age and maternal age are risk factors for miscarriage；results of a multicentre European study. Hum Reprod 17：1649-1656, 2002.
22) de la Rochebrochard E, et al：Paternal age＞or＝40 years；an important risk factor for infertility. Am J Obstet Gynecol 189：901-915, 2003.
23) Dunson DB, et al：Changes with age in the level during fertility in the menstrual cycle. Hum Reprod 17：1399-1403, 2002.
24) Juul A, et al：Androgens and the ageing male. Hum Reprod Update 8：423-433, 2002.

7 排卵誘発剤の使用と卵巣がんの発生との関係

過去数十年来，排卵誘発剤をはじめとし妊孕性を促進する妊孕薬(fertility drug：FD)が広く臨床に用いられるようになった．なかでも図1に示すように，クロミフェン(CC)からhMG, hCG, GnRHアナログの他に黄体維持のプロゲステロンなどが用いられてきた[1]．これらの薬剤は主に卵巣機能の障害による無排卵症などが適応とされてきたが，最近にみる生殖の補助医療技術(assisted reproductive technology：ART)は卵巣機能の正常な女性にも用いられ，これらが長期予後としての卵巣がんの誘発にならないかが関心をもたれるようになった．

アメリカでは1973年と1991年を比較すると，FDの使用量が年間に2倍に増加したといわれ[2]，オランダでもゴナドトロピンの売上高が1984年には60,000アンプル，そして1990年には400,000アンプルと増大してきており，その多くはARTによるものと推定されている[3]．

特に強力なFDの出現は卵巣への直接的な刺激のみでなく，卵巣刺激の結果，排卵を多数誘発するために卵巣への影響はかなり強いものと思われる．

卵巣がんは先進国の女性では悪性腫瘍の第5位を占めるほど多く，アメリカでは1998年25,400例が診断され，14,500例が死亡していると推定されている[4]．卵巣がんの80～90%は上皮性がんで，その発がんのメカニズムとして，次のような仮説がたてられている．

①間断なき排卵(incessant ovulation)：Fathalaが提唱したもので，出産の経験のない女性に多い事実がある．

②ゴナドトロピン過剰刺激：CramerとWelchにより動物実験により明らかにされた．

③生理用ナプキンに含まれるタルクやアスベストなどの環境因子ががん化を引き起こす．

④子宮内膜症によるとするもので，Paulsonにより提唱された．卵管結紮，子宮摘出例には少ないことから支持されている．

⑤過剰なアンドロゲン刺激により結果としてプロゲステロンの減少をきたすとするRischにより提

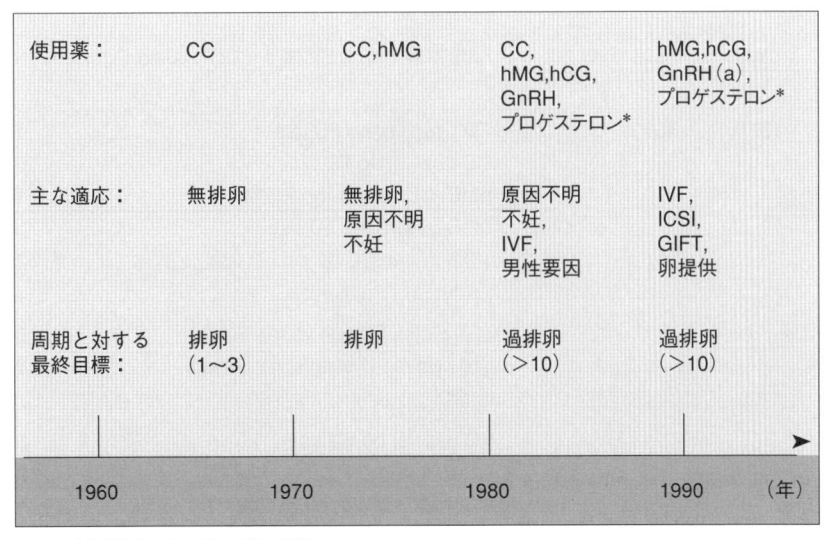

使用薬：	CC	CC, hMG	CC, hMG, hCG, GnRH, プロゲステロン*	hMG, hCG, GnRH(a), プロゲステロン*
主な適応：	無排卵	無排卵, 原因不明不妊	原因不明不妊, IVF, 男性要因	IVF, ICSI, GIFT, 卵提供
周期と対する最終目標：	排卵(1～3)	排卵	過排卵(>10)	過排卵(>10)
	1960	1970	1980	1990　(年)

図1 妊孕薬による治療法の流れ
＊：黄体期サポートのために用いられた．

[1] Glud E, et al：Fertility drugs and ovarian cancer. Epidem Rev **20**：237-257, 1998.

唱された.

　卵巣がんと生殖との関係について整理すると，経産回数の少ない者ほどピルの使用もない者に卵巣がんの発生が多いことなどから，排卵と卵巣がんとの因果関係が考えられている.

　FD の使用と卵巣がんとの関係に注目して比較的大きなケースコントロール研究をしたのは Whittemore ら[5]である．これによれば，不妊歴のない女性に比して FD 使用者に卵巣がんの危険が 3 倍も多く，また，1 度も妊娠しない女性で FD を用いた者は 27 倍もリスクが高いと報告し注目されるようになった．

　しかし，Klip ら[6]は 1966～1999 年までの英語の文献を MEDLINE より検索し，総説としてまとめている．それによると，コホート研究もケースコントロール研究も FD と卵巣がんとの関係にポジティブの所見をみるものが多いが，これらは FD の原因というよりチャンスがあったとみるべきものといえる．したがって，不妊の原因と生殖機能の特徴をさらに精査したうえでより多くの研究を必要とするものであろう(**表 1**)．

　一方，体外受精(IVF)ではルーチンに FD が用いられており，さらに卵巣へ採卵のための器械的刺激が加えられているが，この場合の卵巣がんとの因果関係は興味深い．

　Venn ら[7]はオーストラリアでの IVF クリニックで登録されていた患者 29,700 人につき調査した．FD にさらされた患者 20,656 人，さらされなかった者 9,044 人でみると**表 2** のように，その SIR(標準化された頻度の比率，観察値を期待値で割る)で比較すると，乳がん，子宮がんは多少増加傾向がみられるものの，卵巣がんは増加する傾向はみられなかった．

　今日まで，FD と卵巣がんとの関係について多

表 1　排卵誘発剤と卵巣がんとの関係・ケースコントロール研究

著者，報告年と国名	症例数	対照例数	対照のタイプ	比較	オッズ比	95%信頼限界
Shu, et al 1989, China	229	229	P	"ホルモン投与は妊孕性を助ける" vs. FD 使用せず	2.1	0.2～22.7
Whittemore, et al 1992, USA	2,197[c]	8,893[c]	H/P	FD use vs. 不妊未産婦 FD use vs. 不妊既産婦 FD use vs. 不妊	2.8 27.0 1.4	1.3～6.1 2.3～31.6 0.5～3.6
Franceschi, et al 1994, Italy	195	1,339	H	"以前に用いたことのある FDs" vs. no FD use	0.8	0.2～3.7
Shushan, et al 1996, Israel	200[d]	408	P	FD used vs. no FD use CC use vs. no FD use hMG/CC use vs. no FD use hMG use vs. no FD use ≧12 cycles CC vs. no FD use	1.3 0.9 1.4 3.2 1.4	0.6～2.7 0.3～2.3 0.7～3.1 0.9～11.8 0.3～5.8
Parazzini, et al 1997, Italy	971	2,758	H	FD used vs. no FD use ＜6 cycles FD use vs. no FD use ≧6 cycles FD use vs. no FD use	1.1 0.7 1.0	0.4～3.3 0.1～7.9 0.2～3.8
Mosgaard, et al 1997, Denmark	684	1,721	P	Nulliparous FD use vs. no FD use CC use vs. no FD use CC/hCG use vs. no FD use hMG/hCG use vs. no FD use	 0.8 0.7 1.2 0.8	 0.4～2.0 0.2～2.0 0.3～4.0 0.2～3.7

c：卵巣嚢腫，d：子宮内避妊器具，P：閉経後の状態，H：HRT
[6] Klip H, et al：Cancer risk associated with subfertility and ovulation：a review. Cancer Causes and Control 11：319-344, 2000.

表2 IVFによる妊孕薬と婦人科がんリスク

	乳がん			卵巣がん			子宮がん		
	O	E	SIR(95%CI)	O	E	SIR(95%CI)	O	E	SIR(95%CI)
卵巣を刺激した周期数*									
1	24	28.3	0.85(0.57〜1.26)	3	2.4	1.26(0.41〜3.90)	1	1.4	0.72(0.10〜5.10)
2	11	13.5	0.81(0.45〜1.47)	0	1.1	0	3	0.7	4.55(1.47〜14.1)
3〜5	19	17.5	1.08(0.69〜1.70)	1	1.4	0.71(0.10〜5.03)	1	0.8	1.20(0.17〜8.53)
6〜	8	6.5	1.23(0.62〜2.46)	1	0.5	2.00(0.28〜14.2)	0	0.3	0
妊孕薬の種類*									
クロミフェン	4	4.7	0.85(0.32〜2.26)	1	0.4	2.46(0.35〜17.5)	0	0.3	0
クロミフェン+hMG	37	31.6	1.17(0.85〜1.62)	2	2.6	0.77(0.19〜3.07)	2	1.5	1.29(0.32〜5.18)
hMG	11	11.1	0.99(0.55〜1.79)	1	0.9	1.14(0.16〜8.10)	0	0.6	0
hMG+GnRHアゴニスト	24	25.6	0.94(0.63〜1.40)	1	2.1	0.48(0.07〜3.38)	2	1.1	1.74(0.44〜6.96)
不明	9	10.8	0.83(0.43〜1.60)	0	0.9	0	1	0.5	1.84(0.26〜13.0)
刺激周期に対する採卵数の平均*									
≤3	11	18.2	0.60(0.33〜1.09)	2	1.5	1.37(0.34〜5.47)	1	1.0	1.04(0.15〜7.40)
>3 to 6	22	13.6	1.61(1.06〜2.45)†	2	1.1	1.79(0.45〜7.17)	1	0.6	1.56(0.22〜11.1)
>6 to 10	13	9.4	1.39(0.81〜2.39)	0	0.8	0	0	0.4	0
>10	3	5.2	0.57(0.18〜1.78)	0	0.4	0	2	0.2	9.63(2.41〜38.5)†
Missing	13	19.4	0.67(0.39〜1.15)	1	1.6	0.61(0.09〜4.34)	1	1.0	1.01(0.14〜7.19)
最終周期から1年のフォローアップ‡	17	8.7	1.96(1.22〜3.15)	2	0.9	2.28(0.57〜9.12)	2	0.4	4.96(1.24〜19.8)†

*25例(29%)の乳がん患者と2例(28%)の卵巣がん患者を含めた最後周期のデータを失ったのでこの分析から15%が除外された.
† $p<0.05$. ‡データ喪失時の最終周期の推定より分析した感度の結果.
O:観察例,E:推定例,SIR:標準化された頻度,率
[7] Venn A, et al:Risk of cancer after use of fertility drugs with in vitro fertilization. Lancet 354:1586-1590, 1999.]

くの報告がみられているが,必ずしも増加するとはいえないが,いずれにせよ治療の前後にはよく診察する必要があろう.

文献

1) Glud E, et al:Fertility drugs and ovarian cancer. Epidem Rev 20:237-257, 1998.
2) Wysowski DK:Use of fertility drugs in the United States, 1973 through 1991. Fertil Steril 60:1096-1098, 1993.
3) de Jong-van den Berg LTW, et al:Ovulation-inducing drugs:a drug utilization and risk study in the Dutch population. Int J Risk Safety Med 3:99-112, 1992.
4) Landis SH, et al:Cancer statistics. CA cancer J Clin 48:6-29, 1998.
5) Whitemore AS, et al:Characteristics relating to ovarian cancer risk:collaborative analysis of 12 US case-control studies. Am J Epidemiol 136:1184-1203, 1992.
6) Klip H, et al:Cancer risk associated with subfertility and ovulation:a review. Cancer Causes and Control 11:319-344, 2000.
7) Venn A, et al:Risk of cancer after use of fertility drugs with in vitro fertilization. Lancet 354:1586-1590, 1999.

第 4 章

閉経

1 自然閉経（natural menopause）

近年，わが国でも女性の教育レベルが向上し，社会の各方面で活躍するようになると，結婚年齢と出産年齢の高齢化が進み，出産数の減少，離婚や再婚の増加，経口避妊薬の普及など，特に女性の生殖現象に大きな影響を与えてきたと考えられる．これらの変化が閉経にどのような影響を与えるかは興味ある点である．

公衆衛生学的な観点に立てば，早期の閉経はエストロゲン産生の低下を意味し，骨粗鬆症，心疾患，Alzheimer 病などの早期発症に関与するため，これらの対応が医療経済に大きくのしかかってくる．さらに Cramer ら[1]によれば，42 歳までに閉経を迎える女性が約 3%あり，これらの女性への全身の管理が重要となってくる．

高齢化社会を迎えるわが国でも，卵巣機能の消失を意味する閉経についてもう一度考えてみる必要があろう．

■閉経とは

自然閉経は一般には外部からホルモン投与や食糧の極度の飢餓状態などがなく，さらに子宮や卵巣などの手術的摘出など閉経をきたす明らかな原因がなくて連続 12 カ月無月経が持続した時をいうとされている[2,3]．

自然閉経の平均年齢は 50～51 歳とされ，19 世紀と比べると，思春期にみられる初経発来年齢の早発化傾向のような閉経年齢の早発や遅発化などはみられず，多少の変動は調査法や地域差によるものであり，全体的にみると閉経年齢はほぼ一定の傾向にあるといえる．

閉経は突然訪れるものではなく，卵巣機能の低下とともに月経周期にも変化をきたして閉経期を迎えることになる．den Tonkelaar ら[4]は，乳がんのスクリーニングに参加した 1932～1941 年生まれの女性 628 人について，月経周期と閉経との関係を調べた．これによれば，図 1 のように閉経の時期にかかわらず，9 年前ごろから月経周期は短縮し，1 年位前から周期は長くなり，やがて閉経に至るとしている．

■閉経を左右する因子

1．喫煙

閉経の早期化傾向にもっとも大きな影響を与える因子の一つに喫煙がある．一般には喫煙女性は非喫煙者に比して 1 年間閉経の時期が早いという[5]．しかし，喫煙の程度，期間や喫煙の開始時期なども異なり，疫学的研究ではっきりとした結論を出すことは難しい面もある．

喫煙の早期に閉経を招来する原因として，いくつかの報告がある．

①タバコに含まれる多環芳香族炭化水素（polycyclic aromatic hydrocarbons）が卵巣の卵胞内卵に毒性に作用して卵胞の消耗をきたす[6]．

②ニコチンやアナバシンがエストロゲン合成を阻害する[7]．

③エストロゲンが 16-（水酸化）hydroxylation を越えて 2-hydroxylation へシフトし，より活性の低いものに変わる[8]．

④アルカロイド様物質が抗エストロゲン作用を有している[9]．

2．人種

自然閉経の時期について人種が関係していると考えられている．これには，親から引き継がれた遺伝的なものから，食習慣などの環境や，さらに，教育・婚姻・出産回数などの多くの因子が関連し，単純に人種といえない問題も含まれている（図 2）[10]．

①アフリカ系アメリカ人は白人より閉経年齢が 2 年間早い．しかし，これはアフリカ系アメリカ人は白人より初経年齢が早いので，生殖期間が前方に移動しただけだとも考えられている．

②より長期間の教育を受けた者，都市に住んでいる者，未亡人は閉経の時期が早い．

3．生殖現象

月経の状態や生殖との相互関係は興味ある点であるが，だいたい以下の点が一致する．

①未産婦は閉経の時期が多産婦に比して早い[11]．

②早期の初経発来と早期の閉経との相互関係はないとの報告のほうが，あるとの報告より多い[5]．

4．経口避妊薬

経口避妊薬（OC）の服用は自然の排卵を抑制することであり，OCのなかにエストロゲンとプロゲスチンの合剤が用いられているため，閉経の時期に与える影響は興味あるところである．

以前の報告によると，閉経を遅らせるもの[12]や影響しない[13]との見解もあり，一致していない．このなかには，HRTを用いた女性を除外していなかったり，更年期障害様不定愁訴でOCを用いた者を除外していないなどの問題があった．

de Vriesら[14]は，乳がんでスクリーニングの際にHRTを行わず，最終月経の4年前にOCを用いていなく，1972年以前の高用量OCを内服した人ですでに閉経を認めた者とOCを用いたことのない者とで比較検討した．OCを用いた者のほうがむしろ閉経年齢が1.2年も早くなることを見出した．このことは，OCが排卵を抑制することにより卵胞の消失を抑制しているとの考えは誤りであることを示している．

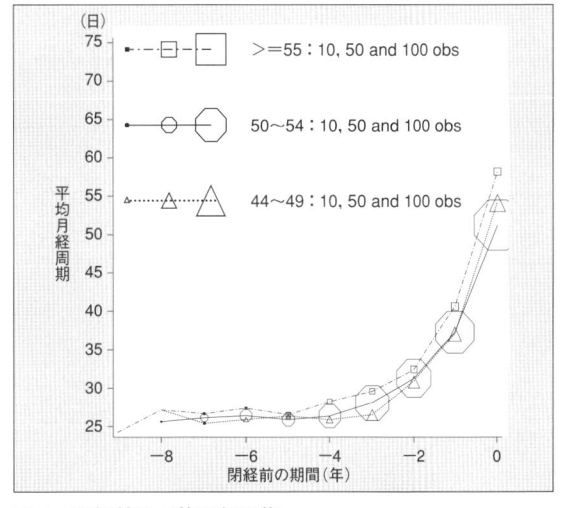

図1 閉経前の平均月経周期

[4] den Tonkelaar I, et al：Manstrual cycle length preceding menopause in relation to age at menopause. Maturitas **29**：115-123, 1998.]

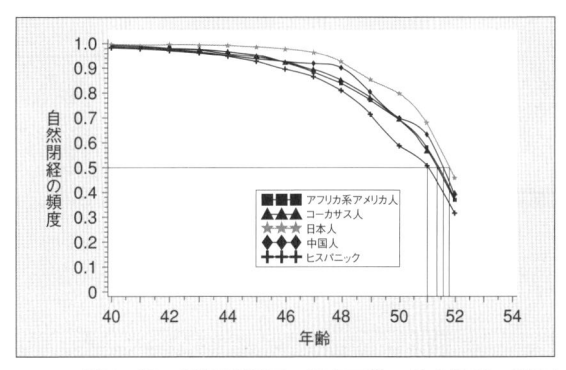

図2 喫煙・経口避妊薬服用・経産回数・教育期間・婚姻状態・雇用・心疾患などを調整した人種別自然閉経の頻度

[10] Gold EB, et al：Factors associated with age at natural menopause in multiethnic sample of midlife women. Am J Epidemiol **153**：865-874, 2001.]

■閉経年齢と罹患率・死亡率

閉経は卵巣機能の消退を意味し，疾患の罹患率や死亡率と関連がある．

心血管系疾患や骨粗鬆症などは早く閉経を迎えた者に多い．これは循環しているエストロゲンレベルが高いと，心血管系疾患を予防したり，骨粗鬆症にも予防効果を示していることを意味している[10]．しかし，乳がんについては早期の閉経は予防的な役割を果たす．

自然閉経と死亡率との関係について，Cooperら[15]はアメリカの人口に基づいた研究で，40歳以前に閉経を経験した女性は，50歳以後に閉経を迎えた女性よりも50％も高い死亡率を示すという．しかし，40～50歳で閉経を迎えた女性は，50歳以後の閉経を迎えた人と比較して死亡率が増加することはなかった．

他の社会の人々のコホート研究で，Snowdonら[16]は50歳以後に閉経を経験した女性と比較して，40歳以前に閉経を経験した女性はすべての原因による死亡率を95％増加させるという．また，40～49歳で閉経を迎えた女性は，50歳以後の閉経女性に比し，死亡率は35％増加したという．こ

の原因には，遺伝因子のほかに，行動や環境の影響，ホルモンの作用や環境に関与する多くの因子が関係しているものと思われる．

疾患の罹患率や死亡率に特に関係の深い行動因子として，すでに一定の評価を与えられているものに喫煙があり，この習慣が閉経を早くすると同時に疾患とも関係が深い．

Goldら[10]は，次の10年間に今まで先例のないくらい多くの女性が閉経を迎えることになるが，人種別にみると平均閉経年齢は

ヒスパニック	51.0歳
アフリカ系アメリカ人	51.4歳
白人	51.4歳
中国人	51.5歳
日本人	51.8歳

であり，遺伝的・社会的・環境的な影響もあるが，健康管理のうえでも注意する必要性を強調している．

■妊孕性の減退

年齢に関連して妊孕性が減退してくる．これには男性の果たす役割も重要であるが，特に女性に限ってみると，

①排卵や黄体機能などの十分な作用が減退してくる．卵自体の機能も不十分である．

②したがって，受精の障害や，受精ができても着床後の妊卵の消失が時期により胚の喪失（embryo loss），胎児の喪失（fetal loss），自然流産（spontaneous abortion）などの形となって妊娠が終末を迎えてしまう[17]．

Holzmanら[18]によれば，女性の毎月の妊孕性は40歳までは減退しないが，これ以後は妊娠初期の流産が多くみられるようになると指摘している．

19世紀カナダの人口動態統計の分析より，te Veldeら[17]は，最後の出産年齢40.6歳と自然閉経51歳との関係を図示して検討し，両者の間にはほぼ10歳の違いがあるだけで人口分布はほぼ同じことより，40歳以降は多くが不妊になることを認めている．

■閉経と卵巣機能

1．卵胞数の減少

閉経の原因に関する有力な説は卵巣における卵胞のプールの減退である．胎生期には卵巣は卵を多数有しているが，出生前には数百万個あった卵胞は，思春期はじめにはわずか30万個となり，その後は妊娠・分娩・産褥や経口避妊薬服用の有無にかかわらず減少の一途をたどり，50～51歳の閉経時にはわずか数百個になり，周期的にホルモン産生には不十分な数になっている[19]．

1995年Faddyら[20]は，19～50歳の女性52人より卵巣の組織切片を作成して卵胞数を数えた．特に2層以上の顆粒膜より成った卵胞をstage Ⅲとし，年齢別に1日の卵胞の消失する数を測定し，24～25歳：51個，29～30歳：31個，34～35歳：17個，39～40歳：9個，44～45歳：3個，49～50歳：1個とした．特に38歳を境に全卵胞数の減少が著明になり，卵胞のプールの消滅が閉経を招来することになる（図3）．

近年，経腟超音波が発達し，組織切片を作るまでもなく卵胞数を測定することが可能となった．

すでに1984年，Gougeon[21]は経腟音波にて卵巣における胞状卵胞（antral follicle）2～10 mmの数の測定は可能であり，原始卵胞の数と一致すると報告している．さらに，Schefferら[22]らは小さな胞状卵胞の数は年齢とともに減少することを見出している．したがって，経腟超音波で胞状卵胞数（antral follicle count：AFC）を両側卵巣で測定すれば，卵巣の予備能力を量的に知ることが可能となる．

近年，Broekmansら[23]は163人の1回以上の出産経験のある25～46歳の健康女性を広告や地方の新聞にて集めてAFCの年齢による変動を調査し，年齢とともに減衰し閉経になることを示した．このことは卵胞数の極度な減少が閉経を招来することを物語っている．

2．IVFの成績

卵巣の老化は妊孕性の低下をもたらす．特に，37～38歳を境にIVFでも出生率が低下する[24]．

Templetonら[25]は35,000件のイギリスでのIVF

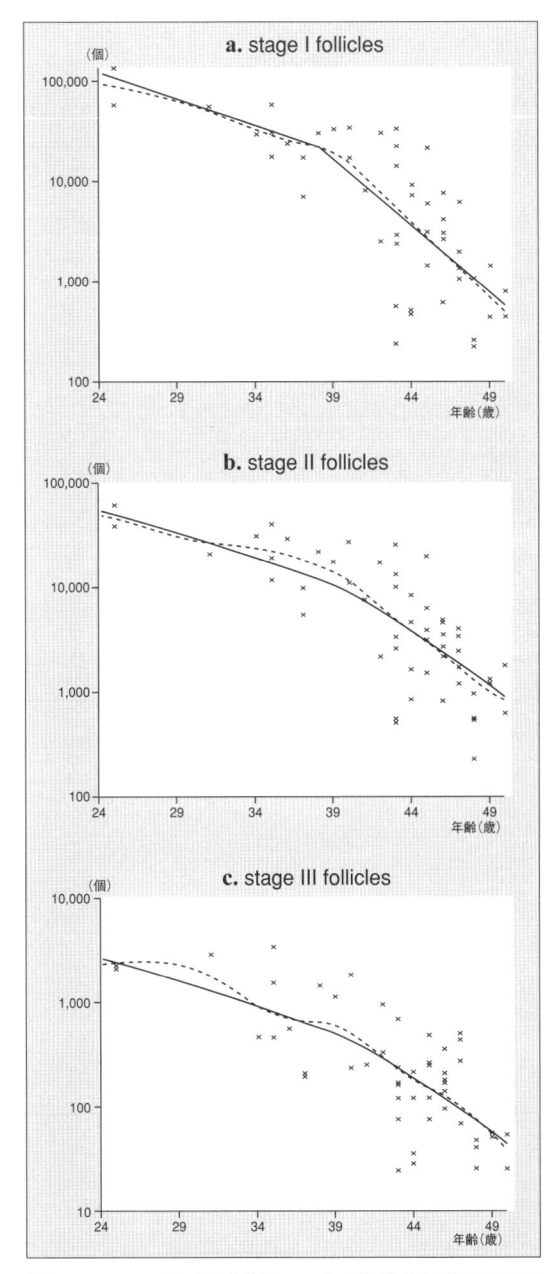

図3 19〜50歳の正常女性52人の卵巣より測定した卵胞数の変化（×各症例の値，---平均値，—数学的モデル値）

[20] Faddy MJ, et al：A mathematical model of follicle dynamics in human ovary. Hum Reprod 10：770-775, 1995.]

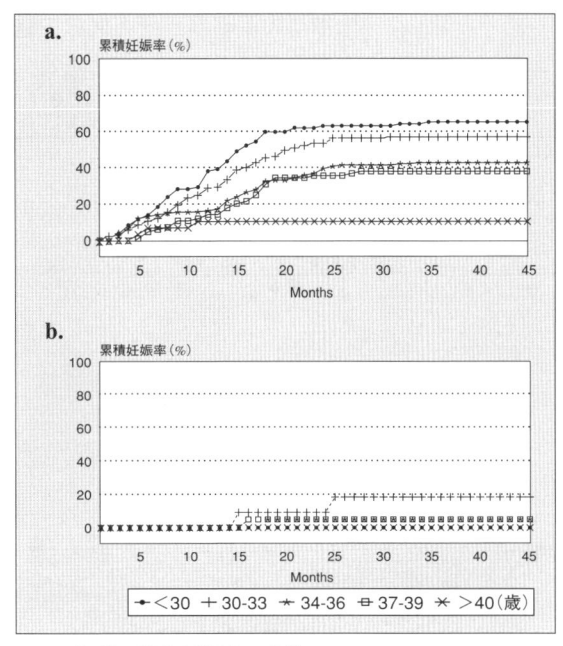

図4 年齢に伴う妊娠率の変化
　a．クロミフェンチャレンジテスト　反応陽性例
　b．クロミフェンチャレンジテスト　反応陰性例

[28] Scott RT, et al：Life table analysis of pregnancy rates in a general infertility population related to ovarian reserve and patient age. Hum Reprod 10：1706-1710, 1995.]

周期に基づいた研究で，生産率(live birth rate)は30歳以下で24%であったが，40〜44歳で8%に低下し，45歳以上になると3.5%に低下することを明らかにした．

また，Cohenら[26]による研究では，閉経女性でも，若いドナーから寄贈された卵を用いたIVFでも，優れた結果を示したことから，子宮内膜における着床は二次的な問題で，卵巣の老化が最も重要な因子であることを示している．

3．FSHの上昇

生殖の老化での最初の内分泌の徴候の変化は，FSHレベルの上昇である．35〜40歳の女性の卵胞期初期において，FSHの上昇がみられるという．この時期には卵巣では卵胞を使いつくし，卵胞数は思春期の1/10まで落ちている[27]．

Scottら[28]は，Day 3でのFSH測定とクロミフェンチャレンジテスト(clomiphene citrate challenge test：CCCT)が卵巣の老化を知るうえで参考になるという．特に1,200人の不妊疾患者中，卵管・腹膜癒着・男性因子を除外した588人中，CCCT陽性例(図4a)は陰性例(図4b)に比して妊娠率が著明に上昇した．このことは，卵巣の予備能力をもっている者には予後がよいことを示している．

FSHの上昇は卵巣からのインヒビンA，インヒ

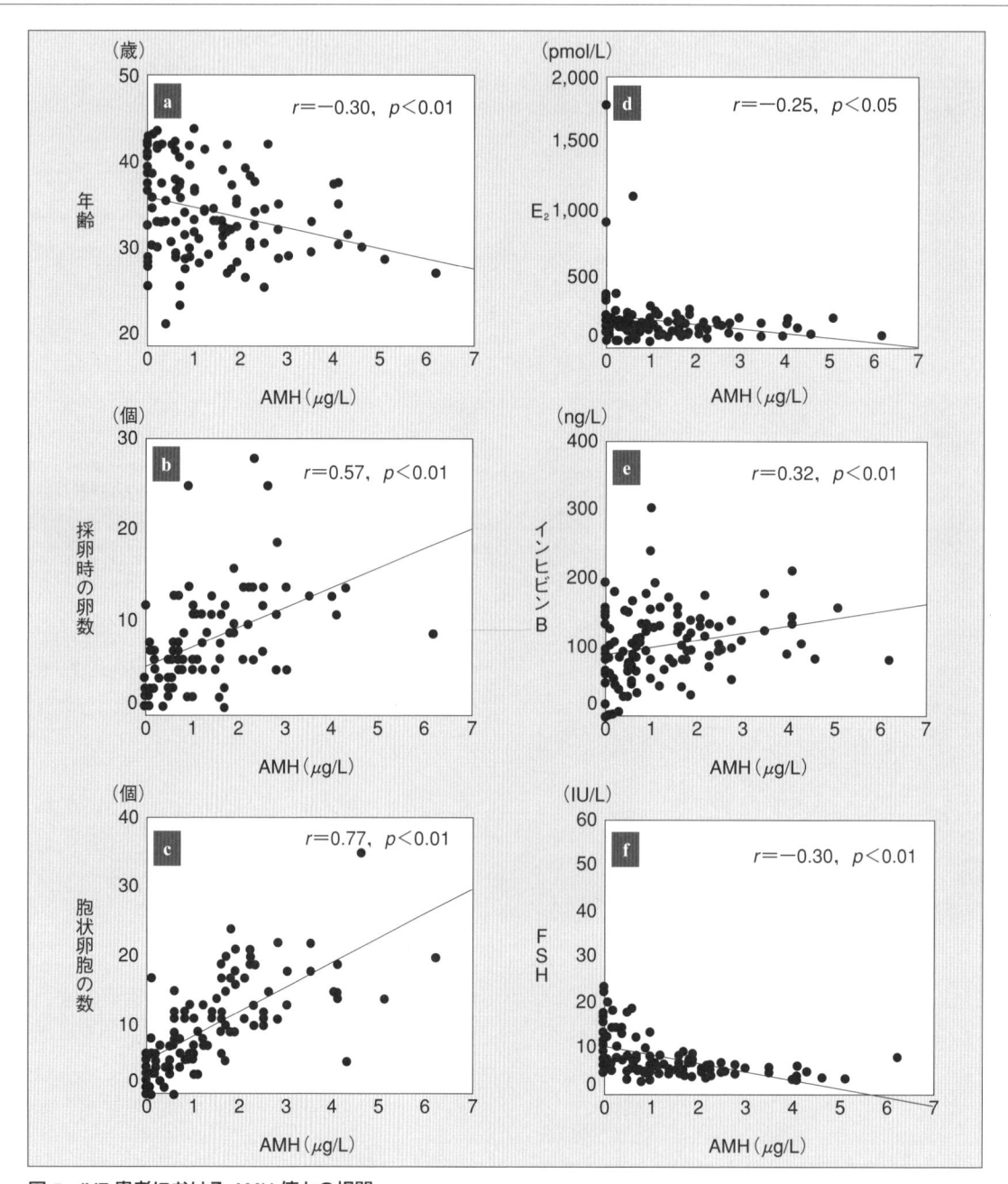

図5 IVF 患者における AMH 値との相関
a. 年齢，**b.** 採卵時の卵数，**c.** Day 3 における胞状卵胞数，**d.** Day 3 の E_2 値，**e.** Day 3 のインヒビン B，**f.** Day 3 の FSH 値との相関

[31] van Rooij IAJ, et al：Serum anti-Müllerian hormone levels；a novel measure of ovarian reserve. Hum Reprod **17**：3065-3071, 2002.

ビン B，アクチビン A とフォリスタチンを含む卵巣からのいわゆる FSH modulating protein のフィードバックに由来するもので，特にインヒビン B の欠乏とアクチビン A の上昇が FSH の上昇をきたすものと考えられている[17]．

4．GnRH パルスジェネレーター

生殖機能の老化は神経内分泌にも影響を与え，更年期にのぼせ，ほてりをみるように，中枢機能

にも関係する．特にエストロゲンの減少に伴うFSHの上昇は，視床下部に存在するGnRHパルスジェネレーターの調節障害に由来すると考えられている[29]．しかし，なかには規則的な月経周期をもち，正常なエストロゲンレベルをもった女性にも，いわゆる更年期障害様ののぼせ，ほてりなどの症状を示す者もあり，これらは卵巣の概念だけで説明できず，なんらかの形で中枢機能との相互関係が障害されて症状が出現するものと思われる[17]．

■抗ミュラー管ホルモン

抗ミュラー管ホルモン（anti-Müllerian hormone：AMH）は発育卵胞の中で産生され，卵巣の中で卵胞のプールの量と質を知るマーカーとして用いられている[17]．

te Veldeら[17]の研究によれば，AMHレベルは女性の年齢が進むにつれて減少するし，Seiferら[30]は正常FSHレベルをもったIVF患者ではAMHは卵巣の反応と関連していることを明らかにしている．

van Rooijら[31]らは，long protocolでGnRHアゴニストを用いたIVF患者119人の血中AMHを測定した（図5）．血中AMH値と胞状卵胞の数とは$r=0.77$, $p<0.01$で相関があり（図5c），回収した卵の数とも$r=0.57$, $p<0.01$と，相関を認めている（図5b）．卵の数が4個以下や採卵をキャンセルした卵巣の反応のpoorの症例はAMHとnegativeの関連性があることを明らかにした．このように，AMHを測定することは卵巣の老化を知るマーカーとして用いることができる（図5a）．

■おわりに

わが国における女性の高学歴化と社会進出は素晴らしいものであるが，一方では高齢出産と少子化をもたらし，不妊症患者も増加して新しい生殖の補助技術に依存する率が増加してきている．

すでにte Veldeら[17]は，生殖医療に従事している臨床医師は，遅い年齢で出産を希望しているすべての女性に，妊孕性の遅れに関する不利な情報を提供するべきであり，新しい生殖補助医療技術が年齢に関係なく不妊を克服するなどの過大な評価を与えてはならないと警告している．

いずれにせよ，30歳代後半には確実に妊孕性が低下し，卵巣機能は低下の一途をたどっており，少子化の克服についても考慮する必要があろう．

文献

1) Cramer DW, et al：Predicting age at menopause. Maturitas 23：319-326, 1996.
2) Beser E, et al：Body mass index and age at natural menopause. Gynecol Obstet Invest 37：40-42, 1994.
3) Bromberger JT, et al：Prospective study of the determinants of age at menopause. Am J Epidemiol 145：124-133, 1997.
4) den Tonkelaar I, et al：Manstrual cycle length preceding menopause in relation to age at menopause. Maturitas 29：115-123, 1998.
5) Harlow BL, et al：Factors associated with early menopause. Maturitas 35：3-9, 2000.
6) Mattison DR, et al：Smoking and industrial pollution, and their effects on menopause and ovarian cancer. Lancet 1：187-188, 1978.
7) Barbieri RL, et al：Constituents of cigarette smoke inhibit human granulosa cell aromatase. Fertil Steril 46：232-236, 1986.
8) Michnovicz JL, et al：Increased 2-hydroxylation of estradiol as a possible mechanism for the antiestrogenic effect of cigarette smoking. N Engl J Med 315：1305, 1986.
9) Wang NG, et al：Studies on anti-implantation and hormone activity of yuehchukene, an alkaloid isolated from the root of Murraya paniculata. Yao Hseuh Pao 25：85-89, 1990.
10) Gold EB, et al：Factors associated with age at natural menopause in multiethnic sample of midlife women. Am J Epidemiol 153：865-874, 2001.
11) Whelan EA, et al：Menstrual and reproductive characteristics and age at natural menopause. Am J Epidemiol 131：625-632, 1990.
12) Stanford JL, et al：Factors influencing the age at natural menopause. J Chronic Dis 40：995-1002, 1987.
13) van Noord PAH, et al：Age at natural menopause in a population-based screening cohort；the role of menarche, fecundity, and lifestyle factors. Fertil Steril 68：95-102, 1997.
14) de Vries E, et al：Oral contraceptive use in relation to age at menopause in DOM cohort. Hum Reprod 8：1657-1662, 2001.
15) Cooper G, et al：Age at natural menopause and mortality. Ann Epidemiol 8：229-235, 1998.
16) Snowdon DA, et al：Is early natural menopause a biologic marker of health and aging? Am J Publ Health 79：709-714, 1989.
17) te Velde ER, et al：The variability of female reproductive ageing. Hum Reprod Update 8：141-154, 2002.
18) Holzman DJ, et al：Age-dependent decline of female fecundity is caused by early fetal loss. In Female Reproductive Aging, edited by te Valde ER et al, pp123-136, Parthenon, UK, 2000.

19) Faddy MJ, et al : Accelerated disappearance of ovarian follicles in mid-life ; implications for forecasting menopause. Hum Reprod **7** : 1342-1346, 1992.
20) Faddy MJ, et al : A mathematical model of follicle dynamics in human ovary. Hum Reprod **10** : 770-775, 1995.
21) Gougeon A : Carectéres squalitatifs et quantitatif de la population folliculaire dans lovaire humaine adulte. Contr Fert Sex **12** : 527-535, 1984.
22) Scheffer GJ, et al : Antral follicle counts by transvaginal ultrasonography are related to age in women with proven natural fertility. Fertil Steril **72** : 845-851, 1999.
23) Broekmens FJ, et al : Antral follicle counts are related to age at natural fertility loss and age at menopause. Menopause **11** : 607-614, 2004.
24) FIVNAT : French National IVF Registry ; analysis of 1986 to 1990 data. Fertil Steril **59** : 587-595, 1993.
25) Templeton A, et al : Factors that affect outcome of in vitro fertilization treatment. Lancet **348** : 1402-1406, 1996.
26) Cohen MA, et al : Donor age is paramount on success in oocyte donation. Hum Rprod **14** : 2755-2758, 1998.
27) van Zonneveld P, et al : Hormones and reproductive aging. Maturitas **38** : 83-91, 2001.
28) Scott RT, et al : Life table analysis of pregnancy rates in a general infertility population related to ovarian reserve and patient age. Hum Reprod **10** : 1706-1710, 1995.
29) Wise PM, et al : Menopause ; the aging of multiple pacemakers. Science **273** : 67-70, 1996.
30) Seifer DB, et al : Early follicular serum müllerian inhibiting substance levels are associated with ovarian response during associated reproductive technology cycles. Fertil Steril **77** : 468-471, 2002.
31) van Rooij IAJ, et al : Serum anti-Müllerian hormone levels ; a novel measure of ovarian reserve. Hum Reprod **17** : 3065-3071, 2002.

2 閉経周辺期（perimenopause）

　閉経（meropause）は卵巣卵胞の活性が消失し月経が永続的に閉止することであるとされている．しかし，明らかな生理的または病的な原因がなく，12カ月以上にわたり永続的な無月経の状態が認識されたときに，初めてその時点で閉経と診断されるのが一般的である．

　2030年までに世界中で毎年5,000万人の女性が閉経に達すると推定され，この閉経と関連した，いわゆる閉経周辺期（perimenopause）から閉経後の時期（postmenopause）を通して身体の変調や各種の疾患に罹患する者も多くなり，その対策と治療のための費用を考慮すると，閉経をめぐる対策は女性個人の問題だけではなく，むしろ全世界の人々の健康の問題と同様に重大な問題を提起しているといえる．

　過去数十年間に人類の平均寿命は延長したが，閉経年齢には変化がないといわれてきた．このことは女性が慢性的なエストロゲン低下の状態にさらされて生存しなければならないことを意味している[1]．

■年齢と月経周期・量の変化

　女性は年齢を重ねるにつれて月経周期や月経量の変化が出現する．Mitchellら[2]によれば，中年の女性184人より報告された最初にみられる月経周期の変化は図1のように，

①月経周期が短くなる（34%）
②月経量が少なくなる（32%）
③月経量が多くなる（29%）
④月経期間が短くなる（24%）
⑤月経期間が長くなる（20%）
⑥月経が不規則になる（14%）
⑦月経周期が長くなる（11%）

これらの頻度は100%を超えるが，最初に出現する症状として重複するものも多く，すべての症状を加算すると302を数える．

　また，最初に月経の変化に気づく年齢は30歳から54歳までにおよび，41%は40～44歳と最も多く，次いで35～39歳（27%），45～49歳（18%），30～34歳（10%），50～54歳（4%）と大部分は35歳から44歳の間に月経の変化を感じるが，全体として78%が45歳以前にみられるという（図2）．

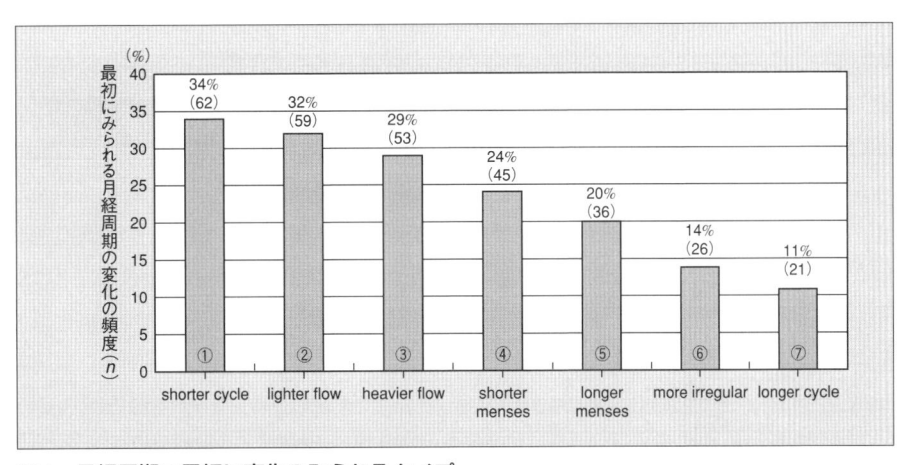

図1　月経周期で最初に変化のみられるタイプ
184人中症状は302，最初にみられる症状で1つ以上ある者がいる．変化は35歳以上にみられる．

[2] Mitchell ES, et al：Three stages of the menopausal transition from the Seattle Midlife Women's Health Study；toward a more precise difinition. Menopause 7：334-349, 2000.

しかし，閉経に近い時期での以前の月経についての調査で，女性の60%は記憶に問題があるといわれている．Luetters ら[3]はコミュニティに基づいた中年女性のコホート研究で，閉経移行時のカテゴリーと認識試験との関係を調べたが，特にFSHやエストラジオールとの関連性は認められなかったとしている．

■閉経周辺期について

1996年発行のWHのレポート "Research on the Menopause in 1990s" で，閉経周辺期(perimenopause)を「閉経に近づいた内分泌学・生物学・臨床上の症状が出現する時期である」と定義している．このように閉経への移行(menopausal transition)という言葉は，WHOにより最後の月経の前の閉経の周辺の時期を含んでいる．また，WHOは "climacteric" は混乱を招くので用いないように勧告している[4]．

閉経周辺期の問題もあり，2004年7月23～24日ユタ州パークシティで生殖のstage分類を討議する "The Stages of Reproductive Aging Work-shop (STRAW)" が開催された[5]．これは各種の団体の後援のもとで女性の生殖の老化について幅広く研究を行っている専門家27人が招待され，月経の周期性，内分泌，骨盤解剖学，妊孕性，生殖の老化に伴う臨床的・基礎的研究などから議論し，図3のような生殖のstage分類ができた．すなわち，女性は特別な年齢別の区分により思春期になると生殖機能が始まり，閉経で終わるというのではなく，思春期から成熟期に始まる時期や，閉経期への移行の時期に生殖を軸とした画期的な時期があり，この期間に卵巣は発育し，また老化し衰退が起こるとしている．

特に閉経については42～58歳と比較的に広範囲におよび，卵胞を中心とした数やホルモンの消退のスピードには個人差が大きく，閉経とその周辺

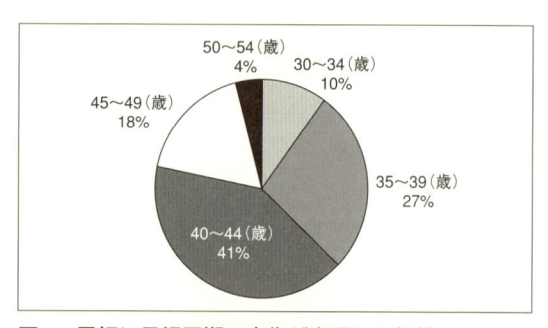

図2 最初に月経周期の変化が出現した年齢
合計184例，%は全体からみたその年齢群の占める割合．

[2] Mitchell ES, et al：Three stages of the menopausal transition from the Seattle Midlife Women's Health Study ; toward a more precise difinition. Menopause 7：334-349, 2000.

stages	−5	−4	−3	−2	−1	0	+1	+2
名称	生殖期			閉経への移行期			閉経後期	
	早期	ピーク期	後期	早期	後期*		早期*	後期
				閉経周辺期				
stageの持続期間	変動しやすい			変動しやすい		ⓐ 1年	ⓑ 4年	死亡するまで
月経の周期性	変動しやすい〜規則的	規則的		周期の長さは変動しやすい(正常より7日以上異なる)	2回以上月経の発来をみず，無月経の期間が60日以上	Amen×12 mos	ない	
内分泌	正常 FSH		↑FSH	↑FSH			↑FSH	

*血管運動神経の症状により特徴づけられる　↑＝上昇

図3 STRAWより提案された生殖期から閉経期までの生殖現象の段階的な変化生殖のstage分類

[5] Soules MR, et al：Executive summary ; Stages of reproductive aging workshop (STRAW). Fertil Steril 76：874-878, 2001.

期の時期の決定には，単なる暦年齢からみた年齢から生殖の老化を容易に推定することはできない．そこで人種・文化・地域・社会経済的な状況をカバーした分類が必要となってきた．そのために更年期にみられる症状は個人的に異なるために，客観的なデータをもとに比較的に安価で信頼できるstage分類が考案された．

最終の月経期（final menstrual period：FMP）をもとに，FMPの前を5期に分類しマイナス（-）とし，FMPの後を2期に分類しプラス（+）とした．stage-5から-3は生殖の時間とし，stage-2から-1までは閉経への移行期（menopausal transition）とし，stage 1と2は閉経後の時期と定義した．

特にstage-2はいまだ月経周期の規則性は残っており，早期閉経移行期（early menopausal transition）で，この時期には月経周期は24日型が多く短縮している．しかし，stage-1は後期閉経移行期（late menopausal transition）で月経は不順となり，1～2周期とばし，60日以上の間隔をもつことがある．この際の月経量と周期の期間はまちまちであるため，stageの分類には入れないことにした．内分泌検査で特にFSHの上昇は月経周期の早期の卵胞期で上昇していることが老化の最初の所見であり，その後はエストラジオールの低下がみられるのでこれも有力な値となる．FSHのカットオフ値を10 mIU/mLとし，この値が若い女性のstage-4の生殖期のピークに相当するからである．

stage-3の時期より血管運動神経障害，乳房痛，不眠，片頭痛などの症状を経験し始め，これに加えて性器の萎縮を伴う性的機能の問題も起こる．しかし，これらはすべての女性にみられるものではなく症状，程度も異なるためにstage決定には加えていない．

妊孕性のピークは20歳代中期から後期にかけてであり，stage-4から-1へと減少する．この妊孕性の低下に伴ってFSHの増加と月経の周期性の変化がみられる．

超音波診断やMRI，CTなどの画像診断は卵巣の状況を知るうえで重要であるが，研究が不足しているためにstage分類には入っていない．

したがって閉経は最終月経から12カ月間無月経が持続した時期を指す．閉経への移行期はstage-2とstage-1を指す．閉経後期はstage+1と+2を指し，stage+1ⓐはFMP 12カ月以内，+1ⓑはその後4年間を，+2はFMP 5年以後を指す．閉経周辺期は閉経周辺（about or around the menopause）を指し，stage-2からFMP後12カ月を指す．

■FSH分泌

下垂体より分泌されるFSHの調節は複雑で，視床下部からのGnRHの刺激と，性ステロイド，特にエストラジオールとインヒビンβによる抑制的なフィードバックとの間の入り組んだバランスにより，一部分は下垂体内でのアクチビンとフォリスタチンによるオートクリン/パラクリンの作用に依存している[6]．多くの報告によれば，月経周期が順調でも卵胞期の血中FSHは年齢を重ねるにつれて徐々に増加する[7]．特にこの傾向は40～45歳を超えると著明になる．一方，循環しているインヒビンβは低下するので，これとFSHとの間に逆相関があると考えられている[8]．

Randolphら[9]は前方視的に月経用カレンダーと年間の血中FSHのデータを用いて2つの人口に基づいたコホート研究を行い，その2,416人の結果より，閉経移行期の独立のマーカーとしてFSH測定は閉経の段階を予知することはできなかったと報告している．

■LH分泌

女性の閉経への移行に関与するのは視床下部の変化が先か，下垂体の変化が先かが問題である．当初の研究では19～34歳の女性に比して42～46歳の排卵のある女性でのLHパルス頻度（LH pulse frequency）に有意の変化は見出されていない．Kleinら[10]も20～25歳とFSHが上昇する40～45歳との間の卵胞期初期と黄体期中期でのLHパルス頻度には差異はなかったと報告している．同様にReameら[11]も排卵性周期のある19～39歳の若年齢群と，

40～50歳の高年齢群との間で，卵胞期中期・黄体期中期および黄体期後期でLHパルス頻度を調べ，両群間に変化はなかったとしており，閉経への移行には特にLHの関与は少ないものと思われる．

■エストラジオールの分泌
生殖の老化は以前にはエストロゲンの欠如の状態であると考えられていたが，最近，月経順調の35歳以上の女性では，卵胞期におけるエストラジオールは若い女性に比して同程度かむしろ高いことが明らかにされてきており，エストロゲンの欠乏状態が原因であると考えられなくなった．

最近，Welt ら[12]は高年齢群（36～46歳）11人と，若年齢群（21～35歳）10人で，両群に25～35日型の月経を有するものとした．各群で月経周期第1日目より連日採血し，主席卵胞が16 mm以上に達したときにrecombinant human（rh）FSH 150 IUを投与して血中FSH, LH, エストロン，エストラジオール，アンドロステンジオン（androstenedione：AD），AD/エストロンを測定した．エストラジオールとエストロン，エストラジオール/エストロンは両群ともに差異はなく，ADとAD/エストラジオールは高年齢群に低値を示した．高年齢群で早期卵胞期ではFSH高値，小卵胞数は少なかった．rhFSH刺激で両群ともにエストロンの変化は同様であった．このことより，若年齢群に比して高年齢群ではアロマターゼ機能が増加することにより，エストラジオールの分泌が維持されていた．アロマターゼの増加は卵胞期早期のFSH増加によりひき起こされるものと推定されている．

多くの研究でも生殖年齢の比較的後期で卵胞期でのエストラジオールが高値を示すことが示されており，比較的高年齢の女性では卵胞に対しエストロゲンのポジティブフィードバックの感受性低下によるものと考えられている[6]．

■インヒビンとアクチビン
インヒビンは性腺より分泌されるタンパク質で下垂体より分泌されるFSHの産生を抑制する作用があることが明らかとなった[13]．これには1個のαサブユニットと2個のβサブユニットであるインヒビンA（INH-A）とインヒビンB（INH-B）よりなっている[14]．

正常の月経周期ではINH-Aは主に主席卵胞の顆粒膜細胞から分泌され，卵胞期の大部分の期間では低値を維持しているが，周期の中期に上昇して黄体期の中期に最高値に達する．この動きはエストラジオールとプロゲステロンと一致する．INH-BのレベルはFSHと密接に関係し，卵胞期早期に上昇し，やがて下降する．INH-Aは主席卵胞の産生物であるが，INH-Bは主席卵胞ができる前の発育卵胞のコホートの産物である[15]．

一方，アクチビンはINH-AとともにFSHの卵胞期早期の上昇を修飾する因子と考えられているが詳細は不明である[16]．

インヒビンとアクチビンの生殖における老化に対する作用を理解するために，Kleinら[17]は排卵を有する高年齢群（40～45歳，16人）と若年齢群（20～25歳，13人）の月経周期における血中ホルモンの動きを連日測定した．INH-Aは月経周期の中間期に高年齢者では有意に高値を示し，INH-Bは有意に低値を示した．したがってFSHの上昇はINH-AやアクチビンAの変化から来るのではなく，むしろ高年齢女性でINH-BがFSHの上昇に関与していることを認めた．

Hansenら[18]は40～45歳の高年齢群9人と20～25歳の若年齢群10人にGnRHアゴニストで下垂体機能を抑制した後にrh FSH 150 IUを5日間投与して，卵胞の大きさをモニターしながら血中ホルモン値を測定した．図4のようにエストラジオールとINH-Aは両群に変化がなかったが，卵胞数と大きな卵胞形成は若年者に多かった．

■生殖の老化のstagingと各種ホルモン
閉経の移行の間の内分泌の変化は多彩でありその予測は困難であることが多いが，臨床医の立場では診断と治療のうえでも知ることが重要である．

従来より，閉経に近づくにつれてエストラジオー

ルとプロゲステロンの分泌が減少すると考えられてきたが，閉経への移行期ではエストラジオールは減少するよりもむしろ増加することがわかった[19]．最近の研究ではプロゲステロンは閉経前の最終月経に向かって低下するが[20]，エストラジオール値はむしろ上昇し，これは排卵性月経周期が延長するのに関与していると考えられている[21]．

2006年，Haleら[22]はSTRAWの生殖の老化に関するstage分類に基づき，健康な21～55歳の女性をmid-reproductive age(MRA：21人)，late-reproductive age(LRA：16人)，early menopause transition(EMT：16人)，late menopause transition(LMT：23人)の4群に分けて，月経周期に沿い3回採血し各種の血中ホルモンの動きを調査した．結果は**図5**のようにSTRAWのstageが進むにつれてFSH, LH，エストラジオールレベルは増加し黄体期のプロゲステロンは低下した．早期の卵胞期では排卵性であれ無排卵性であれインヒビンBはstageが進行するにつれて低下した．抗ミュラー管ホルモン（AMH）はstageが進むにつれて著明に低下した（**図5b**）．以上の結果よりSTRAW stageが進行するにつれて各種ホルモンの変動がみられるが，なかでもAMHはSTRAWのstageを予想するのに最も有用であると結論づけている．

特に閉経周辺期の時期にみられる卵巣の変化を図示すると**図6**のようになる．フィードバックの抑制は点線で示され，ポジティブまたはホルモン産生を促進するものは実践で示されている．閉経周辺期ではエストロゲンの高レベルにもかかわらずFSH分泌の抑制がかからず，多数の主席卵胞と発育卵胞がみられる．インヒビンの分泌の減少は卵胞形成の調節での変化を惹起する[19]．

おわりに

近年，閉経期への移行の時期には明らかに卵巣機能が低下し，身体的・精神的にも不定愁訴の出現していることから，1996年WHO Scientific Group[4]は生殖可能で有経期から閉経に至る移行の時期を"perimenopause"（閉経周辺期）とよぶことにした．また，Nelsonら[23]は閉経周辺期を「正常な閉経の前の時期で，この間には卵巣機能が低下し，希発月経や機能性子宮出血がみられ，エストロゲンの欠乏とゴナドトロピンの上昇に基づく症状を

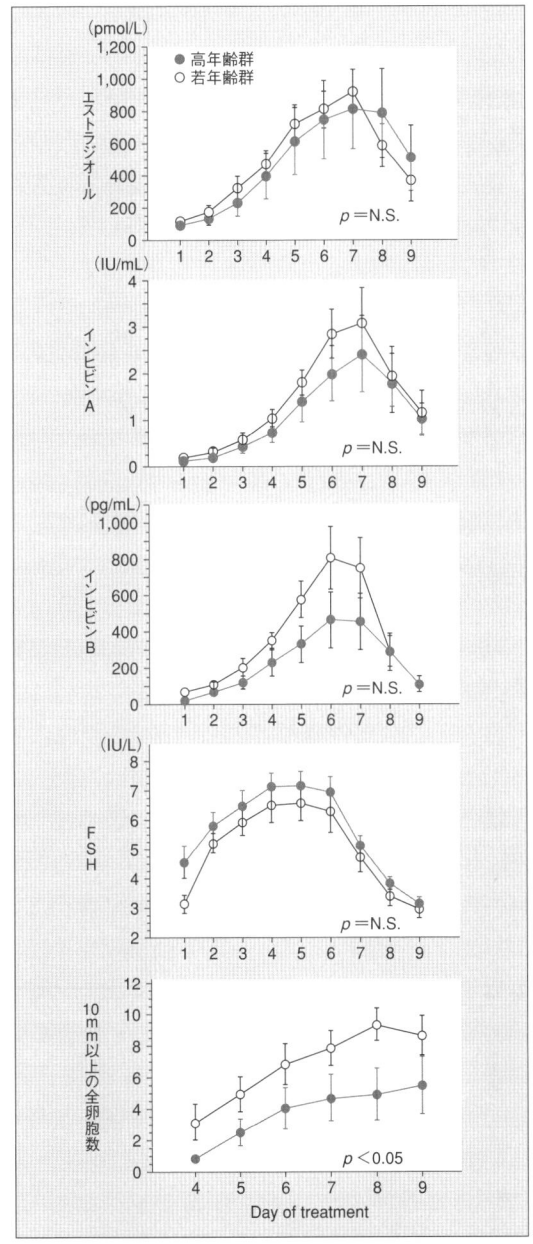

図4 高年齢群(40～45歳)と若年齢群(20～25歳)でGnRHアゴニストにより下垂体機能を抑制し，rec-FSHを5日間投与したときの血中ホルモンの動き

[18] Hansen KR, et al：Reproductive ageing and ovarian function；is the early follicular phase FSH rise necessary to maintain adequate secretory function in older ovulatory women? Hum Reprod 20：89-95, 2005.

引き起こす時期を指す」と述べている．

しかし，1992 年 American College of Physicians[24)]では中年女性に関した国際的な同意において"perimenopause"については触れていない．

最近，閉経周辺期の言葉が一般的に用いられるようになり，これを取り巻く各種血中ホルモンの動きは脳内の神経伝達物質（neurotransmitters）のコントロール下にあり[6)25)26)]，今後の展開が注目される．

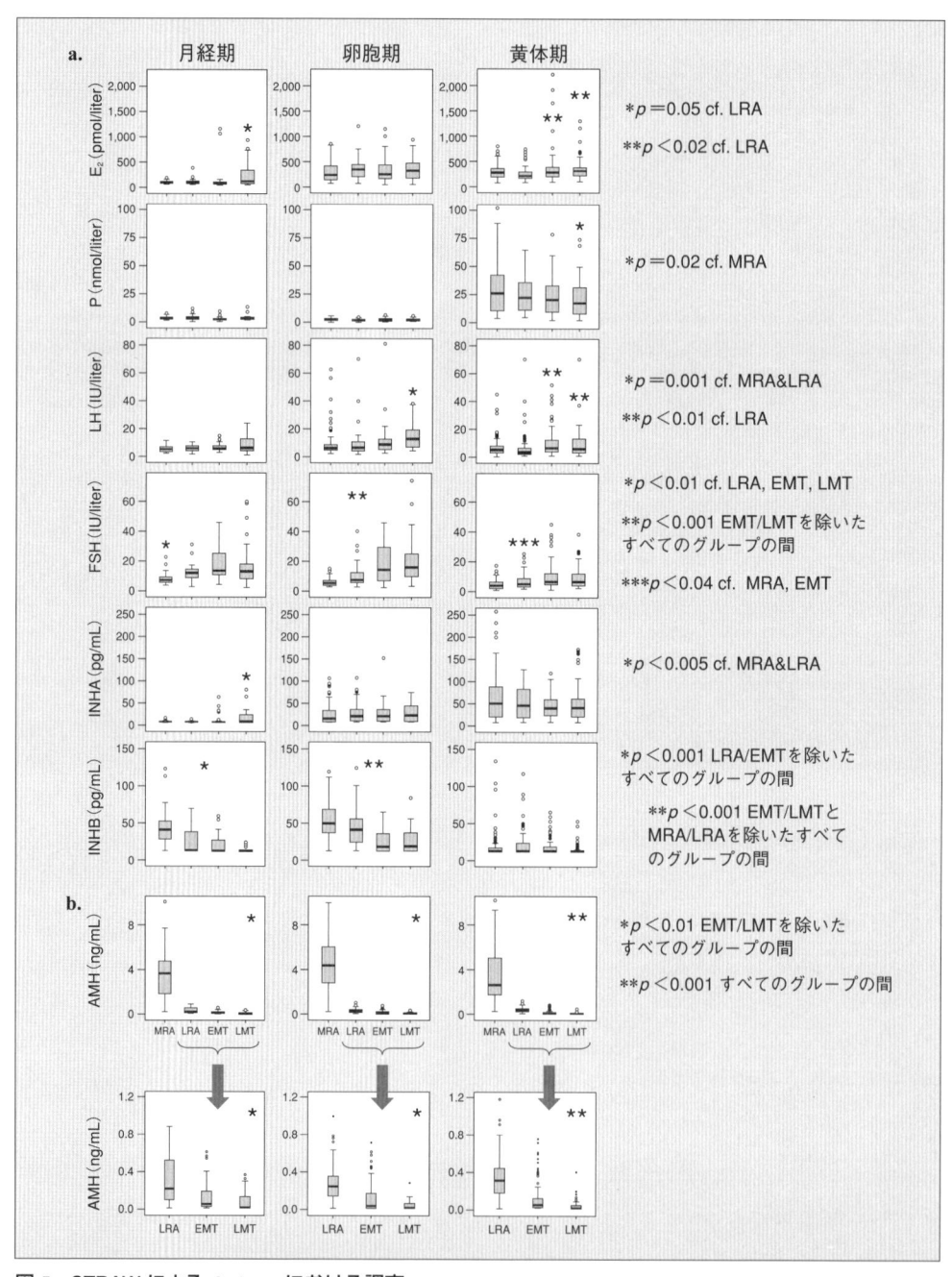

図5 STRAW による 4 stage における調査
 a. 排卵周期のホルモン値（平均±25〜75 パーセンタイル（□）と 10〜90 パーセンタイル（│）．
 b. 閉経移行期での AMH の動き

[22) Hale GE, et al：Endocrine feature of menstrual cycles in middle and late reproductive age and the menopausal transition classified according to the staging of reproductive aging workshop（STRAW）staging system. J Clin Endocrinol Metab **92**：3060-3067, 2007.]

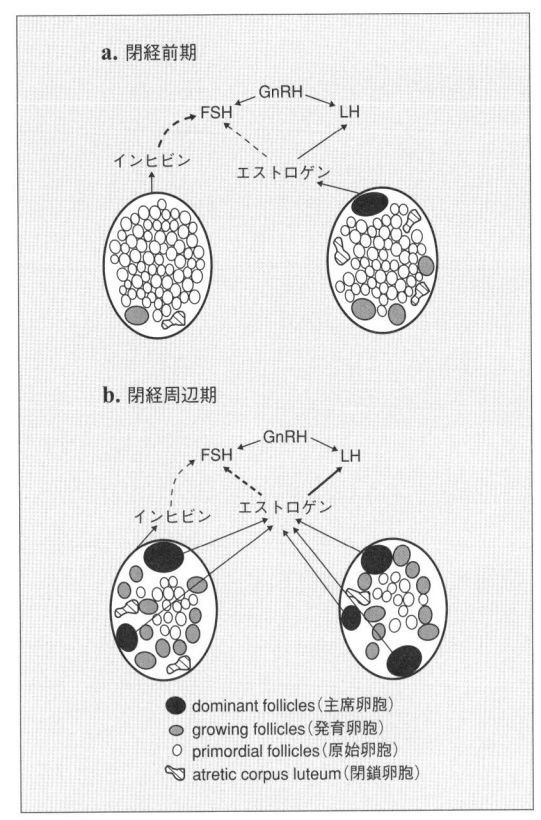

図6 閉経前期(a)から閉経周辺期(b)にかけてのフィードバック機構と卵巣の卵胞の変化

[19) Prior JC：Perimenopause；the complex endocrinology of the menopausal transition. Endocr Rev **19**：397-428, 1998.]

文献

1) Wise PM：Neuroendocrine modulation of the "menopause"；insights into the aging brain. Am J Physiol **277**：E965-E970, 1999.
2) Mitchell ES, et al：Three stages of the menopausal transition from the Seattle Midlife Women's Health Study；toward a more precise definition. Menopause **7**：334-349, 2000.
3) Luetters C, et al：Menopause transition stage and endogenous estradiol and follicle-stimulating hormone levels are not related to cognitive performance；cross-sectional results from the Study of Women's Health Across the Nation(SWAN). J Women's Health **16**：331-344, 2007.
4) WHO Scientific Group：Research on the menopause in the 1990's. A report of WHO Scientific Group **866**：1-79, WHO, Geneva, Switzerland, 1996.
5) Soules MR, et al：Executive summary；Stages of reproductive aging workshop(STRAW). Fertil Steril **76**：874-878, 2001.
6) Dasgupta A, et al：Neuroendocrinology of menopause, Minerva Ginecol **58**：25-33, 2006.
7) Lee SJ, et al：The effect of age on the cyclical pattern of plasma LH, FSH, oestradiol and progesterone in women with regular menstrual cycles. Hum Reprod **3**：851-855, 1998.
8) Klein NA, et al：Decreased inhibin B secretion is associated with the monotropic rise of FSH in older, ovulatory women；a study of serum and follicular fluid level of dimeric inhibin A and B in spontaneous menstrual cycles. J Clin Endocrinol Metab **81**：2742-2745, 1996.
9) Randolph JF, et al：The value of follicle-stimulating hormone concentration and clinical findings as markers of the late menopausal transition. J Clin Endocrinol Metab **91**：3034-3040, 2006.
10) Klein NA, et al：The gonadotropin secretion pattern in normal women of advanced reproductive age in relation to the menotropic FSH rise. J Soc Gynecol Invest **3**：27-32, 1996.
11) Reame NE, et al：Age effects of follicle stimulating hormone and pulsatile LH secretion across the menstrual cycle of premenopausal women. J Clin Endocrinol Metab **81**：1512-1518, 1996.
12) Welt CK, et al：Control of estradiol secretion in reproductive ageing. Hum Reprod **21**：2189-2193, 2006.
13) Burger HG：Inhibin. Reprod Med Rev **1**：1-20, 1992.
14) Roberts VJ, et al：Expression of inhibin/activin subunit and follistatin messenger RNA and proteins in ovarian follicles and the corpus luteum during human menstrual cycle. J Clin Endocrinol Metab **77**：1402-1410, 1993.
15) Corrigan AZ, et al：Evidence for an autocrine role of activin B within rat anterior pituitary cultures. Endocrinology **128**：168-174, 1991.
16) Santoro N, et al：Decreased inhibin tone and increased activin A secretion characterize reproductive aging in women. Fertil Steril **71**：658-662, 1999.
17) Klein NA, et al：Age-related analysis of inhibin A, inhibin B and activin A relative to the intercycle monotropic follicle-stimulating hormone rise in normal ovulatory women. J Clin Endocrinol Metab **89**：2977-2981, 2004.
18) Hansen KR, et al：Reproductive ageing and ovarian function；is the early follicular phase FSH rise necessary to maintain adequate secretory function in older ovulatory women? Hum Reprod **20**：89-95, 2005.
19) Prior JC：Perimenopause；the complex endocrinology of the menopausal transition. Endocr Rev **19**：397-428, 1998.
20) Welt CK, et al：Female reproductive aging is marked by decreased secretion of dimeric inhibin. J Clin Endocrinol Metab **84**：105-111, 1999.
21) Miro F, et al：Origins and consequences of the elonagation of the human menstrual cycle during the menopausal transition；the FREEDOM study. J Clin Endocrinol Metab **89**：4910-4915, 2004.
22) Hale GE, et al：Endocrine feature of menstrual cycles in middle and late reproductive age and the menopausal transition classified according to the staging of reproductive aging workshop(STRAW) staging system, J Clin Endocrinol Metab **92**：3060-3067, 2007.
23) Nelson LM, et al：Premature ovarian failure. In Reproductive Endocrinology, edited by-Adashi EY et al, pp1393-1410, Lippincott-Raven Publishers, Philadelphia, 1996.
24) Am College of Physicians：Guidelines for conselling postmenopausal women about preventive hormone therapy. Am Intern Med **117**：1038-1041, 1992.
25) Rehman HU, et al：Neuroendocrinology of aging, Age & Ageing **30**：279-287, 2001.
26) Genazzani AR, et al：Endocrinology of menopausal transition and its brain implication. CNS Spectrum **10**：449-457, 2005.

3 卵巣の老化(ovarian ageing)

最近では特に先進国において女性の教育レベルが向上し，社会にも進出し重要な地位を占めてきている．このことはまた，結婚年齢を遅らせ初産年齢も遅らせ，出産回数を減少させ，さらに離婚率や再婚率を増加させる傾向をつくり出している．この傾向は特に1960年代から始まり「第2の人口統計学的な過渡期」(second demographic transition)[1]ともいわれるようになった．この時期には信頼できる避妊法も出現し，受け入れられたために，生殖行動を根本的に変える結果となった．

以前には性行動と妊娠とは切り離すことはできなかったが，確実な避妊法が確立されたことにより，sexualityと生殖現象とは無関係となり，子どもの数や出産間隔も調節が可能となった．このことが卵巣の老化にどのような関連性をもたらすか興味あることである．特に2002年のわが国の女性の平均寿命が85.23歳と報告されている時期，卵巣機能の老化を考えてみるのもよい機会であろう．

■年齢と妊孕性の低下

te Veldeら[2]によると，オランダの女性の出産年齢を1965〜1975年，1975〜1979年，1996〜1999年のそれぞれ3期の5年間で調査すると，1975〜1979年代でも35歳以上の出産は6%にすぎなかったのに比べ，1995〜1999年代では18%に増加しており，このままの傾向が続くと，2005〜2009年代では35歳以上の出産が25%以上になると報告している．このように，高年齢出産の傾向は出産児数を減少させ，結果的に少子化に拍車をかけるようになった．

高年齢の結婚に関しては，特に女性では30歳以上，男性では40歳以上になると性交(coitus)の回数も減少し，受精・着床の障害によるいわゆるpregnancy loss，embryo loss，fetal lossなどの自然流産が多くなり，妊孕性の障害が起こると考えられている．Abmaら[3]によると，結婚1年以内に最初の児を妊娠するつもりだったが失敗した例は，15〜24歳で6%だが，35〜44歳で30%以上あったという．また，Shenfieldら[4]が夫が原因でAID(非配偶者間人工授精)を試みた443人，2,998治療周期を調査した報告によると，治療1年以内の妊娠率は30歳以下で62%に比し，30歳以上では44%と有意に若年群に妊孕性が高いことを証明した(図1)．同様の研究がvan Noord-Zaadstraら[5]により行われ，月ごとに生児を得る確率は31歳までは高く，その後は徐々に減少し，38歳では30歳以下の女性の1/4にまで低下していることを明らかにした．このことは平均40〜41歳が子どもを生む最後の時期を意味し，不妊へのスタートになることを示した．この時期の多くの女性では月経が正常周期で来ていても不妊が始まり，約10年後の50〜51歳で閉経になることを意味している．

このように，年をとるにつれて妊孕性が低下するが，これは卵巣機能の低下を意味する閉経という現象があり，これが各個人にすでに決定されていることに由来しているものと思われる．

■生殖の老化(reproductive ageing)

年齢をとるにつれて女性の妊孕性が低下するが，これは卵巣における卵胞や卵の数と質が低下減少することに由来する．これらを総称した現象が生殖の老化(reproductive ageing)といわれている．

卵子は卵胞の中で顆粒膜に包まれており，出生時期には約30万個あるが，思春期のはじめより減少し始め，その後は毎月数百個ずつ消失する．無排卵でも妊娠・産褥・授乳期や経口避妊薬服用時などに消失し，45〜46歳になると卵/卵胞は数千単位となり，51歳では1,000個前後となり，閉経となる．このように生殖の老化はとりもなおさず卵巣の老化(ovarian ageing)によるもので，Faddy

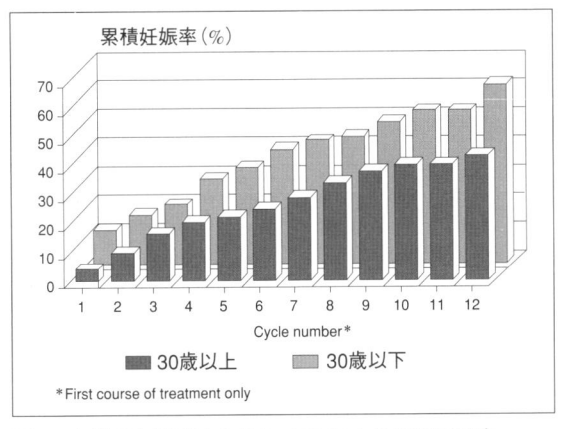

図1 女性の年齢別よりみたAIDによる累積妊娠率

[4] Shenfield F, et al：Effects of age, gravidity and male infertility status on cumulative conception rates following artificial insemination with cryopreserved donor semen：analysis of 2998 cycles of treatment in one center over 10 years. Hum Reprod **8**：60-64, 1993.]

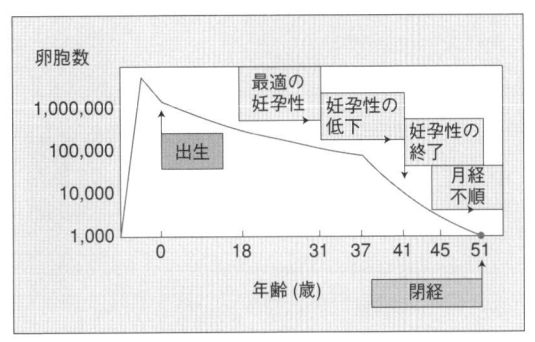

図2 年齢よりみた卵胞数の変化

[6] Faddy MJ, et al：Accelerated disappearance of ovarian follicles in mid-life：implications for forecasting menopause. Hum Reprod **7**：1342-1346, 1992.]

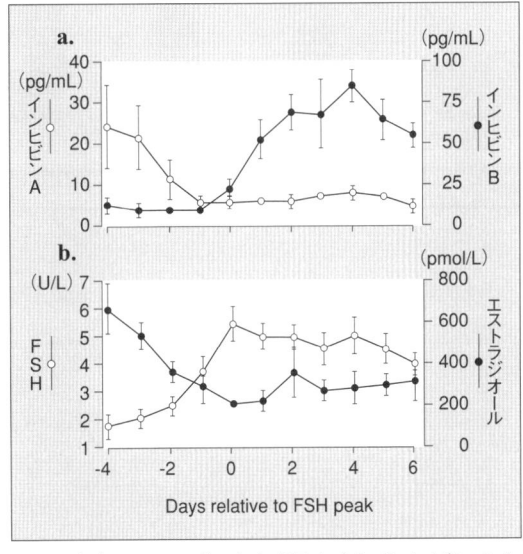

図3 血中のFSHピークからみた(a)インヒビンAとインヒビンBの変動,(b)FSHの動きとエストラジオールの変動

[8] Groome NP, et al：Measurement of dimeric inhibin B throughout the human menstrual cycle. J Clin Endocrinol Metal **81**：1401-1405, 1996.]

ら[6]は生殖にかかわる重要な事項と卵胞数の変化を図2のように図表化している．

しかし，「生殖の老化はすなわち卵巣の老化による」と言うともっともらしいが，卵巣の老化とはどのようにして起こるか興味ある事実である．

■卵巣の老化(ovarian ageing)と内分泌

生殖の老化に関連して最初に現われるサインは35〜40歳でみられるFSHの上昇である．この時期での卵胞数は思春期の1/10に低下している．このことはすでにBrown[7]が提唱したように，卵胞をさらに賦活すべくFSHが上昇するためと考えられている．

FSHの上昇はインヒビンA，インヒビンB，アクチビンA，フォリスチンなどを含んだ卵巣からのFSH調節タンパク質(FSH-modulating protein)のフィードバックにより起こっている．特に小さい卵胞からはインヒビンBが，大卵胞からはインヒビンAが主として分泌されている(図3)[8]．したがって，インヒビンBレベルの減少は卵胞期初期のFSHの上昇と関係があることから，多くの研究者によりインヒビンBとFSHとの関係が論ぜられてきた．しかし，Reameら[9]は若年者と高年者の血中性腺タンパクを測定して図4のようにまとめ，更年期近くになってFSHが上昇するメカニズムはインヒビンBの欠乏によるものではなく，むしろアクチビンAの増加によるものとしている(図5)．

一方，LHの上昇はFSHの上昇よりも遅れて起こっている．成長ホルモン(growth hormone)やインスリン様成長因子(insulin-like growth factor)は年齢とともに減少するが，卵巣の老化と特に関係はなく，むしろ全身の老化現象と関係していると考えられている[10]．

今日までの多くの研究によると，卵胞数が

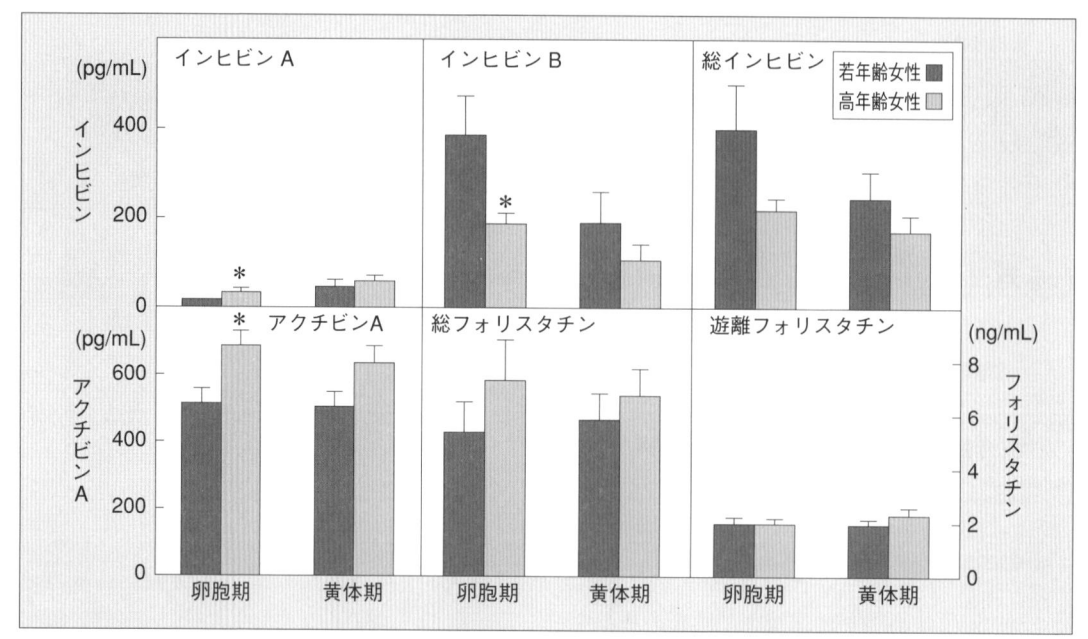

図4　月経周期を有する若年齢と高年齢女性の血中性腺タンパク（インヒビン A，インヒビン B，アクチビン A，フォリスタチン）

*$p<0.05$

[9] Reame NE, et al：Net increase in stimulatory input resulting from a decrease in inhibin B and an increase activin A may contribute in part to the rise in follicular phase follicle stimulating hormone of ageing cycling women. J Clin Endocrin Metab 83：3302-3307, 1998.

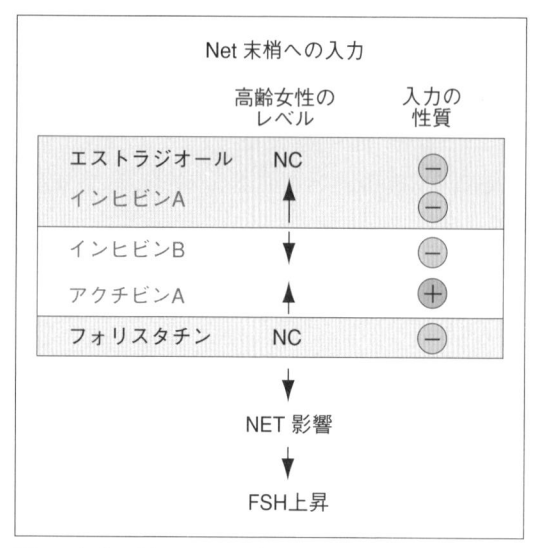

図5　血中に循環している性ステロイドと性腺タンパクの更年期における FSH 上昇のメカニズム

[9] Reame NE, et al：Net increase in stimulatory input resulting from a decrease in inhibin B and an increase activin A may contribute in part to the rise in follicular phase follicle stimulating hormone of ageing cycling women. J Clin Endocrin Metab 83：3302-3307, 1998.

25,000 個になると妊孕性が減退し始め，この時期より閉経になるまでは 13 年間あるとされている．

したがって，45 歳で閉経になる女性では 32 歳ですでに妊孕性が減退し始めることになる．このような女性に対して"early ovarian ageing"という定義が可能であれば，30 歳代のはじめにこの条件に合う女性がおり，全女性の 10％が 45 歳までの間に閉経になる事実からすると，10％の女性が 30 歳代の前半より不妊になることになる[11]．

■卵巣の予備能力測定法

女性における生殖の終わりはまた，卵巣機能の終わりを意味し，卵胞数が 25,000 以下でだいたい 37.5 歳頃に相当する．Richardson ら[12]によれば，規則正しい月経を有している女性では不規則の月経を有する女性に比し，原始卵胞数が 10 倍も多いとしている．Den Tonkelaar ら[13]によると，規則正しい月経が消失し，閉経に至るまでの期間は，年齢にかかわらず 6 年間と述べている．

しかし，年齢とともに不妊の発生の時期は女性個々により異なるため，その時期を知ることは容

易ではない.

個々の女性の卵巣のもつ予備能力を知る方法として, 以下のことが考えられている[14].
① 月経周期3日目のFSH測定
② インヒビンBの測定
③ 超音波による卵巣の容積の測定
④ クロミフェンチャレンジテスト
⑤ GnRHアゴニスト刺激テスト(stimulation test)
⑥ ゴナドトロピン刺激テスト(gonadotropin stimulation test)

これら各種のダイナミックなテスト法があるが, 反応が鈍いか妊娠率が低いかが閉経に近いことを意味している.

Farhi ら[15]は34〜43歳, 平均39.8歳の不妊患者12人においてすべて無排卵が原因不明の不妊症であったが, ホルモンパターンは正常でもゴナドトロピンに反応しなく, すべてが数カ月以内で卵巣機能が喪失したことより, ゴナドトロピンへの無反応は閉経が迫っている最初のサインとした.

同様に, Nikolaou ら[16]はIVF周期でゴナドトロピンに反応しない女性12人と, 同じ年齢で反応した24人とその後の閉経, 更年期障害などを調査し, 無反応群では12人中8人が, また対照群では24人中1人が7年以内に閉経となったことから, ゴナドトロピンによる過剰の刺激は卵巣機能を知るよい方法であるとしている.

Lawson ら[17]はIVFに際し, FSHが≦10 IU/Lでゴナドトロピンによく反応しないpoor responder 118人と, 若年者でもFSHが≧10 IU/Lで, IVFが施行できなかった164人と, 対照265人につきその後の閉経状態を調査した. 年齢と喫煙の習慣などを調査し, FSH上昇しpoor responderはFSH上昇群より6倍, 対照より26倍も10年以内に閉経をみる人が多かった. このことより, FSHの上昇と卵巣へのゴナドトロピン刺激に対するpoor responseは閉経が近いことを予知するよい方法であるといえる.

女性の閉経後の健康被害について, 骨粗鬆症や心血管系の障害などが指摘されてきており, 卵巣の老化とその対応は急務であるといえよう.

文献

1) van de Kaa DJ：Europe's second demographic transition. Pop Bull **42**：1-57, 1987.
2) te Velde ER, et al：The variability of female reproductive ageing. Hum Reprod Update **8**：141-154, 2002.
3) Abma IC, et al：Fertility, family planning, and women's health：new data from the 1995 National Survey of Family Growth. Vital Health Stat **23**：1-114, 1997.
4) Shenfield F, et al：Effects of age, gravidity and male infertility status on cumulative conception rates following artificial insemination with cryopreserved donor semen：analysis of 2998 cycles of treatment in one center over 10 years. Hum Reprod **8**：60-64, 1993.
5) van Noord-Zaadstra BM, et al：Delaying child-bearing：effect of age on fecundity and outcome of pregnancy. Br Med J **302**：1361-1365, 1991.
6) Faddy MJ, et al：Accelerated disappearance of ovarian follicles in mid-life：implications for forecasting menopause. Hum Reprod **7**：1342-1346, 1992.
7) Brown JB：Pituitary control of ovarian function-concept derived from gonadotropin therapy. Aust NZJ Obstet Gynaecol **18**：46-54, 1978.
8) Groome NP, et al：Measurement of dimeric inhibin B throughout the human menstrual cycle. J Clin Endocrinol Metal **81**：1401-1405, 1996.
9) Reame NE, et al：Net increase in stimulatory input resulting from a decrease in inhibin B and an increase activin A may contribute in part to the rise in follicular phase follicle stimulating hormone of ageing cycling women. J Clin Endocrin Metab **83**：3302-3307, 1998.
10) te Velde ER, et al：The variability of female reproductive ageing. Hum Reprod Update **8**：141-154, 2002.
11) Nikolaou D, et al：Early ovarian ageing：a hypothesis, detection and clinical relevance. Hum Reprod **18**：1137-1139, 2003.
12) Richardson S, et al：Follicular depletion during the menstrual transition：evidence for accelerated loss and ultimate exhaustion. J Clin Endocrin Metab **65**：1231-1237, 1987.
13) Den Tonkelaar I, et al：Menstrual cycle length preceding menopause in relation to age at menopause. Maturitas **29**：115-123, 1998.
14) Nikolaou D, et al：Is there a link between an extremely poor response to ovarian hyperstimulation and early ovarian failure？ Hum Reprod **17**：1106-1111, 2002.
15) Farhi J, et al：Non-response to ovarian stimulation in normo-gonadotrophic, normo-gonadal women：a clinical sign of impeding onset of ovarian failure pre-empty the rise in basal follicular stimulating hormone level. Hum Reprod **12**：241-243, 1997.
16) Nikolaou D, et al：Is there a link between an extremely poor response to ovarian hyperstimulation and early ovarian failure？ Hum Reprod **17**：1106-1111, 2002.
17) Lawson R, et al：Poor response to ovulation induction is a stronger predictor of early menopause than elevated basal FSH：a life table analysis. Hum Reprod **18**：527-533, 2003.

4 卵巣の予備能力の消失（diminished ovarian reserve：DOR）

　年齢をとるにつれて女性の妊孕性が低下するが，これは卵巣における卵胞のプールの量と質が減退し，卵の数や質も低下することに由来すると考えられている[1)2)]．高齢の女性でも若い女性から卵の提供を受けることにより妊娠するという事実は，年齢をとることの妊孕性の低下はまさに卵の質の低下によることを如実に示している[3)]．

　卵の量と質を知る指標として"ovarian reserve"（卵巣の予備能力）をあらかじめ知る方法が注目されている．特に年齢と関係なく発育卵胞の数や顆粒膜細胞の機能が低下している場合もあり，これらは"diminished ovarian reserve"（卵巣の予備能力の消失，DOR）といわれている．女性が特別に病態生理学的な変化がない場合に妊娠しうる能力を"reproductive potential"（生殖の潜在能力）というが，DORは生殖の潜在能力の低下の主な病因となっている．

■年齢と妊孕性の減退

　年齢とともに妊孕性が低下する．すでに古典的研究になるが，Tietze[4)]は避妊が厳禁されているHutterite（フッター派）の結果を報告している．すなわち，大部分が25歳までに結婚し，45～50歳まで結婚生活を維持している．このなかで不妊の数は30歳以下で7％であったが，年齢が進むにつれて増加し，40歳で33％，45歳で87％，50歳になると全員が不妊になるという．

　Menkenら[5)]はアメリカの女性の不妊症は，20～29歳で10％，30～39歳で25％，30歳以上で50％が妊娠するのが困難であると指摘している．

　たしかに女性は年齢をとるにつれて，骨盤内炎症，子宮筋腫，卵管炎，子宮内膜症など女性性器を中心にして種々の疾患に罹患する頻度が増加する．また同時に夫の高齢化にも伴い性交頻度も減少する．Schwartz[6)]らによればドナーの精液により12周期にわたり人工授精を行った妊娠率をみると，女性の年齢が30歳以下の場合は年齢による差異はないが，35歳を過ぎると年齢が増加するにつれて妊娠率が低下する．この事実は体外受精（IVF）の場合にも示されており，DORによることが主で，子宮の受容性（receptiviness）の因子は少ないものと思われる．

　図1は新生児から閉経になるまでの卵胞数の変化である[7)]．出生時には卵胞数はかなり多く存在しているが，出生後は急速に減少する．妊孕性を維持するためにはある一定の閾値以上の卵胞数が必要で，なかには比較的に若い女性でも卵胞のプールが減少し，希発月経や不妊を訴える者もある[7)]．

　この卵胞のプールの消失の引き金となるものは何か．卵胞数の急激な喪失の時期とFSHの上昇の時期とは一致しており，FSH上昇が卵胞の消失の引き金となっている可能性がある．しかしFSHの上昇は結果でありその原因は卵胞閉鎖と消失のアポトーシスに由来することもあり，多くの因子が関与していると考えられる．

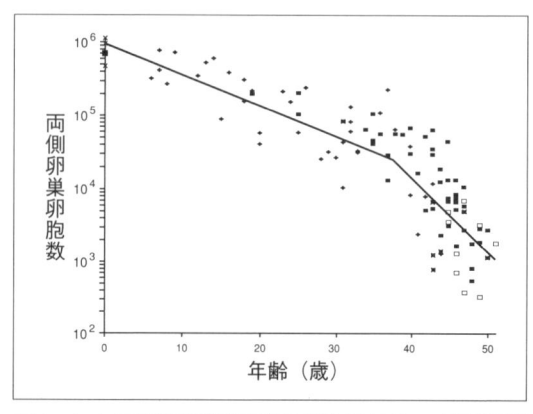

図1 ヒトの両側卵巣卵胞数の新生児から51歳閉経期までの推移

[7) Klein J, et al：Assessing fertility in women of advanced reproductive age. Am J Obstet Gynecol 185：758-770, 2001.]

■卵巣の予備能力の測定法

卵巣の予備能力を知るにはいろいろの方法が考案されているが，年齢を除くと以下のものがある．

1．性ステロイド

卵巣の予備能力を知るものとして，卵巣より分泌される性ステロイド，特にエストラジオール(E_2)とプロゲステロンの測定がある．この点につき，すでに Lee ら[8]は規則的な月経周期をもつ 24～50 歳の女性の血中 E_2 とプロゲステロンを測定し，年齢群の間に大きな変動はなかったと報告している．なぜなら，これらの女性は妊娠を試みることもなかったため，あえて妊孕性などの卵巣の予備能力をみるという直接的な関連性がないからである．したがって卵巣の予備能力を知る目的で性ステロイドの測定は必ずしも有力な方法とはいえない．

2．basal FSH レベル

ステロイドに代わり最も注目されるのが basal レベルの FSH である．

すでに Muasher ら[9]は IVF による妊娠率は FSH レベルの低いグループに高く，basal FSH の高値を示したグループには妊娠例はなかったと報告している．しかし，これには患者数が少ないので多くの患者で検討する必要がある．

したがって day 3 の basal レベルの FSH が注目され Scott ら[10]は 758 回の IVF サイクルで FSH 高値群は妊娠率が著明に低く，FSH レベルが 15 mIU/mL 以下では妊娠率が高いことを認めた．特に basal FSH の値について，25 mIU/mL 以上では妊娠率が 5% 以下で，これらの患者では卵胞の発育も悪く，卵の産生も少なく，したがって胚移植数も少なかった．このことより，卵巣の予備能力を知るには年齢のみでなく，basal FSH 値の測定が最もよく，IFV などの治療法の成功率や費用を推定するうえでも重要な方法と考えられる．

同じセンターからの Toner ら[11]のさらなる研究で，連続 1,478 IVF 周期で basal FSH レベルは比較的に予後判定に有用であるが，年齢が進むにつれて妊娠率は低下することを認めている．

しかし，day 3 の FSH 値は妊娠率と IVF のキャ

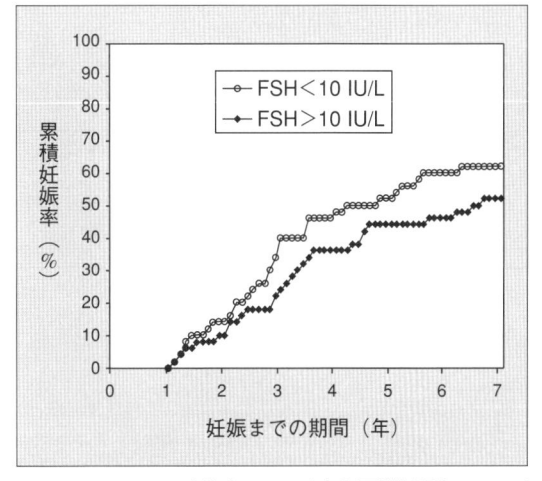

図2 basal FSH 高値(>10 IU/L)と正常対照(<10 IU/L)との累積妊娠率の比較

[12] van Montfrans JM, et al：Predictive value of basal follicle-stimulating hormone concentrations in a general subfertility population. Fertil Steril **74**：97-103, 2000．]

ンセル率の両者にとってもよい予知の指標となると評価している．

また，van Montfrans ら[12]は排卵性月経を有する一般の不妊患者と，年齢のマッチした対照とで FSH 値と妊娠の予後を測定した．basal FSH 値が 10.0 IU/L 以上の不妊患者 50 人と対照 50 人とで 3～5 年間にわたり妊娠の状況を follow した．basal FSH の上昇している女性の妊娠率は 52%，対照は 62%．児の出産は上昇群 42%，対照は 46%(**図2**)．平均の妊娠までの期間は上昇群 3.0 年に対し対照群 3.4 年．大部分は自然の受精で妊娠していた．このことより，多変量解析で両群と有意差はなかったと結論している．

また，Abdalla ら[13]も 2,057 人に IVF/ICSI を 3,401 回行い，day 2～4 の間の FSH 値を A 群 10 IU/L 以下，B 群 10.1～15 IU/L，C 群 15.1～20 IU/L，D 群 20 IU/L 以上の 4 種に分けて採卵数・妊娠率・出産率を比較して**表1**のごとくまとめている．平均年齢は上昇するにつれて FSH 値は上昇し，FSH 値高値群には採卵するためのゴナドトロピンの投与量も多く，妊娠率は低かった．しかし，受精率・流産率には差がなかった．

さらに最近 van Rooij ら[14]は IVF の患者のなかで 40 歳以上で正常な FSH 値をもっている者と，

若いが FSH 値が 15 IU/L 以上の者との間で，卵胞の発育・着床率・妊娠率を比較した．特に FSH 高値を示した患者は卵胞の発育数も少なく，また高齢者は着床率・妊娠率も低く，卵の質も低下していた．むしろ FSH 高値の若年者は妊娠率が 25% と比較的高値を示した．このことは basal FSH 高値は直ちに卵巣の老化を意味するのではなく，必ずしも卵巣の予備能力が低下しているとは限らないとしている．

一方，Levi ら[15] は不妊症患者数 9,802 人につき basal FSH ＞ −1.2 IU/L を DOR と診断し，正常卵巣機能をもつ不妊患者 8,768 人と DOR 1,034 人で流産率を比較すると，正常群で 35 歳以下 16.4%，35〜39 歳 13.7%，40 歳以上 33.2% と比し DOR はそれぞれ 57.1%，63.6%，90% と DOR 群に有意高率であった（図 3）．

3．クロミフェンチャレンジテスト（CCCT）

クロミフェンは排卵誘発剤として用いられてきたが，1987 年 Navot ら[16] によりクロミフェンチャレンジテスト（clomiphene citrate challenge test：CCCT）として用いられた．これはクロミフェン 100 mg/日を day 5〜9 の 5 日間投与し，day 3 と day 10 の血中 FSH 値を測定し，day 10 でむしろ上昇していれば異常と考える．original の報告によると，35 歳以上の不妊患者 51 人のすべては正常の basal FSH 値を示したが，このうち 18 人は CCCT で上

表1　月経周期 2〜4 日目の basal level の FSH 値を 4 群に分けたときの IVF の成績

	A 群 (FSH＜10.1 IU/L)	B 群 (FSH 10.1〜15 IU/L)	C 群 (FSH 15.1〜20 IU/L)	D 群 (FSH＞20 IU/L)
患者数	1,721	245	58	33
平均年齢±SD[b]	35.8±4.7	38.2±4.4	38.8±4.4	40.3±4.8
不妊期間（平均±SD）[b]	4.45±3.7	4.57±4.1	3.94±2.69	4.21±3.87
中止率（%）[a]	6.1	14.0	32.8	42.4
ゴナドトロピン使用日数（平均±SD）[b]	11.7±2.9	11.8±2.9	11.9±4.0	11.6±3.8
使用したゴナドトロピンのアンプル数（平均±SD）[d]	37.6±15.6	49.4±18.7	51.0±17.2	49.1±21.6
hCG 投与時の卵胞 1 個あたりのエストラジオール（IU）[e]	423.1	417.8	452.3	683.9
平均採卵数[d]	9.9	5.6	3.8	2.5
受精率（%）[e,f]	59.5	58.3	60.9	62.0
移植可能な平均胚数[d]	5.53	3.14	2.92	2.15
移植された平均胚数[d]	2.20	1.82	1.63	1.05
周期あたりの妊娠率（%）[b]	32.3(554/1,721)	19.8(48/245)	17.5(10/58)	3.0(1/33)
周期あたりの生産率（%）[b]	24.7(425/1,721)	13.2(32/245)	13.8(8/58)	3.0(1/33)
採卵卵子数あたりの妊娠率（%）[b]	34.3(554/1,615)	23.0(48/209)	25.6(10/39)	5.3(1/19)
採卵卵子数あたりの生産率（%）[b]	26.3(425/1,615)	15.3(32/209)	20.5(8/39)	5.3(1/19)
流産率（%）[b]	23.3(129/554)	33.3(16/48)	20.0(2/10)	0(0/1)
1〜4 個の卵を採卵したときの生産率（%）[c]	10.5(26/248)	8.5(7/82)	19.0(4/17)	9.1(1/11)
3 周期後の累積生産率（%）	51.2	38.9	36.1	19.2

[a]X^2−交叉集計試験を用いたときの有意差推計比較　$p<0.001$
[b]推計的に有意差はない
[c]アンプル数＝pure FSH（75 IU）の場合と hMG（75 IU FSH と LH）の場合がある
[d]ANOVA 試験を用いた推計的有意差　$p<0.001$
[e]推計的に有意差はない
[f]平均

［13］Abdalla H, et al：An elevated basal FSH reflects a quantitative rather than qualitative decline of the ovarian reserve. Hum Reprod 19：893-898, 2004.

昇を示して DOR と分類された．そのうち 1 人(1/18，6%)は妊娠したが，basal FSH と CCCT とで正常の者では 14 人(14/33，42%)は妊娠した．この報告以来，CCCT は ART プログラム参加者の予後判定に用いられるようになった．

Scott ら[17]は一般不妊患者 236 人に CCCT を行い，約 10%が異常を示した．正常を示した者のうち 43%は妊娠したが，異常値を示して DOR と診断されたものは 9%しか妊娠しなかった．CCCT の異常値を示した 23 人中 7 人が day 3 の FSH 値が上昇していた．したがって CCCT は basal FSH のみの測定より感度がよいと考えられる．

Klein ら[7]は CCCT の 3 つの研究と FSH のみの大規模の研究を表 2 のようにまとめている．DOR の予知をみると，CCCT で異常値を示した 75 人中妊娠した者はわずかに 1 人で，累積妊娠率は 1/75(1.3%)であった．day 3 FSH の異常値を示した者は 136 人あり，妊娠した者は 2 人で累積妊娠率は 2/136(1.5%)とともに低い．ここでの CCCT を行った患者は 35 歳以上に限定しているが，年齢制限をしない basal FSH のみで分類したときに多くの者が正常群に入っており，単純に両群の比較はできないが，CCCT を行うことにより異常をより詳細に知ることができる．

しかし，Hofmann ら[18]は人工授精群(IUI) 98 人と IVF 群 188 人につき，hMG 投与後の hCG 投与時期の血中プロゲステロン/エストラジオール×1,000 比と CCCT で正常と異常と分けて DOR の関連を調べたが，血中ステロイド比と CCCT とも出産率に関連性は見出せなかったとしている．

■GnRH アゴニスト刺激テスト(GnRH agonist stimulation test：GAST)

1990 年，Padilla ら[19]，Garcia ら[20]は GAST 法を考案して発表した．これは酢酸リュープロリド(leuprolide acetate)を体重 70 kg 以下は 0.75 mg，70 kg 以上は 1 mg 皮下に注射し，3 日目の血中 E_2 を測定するものである．GnRH アゴニストの flare-up の結果として急速に血中 E_2 が増加し，翌日には急速に低下する作用を利用し，卵胞の反応・数による血中 E_2 の反応をみるものである．Padilla ら[19]は 4 群に分け臨床的妊娠の頻度を計算した．

（臨床的妊娠）

Pattern A (41 人) 急速に E_2 が
　上昇し day 4 まで低下する　　　　　　　46%
Pattern B (16 人) E_2 の上昇は
　ゆっくりで day 6 まで低下する　　　　　38%
Pattern C (19 人) E_2 の持続的に高値　　16%

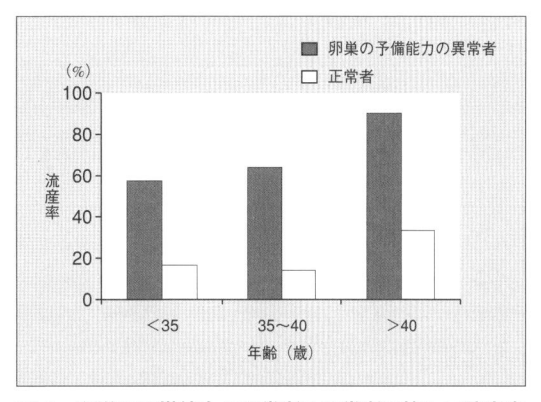

図3 卵巣の予備能力の異常者は正常者に比して流産率が高い

[15] Levi AJ, et al：Reproductive outcome in patients with diminished ovarian reserve. Fertil Steril **76**：666-669, 2001.]

表2 クロミフェンチャレンジテストと basal FSH を用いた卵巣予備能力の成績と妊娠率

著者	n	テスト	正常(%)	妊娠(%)	異常(%)	妊娠(%)
Navot, et al*	51	CCCT	33(64.8)	14(42.4)	18(35.2)	1(5.6)
Loumaye, et al	114	CCCT	94(82.5)	26(27.7)	20(17.5)	0(0)
Tanbo, et al	91	CCCT	54(59)	6(12)	37(41)	0(0)
Scott, et al	758	FSH	702(92.6)	152(25.2)	56(7.4)	2(3.6)
Toner, et al	1478	FSH	1398(95)	?(<15)	80(5)	0(0)

*排卵誘発患者

[7] Klein J, et al：Assessing fertility in women of advanced reproductive age. Am J Obstet Gynecol **185**：758-770, 2001.]

Pattern D（18人）早期のE₂の上昇は
　欠如している　　　　　　　　　　6%

したがってGASTによる早期E₂の上昇がみられない場合には予後が悪いと考えられる．

Ranieriら[21]はIVF患者177人につき，day 2で血中FSH・E₂・FSH/LH比を測定し，GnRH-aで刺激後に3〜4日後のΔFSH，ΔE₂の増加量を測定し，特に卵胞数とΔE₂との間の関連性を認めた．特に卵胞の数は次の式で算定されるという．

卵胞数の平方根＝$4.42+0.004(\Delta E_2)-0.098$（FSHレベル）$-0.049$（患者の年齢）

■ゴナドトロピン刺激試験

ゴナドトロピンのうち主としてFSHは卵巣を過剰に刺激することによって卵胞を発育させ，それに伴ってE₂の上昇を測定して卵巣の予備能力を知るものである．これは年齢にもとづき生殖現象が減退することを反映するものである．

Rosenwaksら[22]は正常な女性は標準的なゴナドトロピンによりよく反応するが，反応の悪いいわゆるlow responderはE₂のピークが低く，卵胞の発育も悪く，妊娠率も極めて低い．このことよりDORを容易に判定することが可能となる．

■インヒビン

インヒビンは二量体のポリペプチドで，αとβAサブユニットからなるインヒビンAと，αとβBサブユニットからなるインヒビンBの2種類からなっている．両者とも卵巣顆粒膜細胞から産生されると考えられているが，インヒビンAは主として黄体期に，インヒビンBは主として卵胞期に分泌されると考えられている[23]．特にインヒビンBは卵胞期初期の血中FSHの上昇につれて減少することより[24]，卵胞期初期の卵胞の予備能力を表すものとして注目されている[25]．

Danforthら[26]は39〜52歳の規則正しい月経周期をもつ25人の女性について，月経とFSH，インヒビンとの関係を調査し，特にインヒビンBはFSHよりも卵巣の予備能力を知るよい指標であると報告している．

Hofmannら[27]も正常な卵巣機能をもつ女性19人と，DORの患者15人につき，月経周期day 3をCCCTによるday 10とでインヒビンB値を比較して，全例ともday 10の値がday 3より高値であり，特に正常の卵巣機能をもつ女性ではDORよりもday 3とday 10は高値でFSHとは逆相関を示したと報告している．

このように血中のインヒビンの測定は卵巣機能を知るうえで興味ある点であるが，いまだあまり広く用いられておらず，現時点では卵巣の予備能力を知るよい方法とはいえないため今後の研究の結果を待ちたい．

■抗ミュラー管ホルモン（AMH）

抗ミュラー管ホルモン（anti-Müllerian hormone：AMH）は形質転換成長因子β（transforming growth factor-β：TGF-β）ファミリーのメンバーで，男子の胎生期とミュラー管の退行を促す因子として同定されている[28]．女性ではAMHまたはミュラー管抑制物質（Müllerian inhibiting substance）として知られ，卵胞の顆粒膜より産生されている[29]．

ヒトの生殖年齢の期間にAMHは血中で測定できるくらい存在し[30]，主として発育卵胞で産生され，卵胞のプールの量を質を表すマーカーとして用いられる[31]．

van Rooijら[32]はIVF患者119人につき，AMH値を年齢，採卵時の卵数，day 3の卵胞数，day 3のE₂，インヒビンB，FSH値との関係を調べてまとめて報告している．これによると，AMH値は卵胞数や卵の回収数と強い相関を示している．

したがってAMHは卵巣の予備能力を知るマーカーとして用いられよう．

■治療と卵巣の予備能力

婦人科領域でも腹腔鏡下治療がルーチンに行われるようになり，良性卵巣腫瘍による卵巣の一側摘出や部分切除後の残存卵巣の機能について，いまだ解決されていない問題がある．

文献上は腹腔鏡下卵巣嚢胞摘出後の妊孕性はほとんど変わりないとの報告が多い[33]．

Somigliana ら[34]は子宮内膜症で一側卵巣の部分切除を受けた患者に対し，IVF の際の hCG 投与時の 15 mm 以上の卵胞数を正常側と比較し，正常側 4.2±2.5 個に比し手術側 2.0±1.5 個で有意に減少していた（図 4）．

また，小児がんで化学療法などによって生存率が上昇してきているが，Larsen ら[35]は治療後 FSH 基礎値が 10 IU/L 以下の生存者と年齢のマッチした健康対照者を比較すると，生存者は卵巣が小さく，卵胞数も少なかった．したがって小児がんの治療後の生存者は規則的な月経周期を有し FSH 値が低くても，卵巣の予備能力が低下していることが明らかになった（図 5）．

おわりに

不妊症の治療の際に卵巣の予備能力（ovarian reserve）を知ることは，治療法の選択や予後を知るうえで重要である．

経腟超音波による卵胞の計測は広く行われ，特にゴナドトロピン投与による low responder の女性は卵胞数が有意に少ないことが指摘されているが[36]，今日まで多くの方法が検討されてきている．

しかし，依然として年齢は有力な指標に変わりはない．

性ステロイドの測定は卵胞より主として分泌される E_2 とプロゲステロン（P）が注目されるが，Younis ら[37]は DOR は $P/E_2 \times 1,000$ 比が 1.1 以上であるとしている．これはこの比が上昇している患者は E_2 のピークが低く，P のピークが高いもので，この場合には卵胞が少ないものが多い．

basal FSH レベルが高値でクロミフェンや GnRH アゴニスト，ゴナドトロピンなどによる卵

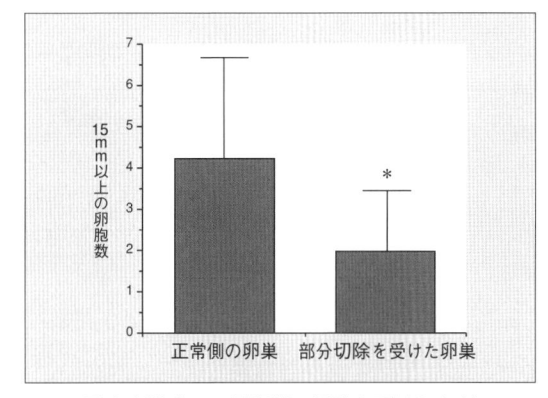

図4 子宮内膜症で一側卵巣の切除を受けた患者の IVF 時に hCG を投与する時期の 15 mm 以上の卵胞数の正常側との比較

[34] Somigliana E, et al：Does laparoscopic excision of endometriotic ovarian cysts significantly affect ovarian reserve? Insights from IVF cycles. Hum Reprod 18：2450-2453, 2003.

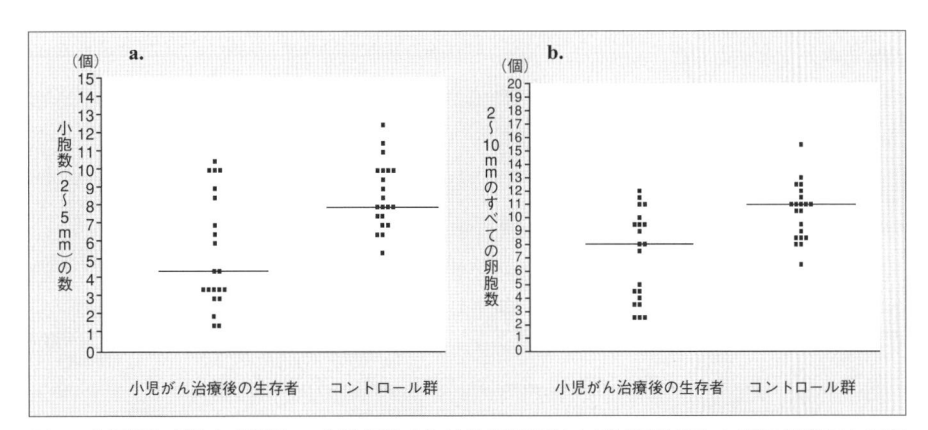

図5 小児期にがんに罹患し，化学療法または放射線療法を受けて生存した者の卵巣ごとに存在する卵胞の数
　　a．小卵胞（2～5 mm）の数
　　b．2～10 mm のすべての卵胞数

[35] Larsen EC, et al：Diminished ovarian reserve in female childhood cancer survivors with regular menstrual cycles basal FSH ＜10 IU/L. Hum Reprod 18：417-422, 2003.

巣への刺激による卵巣の反応の低下は，卵巣における潜在的な予備能力が低下しているものとして注目されている．

Toner[38]によれば，年齢は卵の質(egg quality)を，FSHは卵の量(egg quantity)を表すよい予言者であると述べているが，いくつかのテストを用いて評価する必要がある．

Gleicher[39]はまたDORの特徴として
①排卵誘発剤による卵巣刺激に抵抗がある．
②この場合薬剤を増量しても効果がない．
③したがって妊孕性が著しく低下している．
④早発閉経のリスクが高い．
などを挙げている．

特にDORと診断された女性に対する治療について，microdose GnRHアゴニスト酢酸リュープロライド(leuprolide acetate) 50μgを月経周期2日目よりhCGによる排卵誘発まで1日2回皮下注射し，アゴニスト注射後2日目よりFSH投与開始する．FSHは450〜600 IU/日を投与し，高用量のFSHを投与しても通常は卵巣過剰刺激はみられない．このような方法でIVFによるよい成績を得ることができたと報告している．

文献

1) Bopp BL, et al：Oocyte loss and the perimenopause. Clin Obstet Gynecol **41**：898-911, 1998.
2) te Velde ER, et al：The variability of female reproductive ageing. Hum Reprod Update **8**：141-154, 2002.
3) Navot D, et al：Age-related decline in female fertility is not due to diminished capacity of the uterus to sustain embryo implantation. Fertil Steril **61**：97-101, 1994.
4) Tietze C：Reproductive span and rate of reproduction among Hutterite women. Fertil Steril **8**：89-97, 1957.
5) Menken J, et al：Age and infertility. Science **233**：1389-1394, 1986.
6) Schwartz D, et al：Female fecundity as a function of age；results of artificial insemination in 2193 nulliparous women with azoospermic husbands, Federation CECOS. N Engl J Med **306**：404-406, 1982.
7) Klein J, et al：Assessing fertility in women of advanced reproductive age. Am J Obstet Gynecol **185**：758-770, 2001.
8) Lee SJ, et al：The effect of age on the cyclical patterns of plasma LH, FSH, oestradiol and progesterone in women with regular menstrual cycles. Hum Reprod **7**：851-855, 1988.
9) Muasher SJ, et al：The value of basal and/or stimulated serum gonadotropin levels in prediction of stimulation response and in vitro fertilization outcome. Fertil Steril **50**：298-307, 1988.
10) Scott RT, et al：Follicle-stimulating hormone levels on cycle day 3 are predictive of in vitro fertilization outcome. Fertil Steril **51**：651-654, 1989.
11) Toner JP, et al：Basal follicle stimulating hormone levels is a better predictor of in vitro fertilization performance than age. Fertil Steril **55**：784-791, 1991.
12) van Montfrans JM, et al：Predictive value of basal follicle-stimulating hormone concentrations in a general subfertility population. Fertil Steril **74**：97-103, 2000.
13) Abdalla H, et al：An elevated basal FSH reflects a quantitative rather than qualitative decline of the ovarian reserve. Hum Reprod **19**：893-898, 2004.
14) van Rooij IA, et al：Women older than 40 years of age and those with elevated follicle stimulating hormone levels differ in poor response rate and embryo quality in in vitro fertilization. Fertil Steril **79**：482-488, 2003.
15) Levi AJ, et al：Reproductive outcome in patients with diminished ovarian reserve. Fertil Steril **76**：666-669, 2001.
16) Navot D et al：Prognostic assessment of female fecundity. Lancet **2**：645-647, 1987.
17) Scott RT, et al：A prospective evaluation of clomiphene citrate challenge test screening in the general population. Obstet Gynecol **82**：539-545, 1993.
18) Hofmann GE, et al：Elevated serum progesterone-to-estradiol ratio during gonadotropin stimulation for intrauterine insemination or in vitro fertilization is not associated with diminished ovarian reserve. Fertil Steril **78**：47-50, 2002.
19) Padilla SL, et al：Prognostic value of the early serum estradiol response to leuprolide acetate in in vitro fertilization. Fertil Steril **53**：288-294, 1990.
20) Garcia JE, et al：Follicular phase gonadotropin-releasing hormone agonist and human gonadotropin, a better alternative for ovulation induction in in vitro fertilization. Fertil Steril **53**：302-305, 1990.
21) Ranieri DM, et al：Simultaneous evaluation of basal follicle-stimulating hormone analogue stimulation；an improved predictor of ovarian reserve. Fertil Steril **70**：227-233, 1998.
22) Rosenwaks Z, et al：Recruitment of fertilized eggs. In In Vitro Fertilization, edited by Jones H W Jr et al, pp30-52, Williams & Wilkins, MD, 1986.
23) Groome NP, et al：Measurement of dimeric inhibin B throughout the menstrual cycle. J Clin Endocrinol Metab **81**：1401-1405, 1996.
24) Klein NA, et al：Decreased inhibin B secretion is associated with the monotropic FSH rise in older, ovulatory women；a study of serum and follicular fluid levels of dimeric inhibin A and B in spontaneous menstrual cycles. J Clin Endocrinol Metab **81**：2742-2745, 1996.
25) Seifer DB, et al：Day 3 inhibin-B is predictive of assisted reproductive technologies outcome. Fertil Steril **67**：110-114, 1997.
26) Danforth DR, et al：Dimeric inhibin；a direct marker of ovarian aging. Fertil Steril **70**：119-123, 1998.
27) Hofmann GE, et al：Inhibin-B；the physiological basis of the clomiphene citrate challenge test for ovarian reserve screening. Fertil Steril **69**：474-477, 1998.
28) Behringe RR, et al：Müllerian-inhibiting substance function during mammalian sexual development. Cell **79**：415-425, 1994.
29) Vigier B, et al：Production of anti-Müllerian hormone；another homology between Sertoli and gramulosa cells. Endocri-

nology **114**：1315-1320, 1984.
30) Lee MM, et al：Müllerian inhibiting substance in humans；normal levels from infancy to adulthood. J Clin Endocrinol Metab **81**：571-576, 1996.
31) te Velde ER, et al：The variability of female reproductive aging. Hum Reprod Update **8**：141-153, 2002.
32) van Rooij IA, et al：Serum anti-Müllerian hormone levels；a novel measure of ovarian reserve. Hum Reprod **17**：3065-3071, 2002.
33) Hemmings R, et al：Results of laparoscopic treatments of ovarian endometriomas；laparoscopic ovarian fenestration and coagulation. Fertil Steril **70**：527-529, 1998.
34) Somigliana E, et al：Does laparoscopic excision of endometriotic ovarian cysts significantly affect ovarian reserve? Insights from IVF cycles. Hum Reprod **18**：2450-2453, 2003.
35) Larsen EC, et al：Diminished ovarian reserve in female childhood cancer survivors with regular menstrual cycles basal FSH ＜10 IU/L. Hum Reprod **18**：417-422, 2003.
36) Pellicer A, et al：Evaluation of the ovarian reserve in young low responders with normal basal levels of follicle-stimulating hormone using three-dimensional ultrasonography. Fertil Steril **70**：671-675, 1998.
37) Younis JS, et al：Increase progesterone/estradiol ratio in the late follicular phase could be related to low ovarian reserve in in vitro fertilization-embryo transfer cycles with a long gonadotropin-releasing hormone agonist protocol. Fertil Steril **76**：294-299, 2001.
38) Toner JP：Age＝egg quality, FSH Level＝egg quantity. Fertil Steril **79**：491, 2003.
39) Gleicher N, et al："Ovarian age-based" stimulation of young women with diminished ovarian reserve results in excellent pregnancy rates with in vitro fertilization. Fertil Steril **86**：1621-1625, 2006.

5 閉経後妊娠（postmenopausal pregnancy：PMP）

1978年，Steptoe, Edwards[1]による世界最初の体外受精・胚移植（IVF-ET）による児の誕生は，その後の生殖医療に革命的な変化をもたらした．さらに1983年，Trounsonら[2]によるdonated oocyte（寄附された卵，提供卵）を用いた妊娠の成功は流産に終わったが，翌年1984年，Lutjenら[3]により早発卵巣機能不全の患者に用いて出産に成功した．それ以来，提供卵を用いることが急速に注目されるに至った．

現代の先進国では，長期間の教育や，安定した職業を見出すために結婚は晩婚化し，さらに確実で簡単に避妊できるピルの普及などにより，女性の妊孕性の最後の年代といわれる30歳代後半まで独身であったり，妊娠を遅らせたりする傾向になってきている．

さらに寿命の延長によって，生殖年齢が遅くなってから妊娠を希望する者も少なくはなく，高齢者に対して卵提供による妊娠の意義が大きくなってきている．

■ 閉経後妊娠

卵提供によるIVFでの妊娠が可能になってくると，今まで人類が経験したことのない閉経後妊娠[4]（postmenopausal pregnancy：PMP）が可能になってきた．

人類はじまって以来，生殖の自然のコース（"natural" course）の期間に生殖が行われ，今日の人類の発展につながってきた．しかし，生殖医療技術の進歩は，自然の閉経という「おきて」を破り進んできた．

PMPの定義は必ずしも一致していなく，40歳以上，45歳以上，50歳以上の女性が提供卵または胚（embryo）を用いて妊娠することをさし，年齢は必ずしも一致しないが，わが国では平均閉経年齢が50歳であることから，50歳以上の妊娠をさすと考えるのが無難である．

ここでは主として50歳以上の女性の妊娠について考察をすすめたい．

■ 高齢者の妊娠・分娩

1990年にSauerら[5]により40歳代の不妊患者に提供卵を用いた妊娠に成功して以来，何歳まで妊娠が可能であるかが注目されるようになった．

その後多くの研究者により高年齢の女性に提供卵を用いた妊娠・分娩例の報告がなされるようになり，ついに，Antinoriら[6]により1995年，63歳の女性が3,150 gの児の出生の報告をみるに至った．1997年，Paulsonら[7]により同様に63歳の女性の妊娠の報告がなされた．

これら孫を持つ年齢の女性が，妊娠・分娩により児を持つことは許されるのか，妊娠をするというのに年齢をとりすぎているということはあるのかなど，学問的な興味のみでなく，社会的な容認が必要となってきた．

すでにこれらの事実より，Sauer[8]は1998年に注意深い検証なくして希望に応じるとした卵提供による高齢者への妊娠には，警告を発している．

■ 閉経後女性への着床への準備

閉経後の女性は卵巣機能がすでに消失しているため，胚移植による着床の準備として外的にエストロゲンとプロゲスチンを投与する必要がある．そのための方法はいろいろあるが，大まかにまとめると，以下のとおりである．

・エストロゲン投与については，

①吉草酸エストラジオール（estratiol valerate）を経口的に[3,9]

Day 1～5	1 mg	Day 6～9	2 mg
Day 10～13	6 mg	Day 14～17	2 mg
Day 18～26	4 mg	Day 27～28	1 mg

②細砕されたエストラジオール(micronized estradiol)を経口的に[10]

 Day 1～5 2 mg Day 6～10 4 mg
 Day 10～13 6 mg Day 14～28 1 mg

③細砕されたエストラジオール(micronized estradiol)を経口的に[11]（図1）

 Day 1～5 1 mg Day 6～9 2 mg
 Day 10～13 6 mg Day 14～28 2 mg

などがあるが，基本的にはエストロゲンは全期間を通して投与し，胚移植直前には投与量を増加させ，移植前よりプロゲスチンを投与する．

プロゲスチンの投与は，経口，経腟，筋注などのいろいろの投与法がある．

①Day 15, 16 プロゲステロン 25 mg/日筋注
 Day 17, 18 プロゲステロン 50 mg/日筋注
 Day 27, 28 プロゲステロン 25 mg/日筋注[12]

②Day 15 プロゲステロン 50 mg/日筋注
 Day 16～28 プロゲステロン 100 mg/日筋注[11]

③Day 14 細砕されたプロゲステロン経腟
 Day 15～26 細砕されたプロゲステロン経腟[13]

このような処置により，卵巣機能がすでに消失している閉経後の女性でも着床と分娩予定日まで胎児を維持することが可能となってきている．

高齢になるほど心身ともに障害をもつ者も多くなり，閉経後の女性に行う際には事前の検査で健康である者に限定する必要がある．

■閉経後女性の妊娠成功率……………………

閉経後の女性の提供卵による妊娠・分娩の成功が報ぜられるようになったが，その成功率は興味あるところである．前記の子宮内膜への着床への準備状態を数周期以上を行った後に胚移植しての成功率をみると，次のとおりである．

Antinori ら[14]は，提供卵 334 個のうち，受精に成功した卵 272 個のなかで，258 個の胚を子宮に移植(258/272＝94.85%)した．このうち，50～60 歳の女性 11 人に対し 35 個の胚を移植し，4 個の胚が着床に成功(4/35＝11.4%)，臨床的妊娠 4 人(4/11＝36.3%)中 3 人が分娩予定日までもち，出産に成功した．25～49 歳までの提供卵を用いた着床率，臨床的妊娠率，分娩数などを表1のようにまとめ，提供卵を用いた場合には，年齢に関係なく妊娠することを明らかにした．

Sauer ら[15]も 50～59 歳の 14 カップル〔平均 52.2±2.5(SD)歳〕に，平均 28.1±2.7(SD)歳の若い妊孕性のある 22 人の提供者（ドナー）より採卵し，そのうち 21 個の胚を 14 人の女性に移植し，9 人が妊娠に成功した．しかし，1 人が流産したために，臨床的妊娠率は 8/21＝38%となっている．

Borini ら[16]は，閉経後の 50～62 歳の女性 34 人に平均 30 歳の若い提供者より得た卵よりできた胚 55 個を移植し，18 個の臨床的妊娠を確認した．この妊娠率は 18/55＝32.7%であった．

一方，卵の提供者 50 人自身へ，44 周期に移植し，臨床的妊娠率 38.6%であった．この比率は閉経後でも変わらず，また，他人の卵でも関係ないことから，高齢者の妊娠の可能性を示した．

Sauer ら[17]は，45～59 歳〔平均 47.3±3.4(SD)歳〕の女性に，35 歳以下の女性より得られた卵を用い

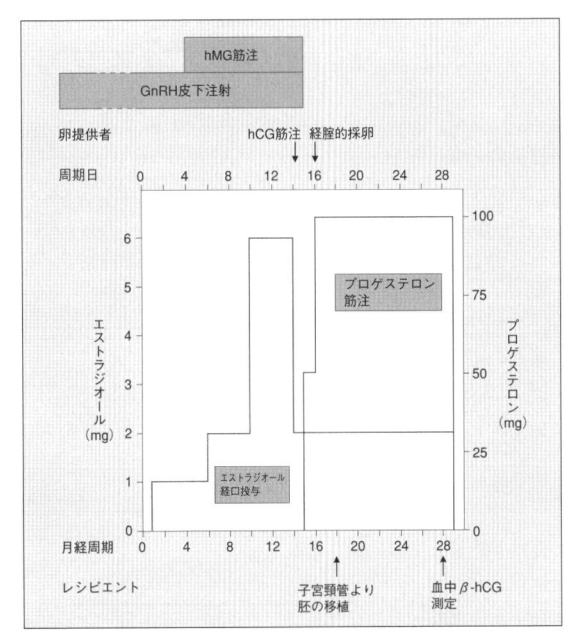

図1 卵提供により 50 歳以上の女性への妊娠を促す際のホルモン投与法

[11] Sauer MV, et al：Pregnancy after age 50；application of oocyte donation to women after natural menopause. Lancet 341：321-323, 1993.

て作成した胚を平均 4.5±1.1 個移植した．採卵数 218 個，移植胚数 212 個，着床胚 103（103/212＝48.6%）．分娩児数 74〔移植胚につき，74/212＝34.9%〕であった．

最近になり，Paulson ら[18]は 50〜63 歳〔平均 52.8±2.9（SD）歳〕に提供卵を用いて胚移植を行った．

	臨床的妊娠	分娩
新鮮胚移植		
89	38（42.7%）	31（34.8%）
凍結胚移植		
32	17（53.1）	14（43.8%）
合計		
121	55（45.5%）	45（37.2%）

これらの報告より，50 歳以上の高齢の女性による妊娠・分娩に関しては，若い女性とほぼ同様であるといえる．分娩の多くは帝王切開によるが，医学的理由よりむしろ年齢を考慮したものが多い．

アメリカの生殖医学会の報告によれば[19]，1998 年卵提供は 4,783 周期，これによる臨床的妊娠 2,327 周期，胚移植に対する妊娠率 48.7%，分娩例は 2,945 人である．したがって，今や卵提供は不妊の治療法の一つとなってきている．このような状態であるが，閉経後の妊娠は母児ともにまったく問題がないといえるのか，特に高齢による母体への悪影響にも考慮する必要がある．

■閉経後妊娠の問題点

閉経後女性の妊娠・分娩成功例の報告が多くなったが，すべて問題がないとはいえない．今までの多くの報告をまとめてみると，以下のことが挙げられる[4)20)〜24)]．

1．心血管系疾患の増加

高齢になるにつれて動脈硬化が進行し，高血圧患者が増加する．そのうえに妊娠が重なると，血液拍出量や循環血漿量などが約 30% 増加し，心機能の予備能力も低下し，心血管系の障害が生じる危険性が大きくなる．

2．糖尿病

膵の Langerhans 島の線維化により，インスリン

表1 レシピエント（recipient）の年齢別にみた提供卵による妊娠・出産率について

患者数	年齢層（歳）					
	25〜29 (n=3)	30〜34 (n=2)	35〜39 (n=6)	40〜44 (n=28)	45〜49 (n=32)	50〜60 (n=11)
提供卵の数	14	7	24	113	131	45
レシピエントに対する平均卵数（±SD）	4.6（0.47）	3.5（0.5）	4.0（0.81）	4.08（0.73）	4.09（0.67）	4.09（0.51）
受精卵の数	13	5	22	97	97	38
移植胚数	13	5	20	92	94	35
患者の周期あたりの平均移植胚数（±SD）	4.0（0.81）	2.5（1.5）	3.33（1.37）	3.28（0.79）	2.93（1.37）	3.18（0.71）
胚あたりの移植率（%）	1/12（8.3）	2/5（40）	2/20（10）	11/92（12）	12/94（12.7）	4/35（11.4）
移植周期あたりの臨床的妊娠数（%）	1（33.3%）[a]	2（100%）	2（33.3%）	11（39.3%）	12（37.5%）	4（36.3%）
分娩予定日までの持続した妊娠数（%）	1（100%）[b]	1（50%）	1（100%）[d]	6（66.6%）[d]	9（75%）	3（75%）
新生児の数（%）	1（8.3%）[c]	1（20%）	2（12.5%）[d]	7（8.2%）	12（12.7%）	3（8.5%）

[a]年齢群での患者の周期と関係する．　[b]臨床的妊娠と関係する．
[c]移植胚と関係する　[d]妊娠継続中は計算より除外した．

[14] Antinori S, et al：Oocyte donation in menopausal women. Hum Reprod **8**：1487-1490, 1993.

表2 医療を行うための処置などに対する卵の提供者の気持ち

医療処置	非常に不愉快 (%)	不愉快 (%)	どちらでもない (%)	愉快 (%)	非常に愉快 (%)
採卵の処置	8.3	25.0	25.0	33.3	8.3
採血による検査	8.3	8.3	54.2	16.7	12.5
ホルモン内服	4.2	8.3	54.2	20.8	12.5
ホルモン注射	4.2	4.2	62.5	16.7	12.5
予約のスケジュール	4.2	4.0	16.7	33.3	41.7
当初の面接	0	0	0	45.8	54.2
臨床スタッフとの関係	0	0	0	45.8	54.2

($n=24$)

[24] Jordan CB, et al：Anonymous oocyte donation；a follow-up analysis of donor's experiences. J Psychonsom Obstet Gynecol 25：145-151, 2004.

の予備能力が低下し，肥満と重なり2型糖尿病が増加する．そのうえ，妊娠合併により糖尿病が悪化する．

3．浮腫・高血圧の増悪の危険

腎を含む体液の調節機能が低下しているうえに妊娠のために，浮腫・高血圧の増悪の危険がある．

4．生まれる児の寿命

生まれる児の寿命は，一般には父母の年齢に関係するといわれてきた．しかし，母親となるのは閉経以後の女性であるが，遺伝的には若い女性の卵であることから大きな問題は少ないといえる．父親となる夫の年齢もかなり高齢の可能性があり，症例を重ねて慎重に検討する必要がある．

5．自然法の倫理に反する

妊孕性の終了を意味する閉経という自然のおきてに反し，人為的操作を用いて，しかも提供卵によるIVFを行うことは問題であると古くから指摘されてきた．さらに，卵を提供する者が生活の困窮者であり，それを受け取る者が経済的に豊かな者という図式に対しても，問題が指摘されている．そのように児が欲しければ，養子縁組により児をもらって育てるべきだとの声もある．

6．卵提供者の精神心理

卵または胚の卵提供者の多くは，IVFを行ったときの余剰の卵または胚であるが，純粋な卵提供者も少なくない．卵提供を行った女性の身体的・心理的な影響も無視できなくなってきている．Jordan[24]によれば，アメリカ女性の卵提供者についての追跡報告は今まで6編あり，重大な副作用は報告されていない．医療処置に対する気持ちについて表2のようにまとめ，採卵の処置は愉快または非常に愉快は40％以上あり，採血やホルモン剤の処置については50％以上が愉快，どちらでもないと回答している．多くの卵提供者が医療処置に前向きに評価している．

7．児の養育

提供卵を用いる閉経以後の女性は，この施術を行う前に諸検査で異常がないとしても，児の養育の過程で各種の疾患に罹り，児が成人に達する前に死亡する可能性もある．したがって，厳密に考慮すると，対象者は極めて限られてくる．

おわりに

2002年アメリカの疾病予防センターの報告によると，2000年の1年間で生殖補助医療技術は約10万件に行われた．そのうちの10％が提供卵を用いて行われており，うち70％以上が46歳以上の女性に対し行われていた．このことは近い将来，わが国でも閉経後の妊娠が問題となってくる可能性があることを示している．

不妊症患者への苦しみや悩みの解消の手段としてIVF-ETや卵提供が行われてきたが，すでに妊

孕期間を過ぎた閉経後の女性に対してまで不妊症の定義を拡大してよいのか，インフォームド・コンセントがあれば医療行為に対して選択は自由で，何人も妨げられないのかが今後議論を呼ぶことになろう．

卵提供は，確かに不妊症治療に画期的な変化をもたらしたが，適応範囲の拡大に懸念する意見もあり，わが国では学会等の意見を参照しながら慎重に対応する必要がある．

文献

1) Steptoe P, et al：Birth after reimplantation of human embryo. Lancet **2**：366-368, 1978.
2) Trounson A, et al：Pregnancy established in an infertile patients after transfer of a donated embryo fertilized in vitro. Br Med J **286**：835-839, 1983.
3) Lutjen P, et al：The establishment and maintenance of pregnancy using in vitro fertilization and embryo donation in a patient with primary ovarian failure. Nature **307**：174-175, 1984.
4) Landau R：The promise of post-menopausal pregnancy (PMP). Soc Work Health Care **40**：53-69, 2004.
5) Sauer MV, et al：Preliminary report on oocyte donation extending reproductive potential to women over 40. N Engl J Med **323**：1157-1160, 1990.
6) Antinori S, et al：Fetal and maternal morbidity and mortality in menopausal women aged 45-63 years. Hum Reprod **10**：464-469, 1995.
7) Paulson RJ, et al：Cumulative conception and live birth rate after oocyte donation；implications regarding endometrial receptivity. Hum Reprod **12**：835-839, 1997.
8) Sauer MV：Motherhood at any age? egg donation was not intended for every one. Fertil Steril **69**：187-188, 1998.
9) Devroey P, et al：Oocyte donation in patients without ovarian function. Hum Reprod **3**：699-704, 1988.
10) Rosenwaks Z：Donor eggs, their application in modern reproductive technologies. Fertil Steril **47**：895-909, 1987.
11) Sauer MV, et al：Pregnancy after age 50；application of oocyte donation to women after natural menopause. Lancet **341**：321-323, 1993.
12) Navot D, et al：Artificially induced endometrial cycled and establishment of pregnancies in the absence of ovaries. N Gyn JM **314**：806-811, 1986.
13) Pados G, et al：Luteal phase support. Ass Reprod Rev **3**：148-153, 1992.
14) Antinori S, et al：Oocyte donation in menopausal women. Hum Reprod **8**：1487-1490, 1993.
15) Sauer MV, et al：Pregnancy in women 50 or more years of age；outcomes of 22 consecutively established pregnancies from oocyte donation. Fertil Steril **46**：111-114, 1996.
16) Borini A, et al：Pregnancy in postmenopausal women over 50 years old in an oocyte donation program. Fertil Steril **63**：258-261, 1995.
17) Sauer MV, et al：Oocyte donation to women of advanced reproductive age；pregnancy results and obstetrical outcomes in patients 45 years and older. Hum Reprod **11**：2540-2543, 1996.
18) Paulson RJ, et al：Pregnancy in the sixth decade of life, obstetric outcomes in women of advanced reproductive ege. JAMA **288**：2320-2323, 2002.
19) Society for assisted reproductive technology and the American society for reproductive medicine：Assisted reproductive technology in the United States, 1998 results generated from the American Society for reproductive medicine/society for assisted reproductive technology registry. Fertil Steril **77**：18-31, 2002.
20) Tarin JJ, et al：Long-term effects of delayed parenthood. Hum Reprod **13**：2371-2376, 1998.
21) van Katwijk C, et al：Clinical aspects of pregnancy after the age of 35 years；a review of the literature. Hum Reprod Update **4**：185-194, 1998.
22) Tarlatzis BC, et al：Oocyte donation；clinical and practical aspects. Mol Cell Endocrinol **161**：99-102, 2000.
23) Perla L：Is in-vitro fertilization for older women ethical? A personal perspective. Nurs Ethics **8**：152-158, 2001.
24) Jordan CB, et al：Anonymous oocyte donation；a follow-up analysis of donor's experiences. J Psychonsom Obstet Gynecol **25**：145-151, 2004.

6 閉経後の心血管系疾患とエストラジオール

最近，厚生労働省の国立社会保障・人口問題研究所は将来推計人口を発表した．それによると，2050年には65歳以上のお年寄りが全人口の35.7%に達すると予測されている．20歳以上の現役世代からみると，1.5人で1人のお年寄りを支える計算になる．女性が生涯に出産する1人当たりの平均子ども数は1997年の推計では1.61人から，1.39へと大幅に下方修正され，少子・高齢化がさらに加速する見通しとなった(図1)[1]．

2050年には平均寿命が男性80.95歳，女性89.22歳に延長すると推定される．そうすると労働人口が減少し，年金世代が増加し，将来への不安を増強することになる[1]．

■閉経後女性とエストロゲン……………………

したがって，これからは高齢になっても病気にならないような対策が必要である．

特に女性では閉経後に心血管系の疾患が増加することが知られ[2]，それには閉経に伴うエストラジオールの低下がそのリスクを招来していると考えられている．血中エストロゲン低下による心血管系疾患の発現は，ホルモン補充療法(HRT)によりそのリスクが減少することからも信じられてきている．すなわち，HRTによりHDLコレステロールが増加し，LDLコレステロールが減少し，さらにフィブリノゲンレベルも減少させるという[3,4]．HRTを行っている女性では心血管系疾患が減少するという報告もある[5]．

■生殖現象の既往と心血管系疾患………………

そこで，閉経に伴いエストラジオールの分泌は低下するが，卵巣機能が働いている時期の月経周期の整順化や妊娠・分娩・産褥に伴うエストロゲンの変動は著しいが，これらが閉経後の心血管系疾患の罹患との因果関係については興味あること

である．この点について de Kleijn ら[6]は多くの文献(1958～1998年)より，以下のように考察を加えている．

1．初経年齢

初経年齢の早い者ほど，内的エストロゲンにさらされる期間は長いと考えられるが，この者には心血管系疾患との間に一定の傾向はみられなかった．

2．月経周期

月経周期の不順の者は順調の者に比して内因性エストロゲンが低いと考えられるが，不順の者や無排卵の者に心血管系疾患が多い傾向を認めた．

3．妊娠と経産回数

正常の満期出産の際には通常の月経周期におけるエストラジオール値の40倍にも高値を示すことから，多産婦では多量のエストロゲンにさらされたことになる．

Framingham Heart Study によれば，5回以上の妊

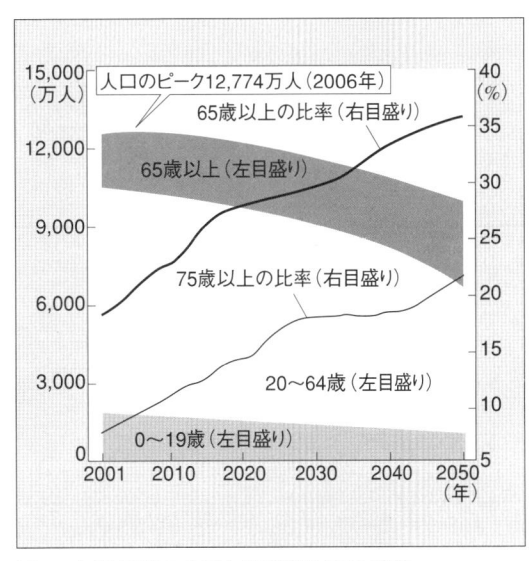

図1 年齢分別の人口と高齢者比率の推移
(国立社会保障・人口問題研究所の推計)
[1] 朝日新聞 2002年1月31日]

妊娠ではむしろ心血管系の疾患のリスクがRR＝1.5（95％信頼限界1.1〜2.0）と増加する[7]．

経産回数と心血管系疾患との関連について多くの研究があるが，OR 0.4〜5.8と幅広く，一定の傾向が必ずしもみられない．経産回数の多い者がむしろ危険因子が増大すると指摘している者もあり，このことは若い頃の妊娠分娩が心血管系疾患の危険に対し保護的な役割をしているか疑問である（**図2**）．

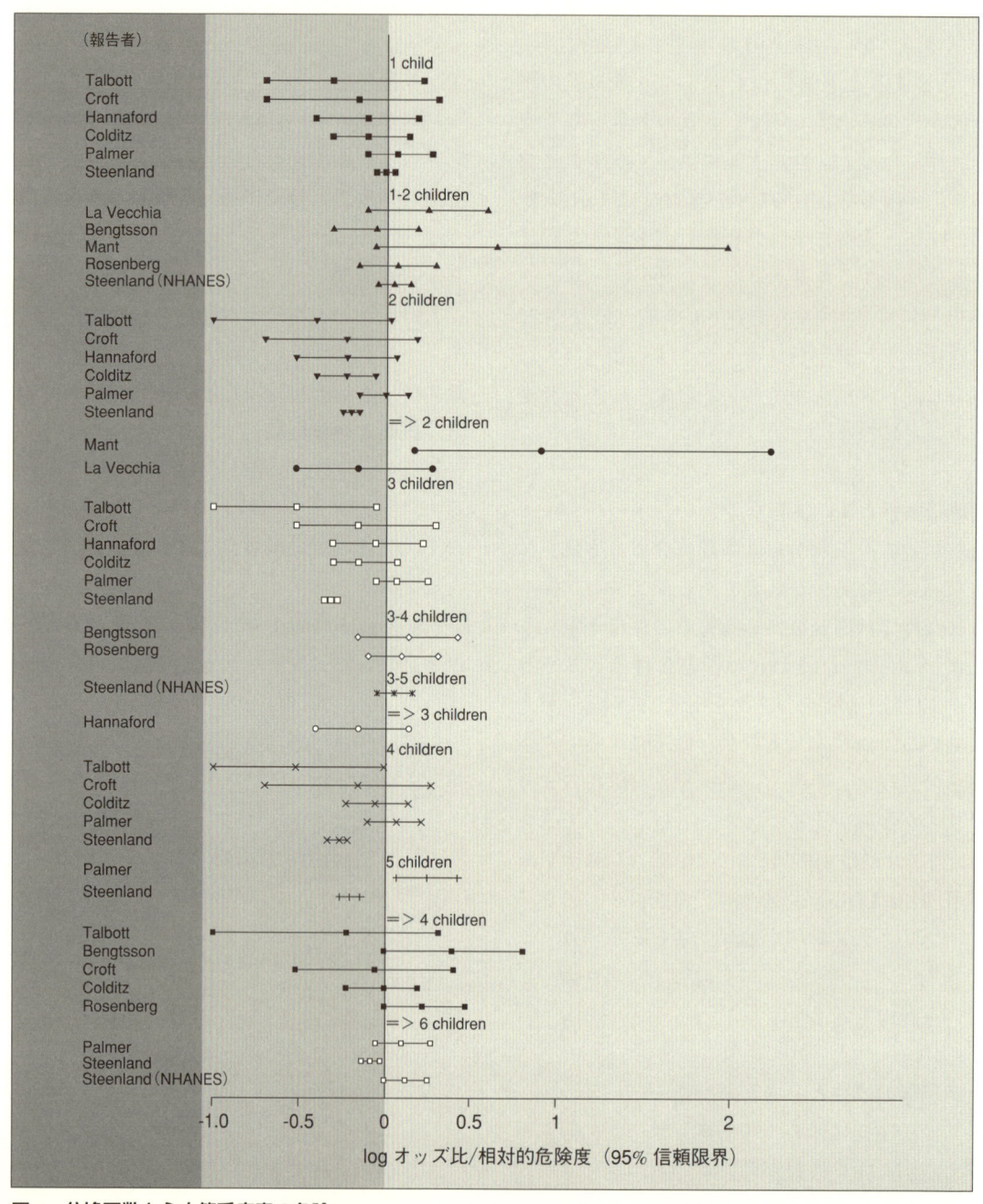

図2　分娩回数と心血管系疾患の危険
log OR/RR＝0 は未産婦

[6] de Kleijn MJJ, et al：Reproductive history and cardiovascular disease risk in postmenopausal women, A review of literature. Maturitas 33：7-36, 1999.

4. 閉経年齢

閉経年齢が早い者はエストロゲン分泌が早期に減少すると考えられ，エストロゲンによる心血管系疾患の保護的役割が早期に失われることになる．これに関し，関連があるとの指摘もあるが，分析は困難であるとの報告もあり，判然としない．

5. 生殖現象のまとめ

以上の報告より，生殖現象と閉経後の心血管系疾患のリスクとの関係については，生殖現象に伴うエストロゲン変化は心血管系のホメオスタシスとの関係に何らかの影響は与えると思われるが，因果関係については不明である．

■HRTと心血管系疾患

閉経後のHRTは広く用いられ，その効果は明らかであるが，特に心血管系疾患に起因するエストロゲンの効果については，userとnon-userとの間の差であると指摘する者もいる．

たしかに，HRTの心血管系に対する効果は脂質の代謝や凝血作用，血管壁の作用など，よい影響があることは知られているが，1998年，閉経後女性の心血管系疾患の二次的予防に対するplacebo-controlled randomizedのHRT効果に関する臨床研究が行われ，驚いたことに4年間のfollow-up期間では結合型エストロゲンとプロゲスチンによる治療法は心冠状血管による障害や死亡を減少しないと結論づけている[8]．

また，Viscoliら[9]は最近，脳虚血による卒中や一過性の虚血性心疾患を起こしたことのある者で，閉経以後の女性664人に1日1mgのエストラジオール17-βまたはプラセボを投与し，2.8年間follow-upすると，エストラジオール投与群で99人の卒中または死亡があり，プラセボ群では93人（RR＝1.1，95%信頼限界0.8～1.4）であり，エストロゲン投与の予防効果は認められなかった（表1）．

以上の成績などから，エストロゲンと閉経後の疾患の関係について論ぜられてきているが，特にHRTに過剰な期待は避けるべきであろう．

表1 ホルモン補充療法による心血管系疾患の予後

予後	エストラジオール群 ($n=337$)	プラセボ群 ($n=327$)	相対危険度 (95%CI)*
一次アウトカム		no.	
死亡または非致死性脳卒中	99	93	1.1（0.8～1.4）
死亡	48	41	1.2（0.8～1.8）
脳卒中	12	4	2.9（0.9～9.0）
虚血性	9	2	4.4（0.9～20.2）
出血性	3	2	1.4（0.2～8.7）
心血管系の原因	11	13	0.8（0.4～1.9）
心筋梗塞	1	5	0.2（0.0～1.7）
他の心冠状血管の異常と由来	10	8	1.2（0.5～3.2）
その他の原因	25	24	1.0（0.6～1.8）
非致死性脳卒中	51	52	1.0（0.7～1.4）
虚血性	47	49	1.0（0.6～1.4）
出血	4	3	1.3（0.3～6.0）
卒中	63	56	1.1（0.8～1.6））
二次アウトカム			
非致死性心筋梗塞	14	12	1.2（0.5～2.5）
一過性脳虚血発作	30	25	1.2（0.7～2.0）

[9] Viscoli CM, et al：A clinical trial of estrogen-replacement therpy after ischemic stroke. N Engl J Med **345**：1243-1249, 2001.]

文 献

1) 朝日新聞, 2002 年 1 月 31 日付.
2) Colditz GA, et al : Menopause and the risk of coronary heart disease in women. N Engl J Med **316** : 1105-1110, 1987.
3) Walsh BW, et al : Effects of postmenopausal estrogen replacement on the concentration and metabolism of plasma lipoproteins. N Engl J Med **325** : 1196-1204, 1991.
4) Nabulsi AA, et al : Association of hormone replacement therapy with various cardiovascular risk factors in postmenopausal women. N Engl J Med **328** : 1065-1075, 1993.
5) Stampfer MJ, et al : Estrogen replacement therapy and coronary heart disease, A quantitative assessment of the epidemiologic evidence. Prev Med **20** : 47-63, 1991.
6) de Kleijn MJ, et al : Reproductive history and cardiovascular disease risk in postmenopausal women : A review of literature. Maturitas **33** : 7-36, 1999.
7) Ness RB, et al : Number of pregnancies and the subsequent risk of cardiovascular disease. N Engl J Med **328** : 1528-1533, 1993.
8) Hulley S, et al : Randomized trial of estrogen plus progestin for secondary prevention of coronary heart disease in postmenopasal women. JAMA **280** : 605-613, 1998.
9) Viscoli CM, et al : A clinical trial of estrogen-replacement therpy after ischemic stroke. N Engl J Med **345** : 1243-1249, 2001.

7 閉経期以後のホルモン補充療法のリスク

　2002年7月,産婦人科医師にとって衝撃的なニュースが世界中をかけめぐった.ホルモン補充療法(hormone replacement therapy:HRT)の大規模臨床試験「Woman's Health Initiative(WHI)」はリスクが利益を上回るために中止され,HRTの危険性が勧告されたのであった.

　わが国でも更年期障害や骨粗鬆症の予防などにHRTが有効のため,多くの施設でHRTが施行されてきている時期だけに,この報告はまさに青天の霹靂といえるものだった.

　これらの事実はすでに多くの雑誌にも報告され,学会でも見解を出しているが,ここでは再度この問題を検討してみたい.そのためにも以前に行われてきた大規模臨床試験の成績よりHRTに関する今までの考え方を整理して,今回の臨床試験成績を考えてみることにする.

■以前のHRTに関する大規模試験成績

　そのほかのHRTに関する大規模の臨床試験ではNurses' Health Studyがある[1].1976年,アメリカで30〜55歳の看護師121,700人に対しHRTを行い,1994年85,941人を追跡調査し,HRTは冠動脈性心疾患による死亡を半減させ,脳卒中による死亡を32%減少し,がんによる死亡を29%減少させ,乳がんによる死亡は早期発見により24%減少させることを明らかにした(表1).この結果を受けて,American College of Physicians[2]は「閉経後女性の予防的ホルモン治療のカウンセリングのためのガイドライン」を公表し,"All women, regardless of race, should consider preventive hormone therapy." とし,さらに "Women who have coronary heart disease or who are at increased risk for coronary disease are likely to benefit from hormone therapy." と述べ,HRTを閉経後の女性に投与することを推奨しているほどであった.

　1995年,Writing Group for the PEPI(postmenopausal estrogen/progestin intervention)trial[3]が,①エストロゲン(conjugated equine estrogen:CEE)0.625 mg/day,②CEE 0.625 mg/day+cyclicに酢酸メドロキシプロゲステロン(medroxyprogesterone acetate:MPA) 10 mg/day・10日間/月,③CEE 0.625 mg+連日 MPA 2.5 mg/day,④CEE 0.625 mg+cyclicに細砕したプロゲステロン(MP) 2.5 mg/日,12日間/月,⑤プラセボの5群で,45〜64歳の健康な女性875人について検討した.その結果,CEE投与群ではHDLコレステロールは増加したが,MPAを併用するとその効果はみられなかった.しかし,細砕したプロゲステロンとCEE併用ではCEEの効果は減弱しなかった.しかし,プラセボ群ではむしろHDLコレステロールは減少した.一方,悪玉コレステロールといわれるLDLコレステロールやフィブリノゲンはエストロゲンのアクティブな治療により減少した.したがって,HRTは冠動脈性心疾患の予防と治療に有効であると結論した.

　これを受けてAmerican Heart Associationは「冠動脈性心疾患や他の血管系疾患を有する患者の危険を軽減するためのガイドライン」を発表し,「すべての閉経後女性にエストロゲン補充を考慮すべきで,他の危険があり推奨は個別化せよ("consider estrogen replacement in all postmenopausal women. Individualize recommendation consistent with other risks.")」として HRT を推奨している[4].さらに,1997年には「閉経後の女性にエストロゲン補充療法を考慮せよ,特にLDLの上昇しているような冠動脈性心疾患の多数の危険因子をもっている者には("consider estrogen replacement therapy in postmenopausal women, especially those with multiple CHD risk factors, such as elevated LDL.")」とし,LDL高値で冠動脈性心疾患の危険のある閉経後女

表1 1976～1994年までの看護師健康研究（Nurses Health Study）で閉経後のホルモン投与による死亡に至る疾患に罹患する危険性について

死因	ホルモン剤の使用		
	1度も用いていない	最近用いている	以前に用いたが現在用いていない
全例	2,051	574	1,012
相対危険度（95%CI）			
粗	1.0	0.58（0.52～0.64）	1.00（0.92～1.08）
標準化	1.0	0.63（0.56～0.70）	1.03（0.94～1.12）
冠動脈性心疾患			
全例	289	43	129
相対危険度（95%CI）			
粗	1.0	0.35（0.25～0.49）	0.84（0.67～1.05）
標準化	1.0	0.47（0.32～0.69）	0.99（1.75～1.30）
脳卒中			
全例	91	28	48
相対危険度（95%CI）			
粗	1.0	0.56（0.35～0.89）	1.00（0.68～1.47）
標準化	1.0	0.68（0.39～1.16）	1.07（0.68～1.69）
すべてのがん種			
全例	1,103	353	529
相対危険度（95%CI）			
粗	1.0	0.67（0.59～0.76）	1.01（0.90～1.13）
標準化	1.0	0.71（0.62～0.81）	1.04（0.92～1.17）
乳がん			
全例	246	85	94
相対危険度（95%CI）			
粗	1.0	0.77（0.59～1.00）	0.80（0.62～1.03）
標準化	1.0	0.76（0.56～1.02）	0.83（0.63～1.09）

*CIは信頼限界を表す．標準化された数値は年齢，閉経年齢，閉経のタイプ，body-mass index，糖尿病（あり・なし），高血圧（あり・なし），高コレステロール（あり・なし），喫煙（今まで一度もない，以前に吸ったことがある，現在喫煙中〔1日1～14，15～24，25～34，35本以上〕），過去にピルの服用（あり・なし），家族に心筋梗塞の既往（あり・なし），家族に乳がんの既往（あり・なし），出産回数（0または1人），初経年齢（＜13歳または＞13歳），ホルモン補充療法（2年間で8周期以上）

[1] Grodstein F, et al：Postmenopausal hormone therapy and mortality. N Engl J Med **336**：1769-1775, 1997.

性にはエストロゲン補充療法を勧めていた[5]．

しかし，1998年Hulleyら[6]はHeart and Estrogen-progestin Replacement Study（HERS）で，80歳未満ですでに冠動脈性心疾患を罹患し，いまだ子宮を有する女性2,763人に1群はCEE 0.625 mg＋MPA 2.5 mg連日（1,380人），他はプラセボ群（1,383人）を平均4.5年間にわたり投与して比較したが，HRT群には冠動脈性心疾患の発作を予防する効果はなく，むしろ血栓塞栓症や胆囊疾患を増加することを見出し，冠動脈性心疾患をもつ閉経後女性に二次的な予防としてHRTを推奨するものではないと結論づけている（**表2**）．

さらに，Gradyら[7]はHeart and Estrogen/Progestin Replacement Study follow-up（HERS II）はすでに冠動脈性心疾患を有する閉経後女性にHRTを行うと，何らの心疾患の予防効果はないと報告したが，2,763人の登録患者中2,321人につきfollowし，**図1**のとおり最初の数年間はHRT群にはリ

表2 HRTの有無による各種疾患による死亡と罹患の比較

予後	治療群		相対リスク (95% CI)	P value
	エストロゲン-プロゲスチン (n=1,380)	プラセボ (n=1,383)		
死亡				
冠動脈性心疾患	71	58	1.24(0.87〜1.75)	.23
がん	19	24	0.80(0.44〜1.16)	.47
冠動脈性心疾患，がん以外	37	36	1.04(0.66〜1.64)	.87
標準化しない死亡	4	5		
全死亡数	131	123	1.08(0.84〜1.38)	.56
静脈血栓塞栓症				
深部静脈血栓	25	8	3.18(1.43〜7.04)	.004
肺血栓症	11	4	2.79(0.89〜8.75)	.08
他の血栓塞栓症	34	12	2.89(1.50〜5.58)	.002
がん				
乳房	32	25	1.30(0.77〜2.19)	.33
子宮内膜	2	4	0.49(0.09〜2.68)	.41
その他	63	58	1.10(0.77〜1.57)	.60
すべてのがん	96	87	1.12(0.84〜1.50)	.44
骨折				
大腿骨	12	11	1.10(0.49〜2.50)	.82
その他	119	129	0.93(0.73〜1.20)	.59
すべての骨折	130	138	0.95(0.75〜1.21)	.70
胆嚢疾患	84	62	1.38(1.00〜1.92)	.05

[6] Hulley S, et al：Randomized trial of estrogen plus progestin for secondary prevention of coronary heart disease in postmenopausal women. JAMA **280**：605-613, 1998.

スクが高いが，3〜5年後にはむしろリスクが減少することを見出した．しかし，6〜8年後にはHRTは冠動脈性心疾患の発作を減少させないとし，この疾患を有する女性には用いるべきでないと結論している．

このように，当初の大規模研究ではHRTは心血管系に対しても有効であるとしたが，最近に至り，その効果に対しても疑問を呈してきて，2002年に至り，むしろHRTが問題であることを明らかにしてきた．

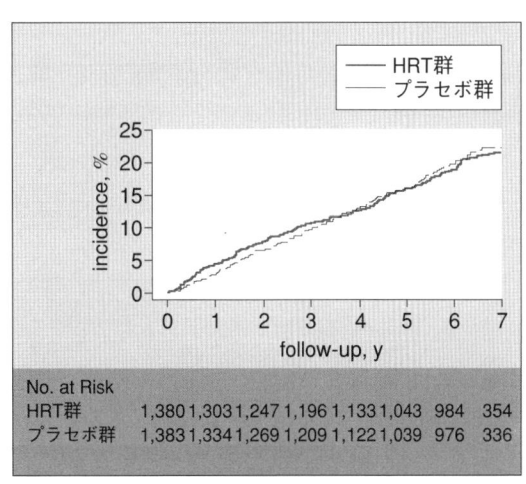

図1 HRTの有無による冠動脈性心疾患のKaplan-Meier方式による累積頻度の比較

[7] Grady D, et al：Cardiovascular disease outcomes during 6.8 years of hormone therapy, heart and estrogen/progestin replacement study follow-up (HERS II). JAMA **288**：49-57, 2002.

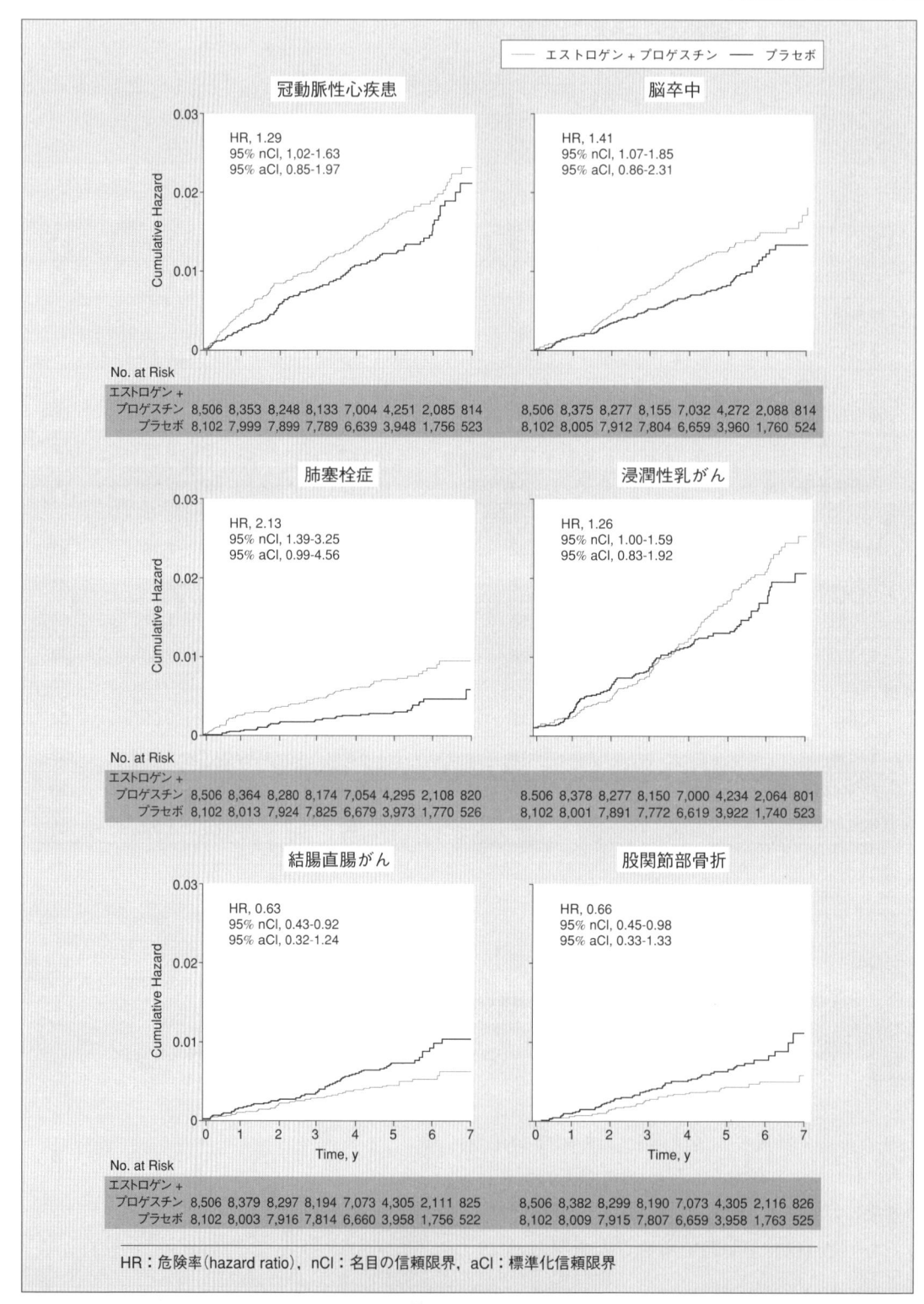

図2　Kaplan-Meier 式よりみた HRT による各種疾患罹患の年数別危険率

[8] Writing Group for the Women's Health Initiative Investigators：Risks and benefits of estrogen plus progestin in healthy postmenopausal women, principal results from the women's health initiative randomized controlled trial. JAMA **288**：321-333, 2002.

■Women's Health Initiative(WHI)の調査成績（図2）

アメリカで1993～1998年にWHIに登録した50～79歳の閉経後健康女性166,080人に対し，CEE 0.625 mg/日＋MPA 2.5 mg/日（8,506人）とプラセボ（8,102人）の2群に分け，8.5年にわたる研究企画ではじめた．2002年4月30日までの調査結果をまとめ，平均5.2年の追跡調査で，以下の事実が判明した（図2）[8]．

冠動脈性心疾患：相対リスク	1.29（1.02～1.63）
脳卒中：	1.41（1.07～1.85）
静脈血栓症：	2.13（1.39～3.25）
浸潤乳がん：	1.26（1.00～1.59）
結腸・直腸がん：	0.63（0.43～0.92）
大腿骨頸部骨折：	0.66（0.45～0.98）
子宮内膜がん：	0.83（0.47～1.47）

（ ）内CI

これらの結果より，危険が利益を上まわっており，HRTは冠動脈性心疾患の一次予防の目的には用いるべきでないとし，2002年5月31日に至り研究の中止を決定した．

■わが国の対応

この結果を受け，わが国でも早速HRTに対する見解を報告している．

日産婦学会[9]では，すでに日産婦誌2002年10月号に「お知らせ」の中でWHIの中間報告により試験が中止になった経緯を述べ，HRTを冠動脈性心疾患の一次予防の目的として開始すべきではなく，現在これのみを主たる目的でHRTを行っている場合には継続すべきでないとの結論を発表した．しかし，更年期症状に対するHRTの効果は明らかなので，治療前に安全性を確認しながら治療の継続・中止を判断するとしている．

日本更年期医学会も同様な見解を報告している．

文 献

1) Grodstein F, et al：Postmenopausal hormone therapy and mortality. N Engl J Med **336**：1769-1775, 1997.
2) American College of Physicians：Guideline for counseling postmenopausal women about preventive hormone therapy. Ann Intern Med **117**：1038-1041, 1992.
3) The Writing Group for the PEPI trial：Effects of estrogen or estrogen/progestin regimens on heart disease risk factors in postmenopausal women. JAMA **273**：199-208, 1995.
4) Smith SC, et al：Preventing heart attack and death in patients with coronary disease. Circulation **92**：2-4, 1995.
5) Grundy SM, et al：Guide to primary prevention of cardiovascular diseases, a statement for healthcare professionals from the task force on risk reduction. Circulation **95**：2329-2331, 1997.
6) Hulley S, et al：Randomized trial of estrogen plus progestin for secondary prevention of coronary heart disease in postmenopausal women. JAMA **280**：605-613, 1998.
7) Grady D, et al：Cardiovascular disease outcomes during 6.8 years of hormone therapy, heart and estrogen/progestin replacement study follow-up（HERS II）. JAMA **288**：49-57, 2002.
8) Writing Group for the Women's Health Initiative Investigators：Risks and benefits of estrogen plus progestin in healthy postmenopausal women, principal results from the women's health initiative randomized controlled trial. JAMA **288**：321-333, 2002.
9) 中野仁雄：お知らせ―ホルモン補充療法に関する見解．日産婦誌 **54**：19-22, 2002.

第5章

女性と性医学

1 性的機能とその障害 (sexual functioning and dysfunction)

最近，女性の性的機能性（female sexual functioning）に科学的な関心が復活してきている．

男女にみられる sexuality は生涯にわたる心理的・身体的な親密さの表現の型であり，性的な形で完成すると考えられている．この性的な親密さの表現には親しいパートナーの存在があり，性的な関係を許せる健康状態や環境も適合した条件が必要である．

今日まで明らかにされている性的機能性について要約すると，

①男性より女性に性的機能障害（sexual dysfunction：SD）が多い．
②高齢化につれて減退する．
③相互の関係が長くなると減退する．
④閉経は性的機能を低下させる．
⑤特に女性の性的機能性は内分泌や神経伝達物質の影響を受ける．

などである．そこで最近の報告などをもとにさらに詳細に検討してみた．

■性的機能の障害の定義と診断

女性の性的活動には性への興味/関心（interest），性的欲求（性欲：sexual desire, libido），性の覚醒（arousal），オルガスム（orgasm），満足感（satisfaction）などが含まれる．したがってその各々の障害が指摘されている．

Davis ら[1]によれば女性の性的機能障害には以下のものがある．

①性への興味/関心，性欲，動機づけなどが低下する，性欲障害（sexual desire disorder）．
②腟の潤滑（lubrication）と覚醒（arousal）の能力の消失，性の覚醒障害（sexual arousal disorder）．
③オルガスムに達する困難性や欠如，オルガスム障害（orgasmic disorder）．
④性交痛（dyspareunia），性交痛障害（sexual pain disorder）．

女性の性的機能に関する研究は過去20年来行われてきており，DSM-IV-TR にみられるように定義と診断には問題があった．これは Masters & Johnson[2]による人間の性反応モデルにもとづいたもので，その後は Kaplan[3]による改訂で用いられてきた．これは性欲から覚醒，オルガスムと一直線上に進行するという概念からとらえたものであった．しかし，多くの性反応や性的障害は直線的な反映をしながら多角的・多方面な変化で進行するのが現実的である．

2003年7月，パリで7カ国13人の専門家による国際会議が開かれ[4]，新しい定義を採択した．これを従来の定義と比較すると，**表1**のとおりである．

これらの性的機能の診断は**図1**のように，女性のみでなくそのパートナーについても同時に観察して行う[5]．**図1a**の項目では主として問診を中心に行い，**図1b**の項目では映像や書物，乳房刺激，キスなど性器以外の刺激により反応を調べて性的機能の障害の診断を行う．

女性の性的機能障害は解剖・生理・心理・医学的，社会的な条件と関係があり，特に閉経期を境に増加する傾向があり，日常の診療でも注意する必要がある．

■sexual desire (libido)

性欲は空想（sexual fantasies）/考え（thought）などにより性的な欲望が生まれる．これには女性ではエストロゲンが通常通り分泌されたうえでテストステロンの分泌も関与していると考えられている．性欲が弱い（hypoactive sexual desire disorders：HSDD）ことは女性のなかで最も日常的にみられる性の問題で，性欲の低い者は通常は覚醒やオルガスムなども低いことが多く，相互に関連している[6]．

表 1 性的機能障害の定義

アメリカ精神科協会（APA）の定義☆	アメリカ泌尿器科協会（AUA）の定義†	解説
■性欲の機能低下 この障害は性の空想や性活動の欲求を欠如するか，持続的または繰り返して欠乏することにより特徴づけられている．欠如の判断は臨床医により性的機能に影響する因子（年齢や個人の生活による）を考慮してなされる	■性欲/性への興味の障害 この障害は性に対する興味や欲望の欠如または感情の消失，性についての考えや空想の欠如，性欲の反応の欠如による．性の覚醒に至る試みの動機は少ないか欠如している．興味の欠如は年齢をとるにつれ，相互の関係が長くなるにつれ弱まってくる	自然の性に対する考えや，性の経験に基づく性の欲望の少ない者は必ずしも異常とはいえない（性的に満足しており，すでに確立された関係における女性に関するデータによると）．性的な関係に遭遇している間の性欲の欠如（たとえば反応による性欲）はアメリカ泌尿器科協会の診断にまとめられている
■性の覚醒の自覚の欠如 DSM-Ⅳの定義では性の覚醒の自覚はない	■合併した性の覚醒の障害 この障害はいかなるタイプの刺激によっても性の覚醒（性的興奮や性の喜び）が欠如しているか著明に減少した感情により特徴づけられる．これは性器の覚醒（外陰部の腫脹や潤滑）の欠如または障害による	心の中で性の刺激はなく，その反応として性器の血管の充血が存在しない
■性の覚醒の自覚の欠如 DSM-Ⅳの定義では性の覚醒の自覚はない	■性の覚醒の自覚の障害 この障害は性の覚醒（性的興奮や性の喜び）がいかなるタイプの刺激によっても欠如しているか，著明に減少していることにより特徴づけられる．腟の潤滑と他の生理的な反応のサインは存在している	心の中では性の興奮はないが，適当な潤滑に気づいている
■女性の性の覚醒の障害 この障害は性的な活動，適当な腟の潤滑や性的興奮が増大したときの反応の出現，または，それを維持するための持続的な能力がないことにより特徴づけられる	■性器の覚醒の障害 この障害は性器にみる性の覚醒が欠如したり，または障害（いかなるタイプの性の刺激によっても外陰部の腫脹または腟の潤滑が最小限しかなく，外性器が愛撫されたときに性の感覚がさらに減少する）により特徴づけられる．性の興奮の自覚が性器以外の刺激によってはいまだに起こる	性の覚醒（性的興奮）の自覚の存在が性器以外の刺激（たとえばエロティックなフィルム，パートナーへの刺激，乳房の刺激，キス）によっては起こるかどうかが AUA の診断の鍵である
■女性のオルガスムの障害 この障害は正常な性的興奮期の後にオルガスムの出現が常に遅れたり，その欠如により特徴づけられる	■オルガスムの障害 この障害は自己により報告された高度の性の覚醒または興奮にもかかわらず，いかなる刺激によってもオルガスム感覚の強さが著明に消失したり，またはオルガスムの著明な遅れがみられることにより特徴づけられる	性の覚醒障害のある女性はオルガスムがまれにあるか，経験がまったくないかがあり，オルガスム障害の診断にしばしば誤りがある

☆ このデータはアメリカ精神科協会（APA）から出ている．DSM-Ⅳ は精神障害の診断と統計的なマニュアル第 4 版を表す．
† このデータはアメリカ泌尿器科協会（AUA）基金の後援による国際的な委員会による．

[4] Basson R：Sexual desire and arousal disorders in women. N Engl J Med **354**：1497-1506, 2006.

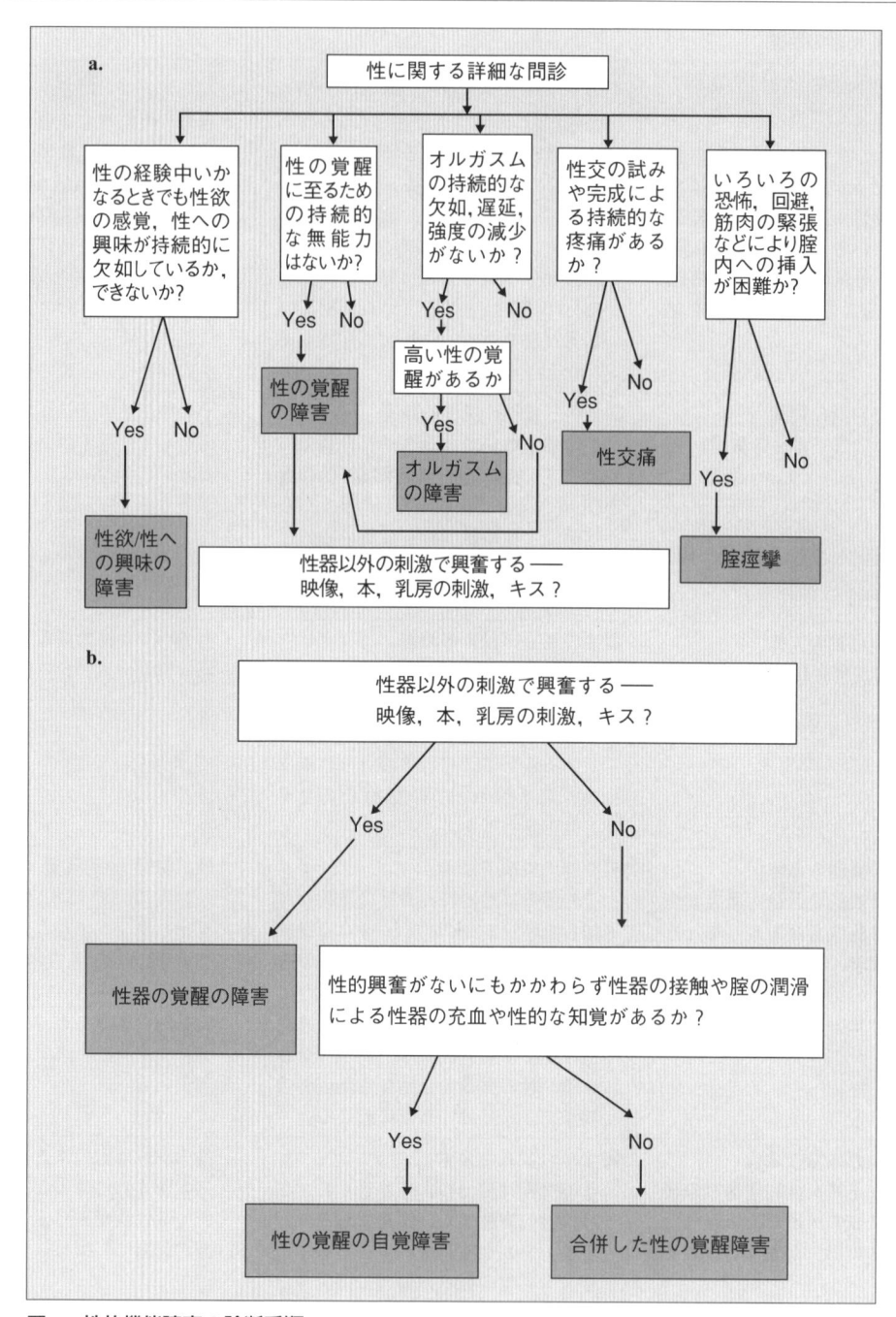

図1 性的機能障害の診断手順
〔5〕Basson R, et al：Definitions of women's sexual dysfunction. J Sex Med **1**：40-48, 2004.〕

最近，Dennerstein ら[7]はフランス，ドイツ，イタリア，イギリスに住んでいる 20～70 歳の女性 2,467 人につき，女性の性的機能の側面(profile of female sexual functions：PFSF)と個人的な苦痛尺度 (personal distress scale：PDS)を用いて調査した．特に HSDD の女性は性欲の他にも覚醒，オルガスム，喜びなども低下していた．手術により閉経になった女性は自然閉経の女性よりもすべての項目で低値であった．このことは性反応の相互の作用を表すもので興味深い．

■arousal と arousability

sexual arousal（性の覚醒）と sexual arousability（性の覚醒能力）の定義はかなり困難であるが，arousal は性器に流れる血流の機能として測定される．しかし，arousability は arousing させるための刺激にさらされた結果，中枢での arousal に向く能力であると解される．

desire と arousal との関係については Basson[6]は図2のように図解している．初めは左下に示す性的な中立性が，これをポジティブにする感情的な親密さや健康状態と，性を避けようとするネガティブな影響の欠如があり，性に同意する誘因などが動機となり，性を受け入れることに喜びを感じるようになる．性的な刺激が心理的・生物的な処理を経て，主観的な arousal を感じ，反応的に性的欲求を感じ，さらに性に対する満足感や喜びを感じるようになる．このように性のサイクルをみても desire, arousal, motivation, willingness, satisfaction と相互の連携が重要な役割を演じている．

Caldwell[8]は（arousability）には次の4つがあると述べている．

①性的な刺激の存在により変化する．
②この変化は一定時間持続する．
③ステロイドはこの系に関与する．
④オルガスムで急激に減少する．

arousability はオキシトシン（oxytocin：OT）や黄体ホルモンウシ血清アルブミン（progesterone-bovine serum albumin：P-BSA）と estradiol-BSA（E_2-BSA）—恐らく SHBG（性ホルモン結合グロブリン）の作用—の相互作用により行われていると考えられている．すなわち図3a は OT はレセプター（長方形を示す）に結合し，P-BSA はステロイドレセプター複合体上で他の部位にあり，E-BSA/SHBG-E は細胞外の溶液中に存在している．OT がレセプターに結合し G タンパクとの連結に関係する．G タンパクが結合しないと，P-BSA 結合部位は P-BSA に高い親和性を有する（図3b）．しかし，G タンパクと OT レセプターとの親和性が減じると，E-BSA/SHBG-E 部位との親和性が増加する．このダイナミックの緊張がステロイド結合部位とG タンパクの結合に影響を与えていると考えられている．

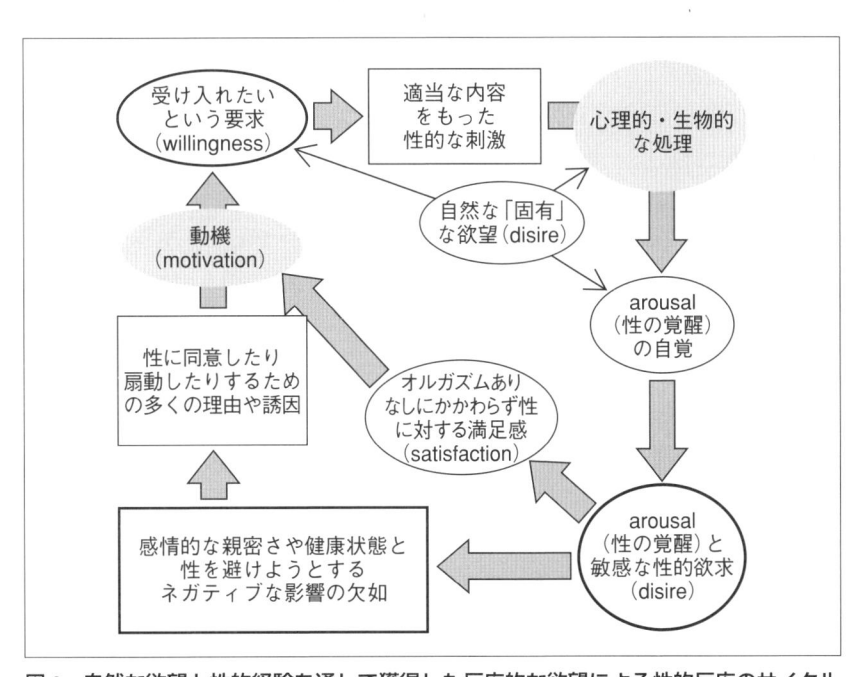

図2 自然な欲望と性的経験を通して獲得した反応的な欲望による性的反応のサイクル

[6] Basson R：Women's sexual dysfunction；revised and expanded definitions. CMAJ 172：1327-1333, 2005.

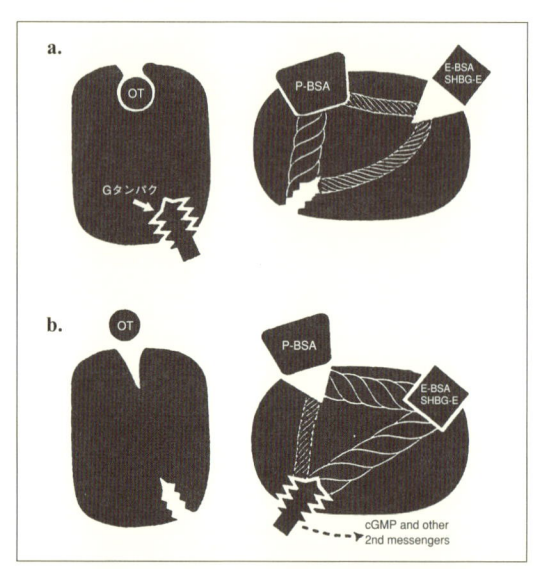

図3 ステロイドにより媒介される性の覚醒能力と神経・心血管系をコントロールするレセプター複合体のモデル

[8) Caldwell JD: A sexual arousability model involving steroid effects at the plasma membrane. Neurosc Biobeh Rev **26**: 13-30, 2002.]

■閉経期の性的機能……………………………

閉経期になると，身体の機能が低下するとともに性欲も性反応も鈍り疲労がみられる．この現象を1996年Davis[9)]は"female androgen deficiency"（女性アンドロゲン欠乏）症候群とした．しかし，この症候群にはあいまいさがあり，テストステロン低値の意味についても必ずしも同意されていない．

閉経期の女性の性的機能について，Dennerstein[10)]は45～55歳のいまだ月経を有するオーストラリア生まれの226人につき，血中ホルモンとともに短記式個人的経験質問紙法（short personal experiences questionnaire：SPEQ）を調べた．閉経移行前から後にかけてSPEQのスコアで性的機能障害を示すスコアでみると，42%から88%に増加した．閉経移行前でSPEQスコアの低い者は血中エストラジオール値も低かったがアンドロゲン値には変化はみられなかった．

また，Dennerstein ら[11)]はヨーロッパの各国で生活スタイルや閉経状況も異なる，45～60歳の601人につきSPEQを測定し，なかでも性反応，パートナーの変化，性交の頻度，パートナーの感情，性交痛などと関連があるとしている．

さらにDennerstein ら[12)]はオーストラリア生まれの45～55歳の女性336人の8年間にわたる縦断的な研究により，性反応の予知モデルとして図4のごとく示した．

性反応 $RL_t = 0.57\ RL_{t-1} + 2.09\ SP + 0.19\ FP + 0.53\ \log E_2\ (R^2 = 0.65)$

性交痛 $D_t = 0.43\ D_{t-1} - 0.64\ \log E_2\ (R^2 = 0.53)$

性活動頻度 $F_t = 0.4\ F_{t-1} + 0.21\ \delta P + 0.24\ RL\ (R^2 = 0.57)$

P＝パートナー状況の変化

図4の中で線を矢印で示した値は前年に測定したそれぞれの変数の影響を示している．

■ホルモンと性的機能……………………………

女性のsexualityに強い影響を与える因子には内分泌の因子と神経伝達物質の因子である．

内分泌因子にはエストロゲン，テストステロン，プロゲステロン，プロラクチン，オキシトシンとグルココルチコイドがある．神経伝達にはセロトニン，カテコラミン，ドパミンなどがある．これら内分泌と神経伝達物質との相互作用によりsexualityが維持されていると考えられている[13)]．

特に閉経前の女性には，規則正しい月経周期があり，このような女性の場合には視床下部―下垂体―卵巣系の機能不全は極めて少ないので内分泌系は正常範囲と考えられる．この間の無月経などで性的機能障害のある場合には内分泌系の失調に由来すると考えて精査する必要がある．

The Stages of Reproductive Aging Workshop（STRAW）[14)]は女性の生殖現象を加齢に伴い表示している（172頁・第4章「2．閉経周辺期」図3を参照）．これによれば最終月経（final menstrual period：FMP）を中心に前5段階，後を5段階に分け，月経周期や血中FSHを含めて分類している．特に閉経移行期には内分泌の極端な変化があり注目されてきている．

すでにGuay ら[15)]は更年期以前の女性でテストステロンレベルが低下しても規則的な月経周期を維

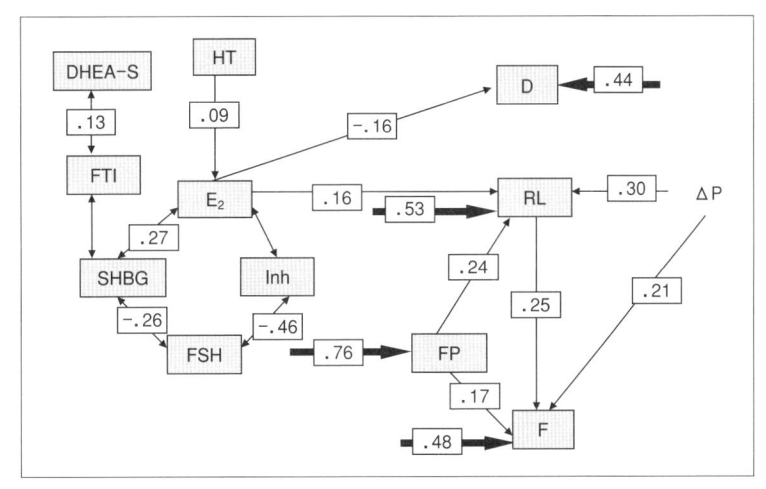

図4 ホルモン，関連因子と性的機能との関係モデル
FP＝パートナーへの感情，F＝性活動頻度，D＝性交痛，ΔP＝パートナーの状況の変化，RL＝性反応

[12] Dennerstein, et al：The relative effects of hormones and relationship factors on sexual function of women through the national menopausal transition. Fertil Steril **84**：174-180, 2005.]

持することが可能であることを明らかにしている．したがって女性におけるテストステロンの意義は長く不明であった．しかし，Riley ら[16]が性欲の欠如した若い女性にテストステロン低値であることを報告して以来注目されるようになった．

また，自然閉経や卵巣摘出を受けた女性にエストロゲン補充療法を行っても性欲減退には効果はなかったが，テストステロンの投与により効果があったとの報告が続き，女性の性的機能とアンドロゲンとの関係が明らかになってきた[17]．

最近，Turna ら[18]は女性の性的機能指数（female sexual function index：FSFI）と血中アンドロゲンレベルを対照と比較検討した．閉経前で性欲の低い女性 20 人（平均 36.7 歳，21～51 歳），閉経後で性欲の低い女性（平均 53.3 歳，45～70 歳）を対照として閉経後の健康女性（平均 53.3 歳，48～60 歳）と比較した．閉経後の女性はすべてエストロゲン補充療法を受けていた．全員に FSFI と Beck の Depression Inventry（BDI）の質問紙を完成した．血中コルチゾル，T_3，T_4，TSH，エストラジオール，total と free テストステロン，デヒドロエピアンドロステロン硫酸エステル（dehydroepiandrosterone sulfate：DHEA-S），SHBG を測定した．性欲の低い女性は対照との間に total と free テストステロン，DHEA-S と FSFI full スコア，FSFI-desire, -arousal, -lubrication, -orgasm スコアが低値を示した．このことよりアンドロゲンレベルの低い女性には性的機能指数が低いことを意味している．

一方，Tuiten ら[19]は正常のテストステロンレベルを示す健康女性にテストステロンを投与し，血中のテストステロンのピークを示す 3～4 時間後にエロティックな刺激を与えると性器に反応がみられたと報告している．このことはテストステロンが sexuality と関係があることを示すものとして注目されるようになった．

■ホルモン補充療法とアンドロゲン

すでに Sherwin[20]は子宮と両側卵巣の摘出を受けた女性に 1 カ月の偽薬を投与後にエストロゲンのみ，テストステロンのみ，エストロゲン＋テストステロン，偽薬の 4 群に分けて観察し，エストロゲン＋テストステロン，テストステロンのみに性への関心や覚醒が有意に高いことを認めている．

Shifren ら[21]は 1～10 年前に手術により閉経となった女性にプレマリン 0.625 mg/日を少なくとも 2 カ月間内服させ，4 週目に偽薬またはテスト

ステロン 150μg または 300μg/日の貼布パッチを皮膚につけて性反応を観察した．特にテストステロンの量の多い者ほど性活動や喜び/オルガスムの頻度が上昇したが，性欲や覚醒には変化はなかったと報告している．

このようにアンドロゲンは女性の性的機能に影響を与えていることは確かであるが，その効果は心理的・感情的な因子の共存により出現するもので，アンドロゲンの長期的投与は安全面にも十分に注意を払う必要がある．

おわりに

すでに Masters & Johnson[22]は性的機能障害の原因として，性行為についての不安の役割を強調している．

特に女性のプライマリケアの相談者としての産婦人科医師は，患者との相互信頼関係をもとに，性的機能障害の診断と適切な治療に対応する必要がある．そのためには，患者の訴えをよく聞き，性の問題の性質や重症度，持続期間，医療歴，特に不安やうつの傾向の有無と現在の服薬の状況，月経歴などを聞くとともに，最近の健康状況，パートナーの健康状況や性的機能の全般を問診することが重要である．時にはこちらから問いかけることも必要である．Sarrel[23]は更年期の女性に以下の3つの質問——
① 「性に関する質問があるか」
② 「腟乾燥感・性交痛・性反応の変化があるか」
③ 「性活動の変化があるか」
をして障害の評価と程度を知ることが可能であるとしている．

文 献

1) Davis SR, et al：Endocrine aspects of female sexual dysfunction. J Ses Med **1**：82-86, 2004.
2) Masters WH, et al：Human Sexual Response. Little Brown & Co, Boston, MA. 1966.
3) Kaplan HS：Hypoactive sexual desire. J Sex Marital Ther **3**：3-9, 1969.
4) Basson R：Sexual desire and arousal disorders in women. N Engl J Med 354：1497-1506, 2006.
5) Basson R, et al：Definitions of women's sexual dysfunction. J Sex Med **1**：40-48, 2004.
6) Basson R：Women's sexual dysfunction；revised and expanded definitions. CMAJ **172**：1327-1333, 2005.
7) Dennerstein L, et al：Hypoactive sexual desire disorder in menopausal women；a survey of Western European women. J Sex Med **6**：212-222, 2006.
8) Caldwell JD：A sexual arousability model involving steroid effects at the plasma membrane. Neurosc Biobeh Rev **26**：13-30, 2002.
9) Davis SR, et al：Androgens and postmenopausal women. J Clin Endocrin Metab **81**：2759-2764, 1996.
10) Dennerstein L, et al：Hormones, mood, sexuality and menopausal transition. Fertil Steril **77**：S42-S48, 2002.
11) Dennestein, et al：Women's sexual functioning, lifestyle, midage and menopause in 12 European countries. Menopause **11**：778-785, 2004.
12) Dennerstein, et al：The relative effects of hormones and relationship factors on sexual function of women through the national menopausal transition. Fertil Steril **84**：174-180, 2005.
13) King SR, et al：Why we lose interest in sex；do neurosteroids play a role? Sex Reprod Menop **4**：20-23, 2006.
14) Soules MR, et al：Executive summary；stages of reproductive aging workshop(STRAW). Fertil Steril **76**：874-878, 2001.
15) Guay AT：Decreased testosterone in regularly menstruating women with decreased libido；a clinical observation. J Sex Marital Ther **27**：513-519, 2001.
16) Riley A, et al：Controlled studies on women presenting with sexual disorders. I. Endocrine status. J Sex Marital Ther **26**：269-283, 2000.
17) Davis S：Testosterone and sexual desire in women. J Sex Educ Ther **25**：25-32, 2000.
18) Turna B, et al：Women with low libido；correlation of decreased androgen levels with femal sexual function index. Int J Impot Res **17**：148-153, 2005.
19) Tuiten A, et al：Time course of effects of testosterone administration on sexual arrousal in women. Arch General Psych **57**：149-153, 2000.
20) Sherwin BB, et al：Androgen enhances sexual motivation in females；a prospective, crossover study of sex steroid administration in the surgical menopause. Psychosom Med **47**：339-351, 1985.
21) Shifren JL, et al：Transdermal testosterone treatment in women with impaired sexual function after oophorectomy. N Engl J Med **343**：682-688, 2000.
22) Masters WH, et al：Human Sexual Inadequency. Little Brown & Co., Boston MA, 1970.
23) Sarrel PM：Sexual dysfunction；treat or refer. Obstet Gynecol **106**：834-839, 2005.

2 女性の性的機能測定と sexuality

1966年, Wilson[1]の"Feminine Forever"がベストセラーになり,「更年期はホルモン欠乏による"病気(disease)"である」と定義し, 本のカバーには「いかなる女性も年齢を問わず完全に十分な性生活で生涯にわたり生きることができる」と書きこまれていた.

しかし, 40年後にはホルモン補充療法(hormone replacement therapy：HRT)はむしろ悪であるに等しいとの評価を受け, 問題視されるようになってしまった[2].

一方, 最近の10年間, 男女の性的機能の発達とその障害が注目されてきた. このなかで, 多くの男女間には性的機能(sexual function)の障害を認めるとの報告をみる一方, 障害をみることは少ないとの報告もある. しかし, 特に女性においては閉経前後から性的機能が低下することは多くの報告で一致している.

■ヒトの sexuality の特徴

Dawinによれば, 動物は同性のライバルと直接に闘うか, 反対の性を好むという特徴をもっているという. 一般には雄は精子を授けるだけで短い期間の交尾のみでよいが, 雌は排卵後に着床・妊娠継続・出産・産褥・授乳など, 親としての準備と努力が必要とされる.

霊長類の中でも短い期間の交尾と長期間にわたり交尾するものがある. 長期間交尾するものとして一匹の雄が一匹の雌とのみ交尾するインドのテナガザル(gibbons)や, 一匹の雄が多数の雌と長時間にわたり交尾するゴリラなどがある. 一方, 短時間の交尾をするものとしてチンパンジーが知られている(表1). チンパンジーの雌は妊孕性の高まった時期に性皮(sexual skin)が肥大して雄を受け入れるようになるが, ヒトやサルなどの長時間交尾する動物では, このような大きな変化はみられない[3][4].

■体積変動記録法による測定

女性の性的機能不全(sexual dysfunction)は, 国際的にみると全女性の43％にもみられると報告されている[5]. それにもかかわらず女性の性反応の生理学的研究不足があり, 適切な診断法がなかった.

表1 交尾システムのいろいろ—ヒトとサルとの比較

変数	long-term maters				short-term maters
	ヒト	テナガザル(gibbons)/フクロテナガザル(siamangs)(1雄1雌性)	オランウータン(1雄多雌性)	ゴリラ(1雄多雌性)	チンパンジー(乱交)
精巣重量(g)/体重(kg)	0.79	0.83～1.00	0.33～0.74	0.09～0.18	2.68～2.83
腟栓	なし	なし(4種類)	不明	不明	あり
性皮	眼に見えるような腫脹や性皮はない(排卵は隠れている)	非常にわずかな性皮がある(テナガザル).(フクロテナガザル雌は性皮があるか不明)	眼に見えるような腫脹や性皮はない(排卵は隠れている)	排卵期に性器の腫脹があり, よく見ればわかる：性皮はない	非常に大きな性皮があり, かなり離れていても見える. これは多くの雄を誘導する

[3] Miller LC, et al：Men's and women's mating preferences；distinct evolutionary mechanisms? Curr Direct Psychol Sci 11：88-93, 2002.
[4] Dixson AF：Primate sexuality；comparative studies of the prosimians, monkeys, apes, and human beings. Oxford Univ Press, Oxford, England, 1998.

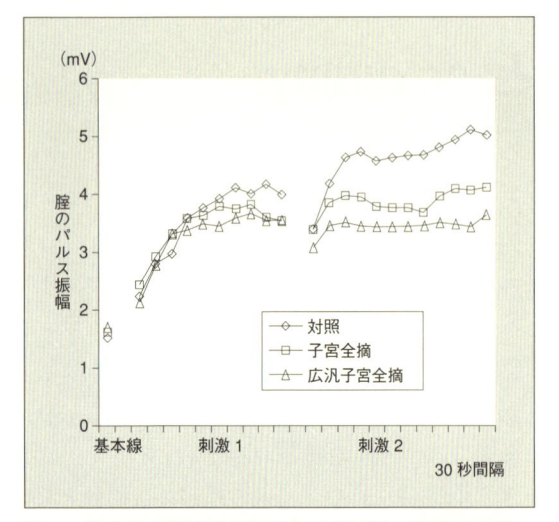

図1 腟の光体積変動記録法によるパルス振幅の変化

[7] Maas CP, et al：Objective assessment of sexual arousal in women with a history of hysterectomy. Brit J Obstet Gynaecol 111：456-462, 2004.]

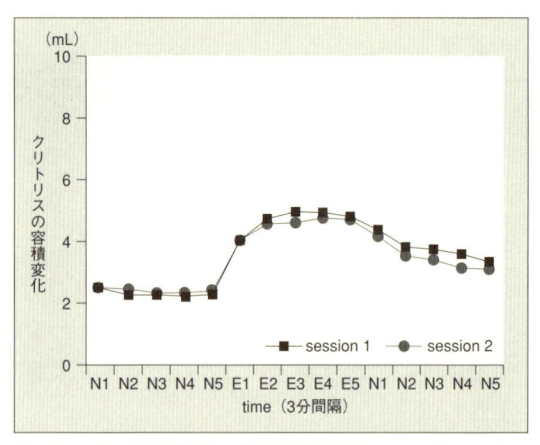

図2 8人の健康女性に性に関係のないフィルム（N）とエロティックなフィルム（E）を見せたときのクリトリスの容積の変化

[9] Maravilla KR, et al：Non constrast dynamic magnetic resonance imaging for quantitative assessment of female sexual arousal. J Urol 173：162-166, 2005.](Bar：SD)

腟のパルス振幅（pulse amplitude）を測定することにより，性の覚醒中の血流の増加を知る方法は，信頼に足る方法として注目されている．特に性的刺激に対し自覚することと無関係に自律神経系を介して反射的に性器に変化が起こる[6]．

Maasら[7]は広汎性子宮全摘12人，子宮全摘12人と年齢のマッチした対照17人に，腟のパルス振幅の変化を体積変動記録法（photoplethysmography）で測定し，図1のようにエロティックなフィルムを見ない基本線と比し，エロティックなフィルムを見たときには著明に増加した．対照に比して広汎子宮全摘例はやや反応が鈍いものの，性の覚醒は障害されていないことが判明した．

■MRIによる測定

高度の解像のあるMRIが臨床医学に広く用いられるようになると，性医学の方面でも関心がもたれるようになった．

Maravillaら[8]は血液のプールをみる造影剤であるMS-325（Epix Medical, Concord）を静注し，性的刺激を与えたときのクリトリスの充血の程度をみることに成功した．

そこで，Maravillaら[9]は正常健康な女性8人に，15分間は性を取り扱わない記録もののビデオを見せ，その後は15分間にわたり明らかに性的刺激を与えるエロティックなフィルムを見せ，その後15分間性を取り扱わないビデオを見せて，2方向よりMRIを測定してクリトリスの容積の変化をみた．その結果，エロティックなフィルムを見たときに図2のように明らかにクリトリスが増大した．このことは，従来より知られていた事実を客観的に数値で証明したことに意義を認めている．

■更年期と性

すでに多くの研究で更年期以後，女性の性への興味は減退するとされている．

Hallstromら[10]は38〜54歳のスウェーデンの女性800人について調査し，閉経の状態になると性への興味は減退し，オルガスムの能力と性交回数が極度に低下すると報告している．

Dennersteinら[11]は45〜55歳のオーストラリア生まれの女性を無作為に抽出し，性への興味の減退は年齢よりも自然の閉経に関係していることを見出している．さらに，Dennesteinら[12]は48〜58歳で正常の子宮を持ちHRTを行っていない女性201人につき，4年間にわたりエストラジオール，FSH，インヒビン，総テストステロンと遊離型アンドロゲン指数を測定した．エストラジオールの

低下は腟の乾燥や性交時の疼痛と関係しているが，年齢と性反応とは直接的に関連性はなく，テストステロン値と性的機能との関連性はなかったと報じている．女性のテストステロンと性反応の意義については，Burgerら[13]によれば，テストステロンは更年期のかなり遅い時期に減少し，閉経後10年以上経っても6.7％に減少がみられる程度であるから，テストステロンの意義は少ないものと思われる．

Avisら[14]はマサチューセッツの女性200人について，エストラジオール，エストロン，FSHを測定し，更年期の状態と性欲との間に関連性があったが，すべての性的機能との間には関係はなかった，と報告している．しかし，身体的な健康状態，結婚状態，喫煙の状態などが性的機能に大きな影響を与えることを明らかにした．

Borissovaら[15]は，ブルガリアの女性で閉経前後の者332人と正常月経周期をもつ者295人につき，性生活のすべての面で調査した．特にHRTを行っていない更年期女性では，すべてのパラメータで障害が低かった．特に心理的な因子と性反応，うつ状態と性への嫌悪感，うつ状態と性交時疼痛などとの間には有意の相関を認めている．

最近，Gonzálezら[16]はコロンビア生まれの40〜62歳の女性231人につき性的機能を調査した．これによると，38.1％は性欲の低下を，25％は覚醒の低下を，17％はオルガスムの障害を訴えていた．しかし，HRTを行っている女性はすべての点でHRTを行っていない女性よりも障害の程度は低かった．さらに，性の満足度をみると，**図3**のようにHRTを行っている者は閉経以前の女性のように性的満足度の指数は高かった．

更年期の性的機能の低下について，HRTのほかに，Hackbertら[17]はデヒドロエピアンドロステロン（dehydroepiandrosterone：DHEA）が身体的・精神的な面でも有効であるとし，Moynihan[18]はFDAのデータよりテストステロンパッチの有効性を指摘している．しかし，苦痛の減少効果はプラセボに比較して少ないことや，性欲の増加も少ないこ

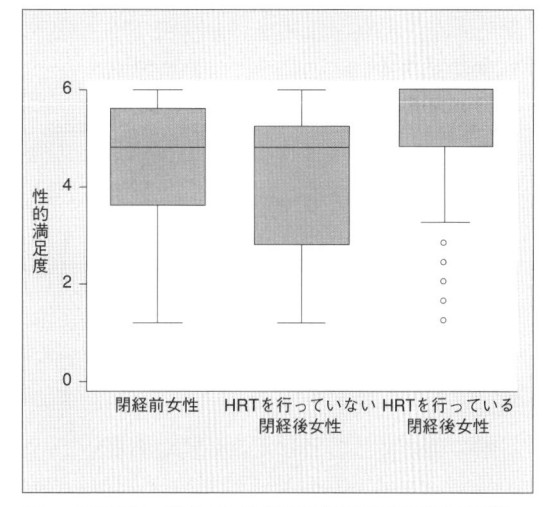

図3　閉経前・後とHRTが性的満足度に及ぼす影響
[16] González M, et al : Sexual function, menopause and hormone replacement therapy (HRT). Maturitas **48**：411-420, 2004.

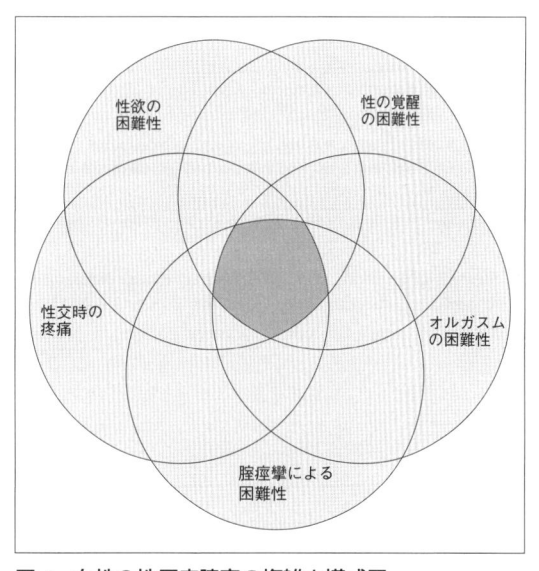

図4　女性の性反応障害の複雑さ模式図
[19] Basson R, et al : Definitions of women's sexual dysfunction reconsidered ; advocating expansion and revision. J Psychrosom Obstet Gynecol **24**：221-229, 2003.

とから，その効果は少ないと考えられる．

おわりに

女性のsexualityは多くの因子が複雑に作用して成立している．したがって，その障害はさらに複雑となってくる．

Bassonら[19]は女性の性的機能障害には性欲，性の覚醒，オルガスムの困難性に性交時の疼痛や腟

痙攣による困難性などが重複して臨床像を形成しているという(図4).

今日では多くの分野で科学が進歩してきたが,人間の sexuality に関与する研究も,遺伝子や神経内分泌などの生物学的な側面から,社会・経済・文化・心理学的な方面よりのアプローチがすすんでいる.しかし,女性の sexuality については西欧先進国でも長い間文化的な歴史の中で顕著に抑制されてきており,現代においても社会的影響下で心理的な介入が行われてきている[20].その意味でも科学の総合としてとらえる必要がある.

文献

1) Wilson R：Feminine Forever. M Evans, NY, 1966.
2) Writing Group for the Women's Health Intiative：Risk and benefits of estrogen plus progestin in healthy menopausal women. JAMA **288**：321-333, 2002.
3) Miller LC, et al：Men's and women's mating preferences；distinct evolutionary mechanisms? Curr Direct Psychol Sci **11**：88-93, 2002.
4) Dixson AF：Primate sexuality；comparative studies of the prosimians, monkeys, apes, and human beings. Oxford Univ Press, Oxford, England, 1998.
5) Laumann EO, et al：Sexual dysfunction in the United States. JAMA **281**：537-544, 1999.
6) Meston CM, et al：The psychophysiological assessment of female sexual function. J Sex Educ Ther **25**：6-16, 2000.
7) Maas CP, et al：Objective assessment of sexual arousal in women with a history of hysterectomy. Brit J Obstet Gynaecol **111**：456-462, 2004.
8) Maravilla KR, et al：Dynamic MR imaging of the sexual arousal response in women. J Sex Marital Ther **29**：71-76, 2003.
9) Maravilla KR, et al：Non constrast dynamic magnetic resonance imaging for quantitative assessment of female sexual arousal. J Urol **173**：162-166, 2005.
10) Hallstrom T, et al：Changes in women's sexual desire in middle life. Arch Sex Behav **19**：259-268, 1990.
11) Dennerstein L, et al：Sexuality and menopause. J Psychosom Obstet Gynecol **15**：59-66, 1994.
12) Dennerstein L, et al：Sexuality, hormone and the menopausal transition. Maturitas **26**：83-93, 1997.
13) Burger HG, et al：A prospective longitudinal study of serum testosterone, DHE-androsterone sulfate, and sex hormone binding globulin levels through the menopausal transition. J Clin Endocrinol Metab **85**：2832-2838, 2000.
14) Avis NC, et al：Is there an association between menopause status and sexual functioning. Menopause **7**：297-309, 2000.
15) Borissova AM, et al：A study of psychological status and sexuality in middle-aged Bulgarian women；significance of the hormone replacement therapy. Maturitus **39**：177-183, 2001.
16) González M, et al：Sexual function, menopause and hormone replacement therapy (HRT). Maturitas **48**：411-420, 2004.
17) Hackbert L, et al：Acute dehydroepiandrosterone (DHEA) effects on sexual arousal in postmenopausal women. J Women's Health & Gend Med **11**：155-162, 2002.
18) Moynihan R：FDA panel rejects testosterone patch for women on safety ground. BJM **329**：1363, 2004.
19) Basson R, et al：Definitions of women's sexual dysfunction reconsidered；advocating expansion and revision. J Psychrosom Obstet Gynecol **24**：221-229, 2003.
20) Baumeister RF, et al：Cultural suppression of female sexuality. Rev Gen Psychol **6**：166-203, 2002.

3 アルコール摂取と human sexuality

多くの報告によれば，アルコール摂取は性を鎮静化するといわれてきたが，必ずしも性欲や性反応を抑制するばかりではないことも知られるようになった[1]．特に HIV の感染はアルコールやドラッグの服用と重要な関係があることも明らかになってきた．しかし，アルコールが真に性的活動（sexual activity）に影響を与えるか不明のことも多い．

そこで，Leigh[2]は日々の日誌をつける方法（daily diary methodology）でサンフランシスコ湾側に住む者で，少なくとも週2回以上アルコールを飲み，週2回以上性交をもつ99名（37名はヘテロセクシャルの女性，17名はレスビアン，30名はヘテロセクシャルの男性，15名はゲイ）の協力を得て研究した．これによると，ヘテロセクシャルではアルコール摂取は性的活動を減退するように思われる（表1）．特にアルコールの摂取量が増加すると減退の程度が強くなる．

性ホルモンのうち，特にテストステロンは性欲や性行動を調節するうえで重要な働きをしていることが知られている．

Välimäki[3]によれば，健康男性で急速にアルコールを摂取すると，血中テストステロン値が低下すると報告している．これはアルコールがテストステロンの分泌に変化をきたし，性的に亢進をしたり減退したりすることにより，性欲と性行動に影響を与えるとも考えられる．

Eriksson ら[4]は健康な閉経以前の女性各々6人に18時より少量のアルコール（0.34 g/kg）かジュースを飲ませ，血中テストステロンを測定した．プラセボであるジュースを飲ませた群ではやや減少したが，アルコール摂取群では上昇した．この上昇傾向は排卵期に著明にみられた．ピル内服群ではテストステロンの基礎値は低かったが，アルコール摂取により著明に上昇し，周期の17〜20日に最も著明に増加した（図1）．しかし，若い男性48人にはアルコールによる変化はみられなかった．

Lindman ら[5]は18〜35歳の女性97人を1月経

表1 アルコールの性活動に及ぼす影響

group	n	no alcohol	alcohol
女性			
ヘテロセクシャル	39	0.67	0.29
レスビアン	15	0.30	0.25
男性			
ヘテロセクシャル	30	0.91	0.32
ゲイ	16	0.29	0.29

注）1日に対する性的活性の平均数をあらわす．

[2] Leigh BC：Alcohol consumption and sexual activity as reported with a diary technique. J Abnorm Psychol 102：490-493, 1993.］

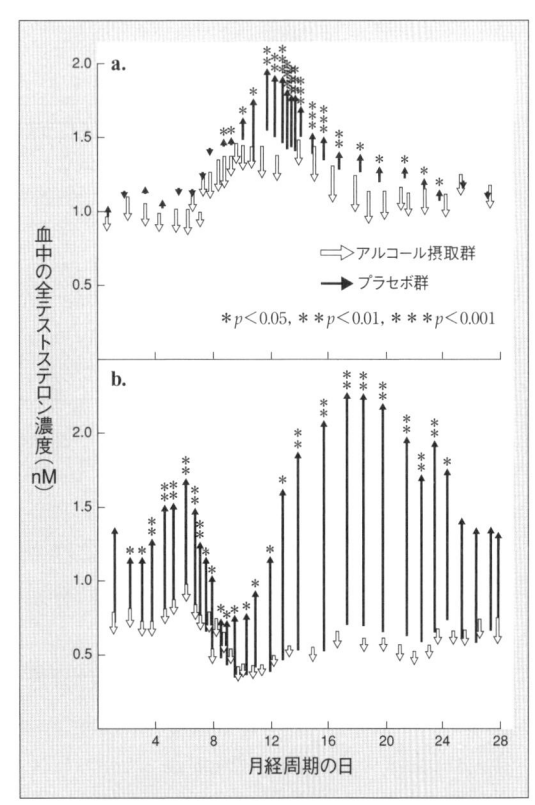

図1 月経周期にアルコール摂取したときの血中テストステロンの動き
a. ピル服用中の女性，b. ピルを服用していない女性

[4] Eriksson CJP, et al：Sex hormone response to alcohol. Nature 369：711, 1994.

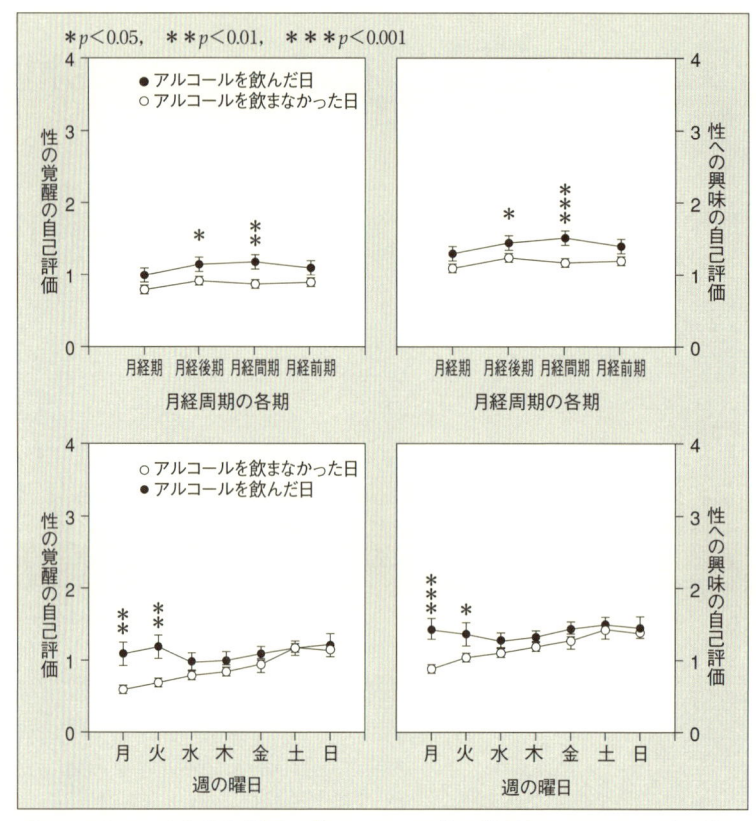

図2 アルコールを飲んだ日と飲まない日の性の覚醒(sexual arousal)と性への興味(sexual interest)の変化

[5) Lindman RE, et al：Drinking, menstrual cycle, and female sexuality：a diary study. Alcohol Clin Experim Res **23**：169-173, 1999.]

周期にわたりアルコール摂取との関係で調査した．気分の状態をストレス，幸運，悲しさ，憂うつ，短気，怒り，性への興味(sexual interest)，性の覚醒(sexual arousal)の各項目に not at all 0 点から very much 4 点までの 5 点制に評価した．特に sexuality についてみると，図2 のように，アルコールを飲んだ日のほうが両者とも亢進し，月経中期が最も高く，また，曜日では月曜と火曜に有意に高値を示した．

Jacob と McClintock[6]によれば，ヒトでは分離された二つのステロイド Δ4,16-androstadien-3-one と 1,3,5(10)16-estratetraen-3-ol がフェロモンのように作用し，心理状態に影響を与え，女性では刺激的に男性では抑制的に作用するが，性的には特別な影響を与えるものではないと述べている．アルコールによるテストステロンの分泌亢進など体内のステロイドの状態や，外的に投与することにより，これらが化学的なシグナル(chemosignals)として行動や心理状態に影響を与えるようになるのかもしれない．

文 献

1) Wilson GT, Lawson DM：The effects of alcohol on sexual arousal in women. J Abnorm Psychol **85**：489-497, 1976.
2) Leigh BC：Alcohol consumption and sexual activity as reported with a diary technique. J Abnorm Psychol **102**：490-493, 1993.
3) Välimäki M, et al：The effect of alcohol on male and female sexual function. Alcohol & Alcoholism **18**：313-320, 1983.
4) Eriksson CJP, et al：Sex hormone response to alcohol. Nature **369**：711, 1994.
5) Lindman RE, et al：Drinking, menstrual cycle, and female sexuality：a diary study. Alcohol Clin Experim Res **23**：169-173, 1999.
6) Jacob S, McClintock MK：Psychological state and mood effects of steroidal chemosignals in women and men. Horm Behav **37**：57-78, 2000.

4 においと human sexuality

　嗅覚刺激はヒト以外の哺乳動物の性行動のうえで重要な働きをしていることが知られている．一方，ヒトの sexuality についてにおいと性交[1]や仲間の選別[2]などが研究されてきたが，必ずしも明らかではない．

　香水は世界中に広く用いられており，この中で性的な魅力を引くものもあるが，それらの効果についてほとんどが不明である．

　嗅覚刺激がヒトの性反応に影響を与えるならば，どのようなかたちで作用しているのか興味あるところである．最近，ヒト以外の哺乳動物では鋤鼻器（vomeronasal organ：VNO）がフェロモンのような刺激を感受していることが知られ，ヒトでもその存在が知られるようになったが[3]，性行動との詳細な関連は明らかではない．また，特別なにおいを学習により獲得し知ることも考えられるが，この方面の研究は少ない現況である．しかし，近年，においが気分に影響を与え，これが sexuality に影響するとの研究も報告されるようになってきた．

　Schiffman ら[4]は 45～60 歳の女性 56 名を 4 群に分け，第 1 群 14 名はいまだ月経のある者，第 2 群 14 名は閉経後エストロゲンのみを摂取している者，第 3 群 14 名は閉経後にエストロゲンとプロゲステロンを摂取している者，第 4 群 14 名は閉経後にホルモン補充療法を受けていない者とした．これらの 4 群に花や果物などの気持ちのよいにおいをかがすと，緊張や憂うつ，怒りなどのムードが有意に改善されるばかりでなく，特にプロゲステロン摂取に関係なくエストロゲン補充療法を受けている者によりよいムードスコアを示した（図 1）．

　このように，ホルモン環境がにおいに対する反応に変化を起こすが，Graham ら[5]は 18 歳以上で月経が順調でピルなどのホルモン剤を服用していない 28 例につき，卵胞期と排卵期にそれぞれ女性のにおい，男性のにおいとさらに無臭（対象群）のもとで，エロティックな映像を見せ性の幻想をするという 2 つの刺激を与え，腟のパルス振幅（pulse amplitude：VPA）を腟の血流計で測定した．その結果，排卵期により性の覚醒が高まり（図 2），性の幻想の期間に男性のにおいによる性の覚醒を強く認めた．

　Krug[6]は 11 名の月経周期の順調な女性に，月経

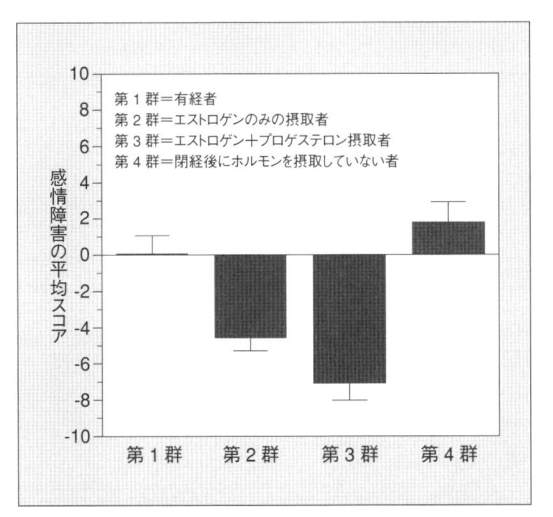

図1　全体の感情障害スコアについての各々のグループでの平均スコア

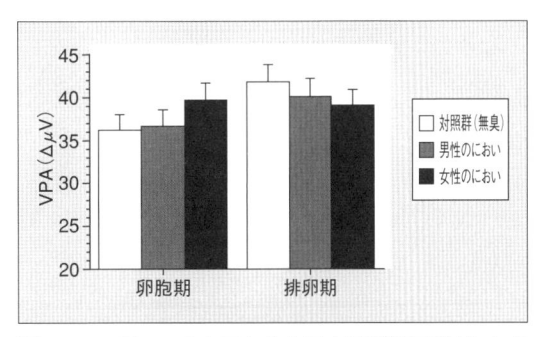

図2　エロティックなフィルムによる刺激を受けたときの腟のパルス振幅（VPA）の変化

[4] Schiffman SS, et al：The effect of pleasant odors and hormone status on mood of women at midlife. Brain Res Bull **36**：19-29, 1995.

[5] Graham CA, et al：Effects of fragrance on female sexual arousal and mood across the menstrual cycle. Psychophysiology **37**：76-84, 2000.

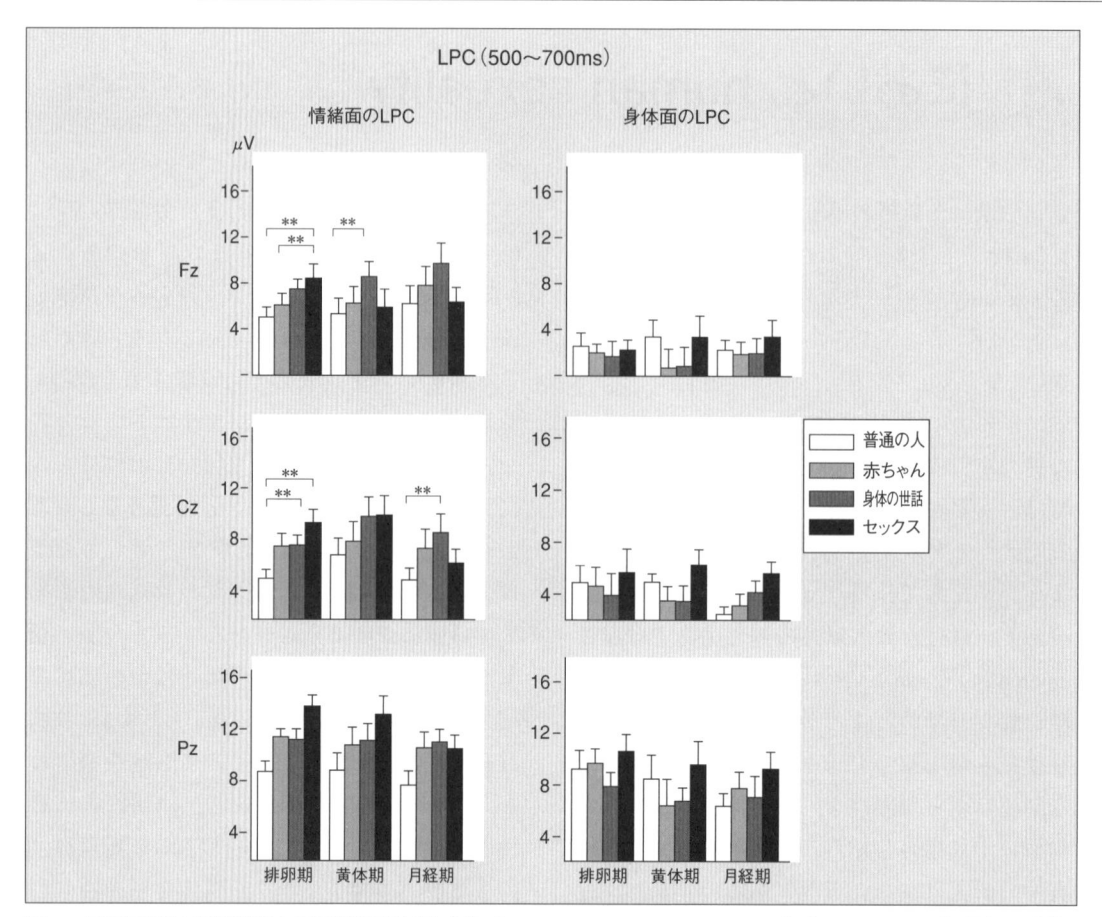

図3 月経周期に伴う脳波上の平均遅延陽性成分（LPC：late positive componet）（500〜700 ms）振幅の変化

前頭部（Fz，上図），中頭部（Cz，中央図），後頭部（Pz，下図）はそれぞれ普通の人々，赤ちゃん，身体の世話をしている人々，セックスをしている人々の4つの異なったカテゴリーに属する人々のスライドを見せたときの脳波上の振幅の変化を示す．振幅の変化は排卵期・黄体期・月経期のそれぞれの刺激前の基本線に基づいて決定した．統計上には情緒面と身体面との間に有意差があり，Hochbergの段階的なBonferroni法（$**p<0.01$）によって有意差が認められた．

[6] Krug R, et al：Selctive influence of the menstrual cycle on perception of stimuli with reproductive significance：An event-related potential study. Psychophysiology **37**：111-122, 2000.

期，排卵期，黄体期にそれぞれシールドルーム内で2時間脳波を測定しながら，セックス，赤ちゃん，身体の世話をしている人，普通の人などの4種類の絵を見せて反応を観察し，特に排卵期における性的刺激が大きく反応したことを示した（図3）．

これらの事実は女性の排卵期に性に関する刺激に対する感覚が鋭敏になっていることを物語るものである．

文献

1) Cutler WB, et al：Pheromonal influences on sociosexual behavior in men. Arch Sex Behav **27**：1-14, 1998.
2) Wedekind C, et al：MHC-dependent mate preferences in human. Proc Roy Soc London Series. B Biol Sci **260**：245-249, 1995.
3) Garcia-Velasco J, et al：The incidence of the vomeronasal organ in 1000 human subjects and its possible clinical significance. J Steroid Biochem **39**：561-563, 1991.
4) Schiffman SS, et al：The effect of pleasant odors and hormone status on mood of women at midlife. Brain Res Bull **36**：19-29, 1995.
5) Graham CA, et al：Effects of fragrance on female sexual arousal and mood across the menstrual cycle. Psychophysiology **37**：76-84, 2000.
6) Krug R, et al：Selctive influence of the menstrual cycle on perception of stimuli with reproductive significance：An event-related potential study. Psychophysiology **37**：111-122, 2000.

5 女性のアンドロゲン不全症とアンドロゲン補充療法

いわゆる男性ホルモンであるアンドロゲンは，男性に多く分泌されていることから，男性における作用や役割について広く研究されてきた．したがって，女性におけるアンドロゲンの役割は，男性化徴候のある多毛症や多囊胞性卵巣症候群（PCOS）について研究されてきたにすぎなかった．

しかし，2001年 New Jersey の Princeton で女性の "androgen deficiency"（アンドロゲン欠乏症）についての国際的な Consensus Conference が開催され，その結果，"female androgen insufficiency syndrome"（女性のアンドロゲン不全症）という症候群が提案されるに至った[1]．

特に最近では女性の性的機能障害にアンドロゲンの低下が指摘され，その治療にアンドロゲン補充療法（androgen replacement therapy）が効果的であることが判明している．そこで，女性におけるアンドロゲンの作用と，女性の性的機能障害とアンドロゲン療法について解説することにした．

■アンドロゲンの産生と作用

アンドロゲンは主として男女とも性腺より産生される C19 ステロイドの総称で，テストステロン（testosterone：T），デヒドロエピアンドロステロン（dehydroepiandrosterone：DHEA），デヒドロエピアンドロステロン硫酸鉛（dehydroepiandrosterone sulfate：DHEA-S），アンドロステンジオン（androstenedione：A），5α-デヒドロテストステロン（5α-dihydrotestosterone：DHT）などを含んでいる．このなかでアンドロゲンとしての生物活性の最も強いのが T と DHT である．

女性でのアンドロゲンの生合成は，20〜25％が卵巣で，50％が副腎で産生され，残りの25〜30％が末梢の脂肪組織・筋肉・皮膚などで合成されている．特に卵巣は下垂体の LH を通し，副腎は ACTH を通して調節されている．卵巣ではコレステロールが代謝されてプレグネノロンとなり，これが性ステロイド合成の前駆体となっている[2]．

Cameron ら[2]は表1のように閉経前と後での卵巣・副腎・末梢でのアンドロゲンの濃度とタンパク結合能力を表した．T レベルは SHBG（性ホルモン結合グロブリン）濃度に著明に影響され，SHBG レベルは肥満，インスリン過剰症や，グルココルチコイドまたは成長ホルモン過剰，アンドロゲン過剰状態では減少する．

血中に循環している T は標的組織で DHT またはエストラジオール（E_2）に転換される．DHEA，DHEA-S，A は末梢組織でのアンドロゲン産生の主な原料となる．また，アンドロゲンは多くの組織に存在するレセプターと結合して作用する．

女性におけるアンドロゲン不全症は，下垂体前葉機能低下症，Addison 病，コルチコイド療法中，卵巣機能不全，両側卵巣摘出術後，経口的にエストロゲン補充療法中，経口避妊薬服用中などが含まれる．

T は SHBG と結合するために，SHBG を増加させるようなホルモン療法を行うと，血中の遊離型と bioavailable（生物学的利用度）の T は減少する[3]．男性に比して女性のアンドロゲンの調節のメカニズムは必ずしも明らかでないので，今後の検討課題であろう．

■女性の性的機能障害の分類

男性の性的機能障害の研究と治療は進んでいるが，女性のそれはあまり進行していない．その障壁の大きな理由は，女性における性的機能障害の分類や診断・治療の方法が確立されていなかったからである．

1992年 WHO の International Classification of Diseases-10（ICD-10）によれば[4]，性的機能障害の定義は「パートナーなどが欲しても性的関係がで

表1 閉経前および後の女性にみるアンドロゲン産生の卵巣・副腎・末梢での役割

	卵巣からの産生(%)		副腎からの産生(%)		末梢組織からの産生(%)	
	閉経前	閉経後	閉経前	閉経後	閉経前	閉経後
DHT	very small	none	small	small	almost entirely from T	almost entirely from T
T	25%	↑50%	25%	↓10%	50% from A	↓40% from A
A	40%	↓20%	50%	↑70%	10% from D	10% from D
DHEA	10%	10%	50%	50%	40% from DS	40% from DS
DHEAS	0%	0%	90%	90%	10% from D	10% from D

DHT＝デヒドロテストステロン，T＝テストステロン，DHEA(D)＝デヒドロエピアンドロステロン，DHEA-S(DS)＝硫酸デヒドロエピアンドロステロン
↓↑は閉経前期から閉経後の変化を表す．
[2] Cameron DR, et al：Androgen replacement therapy in women. Fertil Steril **82**：273-289, 2004.

きないもの」としている．

これに対し，1994年アメリカの精神医学会はDiagnostic and Statistical Manual of Mental Disorders(DSM)-IVにおいて[5]，女性の性的機能障害は器質的なものを取り扱わず精神的な障害に限るとしている．したがって，性的機能障害は「性的欲望と性反応周期を特徴づける心理的生理的な変化の乱れと人間関係の困難性が原因となる」としている．

このICD-10とDSM-IVはともにMasters & Johnson[6)7)]と，その後Kaplan[8]により提唱された性反応モデルを基本として作成されたものである．したがって，このモデルは性欲・性の覚醒(arousal)，オルガスム(orgasm)と満足などを含む性の反応相の時間の連続性を示している．そのなかでDSM-IV[9]は下記のものを挙げている．

　hypoactive sexual desire disorder(HSDD)
　　（性的な欲望が欠如する）
　sexual aversion disorder
　　（性的な接触を嫌悪する）
　female sexual arousal disorder
　　（十分な性的な興奮を欠如する）
　female orgasmic disorder
　　（オルガスムの獲得ができない）
　dyspareunia
　　（性交時に疼痛をみる）
　vaginism

　　（腟内への挿入により腟の外側1/3の筋肉が不随意に痙攣する）

これらの性的機能障害のなかで比較的多くみられるのが性欲の低下または欠如である．

■**女性と性の問題**……………………………

性の問題を抱える者の割合を正確に判定することは困難である．

すでにDunnら[10]は1,768人の成人男女を調査し，男性で281人(49%)，女性で293人(39%)が何らかの治療を求めているが，実際に治療を受けている者は，これらの4〜6%にすぎないと指摘している．Laumann[11]が1,486人の女性を無差別に選択して性の問題を調査した結果，1/3の女性は性に興味がなく，1/4はオルガスムを経験しないという．Sarkadiら[12]は40〜80歳の2型糖尿病の女性を調査し，家庭医と性の問題を取り上げることを不快に感じるとしている．Gottら[13]も50〜92歳の男女に半構造的面接を行い，家庭医と性の問題を相談することは恥と考えているものが多いと報告している．

しかしながら，イギリスのNational Sexual Health Strategy[14]によれば，性の健康を保護・支援することが重要で，そのために躊躇することなく積極的に相談することを勧めている．

■性欲の低下

性的欲望の減少または喪失は比較的多くみられる障害だが，その治療は必ずしも容易ではない．

20年間にわたる精神科診療の経験に基づいてLavine[15]は性欲を刺激するものとして下記の11のリストを提案している．

①心理的な親密性，②恋に落ちる，③性の喜びを書いた書物を読んだり，写真を見る，④男女のロマンティックの結果を聞く，⑤過去のエロティックな空想を呼び起こす，⑥妊娠することを希望する，⑦street drugの少量の服用，⑧啓蒙する，⑨最近のトラブルの関係を修復する，⑩恋人を取り返す，⑪性的機能障害を軽減する．

近年，McCallら[16]は感情的な結びつき，エロティック，視覚・接触，ロマンティックの役割など4つの因子を解析することにより，cues for sexual desire scale(CSDS)を考案し，これが女性のHSDDの診断に有効であることを報告している．

■血中アンドロゲンレベル

女性で血中アンドロゲンレベルが注目されるようになってきた．

Guayら[17]は20～49歳の月経を有する健康な女性60人につき，性的機能の問診表とともに血中のアンドロゲン値を測定した．20～29歳の女性に比して40～49歳の女性の平均値の変動はDHEA-S 195.6→140.4 μg/dL，T 51.5→33.7 ng/dL，遊離型T 1.51→1.03 pg/mLと減少した，しかし，SHBGには有意な変化はみられなかった．したがってfree androgen indes(FAI)は

$$\text{free androgen index} = \frac{\text{total testosterone}(\text{ng/dL}) \times 0.0347}{\text{SHBG nmol/L}} \times 100$$

の式で表されるため，その値は減少した(表2)．

Graciaら[18]は35～47歳の女性を対象に4年間にわたって血中Tと質問紙による性欲の変化を観察した．その結果，326人中87人(27%)が性欲が低下した．T値の低下しなかった者に比して，T値の低下した者では性欲の低下が4倍も多くみられた．

また，Graciaら[19]は閉経に近い女性の生殖に関わるホルモンの変動と性的機能障害との関連性を調べ，性的機能障害は年齢が進むにつれて増加し，閉経後は2.3倍も増加することを明らかにした．DHEA-Sの血中濃度は性的機能低下と関連してオッズ比1.59，95% CI 1.19～2.14．また，性的機能障害は性のパートナーの消失に関連し，オッズ比11.2，95% CI 6.9～18.1．高度の不安オッズ比3.8，95% CI 1.6～9.2．18歳以下の子どもとともに住むオッズ比1.6，95% CI 1.1～5.5．

Nyuntら[20]は18～45歳の，異性間で性的関係をもっていたが性欲の減退した女性29人と，対照として健康な女性12人について卵胞期の午前9時に採血を行い，血中E_2，T，DHT，DHEA-S，SHBGを測定した．同時にWilsonのsexual fantasy questionnaire(Baumagartenらの改良したもの)，Golombok-Rustのinventory of sexual satisfaction(GRISS)を用いて性欲の減退を調べたが，血中アンドロゲンレベルとの相関は認めなかった．

Davisら[21]が1,021人のprofile of female sexual function(PFSF)のスコアと血中ホルモンとの関連を調べた結果，PFSFのスコアとトータルと遊離型のT値，A値との間に有意の相関はなかった．しかし，DHEA-Sの低い者は性的反応のスコアが低かった．

Turnaら[22]は女性の性欲の低下と血中アンドロゲンとの関係をfemale sexual function index(FSFI)で検討した．閉経前の性欲低下した女性20人(平均年齢36.7歳)，閉経後の性欲低下した女性20人(平均54歳)と，健康な閉経前の女性20人(平均32.2歳)，健康な閉経後の女性20人(平均53.5歳)で比較した．閉経前・閉経後ともFSFIスコアの低値を示した者は総Tおよび遊離型T，DHEA-Sも有意に低値を示した($p<0.05$)(図1)．これにより，性欲をはじめ性的機能の低下した女性においてはアンドロゲンレベルが低下していることが明らか

表 2　健康な女性 60 人の年代別にみた血中ホルモン値の変動

ホルモン	20〜29 歳(n=17)		30〜39 歳(n=23)		40〜49 歳(n=20)	
	mean (±s.e.m.)	s.e.m. range	mean (±s.e.m.)	s.e.m. range	mean (±s.e.m.)	s.e.m. range
DHEA(μg/dL)	195.6(±18.7)	176.9〜214.3	154.9(±15.9)	139.0〜170.8	140.4(±15.7)	124.7〜156.1
SHBG(nmol/L)	51.1(±7.5)	43.6〜58.6	48.5(±3.9)	44.6〜52.4	52.7(±5.7)	47.0〜58.4
総テストステロン(ng/dL)	51.5(±6.0)	45.5〜57.5	33.7(±6.1)	27.6〜39.8	32.8(±5.8)	27.0〜38.6
遊離型テストステロン(pg/mL)	1.51(±0.12)	1.39〜1.63	1.10(±0.08)	1.02〜1.18	1.02(±0.12)	0.90〜1.14
FAI	4.34(±0.62)	3.72〜4.96	2.50(±0.6)	2.04〜2.96	2.46(±0.48)	1.98〜2.94

ホルモン Significant Differences：	groups	p-values for significant differences*,**	95% CI for mean difference
DHEA-S(μg/dL)	20〜29 歳 vs. 30〜39 歳	0.001	(−19.4, 100.8)
DHEA-S(μg/dL)	20〜29 歳 vs. 40〜49 歳	<0.001	(−6.6, 117.1)
DHEA-S(μg/dL)	30〜39 歳 vs. 40〜49 歳	0.046	(−40.8, 69.8)
総テストステロン(ng/dL)	20〜29 歳 vs. 30〜39 歳	0.001	(−3.5, 40.0)
総テストステロン(ng/dL)	20〜29 歳 vs. 40〜49 歳	0.031	(3.2, 40.7)
遊離型テストステロン(pg/mL)	20〜29 歳 vs. 30〜39 歳	0.04	(0.06, 0.76)
遊離型テストステロン(pg/mL)	20〜29 歳 vs. 40〜49 歳	0.04	(0.05, 0.77)
FAI(μg/dL)	20〜29 歳 vs. 30〜39 歳	<0.001	(0.02, 0.2.2)
FAI(μg/dL)	20〜29 歳 vs. 40〜49 歳	<0.001	(0.2, 2.1)

*Significant difference where $p \leq 0.05$,
**Bonferroni t-tests used for all pairwise comparisons.

[17] Guay A, et al：Serum androgen levels in healthy premenopausal women with and without sexual dysfunction；Part A. Serum androgen levels in women aged 20-49 years with no complaints of sexual dysfunction. Ind J Impot Res 16：112-120, 2004.〕

にされ，このような女性へのアンドロゲン療法が注目されることになる．

■ **テストステロン療法**

特に閉経後の女性の性的機能障害に対する T の効果について，北米更年期学会(North American Menopausal Society)[23]では文献を調査して 2005 年に公表している．これによると，無差別対照試験から，自然閉経または外科的に卵巣を摘出された女性に外的に T を投与すると，性欲，性の覚醒，オルガスムなどによい影響を与えるとされている．しかし，閉経後にエストロゲン療法を受けている女性にはよいが，エストロゲン療法を受けていない女性に T 療法を行うことの有効性については証拠が少ないので推薦できないという．

T 療法は副作用の軽減の面からも少量・短期間の投与がよいが，治療開始前にリスクや利益をよく検討し，乳がん・子宮がん患者や心血管系疾患・肝疾患を有する者には禁忌とすべきである[24]．T 療法は経口的に投与するよりも，直接血行に入るよう，パッチやゲル・クリームなどで経皮的に投与したほうが少量でも効果的である[25]．

閉経前の女性の性的機能障害に対する T 療法を支持するデータは限られており，注意深く行われる必要がある．

特に視床下部性無月経・早発閉経・卵巣摘出・月経前症候群・副腎機能不全・後天性免疫機能不全症候群などの際には，T 欠乏状態を示し，性欲減退・喪失を示すことがある．また，経口避妊薬内服中やコルチコイド療法中には SHBG が上昇して遊離型の T の減少を伴い，性欲が低下することがある．このような際にも T 療法が行われるが，効果については十分観察する必要がある[25]．

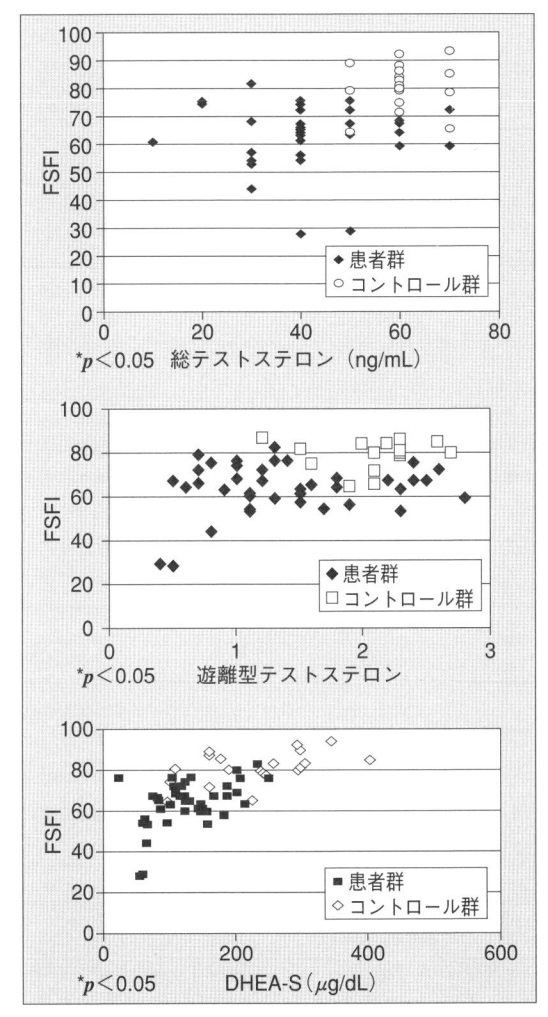

図1 女性の性的機能指数(FSFI)と血中のアンドロゲンとの相関

[22) Turna B, et al：Women with low libido, correlation of decreased androgen levels with female sexual function index. Intern J Impot Res 17：148-153, 2005.]

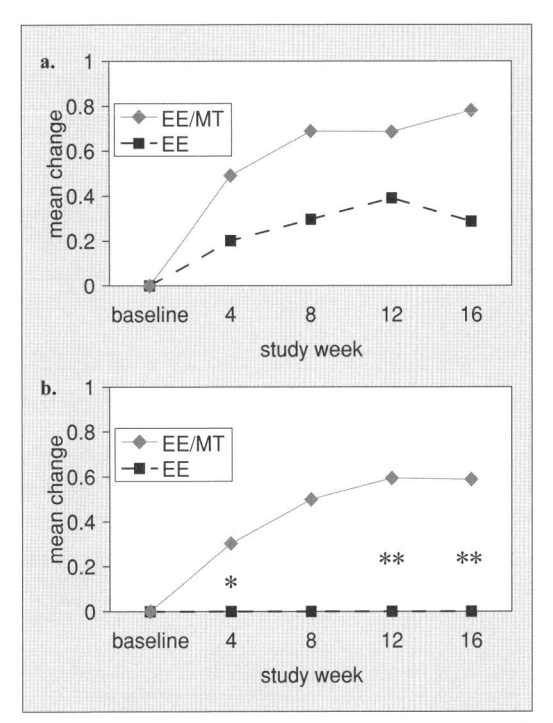

図2 性的興味質問表(sexual interest questionnaire)よりみた性欲(sexual desire)(a)と性への興味(b)とこれに及ぼすエストロゲンエステル(EE)とEE＋メチルT(MT)の効果

[27) Lobo RA, et al：Comparative effects of oral esterified estrogens with and without methyltestosterone on endocrine profiles and dimensions of sexual function in postemenopausal women with hypoactive sexual desire. Fertil Steril 79：1341-1352, 2003.]

のスコアが有意に増加した(図2).

Warnockら[28)]は閉経以前の22〜50歳でHSDDの女性43人にピルを投与し，63人にはピルを投与しないで経過を観察した．ピル服用群は遊離型と総Tレベルは非服用群より低く，SHBGはピル服用群より高かった．したがって，ピルを服用すると血中アンドロゲンレベルが低下するために性欲への影響が考えられ，さらに検討する必要がある．

■その他のステロイド療法

DHEAは副腎機能不全の女性に有効に作用するが，健康で正常な副腎機能をもつ性的機能障害の女性に有効かは議論のあるところで，さらに検討する必要がある[26)].

Loboら[27)]は閉経後の女性を対象にプレマリン0.625 mg投与例111人とプレマリン0.625 mg＋メチルT 1.125 mg投与例107人を4カ月間観察した．後者群は生物活性の強いT濃度が増加し，SHBG値を抑制した．両群とも性欲と性への興味

■T療法の際の注意事項

北米更年期学会は閉経後の女性へのT療法について以下のことを公表している[29)].

①T療法は他に明白な原因がなくて性欲が低下した閉経以後の女性のみに考慮すべきである．

②Tの血中レベルの測定のみでT不全症と診断するのではなく，T療法前後のTレベルをモニター

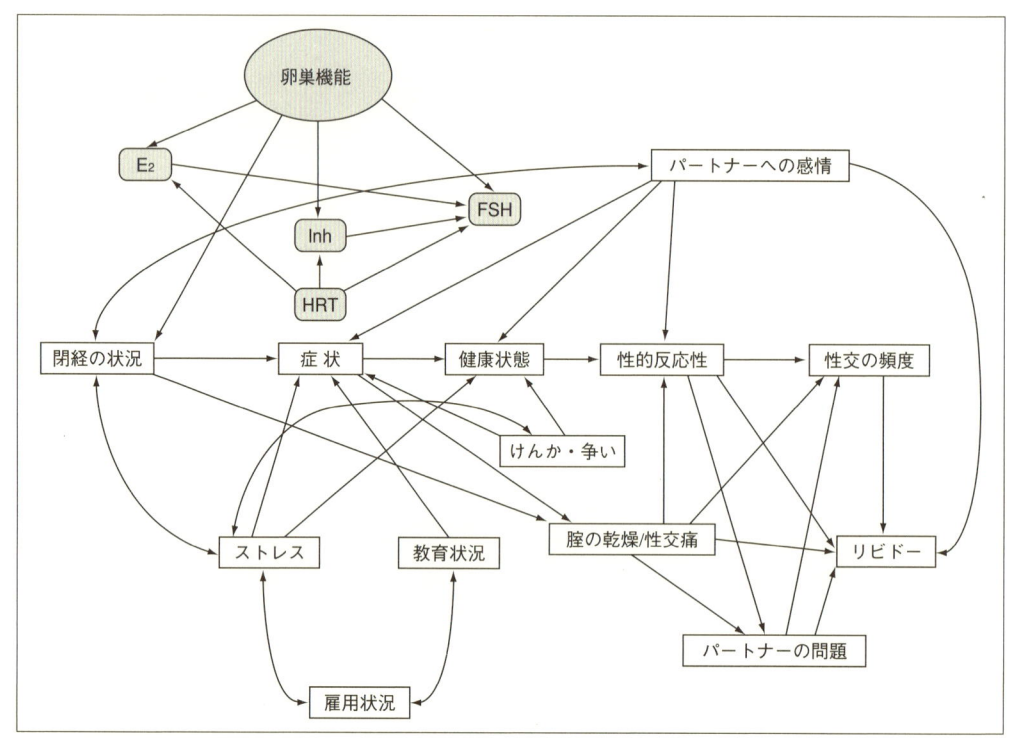

図3 性的機能に影響するモデル
E_2：エストラジオール，Inh：インヒビン，FSH：卵胞刺激ホルモン，HRT：ホルモン補充療法
[30] Dennerstein L, et al：Factors affecting sexual functioning of women in the mid-life years. Climacteric **2**：254-262, 1999.

して評価する．

③T療法前に血中脂質と肝機能を検査し，治療後も3カ月間は検査する．

④Tはエストロゲン補充療法をしたときに附随して用いる．

⑤入手されるT製品は主として男性に対するもので高濃度であるため，女性に用いるときには投与量を減らし，常に血中レベルと副作用をモニターすべきである．皮膚パッチやクリームのほうが錠剤内服・注射より過剰投与を避けられるために好まれる．

⑥6カ月以上の投与は行うべきでない．

⑦がん・心血管・肝疾患患者には行ってはならない．

■**性的機能の相互関係**

女性の性的機能は各種の因子により左右される．Dennerstein ら[30]は354人の女性についてPersonal Expreiences Questionnaire(PEQ)を用いて相互の関係を調査し，**図3**のごとく女性の性反応は年齢・閉経の状況・ホルモンの変化や社会的因子の影響を受け，またパートナーへの感情などにも影響されるという．

Dennerstein ら[31]はさらにヨーロッパ12カ国の一般医に相談に訪れた45〜60歳の女性601人にSPEQ(short form of PEQ)を用いて調査し，社会的因子・健康状態・閉経の状態を加えて**図4**のような等式モデルを作成している．これによれば性反応と性交頻度はパートナーへの感情や問題，性交痛などを1つの変数とし，大きな矢印は以前と比較して自動的な関連があることを示している．小さな矢印はそれぞれの予測値の回帰係数を表す．これらのモデルから性交回数や性反応は以下の等式でひきだすことができるとしている．

●性交回数 $F_1 = 0.39 F_0 + 0.06$ 性反応 RL_1

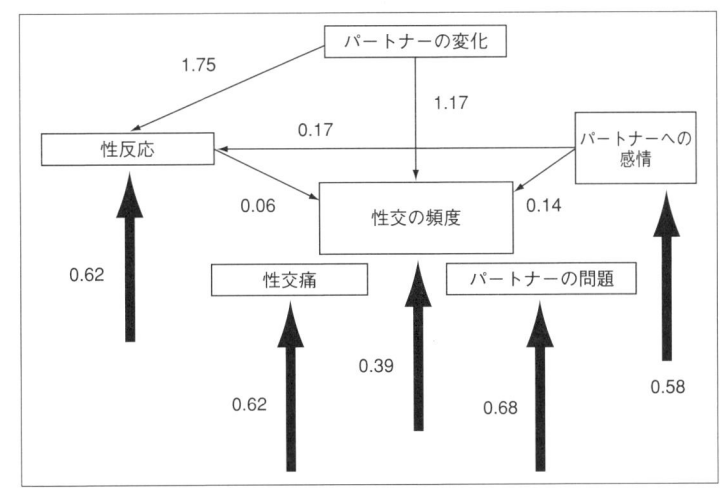

図4 女性の性的機能を示す等式モデル
大きな矢印は1つの変数の自動的な関連を示し，小さな矢印はそれぞれの予測値の回帰係数を表す．

[31] Dennerstein L, et al：Women's sexual functioning, lifestyle, mid-age, and menopause in 12 European countries. Menopause **11**：778-785, 2004.

$+0.14$ partner$_1$の感情 $+1.17 \Delta P+0.49 (R_2=0.36)$

● 性反応 $RL_1=0.62 RL_0+0.17$ partner$_1$の感情$+1.75 \Delta P+1.30 (R_2=0.59)$

（$\Delta P=$partnerの変化）

おわりに

閉経以後のホルモン補充療法（HRT）にはいろいろな問題が提起されてきたが，特に更年期の女性の性交痛の緩和には効果が大きく，更年期障害の治療には捨てがたい治療法である．

しかし，エストロゲン補充療法（ERT）やHRTの際にSHBGの産生を増加させ，結果的に遊離型と生物的利用性のあるエストロゲンやアンドロゲンを減少させることがあり，それにより女性の性的機能を低下させる危険があることが判明してきた．

そのため女性のアンドロゲン不全症が注目されるが，臨床症状として①健康の気分がない，②持続的な疲労感，③性欲・性活動の低下，などが挙げられる．適度なERTまたHRTを行ってもこれらの症状の改善がみられず，血中の遊離型Tが20～40歳の生殖年齢女性の正常範囲下方25％以下のときにアンドロゲン不全症と診断され，アンドロゲン補充療法が期待される．

日常の婦人科診療においてもアンドロゲンに注目すべきである．

文献

1) Bachmann G, et al：Female androgen insufficiency；the Princeton Consensus Statement on definition, classification, and assessment. Fertil Steril **77**：660-665, 2002.
2) Cameron DR, et al：Androgen replacement therapy in women. Fertil Steril **82**：273-289, 2004.
3) Vehkavaara S, et al：Differential effects of oral and transdermal estrogen replacement therapy on endothelial function in postmenopausal women. Circulation **102**：2687-2693, 2000.
4) World Health Organization：ICD-10, International Statistical Classification of Diseases and related health problems. WHO, Geneva, 1992.
5) American Psychiatric Association：DSM-IV；Diagnostic and Statistical Manual of mental disorders. 4th ed. Am Psychiat Press, Washington DC, 1994.
6) Masters WH, et al：Human Sexual Response, Little Brown, Boston, 1966.
7) Masters WH, et al：Human Sexual Inadequency, Little Brown, Boston, 1970.
8) Kaplan HS：Disorders of Sexual Desire. Brunner/Mazel, New York, 1979.
9) Basson R, et al：Report of international consensus development conference on female sexual dysfunction；definitions and classifications. J Urol **163**：888-893, 2000.
10) Dunn KM, et al：Sexual problems；a study of the prevalence and need for health care in the general population. Fam Pract

15：519-524, 1998.
11) Laumann EO, et al：Sexual dysfunction in the United States, prevalence and predictors. JAMA **281**：537-545, 1995.
12) Sarkadi A. et al：Contradictions in the medical encounter, female sexual dysfunction in primary care contacts. Fam Pract **18**：161-166, 2001.
13) Gott M, et al：Barriers to seeking treatment for sexual problems in primary care, a qualitative study with older people. Fam Pract **20**：690-695, 2003.
14) Dept of Health, National Sexual Health Strategy, London, 2001.
15) Levine SB：What patients mean by love, intimacy, and sexual desire. In Handbook of Clinical Sexuality for Mental Health Professionals, edited by Levine SB, et al, pp21-36, Brunner-Routledge, New York, 2003.
16) McCall K, et al：Cues resulting in desire for sexual activity in women. J Sex Med **3**：838-852, 2006.
17) Guay A, et al：Serum androgen levels in healthy premenopausal women with and without sexual dysfunction；Part A. Serum androgen levels in women aged 20-49 years with no complaints of sexual dysfunction. Ind J Impot Res **16**：112-120, 2004.
18) Gracia RC, et al：Predictors of decreased libido in women during the late reproductive years. Menopause **11**：144-150, 2004.
19) Gracia CR, et al：Hormones and sexuality during transition to menopause. Obstet Gynecol **109**：831-840, 2007.
20) Nyunt A, et al：Androgen status in healthy premenopausal women with loss of libido. J Sex Marit Therap **31**：73-80, 2005.
21) Davis SR, et al：Circulating androgen levels and self-reported sexual function in women. JAMA **294**：91-96, 2005.
22) Turna B, et al：Women with low libido, correlation of decreased androgen levels with female sexual function index. Intern J Impot Res **17**：148-153, 2005.
23) North American Menopausal Society：The role of testosterone therapy in postmenopausal women, position statement of the North American Menopausal Society. Menopause **12**：496-511, 2005.
24) Somboonporn W：Testosterone therapy for postmenopausal women, efficacy and safety. Sem Reprod Med **24**：115-124, 2006.
25) Kalantaridou SN, et al：Testosterone therapy in premenopausal women. Sem Reprod Med **24**：106-114, 2006.
26) Saltzman E, et al：Dehydroepiandrosterone therapy as female androgen replacement. Sem Reprod Med **24**：97-105, 2006.
27) Lobo RA, et al：Comparative effects of oral esterified estrogens with and without methyltestosterone on endocrine profiles and dimensions of sexual function in postemenopausal women with hypoactive sexual desire. Fertil Steril **79**：1341-1352, 2003.
28) Warnock JK, et al：Comparison of androgens in women with hypoactive sexual desire disorder, those on combined oral contraceptives(OCs)vs those not on COCs. J Sex Med **3**：878-882, 2006.
29) Bachmann G, et al：Female androgen insufficiency. Obstet Gynecol Clin N Am **33**：589-598, 2006.
30) Dennerstein L, et al：Factors affecting sexual functioning of women in the mid-life years. Climacteric **2**：254-262, 1999.
31) Dennerstein L, et al：Women's sexual functioning, lifestyle, mid-age, and menopause in 12 European countries. Menopause **11**：778-785, 2004.

第 6 章

興味深い生殖の現象

1 生殖の季節変動(seasonal variation)

　自然現象と生殖との関係には興味あることが多い．なかでも，ある種の哺乳動物では生殖の時期に関して季節変動があり，子育ての環境のよい時期に出産することなどが知られている．

　従来より季節に関係のない，いわゆる non-seaseonal breeder として知られている動物には実験室で飼育しているラット，マウス，モルモットの他に，霊長類では尾なしサル，尾長サル，アカゲザル，ヒヒ，ヒトなどがある．しかし，年間を通して仔の出生数をみると季節変動がみられることから，季節が間脳下垂体副腎系や松果体などに影響を与えて神経伝達物質に変化を及ぼしていると考えられる．

　Smith ら[1]はアカゲザルでの体外受精の際に非繁殖期(non-breeding season)に比して繁殖期(breeding season)では卵の成熟度が 50～60% も上昇することを見出した．その後の多くの研究者により，3～7月が卵の成熟度が高く，2月が最も低いことが確認された．この季節変動が温度や照明が一定のもとで飼育されても同様のことが観察されることから，遺伝的素因が外的因子とは別に強く影響しているものと思われる[2]．

　一方，女性の生殖現象にも季節変動がみられ，世界的にも暖かい時期に妊娠率がピークを示し，北極圏近くの地域では夏季に妊娠率や多胎妊娠率も高い頻度を示すことが知られている[3)4)]．このことは温度や光の刺激が間脳下垂体や卵巣，子宮内膜などへの妊孕性を亢進するように作用するものと思われる．

　Kottler ら[5]のフランスにおける研究によると，同じ黄体期でも LH，プロゲステロン値は春と秋とで大きな違いがあるとされ，これらが妊孕性の季節変動を起こしているのかもしれない．

　また，ヒトの男性精子の質について文献上調べた Levine[6]の報告によると，**表1**のように精子濃度は7～9月の夏季に減少し，2～3月の冬季には上昇するが，この傾向は緯度45度以上で同様の傾向を示したとまとめている．これらの季節変動は出生率の変動にもあらわれ，春には出生率が下がるようである(**図1**，**図2**)[7)8)]．

表1　文献上よりみたヒトの精液の質についての四季の変動について

文献	地域	検査した精液数(n)	ドナー(n)	検査期間(月)	禁欲期間(時間)	ドナーのタイプ	最低の精子数を示した月
Hotchliss(1941)	New York	642	22	14	>72	ボランティア	───
MacLeod & Heim(1945)	New York	591	8	10	>72	学生	8月
Tioa, et al(1982)	Houston	4,435	4,435	52	特別に指示せず	精管切除前	9月
Mortimer, et al(1983)	Edinburfh	1,566	1,566	60	>72	不妊外来	8月
Spira(1984)	New York	1,067	52	36	特別に指示せず	学生	9月
Levine, et al(1988)	New Orleans	1,155	900	37	48～96	不妊外来	6月
Saint Pol, et al(1989)	Lille	4,169	? 100	96	48	精子提供者	10月
Politoff, et al(1989)	Basel	2,677	?	12	72	不妊外来	9月
Levine, et al (unpublished data, 1990)	Calgary	3,601	2,191	46	72	不妊外来	8月
Campanoello, et al(1990)	Bologna	2,405	?	52	48～168	不妊外来	8月
Fisch, et al(1997)	Minnesota	1,972	660	288	特別に指示せず	精管切除前	9月

[6] Levine RJ : Seasonal variation of sperm guality and fertility. Scand J Work Environ Health **25**(suppl 1) : 34-37, 1999.]

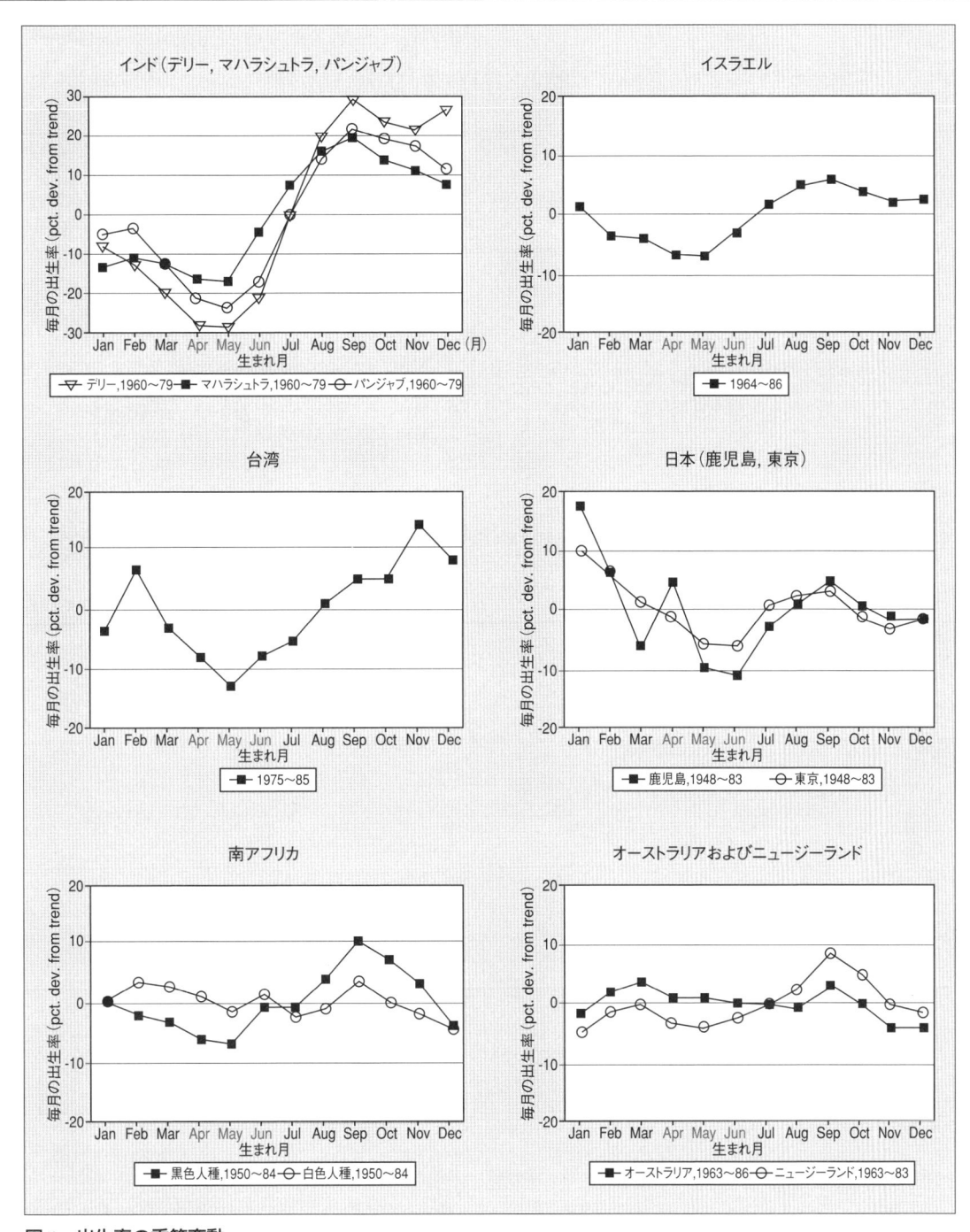

1 生殖の季節変動(seasonal variation) **231**

図1 出生率の季節変動
[7] Lam DA, Miron JA：Global patterns of seasonal variation in human fertility. Ann NY Acad Sci **18**：9-28, 1994.

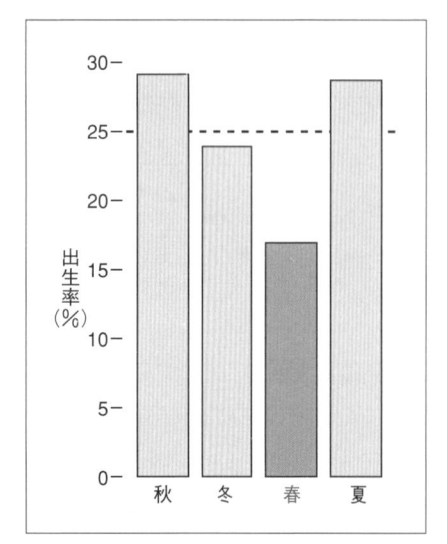

図2 テキサス州における出生率の季節変動

[8] Levine RJ, et al：Differences in the quality of semen in outdoor workers during summer and winter. New Engl J Med **323**：12-16, 1990.

このように妊孕性の季節変動をみると，性交回数や精子の質，排卵率や卵や胚の質，着床のための子宮内膜の受容能など，多くの因子が関係していると思われる．近年，メラトニンやビタミンDまたは soltriol（1.25(OH)$_2$-vitamin D$_3$）などが雌雄の両性の生殖過程での regulator や modulator として生殖の四季の変動を調節していることが知られてきている．私ども産婦人科医師は慌ただしく毎日の診療のみに追われて生活するだけでなく，もう少しゆっくりと自然現象を眺めたいものである．

文 献

1) Smith DM, et al：Influences of season and age on maturation in vitro of rhesus monkey oocytes. J Reprod Fertil **54**：91-97, 1978.
2) Rojansky N, et al：Seasonality in human reproduction：an update, Human Reprod **7**：735-745, 1992.
3) Mathers CD, Harris RS：Seasonal distribution of births in Australia, Int J Epidemiol **12**：326-331, 1983.
4) Cowgill UK：Season of birth in man, contemporary situation with special reference to Europe and southern hemisphere. Ecology **47**：614-623, 1966.
5) Kottler ML, et al：Utradian, circadian and seasonal variation of plasma progesterone and LH concentration during the luteal phase. Chronobiol Int **6**：267-277, 1989.
6) Levine RJ：Seasonal variation of sperm quality and fertility. Scand J Work Environ Health **25**(suppl 1)：34-37, 1999.
7) Lam DA, Miron JA：Global patterns of seasonal variation in human fertility. Ann NY Acad Sci **18**：9-28, 1994.
8) Levine RJ, et al：Differences in the quality of semen in outdoor workers during summer and winter. New Engl J Med **323**：12-16, 1990.

2 疾患をもつ児の出生と季節特異性（seasonality）

　生まれる月によって男女の性別や，児の先天異常や糖尿病，さらに統合失調症などの精神性疾患の発生に違いがみられるなど，長年産科の臨床にかかわりあっていても，想像もしたことがなかったことが明るみに出ている．

　ここでは，疾患や先天異常との関係についてながめてみよう．

■ 先天異常児の出生

　先天異常児の出生の季節特異性（seasonality）については論争の多いテーマである．特に1951年，McKeownら[1]が先天異常児の出生と季節との関係を指摘して以来，Turner症候群，Kleinefelter症候群，Down症，無頭蓋児などが季節との関連性をもつとの報告[2]が出ている．

　Boundら[3]は神経管欠損は12月から5月にかけて妊娠した場合に有意に多く，心臓中隔欠損と動脈管開存はむしろ5月から10月に妊娠した際に多くみられたと報告している．

　Down症は21トリソミー（trisomy）として知られた発生上の障害であり，母胎年齢が35歳以上，高齢になるにつれて多くみられることがすでに明らかにされている．

　これらの先天異常児の出生の原因として，Jongbloet[4]の季節性排卵前期卵の卵胞内過熟卵巣疾患（seasonal pre-ovulatory overripeness ovopathy：SPOO）による仮説，すなわち，排卵の遅延が卵の過熟をきたすことに起因するとの考えが注目されている．

　Stolwijkら[5]は1966～1996年まで英語とオランダ語で発表されたDown症の論文をmedlineで検索し，20篇のうち季節特異性のあるとするものが7篇，そのほかは季節の特性はなく，むしろ母体の年齢や流早産などでマスクされることはなかったとまとめている．

　また，Morrisら[6]は英国とウェールズで1989～1995年間にDown症と診断された者で，出生の季節や場所などを調べ，特定な時期や場所に多いことはなかったとし，Stollら[7]も同様に季節の特異性を否定している．

　このように，先天異常児の出生の原因についてサリドマイドなどの薬物や風疹などのウイルス感染はすでに知られているところであるが，これとの関連で季節が関与しているのか，あるいは気候と排卵との関係が関与しているのか，今後の研究へのステップとして興味ある事実であろう．

■ 1型糖尿病患者の出生

　1型糖尿病は膵臓のβ細胞が何らかの機転により破壊されて惹起されるもので，その原因は不明であるが，おそらく胎生期に危険因子がすでに関与されているものと推定されている[8]．

　近年では，この1型糖尿病に関して興味ある研究が次々と報告されている．

　すでにJongbloetら[9]は，オランダにおいて糖尿病患者の出生月が年の最初の1/4に多く，年の終わりは少ないことを見出し，これは排卵のパターンが春に回復した時期に妊娠したことに一致するとして，出生の季節特異性を指摘している．

　その後，Kordonouriら[10]は1990～2000年にベルリンの大学小児病院で生まれた0～18歳までの1型糖尿病患者570人と，この間に正常児として生まれた250,531人とを比較して症状の出現の時期を調べてみると，患者の出生月は春と夏の2峰性を示している，と報告している．

　Willisら[11]も，1型糖尿病患者275人とこの期間内に出生した正常児91,394人を対照として出生月と疾患のはじまりを調べたところ，対照群では季節特異性がみられなかったが，1型糖尿病患者の出生月は夏がピークで（$p<0.01$），疾患のはじまり

は冬が圧倒的に多かった($p<0.01$)としている．

Roche ら[12]も，1 型糖尿病患者の男性 156 人，女性 147 人を対照 951,717 人と比較した結果，男性患者には夏に出生した者が多くみられた($p<0.05$)．女性にはこのような所見はみられず，このことは，女性がウイルスなどの外的要因に対する感受性が低いためと考えられている．症状の出現は男性では春より夏にかけては少なかった．同様に，Grover ら[13]はシカゴで 18 歳未満でインスリン療法を受けているアフリカ系アメリカ人 604 人と一般人 758,658 人を比較し，糖尿病患者は 10 月に生まれた者は少なく，男性に季節特異性が強くみられたとしている．このように，多くの報告では 1 型糖尿病患者は 7，8 月に生まれた者が多く，10～12 月に生まれた者は少ないとされている[14)15)]．

1 型糖尿病の発生機転として，胎生期のウイルス感染や外的な環境因子により膵臓の β 細胞が傷害され，これが自己免疫の過程で組織を破壊し，70～80％の β 細胞が破壊されると臨床上の症状が出現することが考えられている（図 1）[16]．最近，糖尿病の臨床診断がされる以前にエンテロウイルス（enterovirus）の感染の危険を示す報告もあり，Tauri-ainen ら[17]は，エンテロウイルスワクチンにより 1 型糖尿病の発生を予防することが可能になると述べており，今後への期待が大きいと思われる．

■統合失調症患者の出生

すでに 1929 年，Tramer[18]が統合失調症患者の出生に季節変動があると報告してから注目され，今日まで多くの報告をみるようになってきている．すなわち，その後の多くの研究によれば冬季や年のはじめの 1/4 に生まれた者が後年統合失調症を発症することが多いという．

Pallast ら[19]は 1962～1966 年に生まれオランダの精神病院に 1978～1990 年に最初に入院した統合失調症患者 1,037 人の出生月を，全出産児の出生月と比較し，図 2 のように 1・2 月に高く，4・5 月は低く，7 月と 12 月にもピークを示すと報告している．

Torrey ら[20]は北半球 29 カ国と南半球 5 カ国を含む 250 以上の研究をまとめ，特に統合失調症や双極性障害に発展した個人の出生月を調べた．これによれば，統合失調症と躁病/双極性障害は冬から春にかけて生まれた者が多かった．この出生の

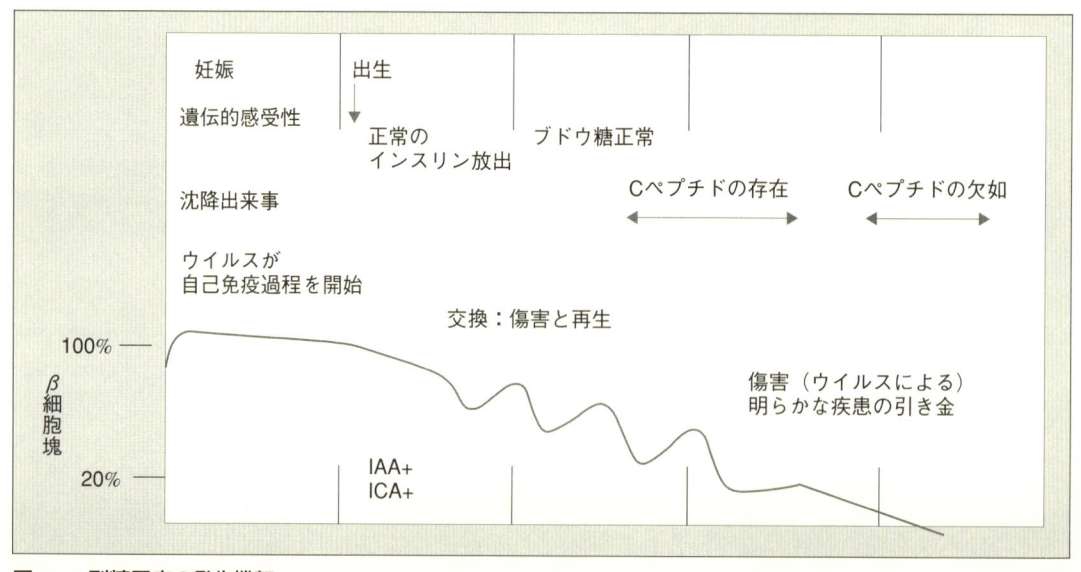

図 1　1 型糖尿病の発生機転

[16] Laron Z：Interplay between heredity and environment in the recent explosion of type 1 childhood diabetes mellitus. Am J Med Genet **115**：4-7, 2002.］

季節に多くみられる現象は,統合失調症と関連する疾患が12～3月,重篤なうつ病が3～5月,自閉症が3月に多くみられた.しかし,そのほかの精神性疾患には季節との関係はみられなかったとしている.

しかし,McGrathら[21]は12カ国の南半球の12の研究報告について meta-analysis を行い,統合失調症が冬季に生まれた者に多いということはないとまとめている.

また,Parkerら[22]も四季のないシンガポールで1930～1984年に生まれ,統合失調症と診断されて入院した者で記録のはっきりしている9,141人と,これにマッチした対照とで出生月を分析したところ,統合失調症に特定の出生月はみられなかったとしている.Suvisaariら[23]もフィンランドで1969～1995年の間で統合失調症で入院したことのある兄弟姉妹への影響を調べた結果,兄弟姉妹と出生月との関係はなく,影響もなかったと報告している.さらに,Fouskakisら[24]もスウェーデンで1973～1980年に生まれた者を16年間followし,統合失調症506人(0.07%)につき出生月を調べた結果,冬季に生まれた者にやや多くみられたが,統計上有意差がなく,胎児の発育や母体の社会経済的な地位との関係はみられなかったと報告している.

統合失調症の発症の原因が不明であり,このような疫学的研究が原因究明のうえで重要である.しかし,ポリオのワクチンが導入されて以来,統合失調症の発生頻度が減少してきたとされており,ポリオのウイルスによる出生前の感染が本症の発症に関与していると考えられている[25].

ポリオの流行のピークは夏の終わりから秋のはじめにかけてあり,もし,妊娠中期にポリオに罹患したことが原因とすると,統合失調症患者の出生季節と一致する[26].

Suvisaariら[23]は,1951～1969年の間にフィンランドで生まれ,のちに病院に入院した患者の記録より,統合失調症と診断された13,559人につき,出生月やポリオの罹患と5カ月後の出生との関連を調査し,ポリオのウイルスが妊娠中期の胎児に感染することが後に統合失調症へ発展する危険性を高めることを指摘している.特にポリオの感染から症状の出現までの潜伏期が10年以上かかることから,このポリオ仮説が注目されている.

さらに,本症の発症に関連するものとして,Daviesら[27]は統合失調症と季節特異性を示す論文を検索し,88篇の論文を見出したが,そのうち,meta-analysisの可能であったものが8篇あり,北半球で緯度1.4°～64.0°をカバーする27の地域で,統合失調症患者126,196人と一般の人口86,605,807人を分析し,オッズ比は緯度が10°上昇するごとに0.02%上昇するとしている(図3).この原因として,Kay[28]は地磁気の嵐(geomagnetic storm)が何らかの関与をしていると推定している(図4).

統合失調症の成因は不明であるが,季節特異性があることから,Tochigiら[29]は気象学的な因子や感染のほかにも,栄養の偏りや不足,重金属を含めた環境因子,母体の内分泌環境,精子の質などを挙げ,特に母体の妊娠中期の胎児脳の感受性が高いとし,この時期の何らかの因子が本症の発生

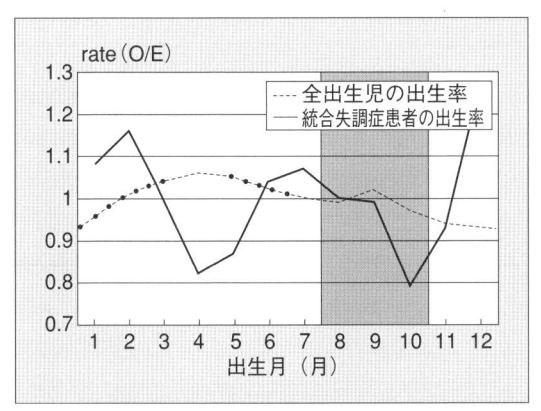

図2 1962～1966年に生まれた全出生児の出生月別出生率とこの間に生まれた統合失調症患者の出生月別出生率の比較
年齢別頻度や年齢による優位性の影響はこの分析で除外してある.点線上の黒点は季節性排卵前卵の卵胞過熟の危険の月を表す.7月中旬～10月中旬の影のある部分の期間は分析されていない.

[19] Pallast EGM, et al : Excess seasonality of briths among patients with schizophrenia and seasonal ovopathy. Schizoph 20 : 269-276, 1974.

236　第6章　興味深い生殖の現象

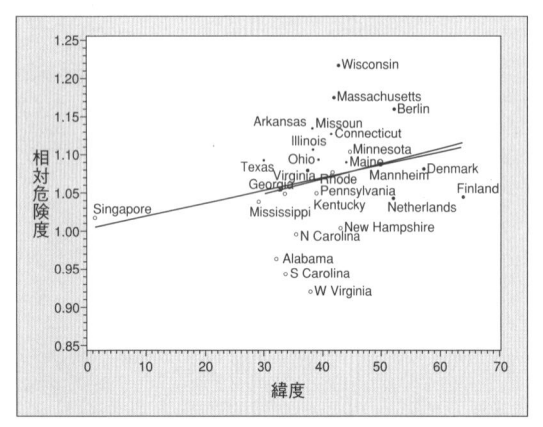

図3　統合失調症患者の出生時期の相対危険度と緯度との関連

[27] Davies G, et al：A systematic review and meta-analysis of northern hemisphere season of birth studies in schizophrenia. Schizophr Bull **29**：587-593, 2003.]

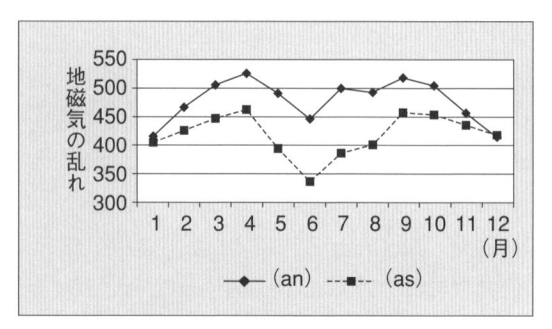

図4　月別にみた平均地磁気の乱れの変化
an：北半球，as：南半球

[28] Kay RW：Schizophrenia and season of birth；relationship to geomagnetic storms. Schizophr Res **66**：7-20, 2004.]

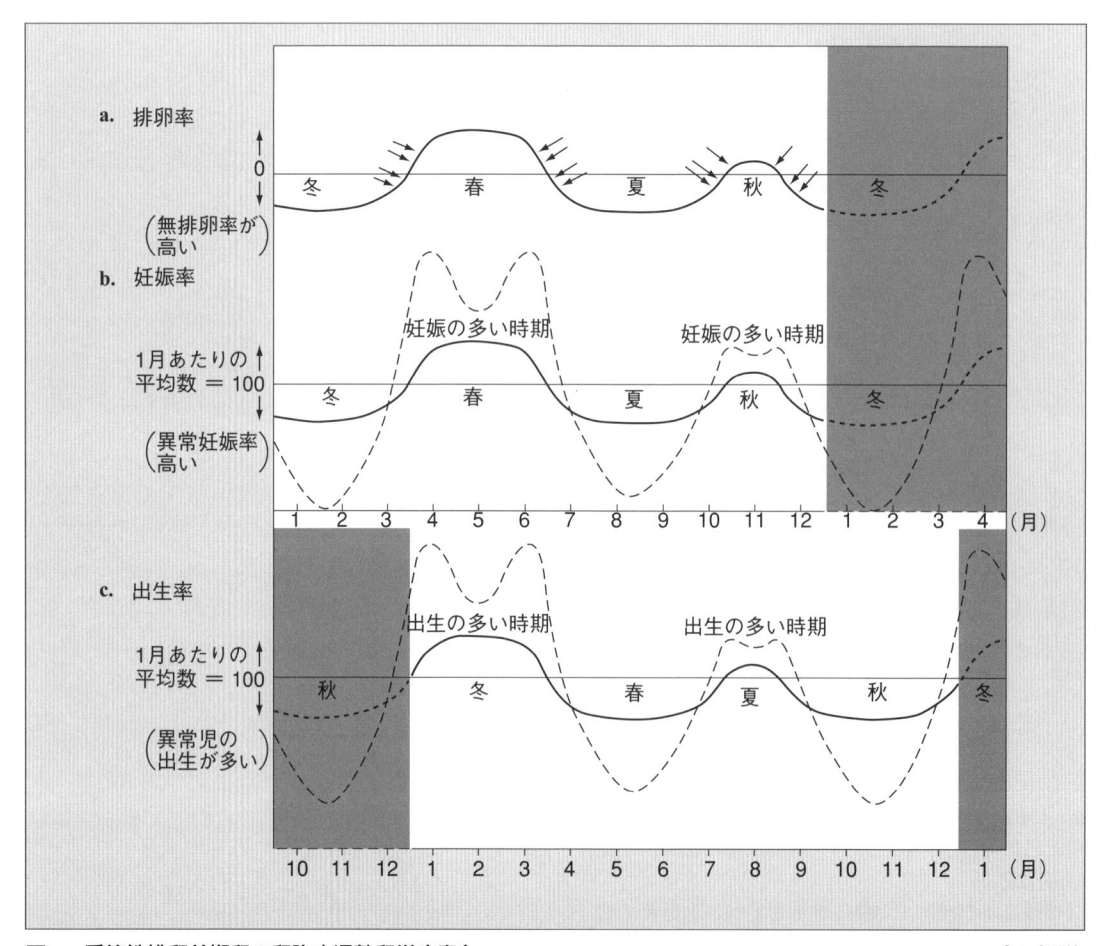

図5　季節性排卵前期卵の卵胞内過熟卵巣疾患(seasonal pre-ovulatory overripeness ovopathy：SPOO)の仮説
a.季節と排卵率，b.正常および異常妊娠と季節，c.正常および異常出生と季節

[2] Jongbloet PH：The effects of preovulatory overripeness of human eggs on development. in Aging Gametes edited by RJ Blandau, pp300-329, Kargar, Basel, 1975 に著者が追加した.]

に関与していると推定している．

おわりに

以上述べてきたように，先天異常や1型糖尿病，統合失調症などの発症機転に季節特異性が関与している可能性を示唆する報告があり，この原因としてウイルスや地磁気，さらにJongbloetら[2]のいう季節による排卵の遅延が卵の過熟をもたらし，異常の発生に関与する（図5）との考えも，興味深い問題である．今後の詳細な研究によりこれらの病態の解明とその撲滅に関与するものと期待したい．

文献

1) McKeown T, et al：Seasonal incidence of congenital malformations of the central nervous system. Lancet **1**：192-196, 1951.
2) Jongbloet PH：The effects of preovulatory overripeness of human eggs on development. in Aging Gametes edited by RJ Blandau, pp300-329, Kargar, Basel, 1975.
3) Bound JP, et al：Seasonal prevalence of major congenital malformations in the Fylde of Lancashire 1957-1981. J Epidemiol Comm Health **43**：330-342, 1989.
4) Jongbloet PH, et al：Down syndrome：increased frequncy of maternal meiosis I nondisjunction during transitional stages of the ovulatory seasons. Hum Genet **71**：241-248, 1985.
5) Stolwijk AM, et al：Seasonal variation in the prevalence of Down syndrome at birth a review. J Epidem Comm Health **51**：350-353, 1997.
6) Morris JK, et al：Is there evidence of clustering in Down syndrome？ Intern J Epidemiol **27**：495-498, 1998.
7) Stoll C, et al：Study of Down syndrome in 238,942 consecutive births. Ann de géné **41**：44-51, 1998.
8) Leslie DG, et al：Early environmental events as a cause of IDDM. Diabetes **43**：843-850, 1994.
9) Jongbloet PH, et al：Month-of-birth distribution of diabetics and ovopathy；a new aetiological view. Diabetes Res **9**：51-58, 1988.
10) Kordonouri O, et al：Seasonality of month of birth of children and adolescents with type 1 diabetes mellitus in Berlin differ from the general population. Eur J Pediat **161**：291-292, 2002.
11) Willis JA, et al：Seasonality of birth and onset of clinical disease in children and adolescents (0-19 years) with type 1 diabetes mellitus in Canterbury, New Zealand. J Pediat Endocrin Metab **15**：645-647, 2002.
12) Roche EF, et al：Differences between males and females in the seasonality of birth and month of clinical onset of disease in children with type 1 diabetes mellitus in Ireland. J Pediatr Endocrin Metab **16**：779-782, 2003.
13) Grover V, et al：Seasonality of month of birth among African American children with Diabetes mellitus in the city of Chicago. J Pediatr Endocrin Metab **17**：289-296, 2004.
14) Neu A, et al：Seasonality of birth in children (0-14 years) with diabetes mellitus type 1 in Baden-Wuerttemberg, Germany. J Pediatr Endocrinol Metab **13**：1081-1085, 2000.
15) Fichera G, et al：Seasonality of month of birth of children (0-14 years old) with type 1 diabetes mellitus in the district of Catania, Sicily. J Pediatr Endocrinol Metab **14**：95-96, 2001.
16) Laron Z：Interplay between heredity and environment in the recent explosion of type 1 childhood diabetes mellitus. Am J Med Genet **115**：4-7, 2002.
17) Tauriainen S, et al：Can enterovirus cause type 1 diabetes？ Ann NY Acad Sci **1005**：13-22, 2003.
18) Tramer M：Über die biologische Bedeutung des Geburtmonates, insbesondere füdie Psychoseerkrankung. Arch Neurol Psychiat **24**：17-24, 1929.
19) Pallast EGM, et al：Excess seasonality of briths among patients with schizophrenia and seasonal ovopathy. Schizoph **20**：269-276, 1974.
20) Torrey EF, et al：Seasonality of births in schizophrenia and bipolar disorder, a review of literature. Schizoph Res **28**：1-38, 1997.
21) McGrath JJ, et al：Season of birth and schizophrenia：a systematic review and meta-analysis of data from southern hemisphere. Schizoph Res **35**：237-242, 1999.
22) Parker G, et al：Season of birth in schizophrenia：no latitude at the equator. Brit J Psychiat **176**：68-71, 2000.
23) Suvisaari J, et al：Association between prenatal exposure to poliovirus infection and adult schizophrenia. Am J Psychiat **156**：1100-1102, 1999.
24) Fouskakis D, et al：Is the season of birth association with psychosis due to seasonal variations in foetal growth or other related exposure？ A cohort study. Acta Psychiatr Scand **109**：259-263, 2004.
25) Squires RF：How a poliovirus might cause schizophrenia；a commentary on Eagles' hypothesis. Neurochem Res **22**：647-656, 1997.
26) Nathanson N, et al：The epidemiology of poliomyelitis；enigmas surrounding its appearance, epidemicity, and disappearance. Am J Epidemiol **110**：672-692, 1979.
27) Davies G, et al：A systematic review and meta-analysis of northern hemisphere season of birth studies in schizophrenia. Schizophr Bull **29**：587-593, 2003.
28) Kay RW：Schizophrenia and season of birth；relationship to geomagnetic storms. Schizophr Res **66**：7-20, 2004.
29) Tochigi M, et al：What causes seasonality of birth in schizophrenia? Neurosei Res **48**：1-11, 2004.

3 男女の性比とその原因

生まれてくる児の性別については，不思議な現象の一つとされてきた．近年に至り，これらに科学のメスが入れられてきた．従来の経験的に性比（sex ratio，全体に対する男性の割合）について，

① 経済的に低い者は性比が高い．
② 母体の年齢が若い時や高齢の者は性比が高い．
③ 排卵日に近い最も妊孕性の高い時期の性比は低く，その前後は高い．
④ 性比には季節変動がある．

などがいわれてきた．さらに，最近に至り環境ホルモン，特にダイオキシンの影響も指摘されているが，ヒトを中心とした性比の問題は不明のことが多い．

■発育による性比の変化

生まれる子どもの男女の性別については不明のことが多い．しかし，動物実験によると，受精後まもない時期の性比（primary sex ratio：PSR）は，ゴールデン・ハムスターでは雄180：雌100であるが，出生時期の性比（secondary sex ratio：SSR）は106：100となる[1]．ウサギでは受精6日目の胞胚期では122：100であったが，SSRでは105：100となったとされる[2]．

同様に，ヒトでは妊娠2カ月末の時期では151：100であったものが，3カ月末では，132：100となり[3]，さらに妊娠末期の分娩時では105～107：100となり[4]，動物およびヒトにおいても妊娠経過中に男性の死亡または消滅が起こっているといえる．

出生後の発育において，小児期・思春期・成人期でも罹病率の差などにより男性の死亡率が高く，40～50歳で性比が平衡になる．これを第3の性比（tertiary sex ratio：TSR）と呼ぶ[5]．その後，男性の減少は顕著となる．

■出生児の男女の比率

生まれてくる児の男女の性別は，その夫婦にとっては最大関心事であるが，時によっては国民の関心事になることもある．

Parazziniら[6]は，新生児の男子：女子の比率を世界の5大陸，29カ国の1950～1990年間に生まれた統計で分析し，表1のように報告している．これによると，男子の出生が減少傾向にある国は，ギリシア，ハンガリー，ルーマニア，ポルトガル，メキシコなどで，増加傾向にある国は，フランス，アイルランド，スペイン，ニュージーランド，アメリカなどである．

ヨーロッパ，アメリカ，日本を比較してみると，

	ヨーロッパ	アメリカ	日本
1950～1954年	0.515	0.513	0.513
1970～1974年	0.514	0.513	0.516
1990～1994年	0.514	0.512	0.514

と，大きな変動はみられていない．29カ国全体を通してみると，男子の比率が減少傾向にある国は16カ国，増加傾向にある国は6カ国，ほとんど変化していない国は7カ国である．

Davis[7]も過去50年の各国の男・女の出生時の性別を調査し，アメリカ，カナダ，スウェーデン，ドイツ，ノルウェー，フィンランド，デンマーク，オランダと，南アメリカの一部などでは男子出生の割合が減少傾向にあるという．この原因として各種の化学物質やダイオキシンなどの環境の影響の可能性を指摘している．

しかし，Lancaster[8]はオーストラリアの統計局で出版している国内の出生登録の1921年以降のデータを分析し，1920年代に比して1996年になると出生数が2倍に増加しているが，男子の出生率は1921～1925年で0.5125，1991～1995年で0.5133と，むしろ徐々に増加傾向にあると報告している（図1）．

表1　1950～1994年に世界各国で生まれた新生児の性比の動き

国名	男児の割合			年間に新生児の生まれた数 1990～1994（×1,000）
	1950～1954	1970～1974	1990～1994	
アイルランド	0.514	0.514	0.517	53.0
アメリカ合衆国	0.513	0.513	0.512	4,083.6
アルゼンチン	0.510	0.510	0.510	699.9
イタリア	0.513	0.514	0.515	580.8
ウルグアイ	0.510	0.510	0.510	56.5
英国	0.514	0.515	0.513	798.6
オーストラリア	0.513	0.513	0.514	259.9
オーストリア	0.514	0.514	0.514	90.5
オランダ	0.516	0.512	0.512	198.0
カナダ	0.514	0.515	0.514	405.5
ギリシャ	0.520	0.517	0.516	102.2
スイス	0.513	0.515	0.513	83.9
スウェーデン	0.516	0.515	0.513	123.9
スペイン	0.514	0.514	0.517	401.4
デンマーク	0.515	0.514	0.514	63.4
ドイツ	0.517	0.514	0.514	905.7
日本	0.513	0.516	0.514	1,221.6
ニュージーランド	0.514	0.512	0.513	60.2
ノルウェー	0.515	0.514	0.515	60.9
ハンガリー	0.517	0.516	0.513	125.7
フィンランド	0.512	0.511	0.510	65.7
フランス	0.512	0.513	0.513	762.4
ブルガリア	0.516	0.515	0.514	105.2
ベネズエラ	0.510	0.510	0.510	529.0
ベルギー	0.514	0.514	0.513	123.8
ポーランド	0.517	0.516	0.513	545.8
ポルトガル	0.517	0.515	0.514	116.4
メキシコ	0.514	0.508	0.505	2,692.9
北ヨーロッパ[a]	0.514	0.516	0.513	1,165.7
中央ヨーロッパ[b]	0.515	0.514	0.513	2,164.2
東ヨーロッパ[c]	0.517	0.515	0.513	986.2
南ヨーロッパ[d]	0.515	0.515	0.516	1,200.8
EU[e]	0.515	0.514	0.514	4,385.8
ルーマニア	0.514	0.514	0.513	314.7

[a]デンマーク，フィンランド，アイルランド，ノルウェー，スウェーデン，英国を含む
[b]オーストリア，ベルギー，フランス，ドイツ，オランダ，スイスを含む
[c]ハンガリー，ポーランド，ルーマニアを含む
[d]ギリシャ，イタリア，ポルトガル，スペインを含む
[e]オーストリア，ベルギー，デンマーク，フィンランド，フランス，ドイツ，ギリシャ，アイルランド，イタリア，オランダ，ポルトガル，スペイン，スウェーデン，英国を含む

[6] Parazzini F, et al：Trends in male：female ratio among newborn infants in 29 countries from five continents. Hum Reprod **13**：1394-1396, 1996.

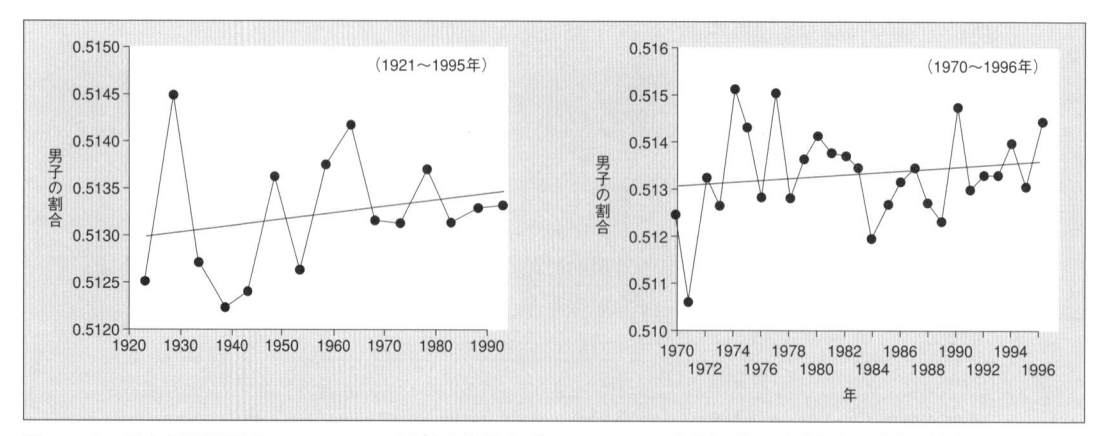

図1 オーストラリアでの1921～1995年(左図)および1970～1996年(右図)の出生児の男子の割合
[8] Lancaster PL, et al：Declines in population sex ratios at birth—to the editor. JAMA 280：1139-1140, 1998.]

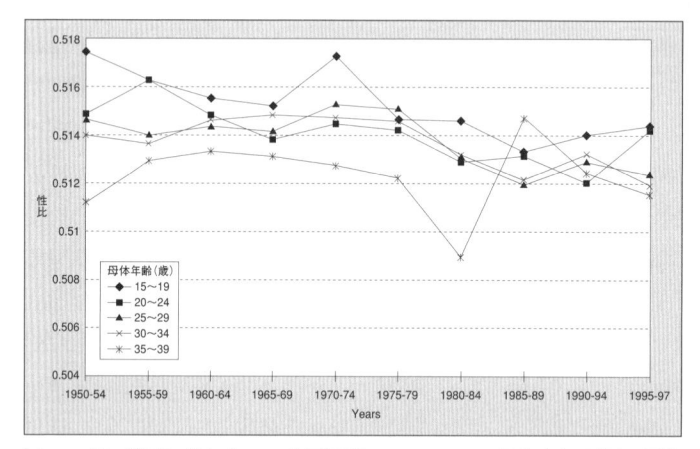

図2 イングランドとウェールズでの1950～1997年生まれの児の母体年齢別にみた性比
[9] James WH：Secular movements in sex ratios of adults and of births in populations during the past half-century. Hum Reprod 15：1178-1183, 2000.]

このように，男女の比率の出生率については異なる報告もあり，その原因を直ちに環境汚染と結びつけるわけにはいかない．

■**母体の年齢と性比**
年齢と性比の問題は注目されてきたが，父親の年齢より出産する母親の年齢に関心が高まってきている．特に初経後の間もない時期や閉経に近い時期は無排卵のことが多く，妊娠しにくい状態である．しかし，この前後においても妊娠することがあり，この時期には月経周期の確立した条件のよい時期と比較して，妊孕には必ずしもよい条件でないため，これらの時期での性比は高いと想像される．
James[9]は，イングランドとウェールズで1950～1997年に生まれた児について，母体の年齢別に性比を調べたところ，図2のように著しい年齢別の差異はなく，ほぼ一定であることから，母体の年齢は性比の決定になんらの意義を認めていない．

■**月経周期と児の性別**
生まれてくる児の性別は，女性の月経周期のどの時期に性交をもつかにより決まると従来より考えられてきた．
たとえば，自然な家族計画(natural family plan-

表2 月経周期の最も妊孕性の高い日とその他の日で性交をもった時の児の性別に関する従来の報告のまとめ

報告者(報告年)	生まれた児の性別					
	最も妊孕性の高い日			その他の日		
	男	女	性比	男	女	性比
Gray(1991)	571	610	0.483	2,107	1,802	0.539
Gray, et al(1998)	202	194	0.510	271	273	0.498
France, et al(1992)	3	8	0.273	9	2	0.818
Koller and Degenhardt(1983)	77	71	0.520	137	111	0.552
Wilcox, et al(1995)	27	27	0.500	40	35	0.533
男・女別の合計数と性比	880	910	0.492	2,564	2,223	0.536

France ら(1992)のデータは Gray(1991)のデータの中に含まれている France ら(1984)の初期のデータを追加してある．Wilcox ら(1995)のデータは棒グラフからよみとったものである．

[10] James WH：The status of the hypothesis that the human sex ratio at birth is associated with the cycle day of conception. Hum Reprod 14：2177-2180, 1999.]

ning：NFP)を用いて妊娠を計画している女性では，排卵の時期に相当して性交をもつことが推奨されている．これらの研究による報告によれば，男子出生はU字型を示し，排卵日周辺の性交では性比は低下し，排卵の前と後ではむしろ上昇する．James[10]はこれらの報告をまとめ，表2のように示し，最も妊孕性の高い時期の性交による性比は0.492 と低く，その他の時期での性交による性比は 0.536 と高くなるとしている．

この原因として，James[11]は排卵日におけるホルモン環境がX精子の受精しやすい環境を作っているために，女児出生が増加すると説明している．この仮説は，クロミフェンやゴナドトロピンなどを用いた排卵誘発剤による妊娠の場合には女児が多いことからも裏付けられる[12]．しかし，排卵誘発剤を用いて採卵した卵による体外受精・胚移植による妊娠は，むしろ男子の出生が多いことと矛盾する．これはおそらく精子が女性性器内のホルモン環境にさらされていないことにより説明されうる[13]．

Gray ら[14]は NFP を用いて妊娠とその後の児の性別について国際的な研究を行った．この研究に参加した女性に NFP 用の表を提供し，性交日，頸管粘液の所見，BBT の測定などを行い，947人の単胎妊娠の分娩を得た．この性比は男子101.5 対女子 100 で，排卵日と性交とは関係なく，また，

卵胞期の長短と性比の間に関連性はなかったと報告している．Walter[15]も James[10]がすでに報告されている5つの論文を単純に統計処理するのは誤りであると指摘しているように，月経周期の排卵日を中心とした時期と性交日との関係との性比の問題は今後の課題でもある．

■季節と男女の性比
動物では排卵や交尾などの時期が季節に影響を受け，生まれた仔の生存にとって好条件のときに出産するように，生殖機能が季節と一致していることが多い．しかし，ヒトは従来より生殖機能が季節のリズムに左右されない動物と考えられてきた．もし，季節に影響されるなら季節労働などで夫婦が別れて生活するなど社会的行動パターンの変化によるものとされていた[16]．

最近，Cagnacci ら[17]は 1995～2001 年イタリアのモデナ(Modena)の産婦人科病院で出産した 14,335人のうち，最終月経がはっきりして受胎の時期が推定できる 14,310 例につき調査した．さらに，同地区で 1936～1998 年間における 199,454 人の妊娠出産例の性比を出産時期で比較した．これによると，男女の性比は両者とも 0.511 と同様で，性比は 10月でピークを示し，受胎のピークは 9 月であった(図3)．

このように，出生率や性比に季節変動に関する

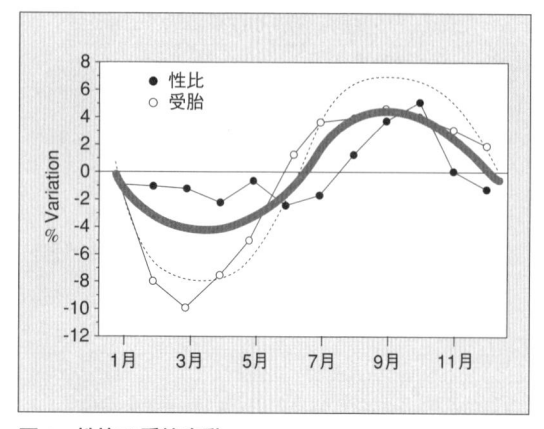

図3　性比の季節変動

[17] Cagnacci A, et al：The male disadvantage and the seasonal rhythm of sex ratio at the time of conception. Hum Reprod 18：885-887, 2003.

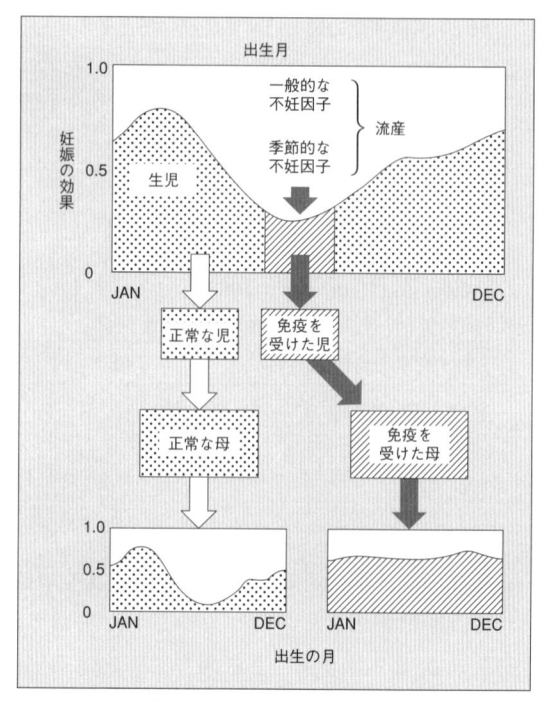

図4　出生の季節変動の仮説

[18] Miura T：The influence of seasonal atmospheric factors on human reproduction. Experientia 43：48-54, 1987.

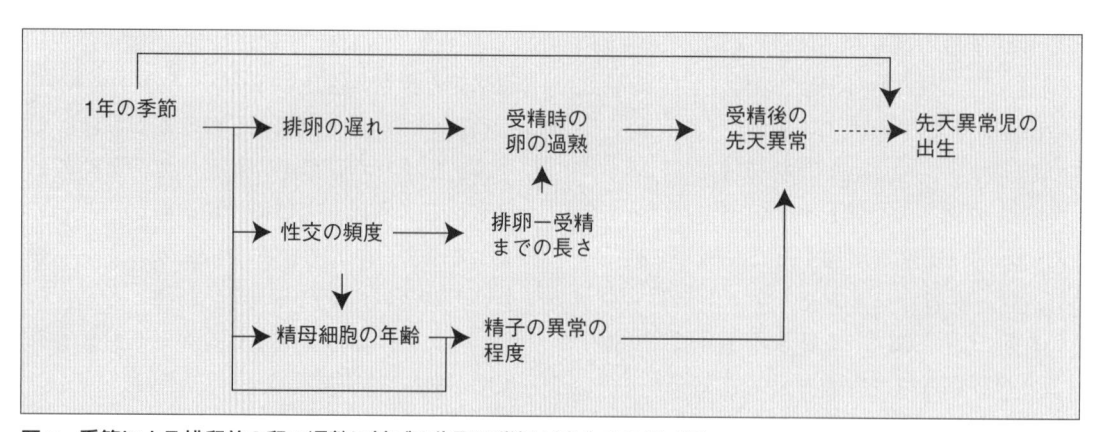

図5　季節による排卵前の卵の過熟に基づき先天異常児が出生する模式図

[20] Reijneveld SA：Seasonal preovulatory overripeness ovopathy：a reappraisal of the concept. Med Hypothesis 37：151-157, 1992.

報告も多くみられるが，その原因は何か？

出生率に季節変動がみられることから，Miura[18] は流行性の感染症にその原因を求めている．妊娠の初期に感染を受けた胎児は障害を受け流産する．このことが数カ月後の出生数の減少につながる．この感染が受精や着床後の間もない間に起これば，母体にとっては妊娠したこともわからず，月経が遅れてきたものと思われやすい．しかし，すでに免疫されている女性にとって児の障害はなく，妊娠が続行される（図4）．

これでは季節による性比の変化は説明できない．1975年，Jongbloet[19]は季節性排卵前期卵の卵胞内過熟卵巣疾患（seasonal preovulatory overripeness ovopathy：SPOO）の概念を提唱した．これは，季

節により排卵前の卵胞期が延長し，卵胞内に存在する卵子が過熟状態になり，これが受精に対して影響を与え，男女の性比がみられるというものである．Reijneveld ら[20]はこの概念を発展させ，図5 のように先天異常児の出生にも関与していると解説している．

■おわりに

出生時の男女の性比について，今まで多くの議論がなされてきた．このなかで以下の因子が考えられてきた．

①栄養状態：悪いときに男子が多い．

②母体年齢：高齢ほど男子が多い．

③月経周期：男子は U 字型を示し，妊娠の最もよい排卵日の性交は女子が多く，妊娠のはじめと終わりの window の時期の性交は男子が多い．

④季節変動：妊娠時の性比は秋に高く，春は低くなる．

⑤環境ホルモン：ダイオキシンなどの影響により男子が減少傾向にある．

近年，特に先天異常の発生なども含めて排卵前の卵の過熟（pre-ovulatory overripeness ovopathy）が注目され，James と Jongbloet らの論争が誌面をにぎわしている．しかし，食物獲得や戦争などのストレスの少ない現在において，男女の性比の問題は永久に論争の続くテーマであるかもしれない．

文 献

1) Sundell G：The sex ratio before uterine implantation in the golden hamster. J Embryol Exp Morphol **10**：58-63, 1962.
2) Shaver EL, et al：The chromosome complement of rabbit blastocyts in relation to the time of mating and ovulation. Can J Gnent **11**：287-293, 1969.
3) Kukharenko VI：The primary sex ratio in man (analysis of 1,014 embryo). Genetika **6**：142-149, 1970.
4) Smith GG：Sex, birth weight, and the risk of stillbirth in Scotland 1980-1996. Am J Epidemiol **15**：614-619, 2000.
5) Jongbloet PH：Over-ripeness ovopathy, a challenging hypothesis for sex ratio modulation. Hum Reprod **19**：769-774, 2004.
6) Parazzini F, et al：Trends in male：female ratio among newborn infants in 29 countries from five continents. Hum Reprod **13**：1394-1396, 1996.
7) Davis DL, et al：Reduced ratio of male births in several industrial countries：a sentinel health indicators? JAMA **279**：1018-1023, 1998.
8) Lancaster PL, et al：Declines in population sex ratios at birth—to the editor. JAMA **280**：1139-1140, 1998.
9) James WH：Secular movements in sex ratios of adults and of births in populations during the past half-century. Hum Reprod **15**：1178-1183, 2000.
10) James WH：The status of the hypothesis that the human sex ratio at birth is associated with the cycle day of conception. Hum Reprod **14**：2177-2180, 1999.
11) James WH：The human sex ratio. Part 1：a review of the literature. Hum Biol **59**：721-752, 1987.
12) James WH：Clomiphene citrate, gonadotrophins and sex ratio of offspring. Hum Reprod **10**：2465-2566, 1995.
13) Kambic R, et al：Gender preselection. Fertil Storil **51**：201, 1989.
14) Gray RH, et al：Sex ratio associated with timing of insemination and length of the follicular phase in planned and unplanned pregnancies during use of natural family planning. Hum Reprod **13**：1397-1400, 1998.
15) Walter DE：The need for statistical rigour when pooling data from variety of sources. Hum Reprod **15**：1205-1206, 2000.
16) Ellison PT：Advances in human reproductive ecology. Ann Rev Anthropol **23**：255-275, 1994.
17) Cagnacci A, et al：The male disadvantage and the seasonal rhythm of sex ratio at the time of conception. Hum Reprod **18**：885-887, 2003.
18) Miura T：The influence of seasonal atmospheric factors on human reproduction. Experientia **43**：48-54, 1987.
19) Jongbloet PH：The effects of preovulatory over ripeness to human eggs on development, pp300, in Aging Gametes, edited by RJ Blandau, Karger, Basel, 1975.
20) Reijneveld SA：Seasonal preovulatory overripeness ovopathy：a reappraisal of the concept. Med Hypothesis **37**：151-157, 1992.

4 成人にみる疾患の胎児起源 (fetal origins of adult diseases)

　成人にみられる多くの疾患の原因は，その発育途上の環境の影響によるところが多いと思われるが，むしろ母体の子宮内で発育の初期である胎生期に最適以下の悪条件のもとで受けた環境の変化がその後の発育に影響し，それが原因となり成人後に疾患としてみられるという．このように成人の疾患の胎児または発育時期の起源(fetal or developmental origins of adult diseases)の仮説が出され，その主な提唱者の1人の名をとりBarkerの仮説(Barker hypothesis)とよばれるようになった．

　この仮説はBarkerとその協同研究者によりイギリスのサウサンプトン地方で，20世紀初頭に幼児の死亡の原因として登録されたものには低体重出生児が最も多いが，それにもかかわらず成人に達した者のなかに心血管系疾患により死亡する例が多いことより，胎児起源説として提唱された[1]~[3]．最近では2型糖尿病や高血圧などの病態にも関与していることが判明している[4]．

　そこで最近の傾向を整理してみることにした．

■疾患の胎生期起原説

　Barkerら[5][6]は20世紀の最初の25年間に英国のシェフィールドとハートフォードシャーで生まれた男子につき大規模な研究を行い，出生時の低体重や頭囲の小さい者，Ponderal指数の低い者に心冠状血管の障害により死亡する率が高いことを指摘した．その後，未熟児よりもむしろ発育を制限されて生まれた者にリスクが高いことや，男性のみでなく女性にも同様の傾向があることが明らかにされた(図1)[7]．

　当初は出生時の低体重と成人の心冠状血管系の疾患との関係は，環境やライフスタイルなどの変化が生命の初期に持続的に曝露されることにより起こると考えられていた．しかしその後の多くの研究により，高血圧[8]，2型糖尿病[9]，慢性肺疾患[10]，精神心理障害[11]~[13]などとの関与も指摘され，成人にみられる疾患の多くは胎生期に起源があるのではないかとの考え方が一挙に高まってきた．その変化には栄養の悪化やストレスなどがあるという．

■胎児の低栄養(fetal undernutrition)

　胎児の子宮内での発育に最も重要なことは，十分な栄養が母体を通して胎児に移行することである．ここに障害があれば胎児は十分に発育しえず，その変化が不可逆的に長期間にわたり障害として持続する．

　動物実験では妊娠のいろいろな時期に低栄養状態にさらして観察できるが，ヒトではそのような実験はできない．しかし，第2次大戦中のオランダとレニングラードにみる歴史的な大災害においては，妊娠中の母親の極端な栄養障害のもとで出生した児を調査して知ることができる．

　1．オランダの飢餓の冬(Dutch hunger winter)

　第2次大戦中，ドイツはオランダを占領していたが，アングロアメリカによる爆撃がアーネムのライン川の橋周辺で行われ，ドイツは1944年9月~1945年5月までオランダの大部分に食糧供給を制限した．食糧制限以前のオランダは1日平均1,500 kcalであった．しかし，1944年末には750 kcalに制限され，厳しい真冬では450 kcalと極度に制限された．その結果，都市に住んでいる者は重篤な栄養失調下におかれた．第2次大戦の終わり頃には栄養レベルの極度の低下と，寒冷の曝露，爆撃による精神的ストレスなどが妊婦に多大の影響を与えることになった(Dutch hunger winter)[14]．このオランダの大飢饉(famine)の間や直後に生まれた子どもについて今日まで広汎に研究が進められてきている．

　Rosebooomら[15]は1943年11月~1947年2月までに単胎で生まれ，出生記録の入手可能な例を

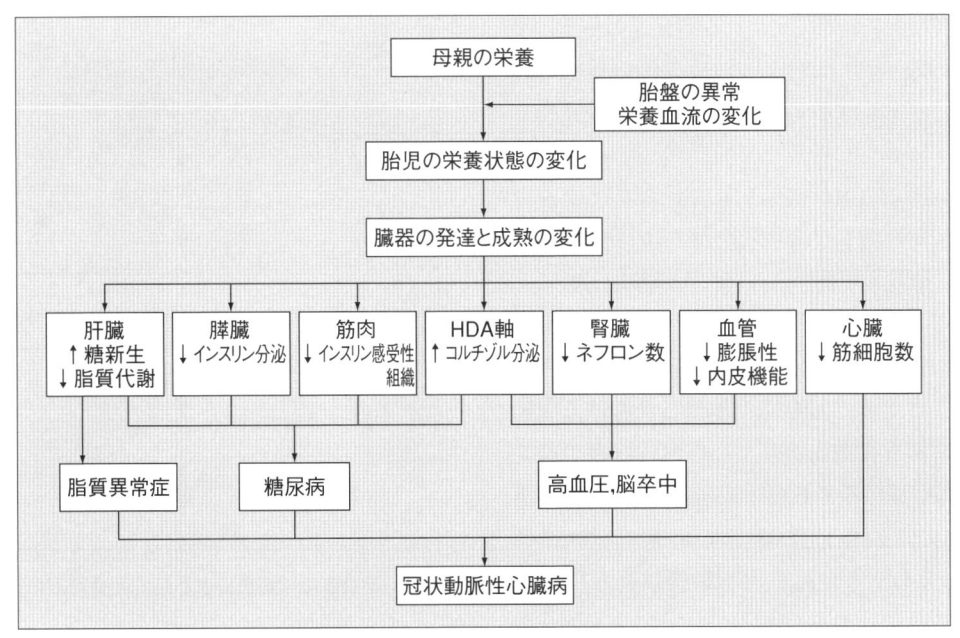

図1 胎児の栄養状態の変化が器官の発育と成熟に及ぼす影響と成人の疾患との結びつき
[7] de Boo HA, et al：The developmental origins of adult disease(Barker)hypothesis. Aust N Zeal J Obst Gynec **46**：4-14, 2006.

調査した．大飢饉に妊娠初期68例，妊娠中期108例，妊娠後期120例が遭遇し，大飢饉と後(non-exposed)440例を比較検討した．non-exposedに比して心血管系疾患罹患は妊娠初期は8.8対3.2，オッズ比3.0(95% CI 1.1-8.1)．妊娠中期0.9％，妊娠後期2.5％と妊娠初期に大飢饉に遭遇した者以外にはその後の児の心管系疾患への障害は関与していないことが判明した．

Painterら[16]は975人の中年女性について調査し，約50％は妊娠中重患の栄養失調を経験したが，心血管系疾患は合計83人で，このうち大飢饉に見舞われたものは15％，見舞われなかった者は8％と，大飢饉に妊娠中に遭遇した者の割合が大きかったとしている．

Nathanielszら[14]はオランダの大飢饉直後に生まれた子が2005年60歳になる時点で調査し，いわゆる慢性の成人病である糖尿病や肥満などの頻度が増加するとしているが，同じ時代に生まれた対照がないことから，直ちに結論づけることは困難であるとしている．

2．レニングラードの包囲(Leningrad siege)

1941年～1944年にかけてのレニングラード(現セントピーターズブルグ)の包囲(siege)も厳しいものだった．1941年11月20日からレニングラードの食糧の配給は最低に達し，肉体労働者は1日250g，他の市民は150gと少なく，12歳以上の小児には1カ月あたり脂肪200g，砂糖800g，炭水化物600gが与えられた．これらが全部与えられていたら1日460kcalに相当する[17]．Stannerら[18]は平均1日300kcal前後の摂取量で，タンパク質はほとんど摂取されていないと推定しており，オランダの飢餓の冬に比較しても極度にひどいものであったといえる．

Stannerら[18]は1941～1944年のレニングラードの包囲の前に生まれた者192人(包囲前群—小児群)，この期間中に生まれた者169人(子宮内群)，この期間中に生まれたが包囲された地域以外の者188人(非曝露群)で比較し，子宮内群は内皮細胞機能の障害により高血圧・肥満などに影響するとしている．

Antonov[19]は1941～1944年にかけてレニング

ラード包囲期間に満期で出生した新生児の体重は平均 500～600 g 減少しており，1942 年の前半期に生まれた児の体重は 2,500 g 以下が半数を超えたという．

Sparén ら[20]は 1916～1935 年にレニングラードで約 5,000 人の男子が出生したが，1975～1977 年に無差別に健康診断を行い 3,905 人が参加したことを報告している．そのうち 1/3 は包囲による食糧事情の最悪状態を経験した．この包囲より 30～60 年後に調査すると，思春期に体験した者は，収縮期・拡張期ともに血圧が高く，虚血性心疾患による死亡率は相対リスク 1.39（95% CI 1.07-1.79），脳梗塞 1.67（95% CI 1.15-2.43），脳出血 1.71（95%CI 0.90-3.22）であった．死亡率の影響は高血圧によるもので，飢餓とそれに附随した慢性のストレスが特に思春期に曝露されると，後年に心血管系の障害を増加させると考えられる．この現象をレニングラード封鎖高血圧流行病（Leningrad blockade hypertension epidemic）と表現している．

3．母体の低栄養と胎児

母体の低栄養など，栄養障害は胎盤を通して直ちに胎児の発育に影響を与えている．

そのメカニズムについて Wu ら[21]は，図 2 のように胎盤の機能低下によりアルギニンやオルニチンの胎児への移行が低下し，さらに栄養の過少または過多が加わると NO とポリアミンの合成が障害され，胎盤の血管新生と発育も阻害され，胎児胎盤の血流も減少し，これによって胎児への酸素と栄養の供給が制限されて胎児の発育障害をきたすと結論している．

■過剰なグルココルチコイドの曝露

妊娠母体へのストレスが加わるとグルココルチコイドレベルが上昇し，胎児を守る胎盤のバリアーが障害されて，胎児が過剰なグルココルチコイドの影響を直接的に受けるようになる．

動物実験による胎仔へのコルチコイドの上昇は血圧の上昇をもたらす[22]．また，母体に食餌制限をするとラットではグルココルチコイドの分泌が増

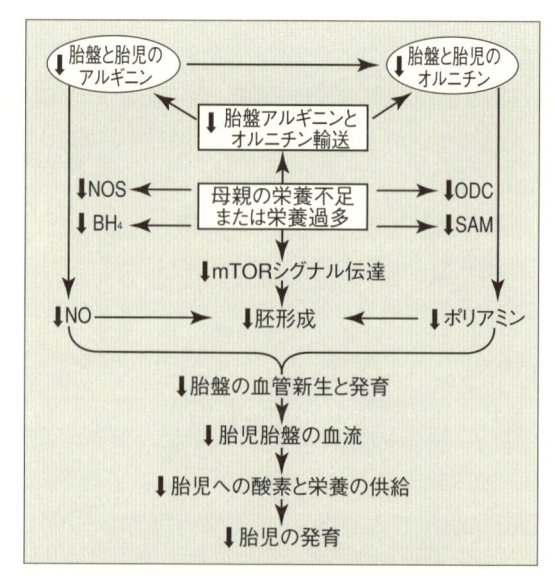

図 2 過食または減食による胎児発育制限の機序
[21] Wu G, et al：Maternal nutrition and fetal development. J Nutr **134**：2169-2172, 2004.]

加し[23]，胎盤の 11β 水酸化ステロイド脱水素酵素（11β-hydroxysteroid dehydrogenase：11βHSD）が母体のコルチゾルを不活性のコルチゾンに変換する[24]．これは新生仔の視床下部—下垂体—副腎系の機能を変えることになる[25]．

したがって母体の栄養障害は児の生後のホメオスタシス（恒常性）の状況を長期間にわたり変化させ，種々の成人にみられる疾患を惹起させることになると考えられている．

■倹約の表現型（thrifty phenotype）の出現

Hales と Barker[26]は成人に認められるインスリン抵抗性と 2 型糖尿病は，子宮内における胎児の低血糖の反応として倹約の適応の結果であるとし，thrifty phenotype（倹約の表現型）として提唱した．

母体の低栄養期間中，胎児のインスリン分泌が低下し，末梢でのインスリン抵抗性が増大する．したがってより多くのブドウ糖を脳や心臓に与えて，骨格筋のようなインスリンに依存している組織には少なく与えるようになる[27]．しかし，生後に栄養の供給が豊富になると，膵の β 細胞の欠損と末梢でのインスリンに対する抵抗性は，糖に対

する耐性を不能とし，結果として糖尿病を引き起こす[28]．

Gluckmanら[29]はこの考えをさらに発展させ，母体の栄養制限やグルココルチコイドレベルの高値があるとき，胎児は生存のために適応して生存の機会を改善しているとし，これを予測される適応反応(predictive adaptive response：PAR)と名づけている．この例は動物界ではよくあることで，牧草地の野ネズミの仔は春に生まれるときに比べ，秋に生まれるときは厚いコートにおおわれる．これは日の長さで子宮内の胎仔に母親のメラトニンレベルが伝達され，子宮外環境に対応してコートの厚さに変化を与えているためである[30]．

この予想的な適応反応モデルは広く知られ，重要なことは，胎生期に曝露された環境が生後の環境と比較して合致しないものほど疾患のリスクが高くなる点である．胎生期の栄養のよいときから生後に悪い環境に移行したときにも同様にリスクが大きいといえる[31]．

すなわち，予想される環境と現実の環境との間の矛盾が疾患をきたすことになる[32]．

■胎児のインスリン仮説

Hattersleyら[33]は出生時の低体重と成人の耐糖能異常との関連は，インスリン分泌やその作用の遺伝的欠陥によると考えた．インスリンは胎児にとっても重要な調節因子であり，インスリン分泌が障害された個人は，出生以前よりすでに発育が障害されており，成人に達すると耐糖能の障害が明らかになる．

胎児の栄養は糖-インスリン-インスリン様成長因子1(glucose-insulin-IGF-1：insulin-like growth factor 1)を軸として営まれているが，胎児の低栄養はIGF-1レベルが低いことが知られている[34]．

Verkauskieneら[35]は空腹時のIGF-1，IGFBP-3とインスリン濃度を測定し，SGAで生まれた461人とAGAで生まれた568人を22歳の時点で検討すると，AGAで生まれた者よりもSGAで生まれた者は有意に低いことが判明したと報告している．

このことは，成人でのIGF-IGFBPの変化は長期的に心血管系や糖尿病発症に関与するためと考えられる．

■成長促進仮説

Singhalら[36]は，出生時は低体重であるにもかかわらず出生後に栄養過剰により急速に成長するために，後年になりいろいろな疾患を誘導するという成長促進仮説(growth acceleration hypothesis)を提唱した．

多くの低体重出生児は生後6～24カ月の乳児期にはcatch-up growth(追いつき成長)を示すように急速な発育をみる[37]．

この出生時の低体重と後年の疾患との関係は，代償的に出生後の発育が加速され，小児期や成人期で肥満になるために，脂質の側面などとの関係が肥満・高血圧・2型糖尿病や心血管系疾患を惹起すると考えられる[38]．

Ashdown-Lambert[39]は妊娠中の母体の栄養障害やストレスなどが胎児の発育障害や生理的な変化を起こし，生後に各種の疾患を起こす引き金になっていると図3のように示している．

■遺伝子の変化

これらの環境の変化は究極的には遺伝子の発現に変化をきたすと考えられる．

特に胚発育の早期にDNAの脱メチル基(demethylation)と再メチル基(remethylation)化が行われる．これは母親側と父親側のいくつかの遺伝子のラベリング(labeling)が行われ，これらの遺伝子が結果的に不活性化を示すことになる[40]．

この刷り込み(imprinting)の過程は，胎児と胎盤の発育を調節している多くの遺伝子に特に影響を与えていると考えられる．マウスでは仔のDNAのメチル化は母親の食餌の状況で変化するといわれ[41]，また胎仔肝でのDNAのメチル化は，ラットでは妊娠中の低タンパク食の食餌で変えることができる[42]．したがって胎児の子宮内環境は，究極的にはDNAのメチル化や他の後成的なメカニズ

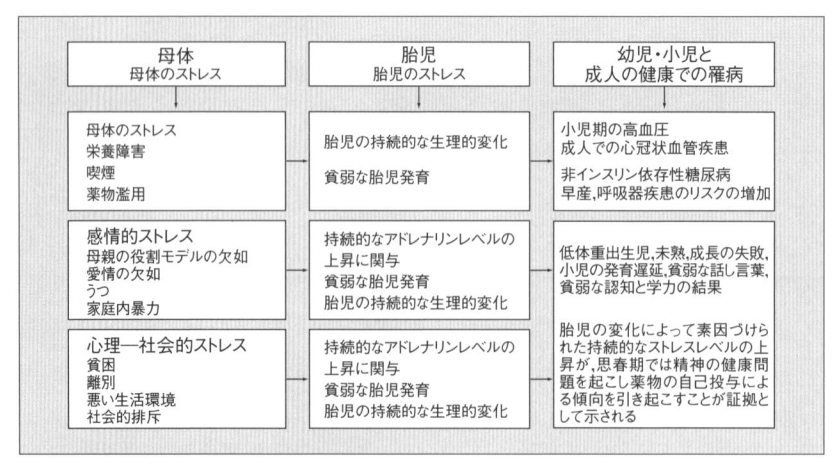

図3 低体重出生児とその後の可能性

[39) Ashdown-Lambert JA, et al：A review of low birth weight；predictors, precursors and morbidity outcomes. J Roy Soc Prom Health **125**：76-83, 2005.]

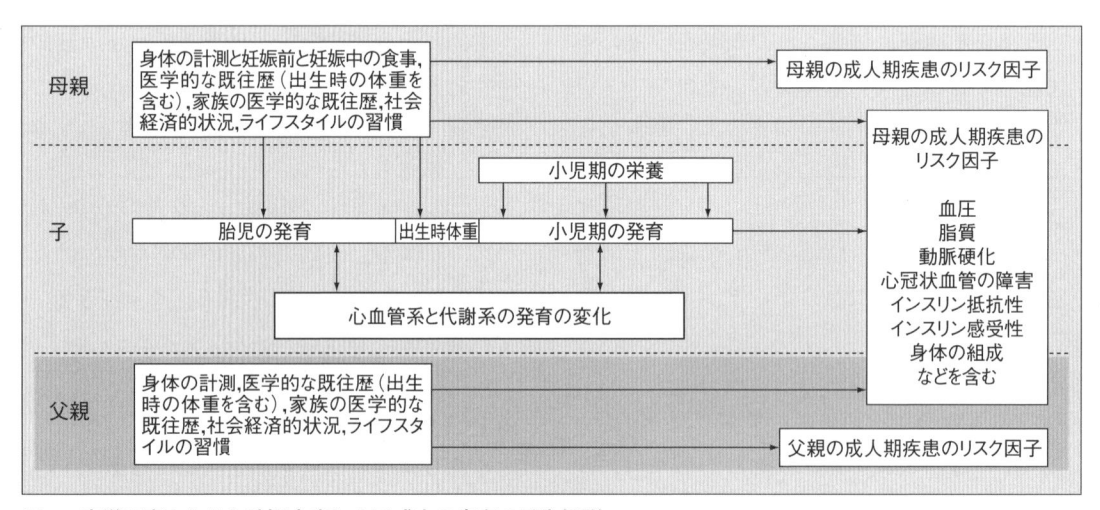

図4 疫学研究よりみた胎児由来による成人の疾患の発生仮説

[44) Jaddoe VWV, et al：Hypotheses on the fetal origins of adult diseases；contributions of epidemiological studis. Europ J Epidemiol **21**：91-102, 2006.]

ムを通して胎児の遺伝子の発現に変化をもたらし，その結果として胎児が成人したのちに慢性の疾患を惹起する[43]．

おわりに

成人にみるいくつかの疾患の原因としては，胎生期の母体を取り巻く環境の変化が胎児の遺伝子に変化を与え，不可逆的で永続的な変化として後年の疾患を形成するという考えが出てきている．その代表的なものとして注目されてきたのが低体重出生児である．Jaddoeら[44]は**図4**のように，中間部には小児の発育パターンと胎生期の発育の変化を明らかにして，成人の疾患のリスクを導く早期の小児期の変化を示している．上段と下段はそれぞれ母親と父親の関連で，各々の出生以前と生後のパターンと両者に携わる環境と遺伝子のメカニズムの関係を図示している．

成人にみる多くの疾患の胎児起源について興味ある話題を提供したことは事実であるが，さらに新しい疫学的アプローチの必要性と，胎生期のみならず全生涯を中心とした life course approach が必要であり，そのためにも前方視的研究が望まれる．

文　献

1) Barker DJ, et al : Infant mortality, childhood nutrition, and ischaemic heart disease in England and Wales. Lancet **1** : 1077-1081, 1986.
2) Barker DJ, et al : Fetal nutrition and cardiovascular disease in adult life. Lancet **341** : 938-941, 1993.
3) Barker DJ, et al : Fetal origins of cardiovascular disease ; Is there a unifying hypothesis? Lancet **363** : 1642-1645, 2004.
4) Shiell AW, et al : Diet in late pregnancy and glucose-insulin metabolism of the offspring 40 years leter. Brit J Obstet Gynecol **107** : 890-895, 2000.
5) Barker DJ, et al : Weight in infancy and death from ischaemic heart disease. Lancet **2** : 577-580, 1989.
6) Barker DJ, et al : The relationship of small head circumference and thinnes at birth to death from cardiovascular disease in adult life. Brit Med J **306** : 422-426, 1993.
7) de Boo HA, et al : The developmental origins of adult disease (Barker) hypothesis. Aust N Zeal J Obst Gynec **46** : 4-14, 2006.
8) Huxley RR, et al : The role of size at birth and postnatal catch-up growth in determining systolic blood pressure ; a systematic review of the literature, J Hypertens **18** : 815-831, 2000.
9) Newsome CA, et al : Is there weight related to later glucose and insulin metabolism ? —a systemic review. Diabet Med **20** : 339-348, 2003.
10) Lal MK, et al : Chronic lung disease of prematurity and intrauterine growth retardation : a population based study. Pediatrics **111** : 483-487, 2003.
11) Hack M, et al : Behavioral outcomes and evidence of psychopathology among very low birth weight infants at age 20 years. Pediatrics **114** : 932-940, 2004.
12) Thompson C, et al : Birth weight and risk of depressive disorder in late life. Brit J Psychiat **179** : 450-455, 2001.
13) Wahlbeck K, et al : Association of shizophrenia with low maternal body mass index, small size at birth and thinness during childhood. Arch Gen Psychiat **58** : 48-52, 2001.
14) Nathanielsz PW : Animal model that elucidate basic principles of developmental origins of adult diseases. ILAR J **47** : 73-82, 2006.
15) Roseboom TJ, et al : Coronary heart disease after prenatal exposure to the Dutch famine, 1944-1945. Heart **84** : 595-598, 2000.
16) Painter RC, et al : Early onset of coronary artery disease after prenatal exposure to the Dutch famine. Am J Clin Nutr **84** : 322-327, 2006.
17) Pavlov D : Leningrad 1941, the blokade, Univ Chicago Press, Chicago, 1965.
18) Stanner SA, et al : Does malnutrition in utero determine diabetes and coronary heart disease in adulthood? Results from the Leningrad siege study, a cross sectional study. Brint Med J **315** : 1342-1348, 1997.
19) Antonov AN : Children born during the siege of Leningrad in 1942. J Pediat **87** : 250-259, 1947.
20) Sparén P, et al : Long-term mortality after severe starvation during the siege of Leningrad ; the prospective cohort study. Brit Med J **328** : 11-14, 2004.
21) Wu G, et al : Maternal nutrition and fetal development. J Nutr **134** : 2169-2172, 2004.
22) Jensen EC, et al : The effect of chronic maternal cortisol infusion on the late-gestation foetal sheep. J Endocrinol **174** : 27-36, 2002.
23) Langley-Evans SC, et al : Protein in pregnancy, placental, glucocorticoid metabolism and the programming of hypertension in the rat. Placenta **17** : 169-172, 1996.
24) Lesage J, et al : Maternal undernutrition during late gestation induces foetal overexposure to glucocorticoids and intrauterine growth retardation, and disturbs the hypothalamo-pituitary-adrenal axis in the newborn rat. Endocrinology **142** : 1692-1702, 2001.
25) Gardner DS, et al : Maintenance of maternal diet-induced hypertension in the rat is dependent on glucocorticoids. Hypertension **30** : 1525-1530, 1997.
26) Hales CN, et al : Type 2 (non-insulin dependent) diabetes mellitus ; the thrifty phenotype hypothesis. Diabetologia **35** : 595-601, 1992.
27) Phillips DI : Insulin resistance as a programmed response to foetal undernutrition. Diabetologia **39** : 1119-1122, 1996.
28) Eriksson JG, et al : Early adiposity rebound in childhood and risk of type 2 diabetes in adult life. Diabetologia **46** : 190-194, 2003.
29) Gluckman DD, et al : Developmental origins of disease paradigm ; a mechanistic and evolutionary perspective. Pediatr Res **56** : 311-317, 2004.
30) Lee TM, et al : Maternal melatonin treatment influences rates of neonatal development of meadow vole pups. Biol Reprod **40** : 495-502, 1989.
31) Eriksson JG, et al : Pathways of infant and childhood growth that lead to type 2 diabetes. Diabetes Care **26** : 3006-3010, 2003.
32) Gluckman PD, et al : The developmental origins of adult disease. Matern Child Nut **1** : 130-141, 2005.
33) Hattersley AT, et al : The foetal insulin hypothesis ; an alternative explanation of the association of low birthweight with diabetes and vascular disease. Lancet **353** : 1789-1792, 1999.
34) Hay WW, et al : Workshop summary, fetal growth, its regulation and disorders. Pediatrics **99** : 585-591, 1997.
35) Verkauskiene R, et al : Smallness for gestational age is associated with persistent change in insulin-like growth factor I (IGF-I) and the ratio of IGF-I/IGF-binding protein-3 in adulthood. J Clin Endocrinol Metab **90** : 5672-5676, 2005.
36) Singhal A, et al : Early origin of cardiovascular disease. Is there a unifying hypothesis? Lancet **363** : 1642-1645, 2004.
37) Hokken-Koelega AC, et al : Children born small for gestational age. Do they catch up? Pediatr Res **38** : 267-271, 1995.
38) Bhargava SK, et al : Relation of serial changes in childhood body-mass index to impaired glucose tolerance in young adulthood. N Engl J Med **350** : 865-875, 2004.
39) Ashdown-Lambert JA, et al : Areview of low birth weight ; predictors, precursors and morbidity outcomes. J Roy Soc Prom Health **125** : 76-83, 2005.
40) Reik W, et al : Epigenetic reprogramming in mammalian development. Science **293** : 1089-1093, 2001.
41) Wolff GI, et al : Maternal epigenetic and methyl supplement affect agouti gene expression in Avy/a mice. FASEB J **12** : 949-957, 1998.
42) Rees WD, et al : Maternal protein deficiency causes hypermethylation of DNA in the liver of foetuses. J Nutr **130** : 1821-1826, 2000.
43) Waterland RA, et al : Early nutrition, epigenetic changes at transposons and imprinted genes, and enhanced susceptivity to adult chronic diseass. Nutrition **20** : 63-68, 2004.
44) Jaddoe VWV, et al : Hypotheses on the fetal origins of adult diseases ; contributions of epidemiological studies. Europ J Epidemiol **21** : 91-102, 2006.

5 初経の早発化と疾患との関係

小児期より思春期へと変換する生体内の動きは極めて神秘的なものとして注目されてきたが，その基本となるものは末梢の性腺機能ならびに体内時計の初動である．これは視床下部のGnRHの拍出発生器(pulse generator)の活性化の動きと関係があるものと考えられる[1]．

すでに，過去数10年にわたり初経発来の早発化の傾向が指摘されているが，これは少女の栄養状態の改善によるもので，このことは将来の健康状況との関係で考慮する必要がある．

しかし，思春期にみられる性の発育を分類したTannerの5のいわゆる成熟型への到達については，早発化の証拠はないという[2]．

初経や思春期をめぐるいろいろの課題があるが，小児期の栄養過多による過体重(overweight)，肥満(obesity)，脂肪過多(adiposity)が初経を含めた第2次性徴の早発化や，成人での疾患の罹病との関係にどのような影響を与えるかが問題である．

■第2次性徴の発育

思春期においては，乳房の発達や陰毛の発生などが初経とともにみられる大きな変化である．

Herman-Giddens ら[3] は3～12歳の少女17,000人以上を観察し，アメリカ人でもアフリカ系は7歳までに27%が乳房の発育と陰毛の発生を認めているのに対し，白人は6.7%しか認めていないことより，思春期の対応には人種を考慮する必要性を指摘している．

また，Biro ら[4]は家族の了解を得て内臓の脂肪過多を知る目的で腰囲を継続的に測定し，早期の発育群は腰囲が有意に大きいとしている．

Kaplowitz ら[5]は思春期の発来をbody mass index(BMI)のZスコアで6～9歳で比較すると，早期の発育群にはこのスコアが高値を示しているとしている．したがって思春期のガイドラインはアフリカ系で6歳，白人で7歳から用いるべきであるとしている．

■初経発来の推移

多くの報告によると，1970年代までは初経の発来は早発化の傾向を示したが，その後はむしろ遅発化したとするもの，変化していないとするもの，早発化の傾向が続いているものなどいろいろな報告がある．

Bogalusa Heart Study で1978～1979年と1992～1994年との間でアメリカの少女はアフリカ系で初経が10カ月早まり，白人は2カ月早まっているという[6)7)]．

また，アメリカの平均初経年齢についてはNational Health Examination Survey(1963～1966)[8]，National Health and Nutrition Examination Survey(1988～1994)[9]およびNational Health Examination Survey(NHANES 99-02)(1999～2002)[10]などの調査によっても徐々に低下しているという．

最近，Biro ら[11]はそれぞれの報告者によるコホートの出生年と初経発来の年齢との関連性をまとめて図1のように報告している．すなわち初経の発来年齢は徐々に早発化し，その傾斜は−0.87(95% CI−0.98～−0.35)である．

初経年齢の低年化の原因についてDemerath ら[12]は幼い頃のBMIの増加と関連している可能性を指摘した．すなわち，Felsの縦断的研究で1930，1940，1950，1960，1970，1980年代のそれぞれの10年に生まれた女性について，初経年齢の平均と3～35歳のBMIを測定した．1980年代に生まれた少女の平均初経は12.34歳で，以前に生まれた少女よりも3～6カ月有意に早まった．しかし，調査の結果幼少期と思春期のBMIの増加との関連性はみられなかったとしている(図2)．

初経の低年化の程度は栄養状態の良否，すなわ

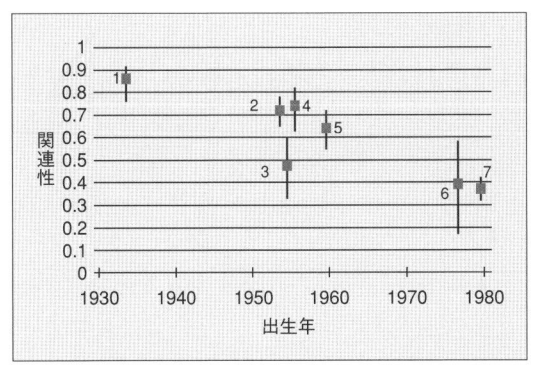

図1 各報告者による出生年別にみた初経の発来年齢（平均±95%CI）

1：Reynolds(1948)，2：Bielicki(1975)，3：Largo(1988)，4：Taranger(1976)，5：Marshall(1969)，6：de Redder(1992)，7：Biro(2006)

[11] Biro FM, et al：Pubertal correlates in black and white girls. J Pediatr **148**：234-240, 2006.]

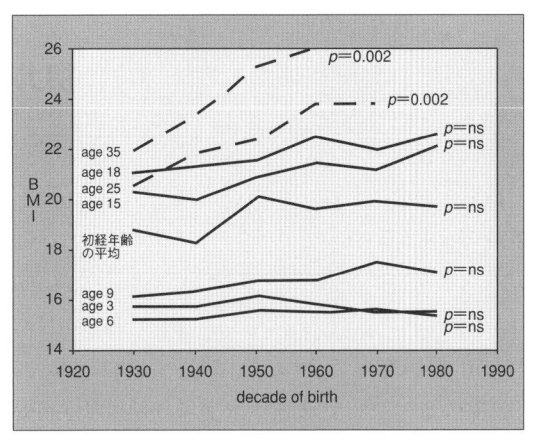

図2 生まれた年代別にみた各年齢におけるBMIの変化（n=371）

[12] Demerath EW, et al：Recent decline in age at menarche；the Fels longitudinal Study. Am J Hum Biol **16**：453-457, 2004.]

ち社会経済的な状態が反映する．Junqueiraら[13]はブラジルで1931～1977年の間に生まれた女性2,053人に質問紙にて回答してもらい，10年間で初経が2.4カ月早発化しているが，住む社会環境の改善が大きな影響を与えているという．同様な報告は多くの国で公表されている．

特に社会環境の変化では注目されるが，環境汚染化学物質の存在である．今まで知られているものにestrogenic, antiestrogenic, androgenic, antiandrogenicや甲状腺活性様物質もあり，これらが思春期の発育に促進的に作用するか抑制的に作用するか興味あるところである．

ポリ臭化ビフェニル（polybrominated biphenyls：PBBs）に汚染された牧草を食べた牛乳を摂取して早発初経をみたとの報告がある[14]～[16]．

鉛については，1988～1994年の間に8～16歳の少女1,706人の血中鉛のレベルが高値を示した者の初経や陰毛の発育はやや遅れたが，乳房発育については変化がなかったという[17]．

Warnerら[18]は1976年，イタリアの化学爆発で強い2,3,7,8-テトラクロロジベンゾ-p-ダイオキシン（2,3,7,8-tetrachlorodibezo-p-dioxin：TCDD）にさらされた住民のうち思春期以前の少女を中心に調査し，対照に比してTCDD値が10倍も高値な者でも初経に影響はなく，生後直ちにTCDDにさらされた者でも思春期発来に影響はなかったとしている．しかし，アメリカのChemical Agents Working Group of National Children's Study（NCS）はダイオキシンなどになお注目している[19]．

■**初経と肥満**

すでにGarnら[20]は20～35歳の女性で11歳以前に初経をみた人は，14歳以後に初経をみた人よりもBMIが2～3大きいことを指摘している．最近，Freedmanら[21]は，1,179人の女性について，平均9歳時と思春期および成人期（平均26歳）との体格を調べ，12歳までに初経をみたearly群は，13.5歳以後に初経をみたlate群に比して体重の増加があり，BMI・皮膚の厚さも増加していた．特に小児期の肥満は初経の早発化をきたし，さらに成人での肥満を招くとしている．

Demerathら[22]もFelsの縦断的研究に登録した211人の少女について初経発来前の6年から初経後6年間で連続的にBMIを測定した．1929～1946，1947～1964，1965～1983年にそれぞれ生まれた人の初経年齢とBMIで検討した．1965年以後に生まれた少女のBMIはそれ以前に生まれた少女に比較して大きいが，平均初経年齢には大きな変動はなかった（図3）．

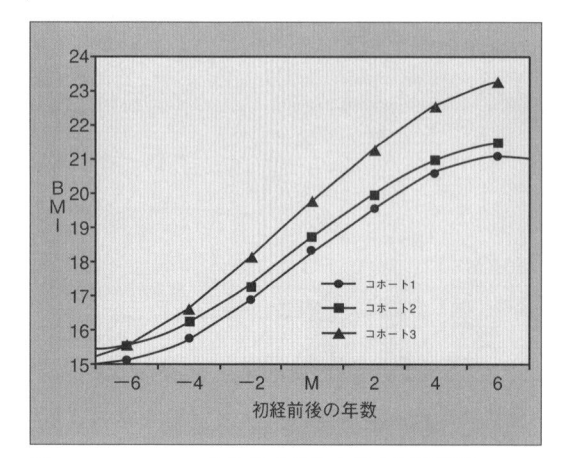

図3 1929～1983年に生まれた女性の初経前後のBMIの変動

コホート1：1929～1946年生まれ，$n=68$
コホート2：1947～1964年生まれ，$n=81$
コホート3：1965～1983年生まれ，$n=62$

[22] Demerath EW, et al：Fifty year trends in serial body mass index during adolescence in girls；the Fels Longitudinal Study. Am J Clin Nut **80**：441-446, 2004.]

■小児の肥満と成人の肥満

肥満は遺伝・環境などの影響を受けるが，小児の肥満は成人の肥満と関係があるか興味あるところである．

すでにSerdulaら[23]は1970～1992年の間に発表された疫学的論文を調べ，就学以前の肥満の児童の1/3（26～41%）が成人になると肥満になっており，就学時の児童の1/2（42～63%）が肥満になるという．したがって研究の方法が異なっても小児の肥満が成人の肥満になるリスクが高いことを示している．

Freedmanら[24]は2～17歳の小児を平均17.6年followし，2～5歳の過体重は成人に脂肪過多になる率が4倍も高くなることを示した．

Ogdenら[25]は2～19歳の小児・思春期3,958人と20歳以上の成人4,431人の体格を調べ，1999～2000年で過体重は小児で13.8%，成人で33.4%，2003～2004年で小児は16.0%，成人で33.2%と小児は増加傾向にあったが，成人には6年間に過体重の増加はみられなかったという．

■早期初経と疾患

早期の初経の定義は必ずしも一定しないが，National Health and Nutrition Survey IIIにもとづき，初経年齢の低いほうの1/4の者をさすというChumlea[9]の定義があるが，その他にも自国の平均2 SD以下の年齢をさすこともある．

早期に初経をみる者はBMIの大きい場合や過体重・肥満のことが多いことから，脂質異常症，インスリン抵抗性糖尿病，高血圧症などに成人になるとなりやすい傾向にある．

この関係を明らかにするために，Remsbergら[26]はNHANES IIIの分布にもとづき，25パーセンタイルすなわち11.9歳以下を早発初経してインスリン，グルコース，血圧，fat free mass（FFM），percent body fat（PBF）レベルを平均初経12.7歳群と比較し，初経の早い者は血圧上昇，耐糖能の障害など心血管系疾患になるリスクが高いことを示した．同様の可能性をDietz[27]も報告している．

がんとの関係も指摘されている．Clavel-Chapelon[28]はフランスの大規模のコホート研究で，15歳以後に初経をみた女性に比して，11歳以前に初経をみた女性は乳がんになるリスクが1.52（95% CI 1.03～2.22）になると報告している．このことは早期初経と悪性腫瘍との関連を示すものとして注目される．

早期の初経は体重過多のことが多いことから乳がん以外での子宮内膜癌，子宮筋腫，子宮内膜症や不妊症との関連も考えられるが，明らかな因果関係は不明である．

しかし，Mustら[29]によれば，1965年に公立小学校3～4年生だった少女が，33年後の1998～1999年に初経年齢と当時の体型を思い出して調査した結果，初経年齢は当初の調査時と高く相関していたが，月経周期や月経の特徴については必ずしも正確ではなかった．このことは後方視的な研究には限界があることを示している（図4）．

■初経と閉経・生殖期間

初経と閉経との関係も興味あるところである．

Rodstromら[30]はスウェーデンの地区の住民のうち無差別に抽出した女性で1908・1914・1918・1922・1930年に生まれて,ホルモン剤を使用したことのない女性で,早期に初経をみた者は閉経が早く,また平均閉経年齢は年間0.1年ずつ遅れる傾向を示した.

しかし,Kalichmanら[31]は1920～1950年の間に生まれた女性の平均閉経年齢は次の通りであり,子どもの数や医学的な流産,BMIと閉経年齢との間に関係はないとした.

1920～1925年生まれ
　平均閉経47.0歳,生殖期間　30.7年
1940～1945年生まれ
　〃　　　49.7歳,　〃　　　34.1年
1945～1950年生まれ
　〃　　　49.3歳,　〃　　　33.7年

Nicholsら[32]はアメリカの女性で1910年と1969年の間に出生した者で,1988～2001年の間に回答を得たものを解析し,1915～1919年に生まれた者の平均生殖年齢(初経から閉経までの年数)は36.1年,1935～1939年に生まれた者は37.7年と増加した.このことは,女性が循環している主として性ホルモンにさらされている期間が延長していることを意味している.

Cuiら[33]は日本人を対象に調査し,欧米の報告にみられるような遅い初経または早い閉経,生殖期間の短い者に心血管系疾患による死亡のリスクは必ずしもみられなかったが,初経が13歳以下と比較すると,17歳以上に発来した者に卒中のリスクが増加する.閉経年齢が49歳以後と比較す

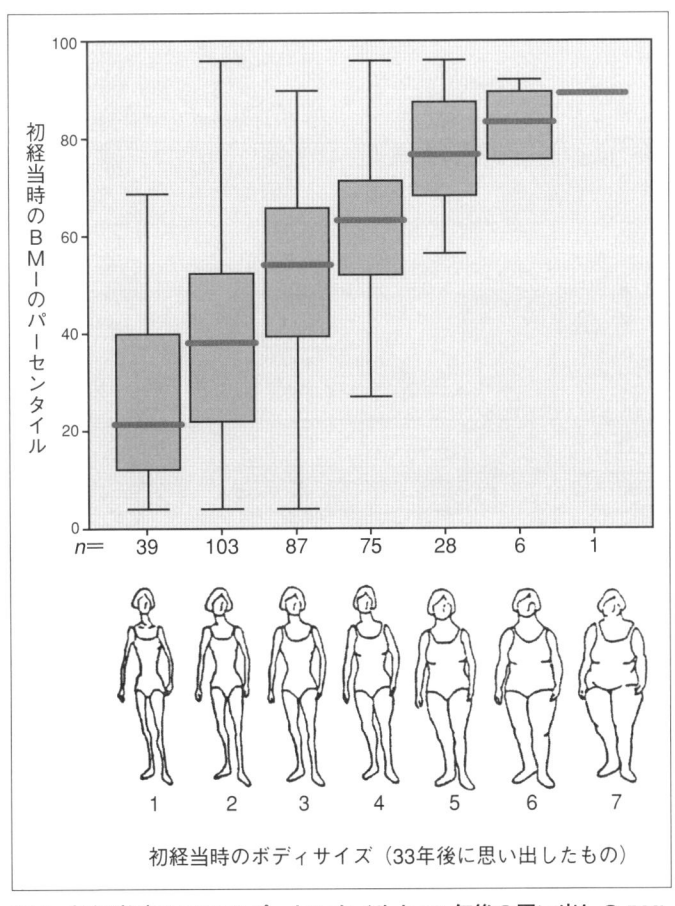

図4　初経当時のBMIのパーセンタイルと33年後の思い出しのBMI

[29] Must A, et al : Recall of early menstrual history and menarcheal body size after 30 years, how well do women remember? Am J Epidemiol 155 : 672-679, 2002.

ると，48歳以前にみた者に心血管系疾患による死亡率が増加するという．このことは内因性のエストロゲンの分泌が動脈硬化に対して保護的な役割を演じていることを示している．

おわりに

思春期にみられる性の成熟と初経の発来は，女性に内在する一つの過程であり，過去100年間早発化が続きそろそろ終わりに近づいてきている．この発育過程を知るbiomarkerとしてFSH/LH，エストロゲンの他に，インヒビンAおよびB，レプチンなども注目されてきている[34]．

思春期の低年齢化は，身体的・精神心理的に成熟していなくても成人の仲間入りをしたがる傾向に結びつき，行動的に喫煙やピルの利用などの低年齢化をきたし，公衆衛生の立場から将来に種々の有病率を高める結果を招来する危惧を抱かせることになる．

初経の問題と関係が注目されているものの一つに，小児期の肥満がある．この時期の肥満が成人の疾患にも影響することが明らかになり，その予防対策の必要性が指摘されるようになった[35]．しかし，肥満には遺伝因子と環境因子の連携が考えられ（図5）[36]，多くの領域の人との協力が必要である．

文献

1) Ojeda SR, et al：New thoughts on female precocious puberty. J Pediatr Endocrinol **14**：245-256, 2001.
2) Apter D, et al：Update on female pubertal development. Curr Opin Obstet Gynecol **14**：475-481, 2002.
3) Herman-Giddens M, et al：Secondary sexual characteristics and menses in young girls seen in office practice；a atudy from the Pediatric Research in Office Setting Network. Pediatrics **99**：505-512, 1997.
4) Biro FM, et al：Impact of timing of pubertal maturation on growth in black and white female adolescents；the National Heart, Lung and Blood Institute Growth and Health Study. J Pediatr **138**：636-643, 2001.
5) Kaplowitz PB, et al：Earlier onset of puberty in girls；relation to increased body mass index and race. Pediatrics **108**：347-353, 2001.
6) Wattigney W, et al：Secular trend of earlier onset of menarche with increasing obesity in black and white girls；the Bogalusa Heart Study. Ethn Dis **9**：181-189, 1999.
7) Freedman D, et al：Relation of age at menarche to race, time period, and anthropometric dimensions, the Bogalusa Heart Study. Pediatrics **110**：e43, 2002.

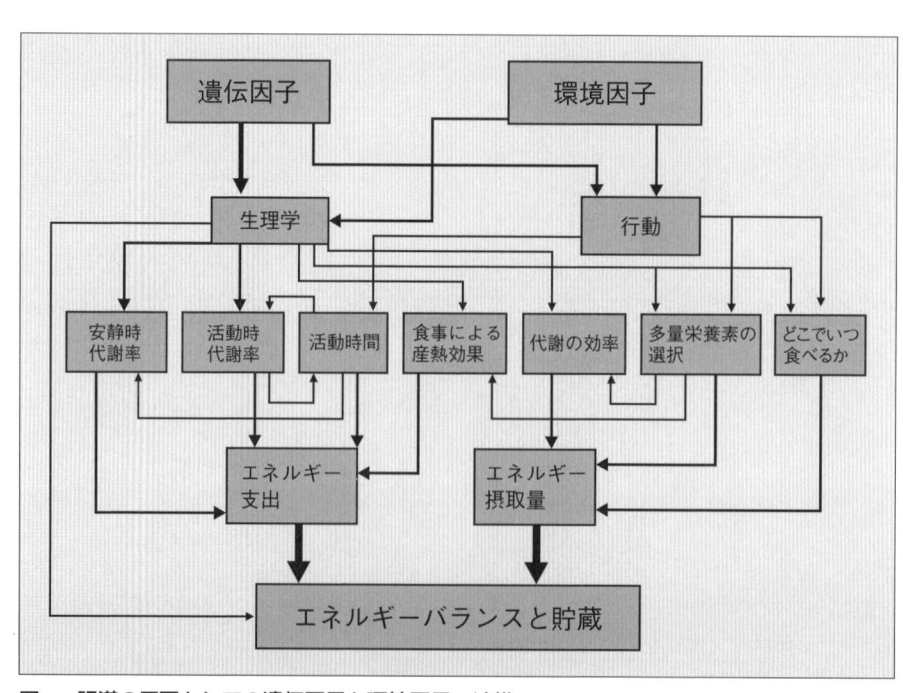

図5　肥満の原因としての遺伝因子と環境因子の連携

［36）Speakman JR：Obesity；the integrated roles of environment and genetics. J Nutr **134**：S2090-S2105, 2004.］

8) Anderson S, et al：Relative weight and race influence average age at menarche；results from two nationally representive survey of US girls studied 25 years apart. Pediatrics **111**：844-850, 2003.
9) Chumlea W, et al：Age at menarche and racial comparisons in US girls. Pediatrics **111**：110-113：2003.
10) Anderson S, et al：Interpreting the continued decline in the average at menarche；results from two nationally representative survey of US girls studied 10 years apart. J Pediatr **147**：753-760, 2005.
11) Biro FM, et al：Pubertal correlates in black and white girls. J Pediatr **148**：234-240, 2006.
12) Demerath EW, et al：Recent decline in age at menarche；the Fels longitudinal Study. Am J Hum Biol **16**：453-457, 2004.
13) Junqueira Do Lago M, et al：Family socio-economic background modified secular trends in age at menarche；evidence from the Pro-Saude Study. Ann Hum Biol **30**：347-352, 2003.
14) Blank H, et al：Age at menarche and Tanner stage in girls exposed in utero and postnatally to polybrominated biphenyl. Epidemiology **11**：641-647, 2000.
15) Den Hond E, et al：Sexual maturation in relation to polychlorinated aromatic hydrocarbons. Sharpe and Skakkeback's hypohesis revised. Environ Health Perspect **110**：771-776, 2002.
16) Gladen BC, et al：Pubertal growth and development and prenatal and lactational exposure to polychlorinated biphenyls and dichloro-diphenyl dichloroethene. J Pediatr **136**：490-496, 2000.
17) Wu T, et al：Blood lead levels and sexual maturation in US girls, the Third National Health and Nutrition Examination Survey 1988-1994. Environ Health Perspect **111**：737-741, 2003.
18) Warner M, et al：Serum dioxin concentrations and age at menarche. Environ Health Perspect **112**：1289-1292, 2004.
19) Wang RY, et al：Effects of environmental agents on the attainment of puberty：considerations when assessing exposure to environmental chemicals in the national children's Study. Environ Health Perspect **113**：1100-1107, 2005.
20) Garn SM, et al：Maturation timing as a factor in fatness and obesity. Am J Clin Nutr **43**：879-883, 1986.
21) Freedman DS, et al：The relation of menarcheal age to obesity in childhood and adulthood；Bogalusa Heart Study. Bio Med Central Pediatr **3**：1-9, 2003.
22) Demerath EW, et al：Fifty year trends in serial body mass index during adolescence in girls；the Fels Longitudinal Study. Am J Clin Nut **80**：441-446, 2004.
23) Serdula MK, et al：Do obese children become obese adults? a review of the literature. Prev Med **22**：167-177, 1993.
24) Freedman DS, et al：The relation of childhood BMI to adult adiposity, the Bogalusa Heart Study. Pediatr **115**：22-27, 2005.
25) Ogden CL, et al：Prevalence of overweight and obesity in the United States 1999〜2004. JAMA **295**：1549-1555, 2006.
26) Remsberg KE, et al：Early menarche and the development of cardiovascular disease risk factors in adolescent girls：the Fels Longitudinal Study. J Clin Endocrinol Metab **90**：2718-2724, 2005.
27) Dietz WH：Overweight in childhood adolescence. N Engl J Med **350**：855-858, 2004.
28) Clavel-Chapelon F, et al：Differential effects of reproductive factors on the risk of pre-and post-menopausal breast cancer, results from a large cohort of French women. Brit J Cancer **4**：723-727, 2002.
29) Must A, et al：Recall of early menstrual history and menarcheal body size after 30 years, how well do women remember? Am J Epidemiol **155**：672-679, 2002.
30) Rodstrom K, et al：Evidence for a secular trend in menopausal age；a population study of women in Gothenburg. Menopause **10**：538-543, 2003.
31) Kalichman L, et al：Time-related trends of age at menopause and reproductive period of women in Churashian population. Menopause **14**：135-140, 2007.
32) Nichols HB, et al：From menarche to menopause；trends among US women born from 1912 to 1969. Am J Epidemiol **164**：1003-1011, 2006.
33) Cui R, et al：Relationship of age at menarche and menopause, and reproductive year with mortality from cardiovascular disease in Japanese post-meopausal women, The JACC Study. J Epidemiol **16**：177-184, 2006.
34) Rockett JC, et al：Biomarkers for assessing reproductive development and health；Part 1-pubertal development. Environ Health Perspect **112**：105-112, 2004.
35) Campbell M W-C, et al：Meternal concern and perception of overweight in Australian preschool-aged children. Med J Aust **184**：274-277, 2006.
36) Speakman JR：Obesity；the integrated roles of environment and genetics. J Nutr **134**：S2090-S2105, 2004.

6 母親の寿命と子どもの性別
―男の子を生むと寿命が縮まる？―

寿命の延長はそろそろリミットに近づきつつあるのか？　そんなことが語り始められている．

特に女性の寿命についてみると，統計のしっかりしている国のデータによれば，過去160年間にも長足の延長を示している．たとえばスウェーデンの記録によれば，1840年の女性の平均寿命は45歳であるが，今日ではほぼ85歳と徐々に延長し，平均して1年間に3カ月ずつ延長していることになる(図1)[1]．

この寿命の延長は，1950年以前には若者の死亡率の減少によることが多く，20世紀後半には工業化や世界大戦の危機がなく，収入増加により教育や衛生環境の整備，栄養，医療の発達などによることが多かった．

この寿命の延長に対してかげりがみえてきたのか？　もし，寿命がリミットに近づいてきていれば延長の速度が鈍くなるはずである．しかし，いまだに延び続けていることからも，人間の寿命はもう少し延長すると推測されている．

■母親の寿命に影響する子どもの性別……………

特に母親の寿命とリプロダクションとの関連性については興味あるところである．古くから母親が子どもを生み，主として子どもの成長には母親

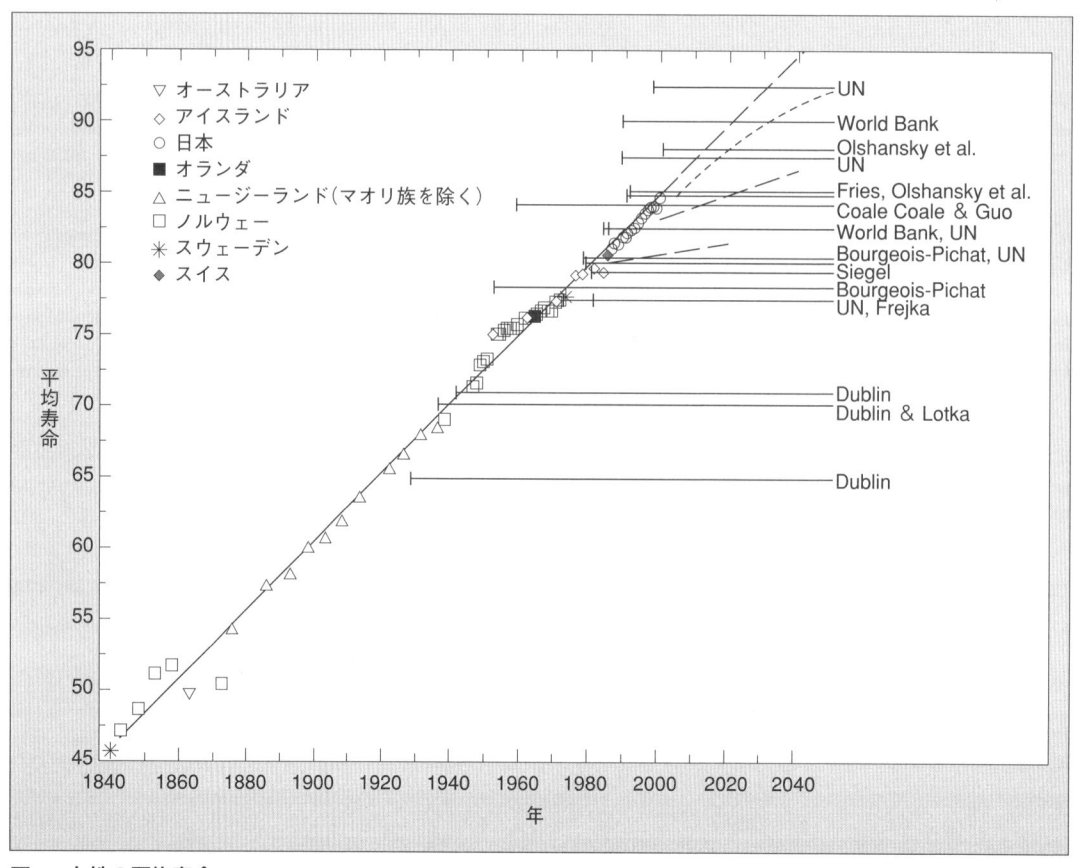

図1　女性の平均寿命

[1] Oeppen J, et al：Broken limits to life expectancy. Science **296**：1029-1030, 2002.

が重大な関与を果たしてきたからである．

特に子どもの性別との関係をみると，次のことが指摘される．

①子宮内の発育は女子より男子のほうがよい[2]．

②したがって，出生時の体重は男子のほうが大きく，分娩に際して女子に比較して負担が大きくなる[3]．

③男子を生んだ母親は息子が結婚して次の子を生むまでには時間がかかり，その分，母親の負担が大きくなる[4]．

④男性優位に根づいた社会での大家族制度下では母親の負担が大きく，娘の場合は早期に母親の手伝いをするのに反し，息子の場合には家事などの手伝いはしないことが多く，その分，母親の負担が大きくなると考えられる[5]．

■男の子を産むと寿命が縮む？

Helle ら[6]は北スカンジナビアの工業化以前の Sami 族の寿命を調べるため，フィンランド人の教会よりデータを集めた（図2）．これによれば，1640〜1870 年代の医療の発達する前の状態で，トナカイによる狩猟の生活が主ななかで，母親の寿命は子どもを生んだ総数や成人まで育った子どもの数と関係はない．すなわち，生まれた子どもの数では $β=-0.11±0.19$ 歳，$t=-0.58$，$p=0.559$，成人まで育った子どもでは $β=0.11±0.22$ 歳，$t=$

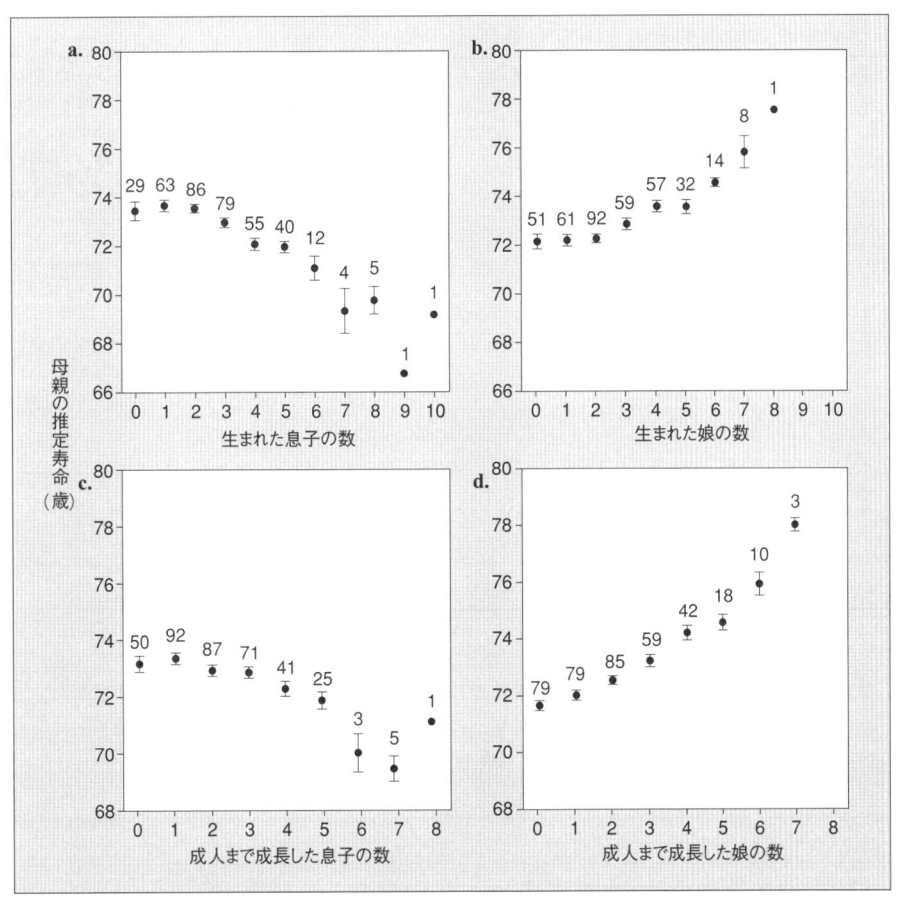

図2　Sami 族の女性の寿命
a，b：生まれた子の性別による母親の寿命
c，d：成人まで成長した子の性別による母親の寿命

[6] Helle S, et al：Sons reduced maternal longevity in preindustrial humans. Science **296**：1085, 2002.

0.48, $p=0.634$.

一方，母親の寿命は男の子を生む数が多いほど減少し(図 2a)，男の子を1人生むごとに4～64週，平均34週間短縮する．しかし，女の子を産むと推計学的に有意差はないが，むしろ寿命を長びかせる傾向を示した(図 2b)．息子や娘が18歳までの成人に達した数をみると，娘を生めば生むほど母親は長生きするのに比して(図 2d)，息子は生めば生むほど寿命を短縮した(図 2c)．

このことから，男子は平均して出生時の体重が女子より大きく，母体にかかる負担も大きいが，女子は成長してからも日常的に家事を助けることが多く，母親の負担を軽減することが寿命を延ばしたのではないかと推定している．

しかし，最近では胎児が男性の場合には母体血中にテストステロンを上昇させることも知られており[7]，このテストステロンは免疫抑制効果をもつことが知られ[8]，これが老化を促進するために結果として男の子を多く産むほどに寿命を短縮するものと考えられている．

特に比較的長生きする人間の寿命には，遺伝や食事や環境など，多くの因子が関与していると考えられ，このような生物学的な一面のみで解決できない部分が多いが，興味ある事実である．

文　献

1) Oeppen J, et al：Broken limits to life expectancy. Science **296**：1029-1030, 2002.
2) Marššál K, et al：Intrauterine growth curves based on ultrasonically estimated foetal weights. Acta Paediatr **85**：843-848, 1996.
3) Loos RJF, et al：Length of gestation and birthweight in dizygotic twins. Lancet **358**：560-561, 2001.
4) Mace R, et al：Birth interval and the sex of children in a traditional African population：an evolutionary analysis. J Biosoc Sci **29**：499-507, 1997.
5) Kirkwood TBL, et al：Evolution of senescence：late survival sacrificed for reproduction, Philos Trans Royal Soc London Ser B. Biol Sci **332**：15-24, 1991.
6) Helle S, et al：Sons reduced maternal longevity in preindustrial humans. Science **296**：1085, 2002.
7) James WH：Evidence that mammalian sex ratios at birth are partially controlled by parental hormone levels at the time of conception. J Theor Biol **180**：271-286, 1996.
8) Fagnoni FF, et al：Shortage of circulating naive $CD8^+$ T cells provides new insights on immunodeficiency in aging. Blood **95**：2860-2868, 2000.

7 祖母の仮説(grandmother hypothesis)

人間に最も近い霊長類であるチンパンジーにおいても，20歳代が最も妊孕性が高く，その後は減退し，30〜40歳で寿命となる．この間ほとんど死ぬまで発情期サイクルが持続する[1]．

しかし，人間ではチンパンジーが死ぬ頃に閉経を迎え，それ以降も30年間も生存する．これは生殖機能が消失しても，人生の1/3〜1/2の間生存することを意味し，他の霊長類では今まで経験したことのないことである．

このように，閉経に代表されるいわゆる更年期が，単なる文明の発達により人間だけにできた人工産物であるとするならば，最後の排卵を終えて生殖機能と別れることはむしろ自己生命の維持のうえで重要であり，さらに子孫繁栄において重要な役割を演じていることを考えると，一種の社会の適応現象であると考えられる．

そこで，女性の閉経後の長期生存の意義について考えてみたい．

■生殖と寿命

原始の時代には，父親は獲物を取りに山や海へ出かけ，母親は子どもの世話をするのが常であったと考えられている．このときにすでに閉経した祖母が一緒に生活し，自分の子どもがすでに大きくなっている場合には，孫の世話をしてもらうことができる．ましてや食糧の貯臓や料理をしてくれ，乳離れしたばかりの乳児の世話など，祖母と同居しているか近くに住んでいることは，娘にとっては最大の援助となる．

人間の寿命の前に閉経があり，生殖機能が消失することについて，Williams[2]は，危険な妊娠・分娩を寿命のつきる頃まで続けるよりも，寿命の前に生殖が終了し，むしろ生まれた子どもの生存のために努力が向けられるほうがより自然な選択であるとしている(図1)．

この関係を動物と比較してみると興味深い事実がある．

霊長類の妊娠期間と寿命との関係をみると，図2のとおりである．これはSchultz[3]の報告をHawkes[4]が修正したものである．

たとえば，妊娠期間も人間と似ているチンパンジーでは，乳離れまでの期間は4.8年，成熟するまでは13.0年，成熟期の平均は17.9年である．一方，人間ではそれぞれ2.8年，17.3年，32.9年である．しかし，他の霊長類と明らかに異なるのは生殖を終えた後の期間の長年化である．

一般には，サルは50歳以上まで生きることはできない．身体が年をとるにつれて虚弱になり，妊孕性が終わるとまもなく死を迎えることになる．しかし，人間では生殖機能は他の身体の機能より早く終わり，寿命が約100歳とすると，ほぼ半分の50歳で妊孕性を喪失することになる．

■祖母の存在の意義

多くの人間の社会では，家族は小さな子どものcareを行う重要な場所である．家族の中でも子どもにとっては母親の存在が特に重要であるが，母

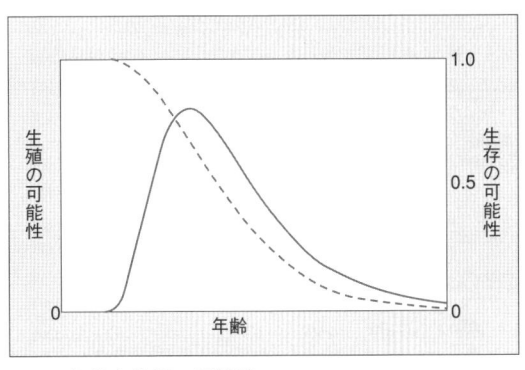

図1 年齢と生殖の可能性
実線は生殖の可能性の分布状況，点線は年齢における生殖の可能性の割合．

[2] Williams GC: Pleiotropy, natural selection, and the evolution of senescence. Evolution 11: 398-411, 1957.

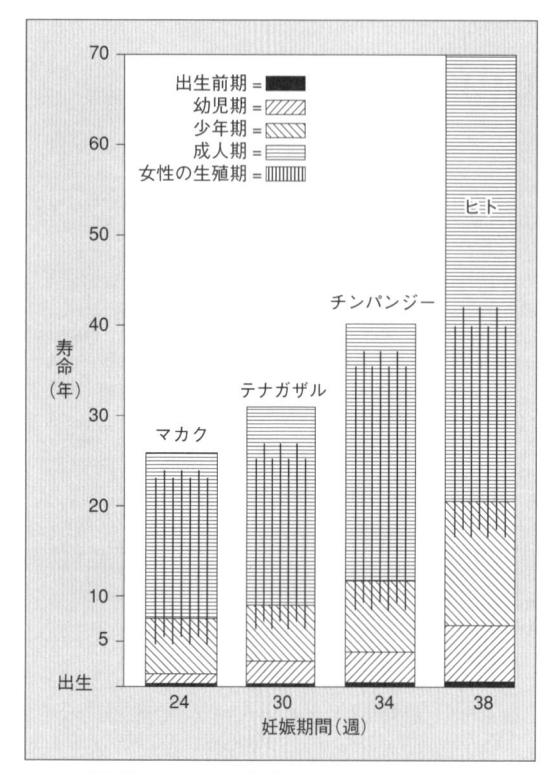

図2 霊長類とヒトの妊娠期間と寿命との関係
[4] Hawkes K, et al：Grandmothering, menopause, and the evolution of human life histories. Proc Natl Acad Sci USA **95**：1336-1339, 1998.]

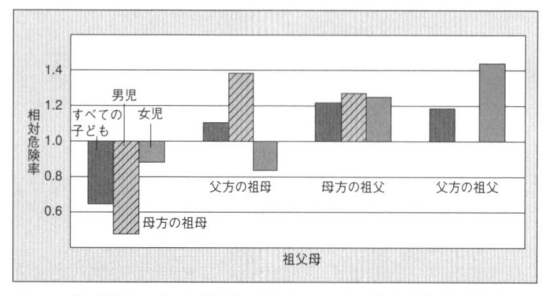

図3 祖父母の存在が児の死亡につながる相対危険率
1：影響なし，＞1：死亡率を増加，＜1：死亡率を減少
[5] Jamison CS, et al：Are all grandmothers equal？ A review and preliminary test of the "grandmother hypothesis" in Tokugawa Japan. Am J Physic Anthrop **119**：67-76, 2002.]

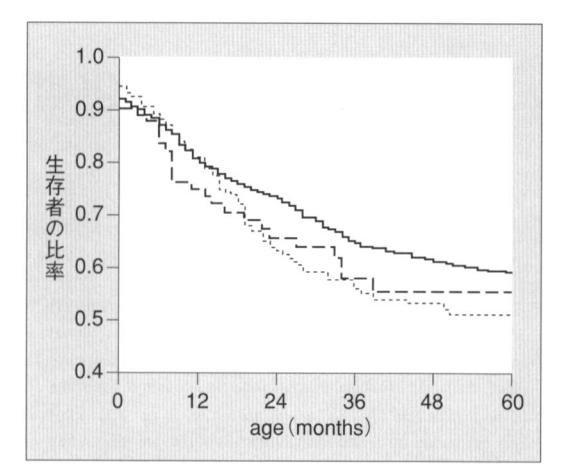

図4 母親の母（祖母）が孫の出生前に生存していたか否かによる孫の生存曲線
------ 出生前に母方祖母死亡
—— 出生時は母方祖母は生存し，いまだ生殖的に active
—— 出生時は母方祖母は生存し生殖機能は喪失
[6] Sear R, et al：Maternal grandmothers improve nutritional status and survival of children in rural Gambia. Proc R Soc Lond B **267**：1641-1647, 2000.]

親の社会進出などに伴い不在の多いときには，祖父母の存在が大きな意義をもつことになる．

1．孫の死亡率

Jamisonら[5]は，わが国の徳川時代の村の人口登録から，祖母が同居している場合の孫の生存への影響について調査した．これによると，**図3**のように母方の祖母の存在は孫の死亡する危険を下げるが，父方の祖母は全体として死亡率を上げ，祖父の存在もむしろ危険を増加した．

Searら[6]も**図4**のように母方の祖母がすでに生殖機能を喪失している場合，孫の生存率がもっとも高いことを示している．これは祖母が自分の子どもより孫に対して，栄養などの健康面に十分配慮できるからと考えられている．

2．孫の数

生殖後の母親の生存の有無が彼女の娘の健康にも関係し，孫の数と健康にも影響する．

Lahdenperäら[7]はフィンランドとカナダのデータから，女性の生殖後の生存期間と孫の数を検討した．**図5**のように，50歳を超えて生きている年月が10年増すごとに孫の数が2人ずつ増加する．このことは社会や文化が異なっていても同様の傾向を示すことを意味し，興味深い事実である．

3．自分の健康

祖母は孫の世話をしていることが多い．しかし，その役割も共同生活（coresident）と管理上の生活（custodial）とに分けることができる[8]が，Goodmanら[9]は1,058人の祖母を対象に調査し，孫の健康の

母親が哺乳や育児に関することから母方の協力が強くなり，特に祖母の協力が前面に出てくるようになる．このことは以前には部落内で妊娠した女性の子どもは，父親の存在が不確かだったこともあり，遺伝の傾向も妊娠した母親の影響が強いと考えられたことも関係する[6]．

■ grandmother hypothesis

すでに Williams[2] により 1957 年に祖母の仮説（grandmother hypothesis）が提唱された．これは生殖機能が寿命より早く終わる（stopping early）ことは，すでに生まれた子どものための利益であることに由来している．この考え方は 1964 年，Hamilton[15] の血族の選択（kin selection）や 1972 年 Trivers[16] の両親の投資（parental investment）の概念と一緒になり，更年期以後の生殖機能の喪失は，彼女らの孫への支援を拡大することにより，自らの健康に貢献していることになる．

両親が自分の子どもの世話（care）を十分できないとき，たとえば両親が薬物中毒者，精神不安定者，児童虐待，あるいは離婚した場合や思春期の妊娠分娩など，このような際には，祖母の存在はより重要になる．3 世代の同居に伴う祖母の健康状態は，感情的なしこりがない場合にはほとんど悪影響はなかった[17]．

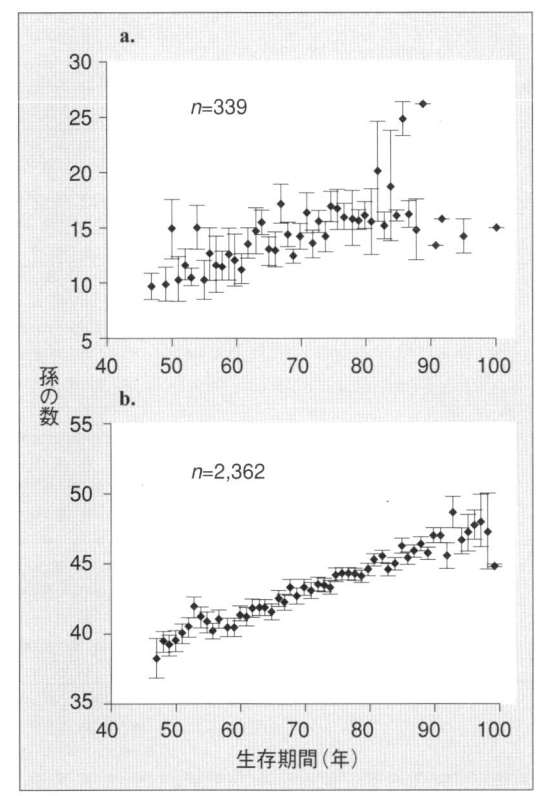

図5 フィンランド(a)とカナダ(b)の女性の年齢と次の世代の孫の数との関係
[7] Lahdenperä M, et al：Fitness benefits of prolonged post-reproductive lifespan in women. Nature **428**：178-181, 2004.]

みならず両者とも自らの健康上もよいとしている．しかし，Musil ら[10] は祖母が主となって孫の世話をしている場合にはむしろ本人の健康にはよくないが，時にはストレスの解消によいとしている．

4．その他

そのほかにも祖母の存在は孫の健康面などへの影響を与えることが報告されている．
① 孫の栄養状態や健康面で有益である[11,12]．
② 孫の心理や社会面での発育にも有利である[13]．
Euler ら[14] は，母方と父方の祖父母と孫との関係をみると，母方の祖母のほうがより孫に関心が深いとしている．

長い人類の歴史のなかで，父親は他からの攻撃に対し子どもや家族を守り，獲物を取るなどの働きをしてきており，その意味でも父親や父方の祖父母の役割を強調する者もいる．しかし，多くは

文献

1) Nishida T, et al：The chimpanzees of the Mahale Mahale Mountains；sexual and life history strategies. in Demography and Reproductive Profiles, edited by Nishida T, pp63-97, Univ Tokyo, 1990.
2) Williams GC：Pleiotropy, natural selection, and the evolution of senescence. Evolution **11**：398-411, 1957.
3) Schultz AH：The Life of Primates, Universe Books, New York, 1969.
4) Hawkes K, et al：Grandmothering, menopause, and the evolution of human life histories. Proc Natl Acad Sci USA **95**：1336-1339, 1998.
5) Jamison CS, et al：Are all grandmothers equal？ A review and preliminary test of the "grandmother hypothesis" in Tokugawa Japan. Am J Physic Anthrop **119**：67-76, 2002.
6) Sear R, et al：Maternal grandmothers improve nutritional status and survival of children in rural Gambia. Proc R Soc Lond B **267**：1641-1647, 2000.
7) Lahdenperä M, et al：Fitness benefits of prolonged post-repro-

ductive lifespan in women. Nature **428**：178-181, 2004.
8) Pruchno R, et al：Living with grandchildren：the effects of custolial and coresident households on the mental health of grandmothers. J Ment Health Aging **6**：269-289, 2000.
9) Goodman C, et al：Grandmothers raising grand-children, family structure and well-being in culturally diverse families. Gerontologist **42**：676-689, 2002.
10) Musil CM, et al：Health of grandmothers, a comparison by caregiver status. J Aging Health **14**：96-121, 2002.
11) Pope SK, et al：Low-birth weight infants born to adolescent mothers；effects of coresidency with grandmother on child development. J Am Med Assoc **269**：1396-1400, 1993.
12) Hawkes K, et al：Hadza women's time allocation, offspring provisioning and the evolution of long postmenopausal life spans. Curr Anthropol **38**：551-578, 1997.
13) Alawad AME, et al：Childhood problems in a Sudanese city—a comparison of extended and nuclear families. Child Dev **63**：906-914, 1992.
14) Euler HA, et al：Discriminative grandparental solicitude as reproductive strategy. Hum Nat **7**：39-60, 1996.
15) Hamilton WD：The genetical evolution of social behavior, part I and part II. J Theor Biol **7**：1-52, 1964.
16) Trivers RL：Sex Selection and Descent of Man, pp 136-179, Aldine, Chicago, 1972.
17) Goodman CC：Intergeneral triads in grandparent-headed families. J Gerontol **58B**：S281-289, 2003.

8 結婚状態と死亡率

すでに 30 年前，心臓病学者 Lynch[1]が『Broken Heart—the medical consequences of loneliness』(こわれた心臓—孤独の医学的結果)と題した本を出版し，独身で生きた人は心臓疾患で早い死(premature death)をきたすとして警告した．

特に結婚の医学面からのアプローチは 1950 年代から始まり，当初は個人に基づいた研究から，1980 年以後には女性の役割の変化や社会科学の発達とともに，結婚の健康や長寿に対する研究や，免疫学を含む生理学の研究へと発展してきた[2]．

今日までの多くの報告によると，結婚は健康や well-being などの面で多くの利益をもたらすことが明らかになっているが，驚くことにこのことはあまり注目されてこなかった．

近年，わが国の国立社会保障・人口問題研究所の 2005 年の調査で，女性が結婚について伝統的な考え方を肯定し始めているという．そこで結婚の意義を医学的側面より検討したい．

■生涯コース疫学

20 世紀の末になり，健康に関する疫学的研究が盛んになってきた．特に健康や成人にみられる疾患や死亡について，生涯にわたる生物学・心理学・社会学・経済学的な観点から研究が進められ，生涯コース疫学(life course epidemiology)の概念が確立されるようになった[3][4]．

Kuh ら[4]によれば，胎生期から小児期・思春期を経て成人になるが，この発育の途上に身体的，心理・社会・経済的なストレスに曝露されると，特に感受性の強い時期では"biological programming"されて，健康被害や疾患に罹患し，ひいては死亡の要因となるという．したがって，病気の発症や死亡の原因を考える際には，人間を取り巻く種々の学問的アプローチが必要となってくる．

長期間の独身や配偶者の死別などによる大きなストレスが疾患の罹患や早い死をもたらすかなどが検討される問題となってくる．

■結婚と健康

結婚の状態と健康に関する研究は，既婚者と未婚者とのあいだで死亡率が異なるという初期の研究が端緒となっている[5][6]．

しかし，結婚の形態には，結婚後そのまま持続している既婚者，結婚後離婚して現在独身の者，結婚して離婚していないが別居している者，配偶者と死別して独身または再婚した者や，一度も結婚したことのない独身者など，いろいろある．これらのなかで未婚者や現在独身者にはストレスも多く，なかには破滅的な行動，たとえば喫煙量やアルコール摂取量が多く，栄養も偏在しがちであり，疾患にかかっても放置しがちで，さらに自動車事故や自殺などにも陥りやすくなる．

これに反し，結婚には種々の利益がある．夫婦が互いに親密さ(marital closeness)をもち，これが両者にとっての感情の支援の源となる．さらに経済面・栄養面からも好ましいといえる．

Schoenborn[7]によれば，年齢をとるにつれて身体の活動を制限される者が増加し，健康上 poor の状態になる．このような者は 18～44 歳の比較的若年群では 6.9％と低く，45～64 歳の中年群で 17.8％と増加し，65 歳以上の高齢群で 35.7％と極端に増加する．これを結婚の形態別で死亡率をみると，若年群で既婚者 5.2％に比し配偶者死亡例では 18.6％と 3 倍以上死亡率が増加する．中年群では既婚者の死亡率 14.1％に比し配偶者死亡例で 29.8％と 2 倍に増加する．しかし，高齢者群で大きな差異はなかった(図 1)．

そこで，これまでに結婚の利益について大まかに 2 つの考え方が出ている．すなわち，

①結婚の保護(marriage protection)作用がある：

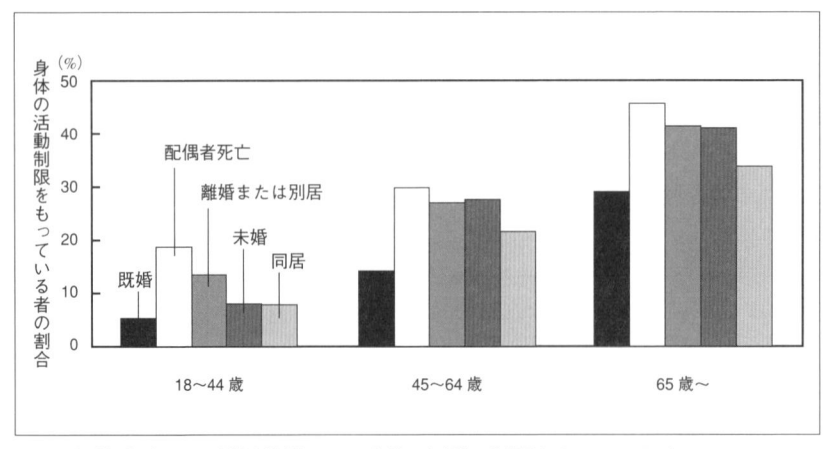

図1　年齢群別にみた結婚状態による身体の活動の制限をもっている率
[CDC/NCHS, National Health Interview Surveys, 1999-2002]
[7] Schoenborn CA : Marital status and health : United States 1999-2002, Adv Data (351) : 1-32, 2004.

結婚は経済的・社会的・身体的な支援があり，相方にとって保護的作用がある．

②結婚の選抜（marital selection）：健康な人が結婚でき，不健康な者は結婚しにくいために，選抜された者のみが結婚できる．

一般には①の考え方は支持されるが，②については結婚していないがパートナーと生活している者もあり，必ずしも支持されていない．

■結婚と死亡率

結婚にはいろいろな形態があるために，単に結婚と死亡との因果関係を論ずるときには慎重でなければならない．

すでにLillardら[8]は，1968〜1985年の17年間をfollowして，男女ともに結婚生活の長さとともに蓄積効果があり，よい方向に作用することを指摘している．

Ebrahimら[9]は，24カ所で一般健康検診を受けた49〜59歳の男性から無差別に7,735人を抽出し，11.5年間followし，独身男性の心血管系疾患によって死亡するリスクを調べた．その結果，既婚男性に比して相対リスク(RR)＝1.5(95%CI 1.0-2.2)，心血管系・がん以外の疾患による死亡 RR＝1.8(95%CI 1.1-3.3)，妻と死別して心疾患系以外の疾患による死亡の RR＝2.4(95%CI 1.1-5.3)，follow中に離婚した者の心血管系による死亡リスクRR＝1.9(95%CI 0.9-3.9)，その他の疾患による死亡リスク RR＝4.0(95%CI 1.5-10.6)と，明らかに独身男性に死亡リスクが増加した．

しかし，Tuckerら[10]は，比較的に教育を受けた男女1,077人につき調査し，持続して結婚している人は結婚が破綻した人よりも長生きしたが，中年になるまで結婚しない人は必ずしも死亡のリスクが高くないことより，結婚自体が疾患や死亡への保護的作用をしているとはいえないとしている．

一方，Johnsonら[11]は，45歳以上の男女281,460人の調査で，結婚したことのある者に比して，現在結婚していない者の心血管系疾患で死亡するリスクは，妻死別男性RR＝1.25，未婚男性RR＝1.32，夫死亡女性RR＝1.50，未婚女性RR＝1.60と，男女ともに増加傾向にあることを示した．心血管系疾患やがん以外の原因で死亡するリスクも未婚者に多く，この傾向は女性より男性に多く認められた．

Vågeröら[12]は，1915〜1925年に生まれた人で1970〜1995年の間の結婚状況と死亡の記録を調査し，特に男性は結婚したことのある人に比して，結婚したことのない人のオッズ比は虚血性心疾患1.43(95%CI 1.10-1.85)，脳卒中2.91(95%CI 1.74-4.87)と，未婚男性の死亡率が高いことを報告している．

Lundら[13]は，1920，1930，1940年に生まれた男女合計1,265人を，それぞれ70，60，50歳になった1990年の時点から8年間followし，結婚や同居の状態を調査した．その結果，結婚している者やパートナーと同居している者に比して，独りで生活している者に死亡率が高かった．したがって，ただ結婚の有無だけでなく，パートナーとの同居の有無を含めて調査すべきことが示されたといえる．

さらにLundら[14]は，コペンハーゲンで生まれた10,891人の男性で，1968～1992年の間での結婚状態と，40～49歳での死亡のhazard ratio(HR)を調べると，一度も結婚したことのない者や離婚して現在独身の者，妻と死別して独身の者は，結婚が持続している者に比して死亡率が高い傾向を示した．また，結婚後年数が経ちなお結婚が持続している者は死亡率が低いことを認めた(表1)．このことから，いろいろな年齢での結婚状況と死亡率との関係を以下のようにまとめている．

① ストレスに対する感受性の強い時期(sensitive period)がある．

② 結婚後の年数による累積効果(cumulative effect)がある．

③ 特に最近の結婚の状態(proximity effect)が強く影響を与える．

表1 39歳の時点での男性の結婚状態と40～49歳での死亡とのhazard ratioの関連

	合計数	40～49歳での死亡(人)	モデル1	モデル2	モデル3
39歳の時点での結婚後年数					
0～4	1,431	46	1.00	1.00	—
5～9	2,136	59	0.90(0.61, 1.32)	1.55(0.89, 2.69)	—
10～14	2,177	47	0.82(0.54, 1.23)	1.55(0.83, 2.88)	—
15～25	1,681	34	0.89(0.56, 1.42)	1.58(0.84, 2.97)	—
39歳の時点での婚姻状態					
結婚	6,090	113	1.00	1.00	—
離婚/男やもめ	1,335	73	2.92(2.14, 3.99)	6.42(3.52, 11.72)	—
39歳の時点での離婚後年数					
0	5,464	99	1.00	—	1.00
1～4	929	29	1.17(0.69, 1.97)	—	1.15(0.68, 1.93)
5～9	661	28	1.45(0.83, 2.56)	—	1.40(0.79, 2.45)
10～25	371	30	2.54(1.39, 4.62)	—	2.30(1.26, 4.19)
39歳の時点での婚姻状態					
結婚	6,090	113	1.00	—	1.00
離婚/男やもめ	1,335	73	1.98(1.21, 3.23)	—	1.72(1.05, 2.82)
39歳の時点で離婚した回数					
0	5,228	88	1.00	—	1.00
1	1,961	87	1.74(1.11, 2.72)	—	1.67(1.07, 2.62)
2+	236	11	1.75(0.85, 3.59)	—	1.59(0.77, 3.28)
39歳の時点での婚姻状態					
結婚	6,090	113	1.00	—	1.00
離婚/男やもめ	1,335	73	1.90(1.21, 3.00)	—	1.64(1.03, 2.60)

モデル1：結婚の既往＋39歳の時点での結婚状態の累積
モデル2：モデル1＋結婚年数と39歳の時点での結婚の状態との相互関係
モデル3：モデル1＋母親の結婚の状態，父親の社会的クラス，出生児体重，精神科入院，血のつながった子どもがいるか

[14] Lund R, et al：Marital history from age 15 to 40 years and subsequent 10-year mortality；a longitudinal study of Danish males born in 1953. Int J Epidemiol **33**：389-397, 2004.

最近，Kaplan ら[15]は，National Health Interview Survey (NHIS) のデータより，1997 年以前に死亡した 5,876 人 (8.77%) と生存者 61,123 人とで結婚と死因との関係を調査した．図 2 のごとく，結婚している群に比し，離婚した者や配偶者が死亡して現在独身の者には，心血管系疾患やがんで死亡するリスクが増加した．特に一度も結婚したことのない者は，すべての原因で死亡例が多かった．男性の年齢別の死因をみると，表 2 のごとく，19～44 歳の若年未婚者は感染症 (AIDS を含む) による死亡が著明であり，未婚者に肺疾患，他殺，自殺などのリスクが高かった．

■結婚の親密さと死亡率

結婚が死亡率を低下させることは，結婚により得られる感情的なサポートが有力な要因となる[16]．

これは，結婚により配偶者同士の親密さの表現として互いに名前を呼び合うことが，ストレスの解消になるためであるという．

Tower ら[17]は地域で生活している 305 人の高齢夫婦について，6 年以上同居している者の親密さと生存の関係を，互いに名前を呼ぶ，呼ばれる (naming and being named) で調査した．その結果，

①妻より名前を呼ばれるが夫が妻の名前を呼ばない場合は，6 年後に夫の死亡例は少ない．

②妻も夫も名前を呼ばない，夫が妻の名前を呼ぶが妻は呼ばない，妻も夫も名前を呼ぶ，の 3 つの型の場合，妻も夫も名前を呼ばない夫婦では夫の死亡率は 3.3～4.68 倍多い．

結婚の親密さのパターンは夫にとって最も利益があり，子どもを持っている場合，妻に最も利益がある．これらの所見より，結婚は社会的支援 (social support) や結婚の役割説 (marital role theory) となることが提唱されている．

■結婚の状態と自殺

結婚の状態と自殺との関係について，結婚している人に比して，結婚したことのない人や離婚者・死別者に，自殺する者が多いといわれている．これまでの報告によれば，自殺率は，結婚している者に比して離婚者は 2.9 倍，配偶者の死別者は 2.8 倍，未婚者は 1.9 倍も多いという[18)19]．

最近，Kposowa ら[20]は 1979～1989 年に基づいた National Longitudinal Mortality Study のデータ

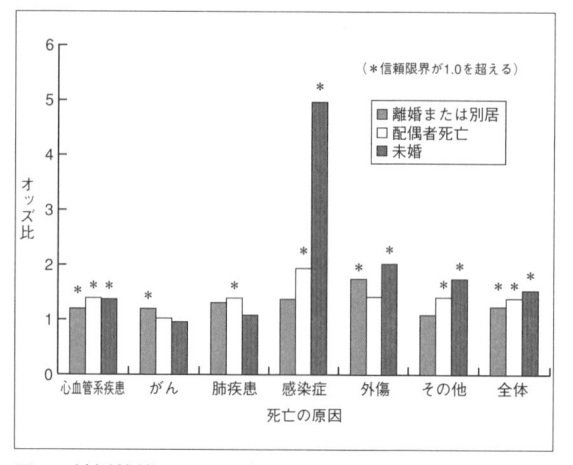

図 2　結婚状態による死亡の原因のオッズ比
[15] Kaplan RM, et al：Marital status and longevity in the United States population. J Epidemiol Comm Health 60：760-765, 2006.

表 2　年齢別にみた男性の既婚者に対する未婚者の死亡の原因によるオッズ比

死因	男女計，全年齢	19～44 歳男性	45～64 歳男性
心血管系疾患 ($n=2,438$)	1.38 (1.14 to 1.67)	1.14 (0.61 to 2.10)	2.35 (1.57 to 3.53)
がん ($n=1,603$)	0.97 (0.77 to 1.23)	0.66 (0.31 to 1.43)	0.77 (0.42 to 1.44)
肺疾患 ($n=463$)	1.09 (0.71 to 1.67)	2.38 (1.66 to 8.49)	0.98 (0.30 to 3.16)
感染症 ($n=167$)	4.99 (3.32 to 7.52)	9.08 (4.86 to 17.34)	6.26 (2.32 to 16.86)
事故，他殺，自殺 ($n=332$)	2.03 (1.47 to 2.80)	2.35 (1.55 to 3.56)	1.08 (0.26 to 4.46)
その他 ($n=883$)	1.75 (1.37 to 2.25)	2.67 (1.54 to 4.61)	1.71 (0.88 to 3.32)
全体 ($n=5,876$)	1.58 (1.39 to 1.78)	2.12 (1.68 to 2.67)	1.61 (1.19 to 2.19)

[15] Kaplan RM, et al：Marital status and longevity in the United States population. J Epidemiol Comm Health 60：760-765, 2006.

を解析し，結婚している人に対し，離婚した人や別居している人に自殺が2倍も多いが（RR＝2.08, 95%CI 1.58-2.72），独身者や配偶者の死別した人には自殺のリスクはみられなかった．性別でみると，離婚した男性は結婚している男性に比して2倍も自殺が多い（RR＝2.38, 95%CI 1.77-3.20）が，女性には有意差がなかった（表3）．このように結婚の形態により自殺のリスクが異なるのは，結婚が社会的・環境的にも安定を供給してくれるためと考えられる．

■両親の離婚の影響

不安定な家庭で小児期を過ごした者は，その時点のみならず将来にも影響を受ける危険がある．特に両親の離婚はそれである．すでにSchwartzら[21]は，両親の離婚した子は離婚しない子に比し，平均4年早く死ぬとしている．

両親の離婚により崩壊した家庭で育った者は，成人になって自ら離婚するリスクも大きく，結婚の形態は世代を越えて伝わるという[12)22]．Repettiら[23]は，"リスクのある家族（risky families）"の子どもは闘争心や攻撃性などが高く，身体的・精神的な問題がみられるとし，特に幼小児期の両親の離婚は心身の発育に影響を与えるとしている．

Modin[24]は，ウプサラの病院で1915～1929年の間に出生した男子7,411人につき，ウプサラ出生コホート研究（Uppsala Birth Cohort Study）の男子のデータより分析した．婚外で生まれた男子は，

表3 結婚の状態と自殺との相対危険度

	結婚状態	自殺	リスクのある人口	モデル1† RR	95%CI	モデル2‡ RR	95%CI
男性	結婚状態						
	既婚	241	139,323	1.00	(reference)	1.00	(reference)
	未婚	118	61,842	1.16	0.86, 1.56	1.15	0.85, 1.56
	離婚	57	14,275	2.47***	1.84, 3.30	2.38***	1.77, 3.20
	死別	15	5,191	1.58	0.91, 2.72	1.50	0.87, 2.59
	不明	1	2,888	0.21	0.03, 1.56	0.06	0.00, 0.94
女性	結婚状態						
	既婚	69	140,646	1.00	(reference)	1.00	(reference)
	未婚	14	54,668	0.62	0.31, 1.21	0.68	0.34, 1.35
	離婚	12	23,318	1.10	0.60, 2.05	1.27	0.67, 2.41
	死別	16	28,891	0.86	0.46, 1.59	1.01	0.53, 1.91
	不明	2	880	4.81**	1.17, 19.71	6.78**	0.95, 48.00
全体	結婚状態						
	既婚	310	279,969	1.00	(reference)	1.00	(reference)
	未婚	132	116,510	1.26	0.96, 1.64	1.09	0.83, 1.43
	離婚	69	37,593	1.76***	1.35, 2.28	2.08***	1.58, 2.72
	死別	31	34,082	0.66**	0.45, 1.05	1.26	0.83, 1.89
	不明	3	3,768	0.80	0.25, 2.50	0.54	0.05, 5.62
	性別						
	男性	432	223,519	4.45***	3.62, 5.47	4.78***	3.86, 5.93
	女性	113	248,290	1.00	(reference)	1.00	(reference)

† 年齢のみに調整した相対的危険（RR）
‡ 年齢・人種・性別・教育・収入や居住する場所などを調整した相対的危険
有意差 $p<0.05$，*有意差 $p<0.01$．

[20] Kposowa AJ：Marital status and suicide in the national longitudinal mortality. J Epidemiol Commun Health **54**：254-261, 2000.

結婚している両親から生まれた男子よりも2倍以上の死亡率があり，特に虚血性心疾患による死亡が多かったと指摘している（図3）．

Martinら[25]は，1920～2000年までのUS Terman Life Cycle Studyからのデータで，1,183人のうち1950～2000年の間に死亡した者を分析した．このうち21歳以前に両親が離婚した者は160人おり，このなかの64%が2000年までに死亡していた．このことより，子どもが成人に達する前に両親が離婚することは，経済的に困窮を伴う栄養障害のもとで，心理・生理的なストレスを与え，中年になり結婚生活に満足できず早期に死亡する事態を引き起こすことが少なくないと思われる（図4）．

■結婚の心理社会的因子への影響
独身者や配偶者との死別後に独身でいる者に健康障害率や死亡率が高い理由に，これらのストレスが蓄積して生体内の自律神経・免疫系や内分泌系に作用することが考えられる．

特に自律神経系では交感神経・副腎髄質系に作用してカテコラミンの分泌を促進する．内分泌系では下垂体よりのACTH分泌が亢進して副腎皮質からグルココルチコイドの分泌を促進する．免疫系では感染症や腫瘍の発育などの抑制機構が影響を受けるものと思われる[26]．

しかし，これらの心理的・社会的変化が生体の健康にネガティブに作用して死に至らせることに対し，より詳細な研究が必要であろう．

おわりに

近年，社会とのつながりと生存との関係について広く研究が進み，国際的にも検討されるようになってきている．

特に結婚は個人にとって大きな出来事であるが，結婚をしたことのない人は社会的に分離される傾向にあり，生活が不規則になりがちで，健康上にも問題が生じ，死亡率が高い傾向にあるという．

未婚者のなかにも，一度も結婚したことのない人（never married），離婚（divorced）・別居（separated），配偶者死亡（widowed）後の独身者もあり，これらのカテゴリーでの分析が必要となってくる．

最近は疾患の発症や死亡の原因などを心理的・社会的な因子を加味した形で考える傾向に来ており，特に結婚の状態と心血管系疾患をはじめとした慢性疾患との関連性が注目され，疾患の予防や健康の維持のうえでも改めて考える必要がある．

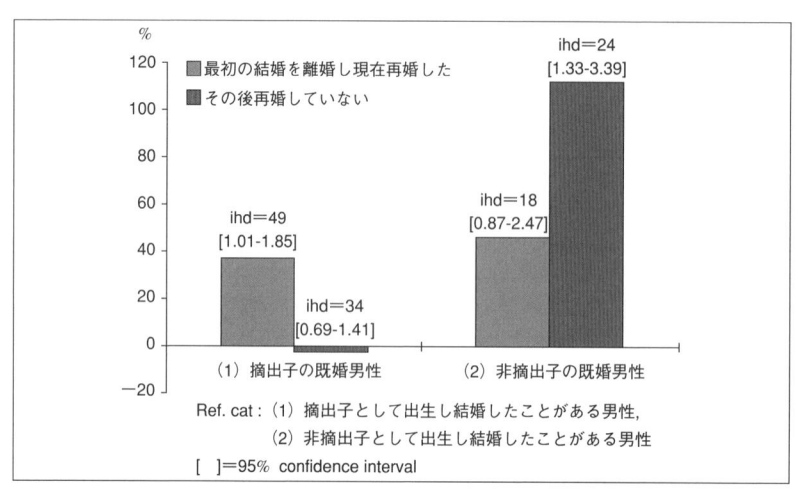

図3　嫡出子または非嫡出子として出生した男性が，成人後に結婚し離婚した後に最近再婚した場合と，未婚のままとの場合の虚血性心疾患で死亡するCox regression
両群とも出生時の妊娠時期・体重・母親の年齢を調整した．

[24] Modin B：Born out of wedlock and never married—it breaks a man's heart. Soc Sci Med **57**：487-501, 2003.]

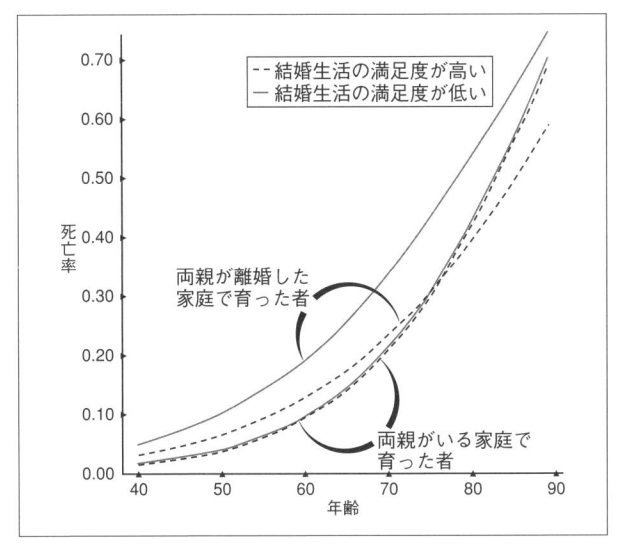

図中凡例:
- ---- 結婚生活の満足度が高い
- ── 結婚生活の満足度が低い
- 両親が離婚した家庭で育った者
- 両親がいる家庭で育った者

縦軸:死亡率　横軸:年齢

図4　幼少時の家庭環境と自身の結婚生活による死亡率の比率

[25] Martin LR, et al：Longevity following the experience of parental divorce. Soc Sci Med **61**：2177-2189, 2005.

文　献

1) Lynch JJ：The Broken Heart：medical consequences of loneliness in America. Basic Book, New York, 1977.
2) Gottman JM, et al：Marital research in the 20th century and a research agenda for the 21st century. Fam Process **41**：159-197, 2002.
3) Hertzman C, et al：Using an interactive framework of society and livecourse to explain self-rated health in early adulthood. Soc Sci Med **53**：1575-1585, 2001.
4) Kuh D, et al：Life course epidemiology. J Epidemiol Comm Health **57**：778-783, 2003.
5) Berkman J：Mortality an marital status, reflection on the deviation of etiology from statistics. Am J Publ Health **58**：1318-1329, 1962.
6) Verbrugge LM：Marital status and health. J Marriage Fam **41**：267-285, 1979.
7) Schoenborn CA：Marital status and health：United States 1999-2002, Adv Data(351)：1-32, 2004.
8) Lillard LA, et al：'Till death us do part'；marital disruption and mortality. Am J Sociol **100**：1131-1156, 1995.
9) Ebrahim S, et al：Marital Status, change in marital status, and mortality in middle-age British men. Am J Epidemiol **142**：834-842, 1995.
10) Tucker JS, et al：Marital history at middle as a predictor of longevity；alternative explanations to the protective effect of marriage. Health Psychol **15**：94-101, 1996.
11) Johnson NJ, et al：Marital Status and mortality；the national longitudinal mortality study. Ann Epidemiol **10**：224-238, 2000.
12) Vågerö D, et al：Prenatal growth, subsequent marital status, and martality；longitudinal study. Brit Med J **324**：398, 2002.
13) Lund R, et al：Cohabitation and marital status as predictors of mortality—as eight year follow-up study. Soc Sci Med **55**：673-679, 2002.
14) Lund R, et al：Marital history from age 15 to 40 years and subsequent 10-year mortality；a longitudinal study of Danish males born in 1953. Int J Epidemiol **33**：389-397, 2004.
15) Kaplan RM, et al：Marital status and longevity in the United States population. J Epidemiol Comm Health **60**：760-765, 2006.
16) Berkman LF, et al：Emotional support and survival after myocardial infarction. Ann Intern Med **117**：1003-1009, 1992.
17) Tower RB, et al：Types of marital closeness and mortality rise in older couples. Psychosom Med **64**：644-659, 2002.
18) Smith JC, et al：Marital Status and risk of suicide. Am J Publ Health **78**：78-80, 1988.
19) Kachur SP, et al：Suicide in the United States 1980-1992, Atlanta, Centers for Disease Control and Prevention, National Center for Injury Prevention and Control, 1995.
20) Kposowa AJ：Marital status and suicide in the national longitudinal mortality. J Epidemiol Commun Health **54**：254-261, 2000.
21) Schwartz JE, et al：Childhood sociodemographic and psychosocial factors as predictors of mortality across the life span. Am J Publ Health **85**：1237-1245, 1995.
22) Amato PR：Explaining the intergeneral transmission of divorce. J Marriage Fam **58**：628-640, 1996.
23) Repetti RL, et al：Risky families；family social environment and mental and physical health of offspring. Psychol Ball **128**：330-366, 2002.
24) Modin B：Born out of wedlock and never married—it breaks a man's heart. Soc Sci Med **57**：487-501, 2003.
25) Martin LR, et al：Longevity following the experience of parental divorce. Soc Sci Med **61**：2177-2189, 2005.
26) Dalagard OS, et al：Psychosocial risk factors and mortality；a prospective study with special focus on social support, social participation, and control in Norway. J Epidemiol Comm Health **52**：476-481, 1998.

9 ヒトの単為生殖 (human parthenogenesis)

病気におかされた組織や器官を移植や正常組織と再構築させる再生医学は近年注目されてきている．ある種のトカゲにみられるように，尾を再生することができれば，人類の長年抱いてきた夢が実現されることになる．特に長寿の傾向になり，身体のどこかに異常をもつ老人人口が増加してきたことで，再生医学への期待が高まってきている．

この期待に対し，除核した胚性幹細胞にドナーの核を移植して行ういわゆる治療的クローニング (therapeutic cloning) は，移植に対して有害の副作用を避けることができる点で注目されるようになった．しかし，ヒトの胚性幹細胞を用いることに重大な倫理上の問題が生じ，この解決なくして再生医学は成立しない．すなわち，胚性幹細胞を用いる胚は，ヒトの子宮の中に入れたらば論理的にはヒトに成育することができるからである．問題は，研究や他の人の臨床応用のために，その胚を破滅することが倫理的にはたして許されるのかということである[1)~3)]．

■ **単為生殖**

その解決のために単為生殖 (parthenogenesis) が注目されるようになった．

すなわち，本来有性生殖は卵に精子が入り発生が始まり，新たな個体へと成長するものであるが，卵が精子との接合を経ずに発生が始まるものを単為生殖という．新約聖書によると，イエス・キリストは聖母マリアから単為生殖により誕生したという．今日まで単為生殖により生まれたと主張している例が人間にもあるが，特にマリアからY染色体をもつ男性が生まれることは考えにくいとされている．

卵が減数分裂により染色体が半減することなく，雄からの遺伝子の関与もなく，雌のみにより子孫を産生する単為生殖は，アブラムシ，ハエ，アリ，ミツバチなどの昆虫にみられるが，トカゲ，ヘビ，サカナ，トリ，両性類などの脊椎動物にも起こることが知られている[4)]．

■ **人為的な単為生殖の誘導**

単為生殖を人為的に行うことが可能であれば，倫理的に問題になっている将来ヒトへ発育しうる胚の破滅にはつながらない．すなわち，卵を人為的に活性化して分割への刺激を与えて多能性のある幹細胞を得ようとするものである．

in vitro で人工的な刺激により単為生殖を最初に行ったのは，1899年 Jacques Loeb である．彼はウニの卵を適当な塩分濃度液に入れることにより，受精なしに胚に発育することを示した．この Loeb の人為的な単為生殖の研究は，無知な大衆の批判に直面することになった．宗教的な感覚にもとづいた道徳的な価値への挑戦ととらえられ，人間はエデンの園という聖書の伝説から，微量の食塩に堕ちたと考えられた[5)]．

Loeb の死後，1924年 Curt Herbst は Loeb の著書『Untersuchungen der physiologischen Morphologie der Tiere』(動物の生理学的形態学の研究) の中から，organisation growth (器官の発育) と heteromorphosis (異形再生) を引用して，若い動物学者のために記述的形態学をあらわし，Loeb の再生の研究は暗やみの形態学の研究にまぶしい光を投げかけたと評価した．

1939年，Pincus は温度の変化と化学物質の濃度により，哺乳動物の卵を単為生殖することに成功した．その後，マウス，ヤギ，ウシ，サル，ヒトへと単為生殖による卵の活性化に成功している．

1984年，Plachot ら[6)] は800個のヒトの卵を用いて，12個の単為生殖による活性化に成功し，4個が正常の分割を示したという．

その後，ヒトでは自然の状態で新鮮卵[7)]，老化

した卵[8]および凍結保存の卵[9]でも観察されている．

単為生殖により得られた胚を単為生殖胚（parthenotes）とよび，動物の種類によってこのparthenotesはそれぞれ異なった段階まで発育するが，決して妊娠末期までは生育しない[4]．したがって治療的クローニングの道を開くものとして注目されている[10]．

■ 受精による卵細胞内の変化（図1）

哺乳動物の卵は減数分裂中期IIで静止した状態で排卵される．この時期の卵は卵成熟促進因子（maturation promoting factor：MPF）と細胞分裂抑制因子（cytostatic factor：CSF）の相互の因子により調整されている．

精子が卵子に入るとホスホリパーゼC（phospholipase C：PLCζ）が卵細胞内に放出され，細胞内Ca^{2+}の放出と振幅（oscillation）が持続する．PLCζはホスファチジルイノシトール4,5-二リン酸（phosphatidylinositol 4, 5-biphosphate：PIP_2）に作用して，細胞膜よりイノシトール1, 4, 5-三リン酸（inositol 1, 4, 5-triphosphate：IP_3）を放出する．

一方IP_3は小胞体（endoplasmic reticulum）でCa^{2+}チャンネルを開きCa^{2+}が放出される．さらに細胞外液よりCa^{2+}が流入し，IP_3は1, 2-ジアシルグリセロール（diacylglycerol：DAG）を活性化してプロテインキナーゼC（protein kinase C：PKC）を活性化する．

細胞内Ca^{2+}濃度の増加はCa^{2+}/カルモジュリン依存性プロテインキナーゼ（calmodulin-dependent protein kinase II：CaMK II）の活性化を導き，MPF

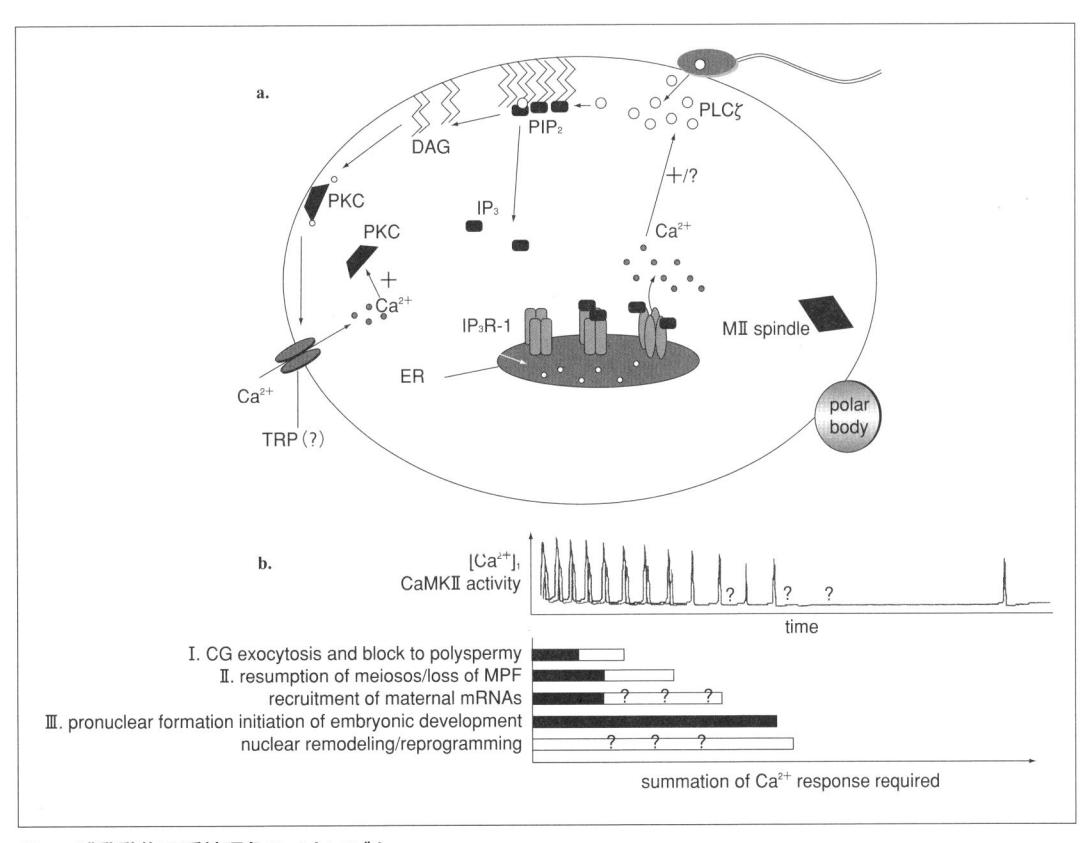

図1 哺乳動物の受精現象のメカニズム
　a．Ca^{2+} oscillationのメカニズム
　b．卵の活性化に伴う変化

[11] Jose B, et al：Embryonic stem cell from parthenotes. Methods in Enzymol **418**：117-135, 2006.

とCSFの不活性化をもたらす．この複合体が不活性化されると卵は活性化され，表層顆粒の放出と減数分裂の再開，前核形成が行われる（**図1**）[11]．

■**卵の再活性化**

ヒトを含んだ哺乳動物の卵はspindleを赤道面の上に濃縮された染色体とともに減数分裂中期で静止して排卵する[12]．正常の過程では卵は受精しない限りこれ以上の発育はない．

しかし，実験的には非特異的な刺激でも再活性化（reactivation）が可能になってきた．これらの刺激には電気的な刺激の他に，化学物質，特にエタノール，イノマイシン，IP_3などの処理により，一過性にCa^{2+}レベルを上昇させ，タンパク合成阻害剤であるシクロヘキシミドまたはタンパクリン酸化反応を起こす6-ジメチルアミノプリン（6-dimethyl aminopurine：6-DMAP）などにより，単為生殖を誘起することができる[4]．

これらの単為生殖によりできたpathenotesは，動物の種類により発育可能な限界があり，マウスでは着床後の段階まで，ウサギは10～11日まで，霊長類は着床するまでの段階まで発育することができるとされている[4]．

単為生殖による卵細胞の活性化は精子の侵入の場合と似て，細胞質内のCa^{2+}勾配の変化が起こるが，減数分裂には失敗し第2極体の放出ができず，結果として2個の染色分体（chromatid）から引き出される2倍体（diploid）の前核となる．これは有糸分裂をはじめ，母親由来の2倍体をもったparthenotesとなる．この単為生殖の刺激を受けた卵からできた胚様の幹細胞（parthenogenetic stem cell：PSC）は，形態的にも機能的にも，さらに発育する能力を有している．

ヒトの場合にも卵の再活性化は可能である[13]～[15]．Winstonら[16]はヒトの卵をアルコールまたはCaイオノフォア（ionophore）に浸すと，**図2**のように活性化された卵と活性化されない卵との間に光学的細胞計測計で計測すると明らかな相異がみられたと報告した．これはマウス卵で90～100%

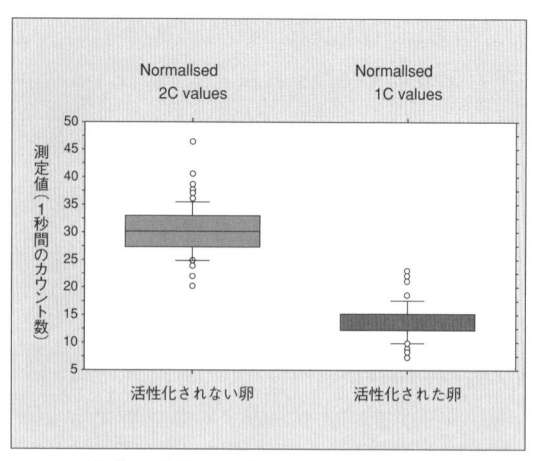

図2 活性化に失敗した卵（2C，104個）と活性化後減数分裂IIまで開始した卵（1C，63個）との光学的細胞測定値の比較

［16］ Winston N, et al：Parthenogenetic activation and development of fresh and aged human oocytes. Fertil Steril **56**：904-912, 1991.］

にみられ，ヒトでは50～60%と低率であった．しかし，ヒトの単為生殖では8細胞期まで分割することは可能であったと報告している．このことから，ヒトのIVFやGIFTなど着床に失敗した中に，真の受精卵でなく単為生殖による活性化された卵が含まれているものと思われる．

Paffoniら[17]は平均年齢35.2±3.3歳の女性38人から合計218個のMII期の卵を採取し，114個は標準的なICSIを行い，104個は単為生殖による活性化を行った．

114個のICSIのうち71個（62.3%）は正常の受精を，3個（2.6%）は変性を，1個（0.9%）は3個の前核を得た．残りの34.2%は受精も卵の活性化もみられなかった．単為生殖の104個の卵のうち，70個（67.3%）はイオノマイシンと6-DMAPで活性化し，残りの卵のうち4個（3.8%）は変性，30個（28.9%）は前核形成の変化した徴候を認めた．全体を合わせると，ICSIによる受精と単為生殖による活性化の間に発育能力に有意差はなかった．しかし，刺激後2日目でみると，平均の割球数の変化はないが，形態学的によいものはparthenotesにやや減少した（**表1**）．

parthenotesはすべての遺伝情報は母親起源であり，父親由来の遺伝子の刷り込み（genetic imprint-

表1 parthenotes と胚との間の質の相異

活性化または ICSI 後の時間	形態的評価	活性化	ICSI	オッズ比 (95%信頼限界)
42〜44 時間	Grade I-II parthenotes/embryos	42	66	
	Percentage of total parthenotes/embryos	65.6%	94.3%	0.12(0.04-0.36)*
	Percentage of total oocytes	40.4%	57.9%	0.49(0.29-0.84)**
66〜68 時間	Grade I-II parthenotes/embryos	38	59	
	Percentage of total parthenotes/embryos	80.9%	90.8%	0.43(0.14-1.30)
	Percentage of total oocytes	36.5%	51.7%	0.54(0.31-0.92)**

*$p<.001$ **$p<.05$

[17] Paffoni A, et al：In vitro development of human oocytes after parthenogenetic activation or intracytoplasmic sperm injection. Fertil Steril **87**：77-82, 2007.

ing)はなく，そのまま子宮に戻しても生児を得ることができないために倫理的に問題はないと考えられ，再生医学の研究に関心が高まっている．しかし，自然を勝手に変える(tampering with nature)ことから，まったく問題がないとはいえない[4]．

■Ca の振幅

卵は通常精子との受精により細胞内 Ca^{2+} の反復振幅をくり返す．この一連の反復振幅の現象を Ca 振幅と称し，数分から数時間にわたって観察される．これは第 2 次極体の放出と前核の形成にとっても重要な現象である[18]．

受精の際にみられる Ca 振幅の機構については完全に解決されていないが，精子が卵細胞膜に融合した後に，卵細胞質内に精子のタンパク因子が卵内で IP_3 を形成し，卵内で Ca^{2+} の放出がはじまると考えられている[19]．この考えは精子を卵細胞内に注入後に卵細胞質の抽出液で Ca^{2+} 振幅を引き起こすことができることより支持されている[20]．

最近の卵の再活性化のプロトコールは，タンパク合成とともに Ca^{2+} イオノフォアまたは 6-ジメチルアミノプリンまたはプロマイシンのようなタンパクキナーゼ抑制剤などを用いている．これらはヒトの卵を刺激して前核を形成するのに効果的であることが認められている．しかし，その後の着床前期までの発育の成功率は poor である[21]．

Rogers ら[21]は精子が卵膜に融合することにより卵の中に生じるタンパク因子 PLCζ を同定し，こ

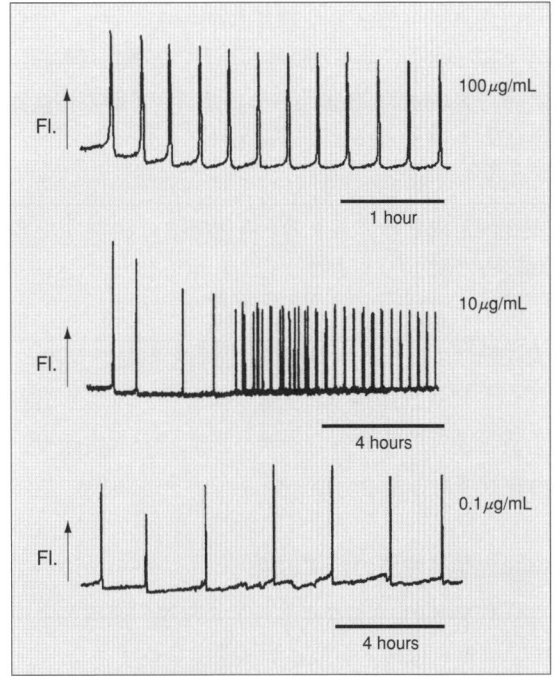

図3 いろいろの濃度の PLCζcRNA を注入したときのヒトの卵の Ca^{2+} 振幅

[21] Rogers NT, et al：Phospholipase Cζ causes Ca2+oscillations and parthenogenetic activation of human oocytes. Reproduction **128**：697-702, 2004.

れを未受精マウス卵へ注入することにより Ca^{2+} 振幅を引き起こすことを認めた．さらに図3のようにヒトの PLCζcRNA のいろいろの量を老化したヒトの卵に注入し，投与量に応じて Ca^{2+} 振幅が異なることを報告している．

■単為生殖によるキメラ

キメラ(chimerism)は同一個体に 2 個以上の異

なった遺伝情報をもっている生物で，ギリシャ神話に登場する伝説上の生物からきている．

ヒトでも血液型分析や特に性染色体の分析よりキメラが報告されている．

1962年，Gartlerら[22]はヒトのキメラの症例を初めて報告した．それ以来2006年のMalan[23]によれば文献上30例の報告があるが，初期の報告のなかにはモザイクと混同している例もあるという．

1995年Strainら[24]は単為生殖によるキメラについて，1個の2倍体の母親のゲノムから例外的に引き出された例として，1倍体(haploid)の細胞が自己の複製を通して2倍体(diploid)となり，その各々に1倍体の精子が受精したものである(**図4a**)．

一方，1998年Giltayら[25]は性判別不明の外性器をもった患者を報告している．これは受精の前に単為生殖の活性化が起こり2個の同一の1倍体の細胞が形成され，各々の1倍体細胞にX精子とY精子が受精したものである(**図4b**)．これはStrainら[24]により提案された仮説を確認したもので，単為生殖によるキメラの成因を説明するものである．

ヒトにみられる単為生殖によるキメラは，発育の遅延，性器の発育の異常，白血球の異常などが合併する[23]．

■単為生殖技術の臨床応用

IVFやICSIなどとともに単為生殖の技術を応用し，妊娠に成功することが可能になってきた．

Eldar-Gevaら[26]は28歳の女性と30歳の男性で結婚してから5年経つが児に恵まれない例にICSIをくり返した．

1回目：17個採卵したが受精は0．

2回目：16個採卵，6個の卵を$10\mu mol/L$のイオノフォアA23187にさらし4個受精したが着床せず，ICSIのみは受精0．

3回目：17個採卵，16個をICSIし，Caイオノフォアでさらし5個受精したが，15週で腹壁破裂で流産した．染色体は46XY，正常．

4回目：20個採卵，ICSIとCaイオノフォア処理7個の卵が受精し4個子宮に戻したが妊娠せず．

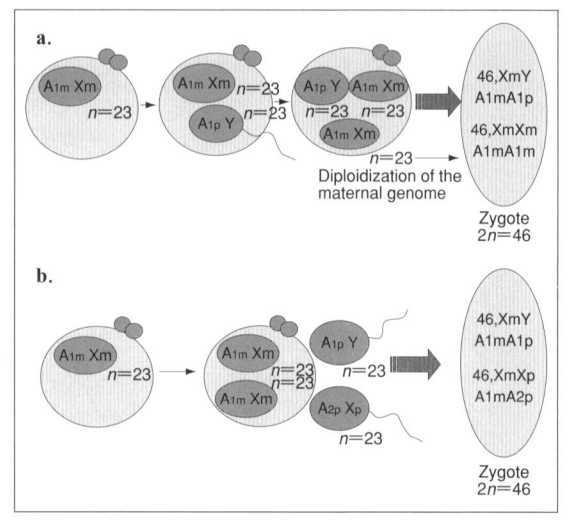

図4 単為生殖によるキメラ
a．Strainらによる．
b．Giltayらによる．
[23] Malan V, et al：Chimera and other fertilization error. Clin Genet **70**：363-373, 2006．

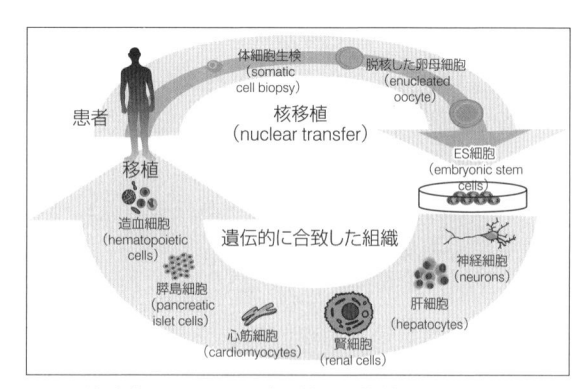

図5 治療的クローニングに対する期待
[4] Hipp J, et al：Tissue engineering, stem cells, cloning, and parthenogenesis；new paradigms for therapy. J Exp Clin Assist Reprod **1**：1-10, 2004．

5回目：16個採卵，5個がICSIとCa処理で受精，4個の胚を6〜8細胞期で子宮に戻し，6週で4個のGSを確認，8週で3個の心拍を確認，31週で帝切で3人の児を出産した．

■おわりに

病的に障害を受けた組織を，多能な機能をもった胚性幹細胞の助けにより治療することは，再生医学の究極の目標となっている．

胚性細胞幹に体細胞の核移植をして治療に用い

るいわゆる治療的クローニングは多くの期待をもたれてきている(図5).しかし,ヒトの胚はそのまま子宮に戻せば児となる可能性があり,そのまま臨床応用をすることには倫理上問題が大きすぎる傾向があった.したがって単為生殖により生じる胚は決して生児を得る可能性がなく,治療的クローニングを得る方法として注目されるようになった.

したがってここではヒトを中心にした単為生殖について述べ,われわれがまれに経験する単為生殖によるキメラについても述べ,さらにIVFなどの際の単為生殖の臨床応用による妊娠に至った報告にも文献的考察をした.

文献

1) Holms S：Going to the roots of the stem cell controversy. Bioethics 16：493-507, 2002.
2) de Wert G, et al：Human embryonic stem cells；research, ethics and policy. Hum Reprod 18：672-682, 2003.
3) Bowring F：Therapeutic and reproductive cloning；a critique. Soc Sci Med 58：401-409, 2004.
4) Hipp J, et al：Tissue engineering, stem cells, cloning, and parthenogenesis；new paradigms for therapy. J Exp Clin Assist Reprod 1：1-10, 2004.
5) Fangerau H：Can artificial parthenogenesis side step ethical pitfalls in human therapeutic cloning? An historical perspective. J Med Ethics 31：733-735, 2005.
6) Plachot M, et al：In vitro parthenogenesis in the human species. Ann Genet 27：158-161, 1984.
7) van Blerkom J, et al：A retrospective analysis of unfertilized and presumed parthenogenetically activated human oocytes demonstrates a high frequency of sperm penetration. Hum Reprod 9：2381-2388, 1994.
8) Santos TA, et al：Cytogenetic analysis of spontaneously activated failed fertilized human oocytes and parthenogenetically activated primate parthenotes for stem cell production. J Assist Reprod Genet 20：122-130, 2003.
9) Gook DA, et al：Parthenogenetic activation of human oocytes following cryopreservation using 1, 2-propanediol. Hum Reprod 10：654-658, 1995.
10) Holden C：Stem cell research, primate parthenotes yield stem cells. Science 295：779-780, 2002.
11) Jose B, et al：Embryonic stem cell from parthenotes. Methods in Enzymol 418：117-135, 2006.
12) Pickering SJ, et al：Cytoskelatal organization in fresh, aged and spontaneously activated human oocytes. Hum Reprod 3：978-989, 1988.
13) Edwards RG, et al：Preliminary attempt to fertilize human oocytes mature in vitro. Am J Obstet Gynecol 96：192-200, 1966.
14) Johnson MH, et al：Acid Tyrode's solution can stimulate parthenogenetic activation of human and mouse oocytes. Fertil Steril 53：266-270, 1990.
15) Muechler EK, et al：Parthenogenesis of human oocytes as a function of vacuum pressure. J In Vitro Fertil Embryo Trans 6：335-337, 1987.
16) Winston N, et al：Parthenogenetic activation and development of fresh and aged human oocytes. Fertil Steril 56：904-912, 1991.
17) Paffoni A, et al：In vitro development of human oocytes after parthenogenetic activation or intracytoplasmic sperm injection. Fertil Steril 87：77-82, 2007.
18) Kline D, et al：Repetitive calcium transients and the role of calcium in exocytosis and cell cycle resumption activation in the mouse egg. Dev Biol 149：80-89, 1992.
19) Swann K：A cytosolic sperm factor stimulates repetitive calcium increases and mimics fertilization in hamster eggs. Development 110：1295-1302, 1990.
20) Wu H, et al：Injection of porcine sperm factor triggers calcium oscillations in mouse oocytes and bovine eggs. Mol Reprod Dev 46：176-189, 1997.
21) Rogers NT, et al：Phospholipase Cζ causes Ca^{2+} oscillations and parthenogenetic activation of human oocytes. Reproduction 128：697-702, 2004.
22) Gartler SM, et al：An XX/XY human hermaphrodite resulting from double fertilization. Proc Natl Acad Sci USA 48：332-335, 1962.
23) Malan V, et al：Chimera and other fertilization error. Clin Genet 70：363-373, 2006.
24) Strain L, et al：A human parthenogenetic chimaera. Nat Genet 11：164-169, 1992.
25) Giltay JC, et al：Polymorphic detection of parthenogenetic maternal and double contribution to a 46,XX/46,XY hermaphrodite. Am J Hum Genet 62：937-940, 1998.
26) Eldar-Geva T, et al：Successful pregnancy and delivery after calcium ionophore oocyte activation in a normozoospermic patient with previous repeated failed fertilization after intracytoplasimic sperm injection. Fertil Steril 79：1656-1658, 2003.

索引

欧文

A

activin 115
androgen deficiency 221
antral follicle 2
APECED 116
ART 101, 148
ATP 78

B・C・D

Barker hypothesis 244
Ca 振幅 273
cloning 72
cyclic AMP(cAMP) 16
cytoplasmic transfer 78
cytostatic factor(CSF) 8, 66
Down 症 233

E

egg donation 95
egg sharing 97
embryonal stem cell 72, 83, 109
embryonic cloning 72
epidermal growth factor-like ligands (EGF-L) 15
ES 細胞 109
extracellular matrix 15

F

female androgen deficiency 210
fertility drug 159
folliculogenesis 2
FRAX 116
FSH 15, 173

G

GnRh アゴニスト刺激テスト 185
Graaf 卵胞 2
graft-versus host disease(GVHD) 84
grandmother hypothesis 259
growth differentiation factor(GDF) 9
growth factor(GF) 65

H

hCG priming 65
hormone replacement therapy(HRT) 197, 199, 213

I

ICSI 68
in vitro maturation(IVM) 63
induced pluripotent stem cell 109
inhibin 115
iPS 細胞 109
IVF 78
IVF-ET 87

L

leukemia inhibitory factor 3
LH 173
libido 206
Louise Brown 90

M・N

macrophage 22
matrix metalloproteinase(MMP) 22
maturation promoting factor(MPF) 8, 66
meiosis-activating sterol(MAS) 16
mtDNA 78
nuclear transplantation 72

O

oocyte donation 87
oocyte freezing 58
ooplasmic transfer 78
ovarian ageing 178
ovarian hyperstimulation syndrome (OHSS) 137
ovarian reserve 182
ovarian surface epithelium(OSE) 11
ovarian tissue banking 68

P・R

parthenogenesis 270
parthenotes 271
PCO 41
PCOS 65, 124, 130
perimenopause 171
pervasive developmental disorder 81
PGD 103
postmenopausal pregnancy(PMP) 190
premature ovarian failure(POF) 114
primary follicle 2
primordial follicle 2
procreative tourism 94

PYY3-36 47
reproductive cloning 72, 109

S

seasonal pre-ovulatory overripeness ovopathy(SPOO) 233
seasonal variation 230
secondary follicle 2
sexual desire 206
sexual arousability 209
sexual arousal 209
sexuality 213
somatic stem cell 83
sperm bank 68
stem cell 72, 83
steroidogenic acute regulatory protein (StAR) 38
suprachiasmatic nucleus(SCN) 50

T

tertiary follicle 2
therapeutic cloning 72, 109
thrifty phenotype 246
tropic hormone 38
Turner 症候群 115
two-cells, two gonadotropins theory 5, 149

U・V・X

umbilical cord blood stem cell 83
vascular endothelial growth factor (VEGF) 29
X 染色体の異常 115

和文

あ

アクチビン 115, 174
アシステッドハッチング 65, 79
アディポネクチン 46
アポトーシス 5, 63
アルコール摂取 217
アロマターゼ阻害薬 144
アンドロゲン 15, 221
——不全症 221
——補充療法 221

索引

い

医学的利益　76
移植医療　74
移植片対宿主病　84
一次卵胞　2
遺伝子組換え動物　75
インスリン抵抗性　126
インターロイキン 1β　15
インヒビン　115, 174, 186
インフォームド・コンセント　76, 105

え・お

エストラジオール　174, 195
エストロゲン　27, 121, 195
エチレングリコール　58
炎症性変化　34
黄体
　――の形成　19
　――の退縮　21
オートクリン　10
オルガスム障害　206

か

概日リズム　50
核移植　72
ガラクトース血症　116
顆粒膜細胞　10, 15, 19
がん患者　69
環境汚染物質　153
幹細胞　72, 83
眼裂縮小・下垂症・内眼角贅皮　116

き

季節
　――特異性，疾患をもつ児　233
　――変動，生殖　230
喫煙　164
キメラ　273
莢膜細胞　10, 19
金の卵　99

く

グルココルチコイド　246
グレリン　45
クローニング　72, 109
クローンヒツジ　75, 109
クロミフェン　150
　――チャレンジテスト　184

け

経口避妊薬　165
経産回数　195

血管
　――新生　25
　――内皮増殖因子　29
月経周期　31, 195
結婚状態　263
原始卵胞　2
減数分裂活性ステロール　16
減胎手術　103
倹約の表現型　246

こ

抗がん剤　117
更年期　259
　――障害　114
広汎性発達障害　81
抗ミュラー管ホルモン　169, 186
高齢出産　87
骨粗鬆症　114
ゴナドトロピン　146
　――刺激試験　186

さ

再生医学　74, 83, 270
臍帯血
　――幹細胞　83
　――銀行　84
細胞
　――外基質　15, 22
　――質移植　78
　――内氷晶形成　59
　――分裂抑制因子　8, 66
　――膜　59
三次卵胞　2

し

子宮内膜　31
　――の発生　25
視交叉上核　50
自己免疫性多腺性内分泌不全症　116
視床下部　48
自然閉経　164
疾患の胎児起源　244
児の予後　90
死亡率　263
ジメチルスルホキシド　58
主席卵胞　4
出生率　230
寿命　256, 259
上皮細胞成長因子様リガンド　15
初経　252
　――年齢　195
　――の早発化　250
ショ糖　58

鋤鼻器　219
心血管系疾患　124, 192, 195
人口多能性幹細胞　109
人種　164

す

睡眠
　――相後退症候群　55
　――相前進症候群　55
ステロイド
　――産生，黄体　20
　――産生，生殖現象　38
　――産生急性調節タンパク質　38

せ

精液(精子)所見　153
性機能　43
性器の感染症　153
性交痛　206
精子銀行　68
脆弱 X 症候群　116
成熟促進因子　8
生殖
　――医療　101
　――可能年齢　87
　――クローニング　72, 109
　――現象　165
　――能力の低下　153
　――の季節変動　230
　――のための海外旅行　94
　――補助医療　74, 90, 101
性ステロイド　183
成長
　――因子　65
　――促進仮説　247
　――分化因子　9
性的機能　206
　――障害　206, 221
　――測定　213
性の覚醒障害　206
性比　238
生命倫理　101
製薬　75
性欲
　――障害　206
　――の低下　223
セトロレリックス　41
染色体　59
先天異常　90
　――児　233

そ

早期初経　252

造血幹細胞　84
早発性卵巣機能不全　114
祖母の仮説　259

た

ダイオキシン　251
体外受精　78
　　——児　63, 90
　　——胚移植　87
体外成熟　63
体細胞
　　——クローン　109
　　——の幹細胞　83
耐糖能異常　247
第 2 次性徴　250
大卵胞　2
代理懐胎　104
代理母　94, 104
多胎妊娠　103
多嚢胞性卵巣　41
　　——症候群　65, 124, 130
単為生殖　270
　　——胚　271
男女の性比　238
男性ホルモン　153

ち

父親の高齢化　153
着床　78
　　——前診断　103
治療的クローニング　72, 109, 270

て

提供卵　190
抵抗性卵巣症候群　117
帝切時の未熟卵の回収　63
低体重児　92
デザインベビー　108
テストステロン　210, 217, 258

と

凍結保存, 卵　58
統合失調症　234
糖タンパク質糖鎖不全症候群　116
糖尿病　192, 233
透明帯　59
時計遺伝子　51
ドリー　75, 109

に

におい　219
二次卵胞　2
妊孕性の減退　166
妊孕薬　159

は

胚細胞クローニング　72, 109
胚性幹細胞　72, 83, 270
胚凍結　102
排卵　11, 149
　　——のシグナル　11
排卵誘発　114, 119, 144
　　——剤　159
白血病抑制因子　3
発達障害　91
パラクリン　10
　　——調節　16

ひ・ふ

非 24 時間睡眠覚醒症候群　55
肥満　252
副腎機能　117
副腎皮質ホルモン　122
フッター派　182
不妊
　　——症　144
　　——の悩み　90
プロゲステロン　27, 32
プロスタグランジン　15
プロテアーゼ　13
分子調節機構, 排卵　11

へ

平均寿命　256
閉経　259
　　——後女性　195
　　——後妊娠　190
　　——後の性的機能　210
　　——周辺期　171
　　——年齢　197
閉鎖卵胞　2
ベビー M 事件　105

ほ

放射冠　59
胞状卵胞　2

紡錘糸　59
ポニー　109
ポリオ　235
ホルモン　43
　　——補充療法　197, 199, 213

ま

マクロファージ　22
マトリックスメタロプロテアーゼ　23

み

未熟卵　63
ミトコンドリア　78

め

メタボリックシンドローム　124
メトフォルミン　131
　　——, 副作用　133

ら

卵　8
卵丘　15, 59
卵細胞質移植　78
卵細胞内精子注入法　68
卵成熟促進因子　8, 66
卵巣過剰刺激症候群　137
卵巣がん　159
卵巣機能不全　114
卵巣組織
　　——銀行　68
　　——凍結保存　69
　　——の移植　68
卵巣電気焼灼術　134
卵巣の予備能力　182
卵巣の老化　178
卵巣表面上皮　11
卵提供　87, 95
卵の凍結保存　58
卵の分配・共有　97
卵胞　8
　　——の形成　2
　　——の選抜　4
　　——壁　17

り・れ

流産　156
レジスチン　47
レプチン　44

- 本書の複製権・翻訳権・上映権・譲渡権・公衆通信権（送信可能化権を含む）は株式会社診断と治療社が保有します．
- JCLS 〈㈱日本著作出版権管理システム委託出版物〉
  本書の無断複写は著作権法上での例外を除き禁じられています．複写される場合は，その都度事前に㈱日本著作出版権管理システム（電話03-3817-5670，FAX 03-3815-8199）の許諾を得てください．

生殖医学—最近の進歩—

ISBN 978-4-7878-1695-5

2009年6月15日　初版第1刷発行

定　　　価　（本体5,000円+税）

著　　者　　廣井正彦
発 行 者　　藤実彰一
発 行 所　　株式会社　診断と治療社
　　　　　　〒100-0014　東京都千代田区永田町2-14-2
　　　　　　　　　　　　山王グランドビル4階
　　　　　　TEL　03-3580-2770（営業）　03-3580-2750（編集）
　　　　　　FAX　03-3580-2776
　　　　　　E-mail：eigyobu@shindan.co.jp（営業）
　　　　　　　　　　hen@shindan.co.jp（編集）
　　　　　　URL：http://www.shindan.co.jp/
　　　　　　振替　00170-9-30203
表紙デザイン　佐藤基浩
印刷・製本　三報社印刷株式会社
用　　紙　　柏原紙商事株式会社

[検印省略]

© 2009, Masahiko HIROI
Published by SHINDAN TO CHIRYO SHA, Inc., Printed in Japan.
乱丁・落丁の場合はお取り替えいたします．

生殖医療のあり方を問う

慶應義塾大学医学部教授
吉村𣳾典 著

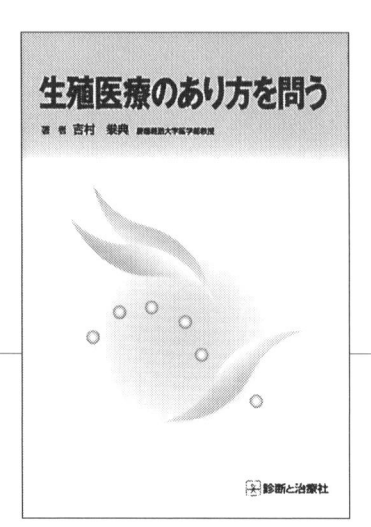

■A5判　156頁
定価（本体2,800円+税）
ISBN4-7878-1302-1

子を望む不妊患者救済の体外受精，顕微授精など生殖医療技術が進められる一方，生まれる子の将来と人権もある．本書は両面の問題にするどく切り込んでいる．

目次
1 不妊症とは
　概念と定義／分類／病因／いつから不妊治療を開始するか
2 不妊治療の進歩
　生殖補助医療の変遷／生殖補助医療の今後の展望
3 生殖補助医療の問題点
　卵巣過剰刺激症候群／多胎妊娠／減数手術／精子形成関連遺伝子の欠失／染色体異常と奇形
4 第三者の配偶子・胚の提供による生殖補助医療
　非配偶者間人工授精／AID治療により挙児を得た夫へのアンケート調査／提供配偶子（精子・卵子）による体外受精／代理懐胎（サロゲート）／胚の提供による生殖補助医療／法的親子関係
5 出自を知る権利
6 生殖補助医療におけるカウンセリング
　クライアントの心のケア／カウンセリングスタッフの役割
7 クローンと生殖医療
　クローン技術の実際／クローン技術の問題点／生殖医療とクローン技術
8 特定胚とは
9 ヒト胚性幹細胞の樹立
　胚性幹細胞とは／生殖医療とのかかわり／再生医療への応用

診断と治療社

〒100-0014 東京都千代田区永田町2-14-2山王グランドビル4F
電話 03(3580)2770　FAX 03(3580)2776
http://www.shindan.co.jp/
E-mail:eigyobu@shindan.co.jp